U0303477

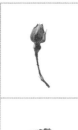

女性身体的秘密

更年期健康与幸福全书

（Christiane Northrup）

[美] 克里斯蒂安·诺斯鲁普 — 著

周芳芳 — 译

The Wisdom of Menopause

Creating Physical and Emotional Health During the Change

中信出版集团 | 北京

图书在版编目（CIP）数据

女性身体的秘密：更年期健康与幸福全书 / (美)
克里斯蒂安·诺斯鲁普著；周芳芳译. -- 北京：中信
出版社, 2021.8 (2025.4重印)
书名原文: The Wisdom of Menopause：Creating
Physical and Emotional Health During the Change
ISBN 978-7-5217-3151-4

Ⅰ.①女… Ⅱ.①克… ②周… Ⅲ.①女性－更年期
－保健 Ⅳ.①R711.75

中国版本图书馆CIP数据核字(2021)第099092号

The Wisdom of Menopause: Creating Physical and Emotional Health During the Change
by Christiane Northrup, M.D.
Copyright © 2012, 2006, and 2001 by Christiane Northrup, M.D., Illustrations by Scott Leighton, 2012
by Christiane Northrup, Inc.
This edition arranged with Bantam Books, an imprint of The Random House , a division of Penguin Random House
through Big Apple Agency, Inc., Labuan, Malaysia.
Simplified Chinese translation copyright © 2021 by CITIC Press Corporation
ALL RIGHTS RESERVED
本书仅限中国大陆地区发行销售

女性身体的秘密——更年期健康与幸福全书

著者： ［美］克里斯蒂安·诺斯鲁普
译者： 周芳芳
出版发行：中信出版集团股份有限公司
（北京市朝阳区东三环北路 27 号嘉铭中心 邮编 100020）
承印者： 北京通州皇家印刷厂

开本：787mm×1092mm 1/16 印张：37.75 字数：523 千字
版次：2021 年 8 月第 1 版 印次：2025 年 4 月第 11 次印刷
京权图字：01–2014–4206 书号：ISBN 978–7–5217–3151–4
定价：78.00 元

目录

时光，春夏秋冬；人生，生老病死。这是自然规律，似乎是不可通融、难以改变的。其实并不尽然，夏可清凉，冬可温暖；健身换来安康，养性得以延年。

譬如人到中年或年过半百，过去总以为是老之将至，而今则可谓年富力强，就是七老八十，却也壮心不已。因为，人的平均寿命可达 80 岁，女性在绝经之后还有 30 年——这是人生 1/3 的历程！可是，更年期却给女性的人生蒙上了一层阴影。更年期即意味着衰老、病痛、他人嫌恶……这种观念在我们的文化中几乎根深蒂固。这个时期的女性似乎是多余的，说某人到了更年期简直就是一种侮辱。

更年期确实会发生许多转变，许多女性也会陷入种种困扰，但更年期即意味着"倾斜陡峭的下坡路"的观点真的正确吗？《女性身体的秘密》带给我们一种全新的观念：更年期是一个完全正常的生理过程，并非需要治疗的疾病，女性的前半生一直在为他人奉献，而更年期则是自我关爱的开始。

女性是否健康和快乐，不仅仅取决于客观条件，还取决于自己的感受。与身体变化和外部世界的影响相比，信念和态度更为关键。更年期绝不仅仅意味着烦恼和忧虑，随之而苏醒的，还有女性蛰伏的力量和创造力。产科专家林巧稚大夫曾说，更年期是女性的第二青春！可该如何发挥女性的智慧和力量呢？

这本书是一部可以给我们提供上述问题答案的优秀作品。它全面系统地阐述了女性更年期的生理、心理变化，遇到的麻烦和困扰，应如何对待和调适；特别详尽地开具了保护骨骼、强健心脏、警惕乳腺癌、预防抑郁和痴呆的良方，又从营养、锻炼、药物诸方面对女性予以指导。

我们需要注意的首先是观念问题，即如何对待更年期和以后的日子；其次是方法问题，即如何处理这段时间的各种情况。其根本是科学的认识、科学的方法。

作者身为行医20余年的妇产科专家，结合自己的亲身感受和大量女性的真实经历，辅以全面系统的医学观点，使这本书超脱于一般意义上的科普读物，它的形式、内容、寓意及价值很值得我们用心感受。

书中强调了在对待更年期问题时的人文观念，即人的心理精神、家庭与社会的影响。人的身心是一体的，比如，对待性、对待"空巢"，甚至具体到子宫肌瘤的处理时都应多方考虑，而不应仅仅针对某一局部、某一种病症。因此，这本书告诉读者的不只是具体的处理方案，更赋予读者一种思考方法和能力。这便应了中国古语"授之以鱼"抑或"授之以渔"。

书中阐述的学术观点和材料是现代的、进步的，又是被确认的、可信的。如激素补充问题是当今敏感的甚至有争议的话题，但作者的立场公允而客观，为女性提供了切实可行的方案。饮食调节、身体锻炼、营养补充、中草药和针灸等方面先进而实际的观点更令人耳目一新，对关心自己，渴望全新生活的女性极为适用。

书的内容真挚动人，写作方法别具一格。多数读者习惯于认为医疗保健书通常是一问一答式的，虽简单明了，但较为枯燥。"快餐"式的解馋止渴，当然有其优点，但过于满足实用则不免失于无味，知识含金量和科学渗透力就不尽如人意了。而《女性身体的秘密》既有作者和许多女性的真实故事，又结合了全面而实用的医疗观点，堪称翔实、专业的著作。如在乳腺癌的发病上，还提到BRCA1、BRCA2基因的作用，并在治疗中讲到三苯氧胺的副作用（所谓"窘境"），即便是医务工作者也会从中获益良多。

近年，生活保健类书市场热火朝天，虽不乏佳作，却也良莠不齐，作品中以讹传讹的东西并不少见，使读者无所适从。错误的知识比没有知识更有害、更可怕。好书胜于好礼，本书就是收集了大量信息和案例的杰出之作。

　　女性的自我保健意识在不断增强，观念也在不断更新，这恰恰说明增加医疗保健知识的必要性。所谓"在普及基础上的提高，在提高指导下的普及"，提高和普及相辅相成，它们是变化的、发展的。成千上万的人在学电脑、学开车、学外语，而读懂一本书，学会如何关爱自己当然更不在话下。

　　更年期是一个新的起点，是一圈新的螺旋上升。此时，我们富于经验和智慧，我们别有风韵和魅力。身体的健康是无价的财富，心灵的健康更是如此。认识自己、设计自己、爱护自己、发挥自己，便是我有幸先读了这本书所想到的，也是这本书要告诉给广大读者的。

中国工程院院士

北京协和医院妇产科主任医师

中国科普作家协会副理事长

郎景和

2003 年夏

说到更年期，人们想到的多半是衰老、易怒、发福、不讲道理等负面词汇，女性更是不愿意被贴上这一标签，很多时候对这一话题避而不谈。于是，进入更年期的女性只能默默忍受身体和心理的不适，而年轻女性觉得离更年期太远，没有兴趣了解。健康知识的误区和盲区会给女性带来诸多问题。

众所周知，更年期是女性需要经历的正常生理阶段。在这一阶段，女性的身体会发生剧烈的激素水平变化，会重新认识自己的生活、情感、职场、家庭，还会释放全新的生命力量。更年期与青春期颇为相似。青春期，我们对外寻找，探索世界的奥秘；更年期，我们向内自省，认识生命的意义。通过思考，回归自我，做出改变。所以，将更年期形容为"第二青春"很有道理——这不是诱导女性幻想继续年轻或重新年轻，而是帮助她们能够再次拥有生命能量。

这是一本围绕女性更年期，系统、详尽地分享健康知识的科普图书，长销20余年。它把女性在更年期可能遇到的问题一一列出，并尽可能给出实用的应对方案，不仅仅是药物，还包括营养补充剂、食疗和运动等；此外，与一般科普图书不同的是，书中除了普及健康知识，还给予女性心理上的指导。

作者克里斯蒂安·诺斯鲁普是女性健康领域专家，她经历和感受过更年期，也了解其他女性的痛苦、悲伤、愤怒、迷茫，当然还有探索、释放与新生。她通过大量的女性故事，给读者带来思想和心灵上的疏导。

长期以来，我们的社会和文化把女性的奉献与牺牲当作理所当然，很多女性也默认无条件的奉献与牺牲是最能体现自我价值和获得存在感的方式。这种亚健康的价值观会对女性的身体和情绪造成无形的伤害。因此，我们应该让公众知道，人到中年，女性应该思考自我价值，可以反拨所承受的不公与压力，可以大声说出自己的需求，有勇气对一切有悖内心的人和事说"不"；要让公众知道，对于处于更年期的女性，大声求助和公开表达不是让人羞愧的事情，家人、子女、朋友、伴侣等有义务给予她们足够的关心和陪伴。

的确，进入更年期，女性不仅仅会感知到性激素水平的变化，还要面对成年子女离家的空巢、照顾老人或孙辈的压力、平淡枯燥的婚姻等，很多女性会经历潮热、子宫肌瘤、情绪失调、记忆力变差等问题。在这一特殊时期，女性需要面对的是一场身心革命。身心一体，若只应对身体的不适，而忽视缓解生活、情感、职场、家庭的压力，是难以彻底自我疗愈的。

总之，这本书既有健康的指导，又有心灵的陪伴，男人女人都可阅读。男性读后能更了解和关爱女性，女性读后能更好地认识和调节自己。女性朋友们，更年期既然会到来，也一定会过去——了解健康知识，科学应对，接纳、携手更年期，平稳度过更年期。

北京协和医院妇产科主任医师、教授、博士研究生导师
全国优秀科普作品《子宫情事》和《10天，让你避开宫颈癌》作者
谭先杰

新征程

在绝经前的一两年，我开始变得越来越易怒。工作节奏被打乱、工作中和同事之间的竞争、手下的员工不能像我一样投入工作，都会瞬间引爆我的情绪。可是在我三十几岁，孩子还很小时，如果我正在写东西或者打电话，孩子的打扰并不会让我生气，只是让我稍感不快。对孩子的爱，对他们幸福的关注，让我把生气或者烦躁这些情绪都抛诸脑后。

但随着更年期临近，每当孩子打扰到我，我就心烦意乱。比如，当18岁的女儿问我"什么时候吃晚饭"，而她其实清楚地看到我正忙得一塌糊涂时，我开始想，为什么做饭一直以来都是我的责任？为什么当我根本不饿且忙于其他事时，所有人都在等着我做饭？为什么我丈夫不能准备晚饭？为什么一提到准备晚饭，全家人就好像都瘫痪了？为什么他们都坐在餐厅等着，甚至不能准备一下餐具或者倒一杯水，直到我出现，才像缓过神来一样，"妈妈来了，可以吃饭了"？

这样的事情数不胜数。自驾游时，我如果不走向门口，明确表示要马上出发，就根本不会有人动。不论是做晚饭还是家庭出游，我的存在似乎让他们失去了掌控一切的自我意识。当然，处于育龄期时，我心甘情愿做这些事，觉得这是妻子和妈妈的本分，并且因自己在家里不可或缺的地位而感到欣慰。我想，是我在不知不觉中让大家养成了这种依赖的习惯。

但进入更年期后，我不再有以往的耐心了，不论是家庭中还是工作中常见的琐事，都会让我烦躁不已。我感到自己体内好像有一座活火山，不知道什么时候就会爆发，内心一直有个声音在咆哮："够了！你们都是身心健康的成年人，知道怎么开车，怎么烧水。为什么要我浪费精力为你们做这些？""如果我是一个处于人生黄金期、事业巅峰的男人，绝对不会有人来打扰我。相反，大家都会想着怎么帮我。"想到这一点，更是让我忍无可忍。

当时我并不知道，这些因家庭琐事引发的烦躁和愤怒，其实是更年期发出的信号，虽然信号很微弱，但是它在提醒我，需要调整以前习以为常的关系模式。直到真正绝经，经历潮热，我才清楚地意识到，我必须彻底告别过去 25 年来熟悉的生活模式，做出一番改变。因为更年期的到来，我重新审视了我所有重要的人际关系，开始正视过去未完成的事情，进行自我治愈。我第一次体验到空巢带来的恐慌，但同时，也对自己的创造力和工作有了全新认识，并为此感到兴奋。

事实上，我经历的这一切变化都源于大脑和身体发生的复杂变化。这些变化来势汹汹，毫无预兆又无法避免，是绝经过渡期的典型症状，绝不是简单一句"中年激素过剩"就能解释清楚的。针对女性围绝经期心理变化的研究表明，除了激素水平明显下降，生育能力减弱，在这个时期，女性的身体——尤其是我们的神经系统——开始重塑。简单来说，就是我们的大脑会发生变化。大脑回路重组不仅会影响女性的思维能力和注意力，同时也会影响进入颞叶皮层直觉中心的刺激因素。在研究了数以千计的女性的更年期表现后，尤其是自己亲身经历后，我可以十分肯定地说，更年期是一个令人兴奋的发育期——一个一旦我们积极参与，就会有很大可能从根本上转变并治愈我们身体、思想以及心灵的重要发展阶段。

中年女性人口增长迅速，2012 年，仅美国就有 4 850 万女性步入中年，而我恰恰就是其中一员。这个群体不应该被无视，也不应该保持沉默，她们已经形成了一股不容小觑的力量——她们多数受过良好教育、善于表达、了解医学常识，而且有坚定的信念能够管理好自己的健康。想想看，4 800 多万名女性在同一时期一起迈入更年期，那将是怎样一种状况？如此庞大的一个群体，再加上她们对社会和经济的影响力，可以想见那会是多么强大的一股力量。对任何一个基于现状的机构而言，这将意味着巨大的潜在危险。出生于婴儿潮时期（1946 年至 1964 年）的女性现在是世界上最富裕、最有影响力的群体。很显然，世界在快速变化，不管我们愿意与否，变化时刻都在进行中。在很多情况下，事情都是向好的方向发展的。

当前，进行精神康复运动的多是 30~60 岁的女性，这并非偶然。我们正在觉醒，开始逐渐意识到女性对健康、希望和精神治疗的迫切需要。

作为一名女性，生殖激素一月一次的周期性变化使我们充满母性，往往更关注他人的需求和情感。数千万女性和我有着类似的经历。但围绝经期的到来让我们逐渐不再有月经，揭开这层面纱，带给我们的既有自由，也有不安。中年人的分居、离婚以及工作变动都证实了这一点。我曾经认为，自己一辈子只会嫁给一个人，并和他白头到老，这也是我最大的梦想之一。但人到中年，和很多其他人一样，所有的梦想都变成了幻想，我不得不放弃。幻想，虽然难以实现，但真要放弃，更难。有一句古谚语说得好：真正难放下的是你从未真正拥有过的东西。对我来说，这个问题比在哪里变老、和谁一起变老更重要。幻想的破灭对我来说是一个警告，一个来自心灵深处的警告，"成长……或者死亡"。我的选择是——成长。

中年：重新定义创造力和家庭

对大多数女性来说，身份和自尊源自我们和他人的交往及关系，即便是身处高位或者单身的女性也不例外。相反，大多数男性的身份和自尊源于外部世界——工作、收入、取得的成就和获得的荣誉。但到了中年，两性的这种认知模式通常会发生变化。

女性开始走出家庭和家人的围城，花更多的精力探索外面的世界。好像这个世界突然充满了诱惑力，有着数不尽的未知等着我们去探索、去创造，进而增强我们的自尊。与此同时，中年男性——可能正处于中年危机——通常开始厌倦外面的世界，准备退休，蜷缩起来，躲避职场斗争。中年男性的生活重心可能开始由外向内转化，回归家庭、健康和家人。这个转换不乏讽刺意味，中年男性开始从家庭关系中寻求动力，而中年女性，此时在生理上已经做好了准备，想要探索外面的世界。这种换位通常会导致夫妻角色的重大转变。最理想的情况是，男性退休，或者削减工作时间，回归家庭，负责做饭和家务，以实际行动从精神上支持妻子新的兴趣爱好。相反，妻子则出去工作或者学习，做任何她感兴趣的事情。如果夫妻二人适应性强，并乐于调整，他们就会适应新角色。角色转换带来了新的自由和热情，有些夫妻由此迸发出激情，再次坠入爱河。如果女性的伴侣不愿意成长，就会嫉妒女性的成功和独立，并给她施加压力，想要她如同以前一样照顾他。他甚至可能会因此得一些非常危险的病，如心脏病或者高血压。必须说明的是，他并不是有意或者故意这样做的，这只是他对角色转换的一种应激反应。

女性经常会发现自己处于两难境地，必须在牺牲自己的兴趣爱好并回归家庭照顾丈夫和追求自己的兴趣、事业之间做出选择。这是一个老生常谈的话题，在很多文化中都存在，不是只有美国女性面临这个问题。女性步入中年，开始有了掌控自我的能力，但同时发现自己正处在人生的十字路口，是继续维持熟悉的生活模式，还是开启新的道路，实现自己的梦想，让她们左右为难。一个声音（主要来自她的丈夫）不停地乞求她留在原地——"和我一起变老，好日子就要来临了。"但在新的道路上，也有一个声音不停地召唤她，恳请她探索自我——那个多年来为了照顾他人、满足他人需求、被遗忘的自我。女性做好了重生的准备，正如多数女性所了解的，凡是生产，必然会带来结果。

关心他人和探索未发掘的个人激情不一定是相互排斥的，但我们的文化让它们看起来如此，关心他人就必须牺牲个人兴趣爱好。这也就导致了中年角色转换困难重重——我太清楚这一点了。

另辟蹊径

纵观人类大部分历史，女性多在绝经前就去世了。20 世纪时，女性平均寿命只有 40 岁。对那些有幸活过 40 岁的女性，绝经的到来则代表了身体衰退的开始，而且是不可避免的。但是今天，随着女性的预期寿命达到 84 岁，我们必须承认，在绝经后，女性不仅可以再活三四十年，而且精力充沛、思维敏捷、富有影响力。你将经历的更年期和你母亲（或祖母）所经历的完全不同。

事实上，大多数人 65 岁时并不会变老，不管是身体上还是精神上。莉迪娅·勃朗特博士著有《长寿秘诀》（*The Longevity Factor*）一书。勃朗特关于老龄化的研究取得了突破性进展。研究表明，许多人一生中会从事 3 种不同的职业。勃朗特指出，他们的职业生涯第一次可能开始于 30~40 岁时，第二次在 50 多岁或者 60 出头的时候，第三次在 70 多岁时。在勃朗特博士研究的人群中，几乎有一半人的创造力在 50 岁左右达到高峰，而且在很多情况下，这种高峰会持续 25~30 年。这意味着新的中年期是 50~80 岁。

相比之下，二战时出生的女性，崇拜的是电影《反斗小宝贝》中琼·克利佛一类的女性，她们所处的社会环境和政治环境与我们完全不同，与更年期相关的话题（如月经）不允许公开讨论。这与今天完全不同。我们在打破这种沉默的同时，也打破了文化障碍，进入了全新的生活阶段，视野也变得开阔起来——我们不是在孤军奋战，仅美国就有 4 800 多万名女性同时在经历着这种转变。你很快就会发现，中年女性身上发生的变化就像高速火车上的发动机，将带动整个社会快速前进，奔向未知世界。不管你是否踏上这辆飞速前进的列车，它在前进的过程中，都会对你的前进路程以及沿途感受产生重要影响。

我发现，这段旅程不仅令人振奋，而且有益于健康。我当然不是一个人在战斗。1998 年，盖洛普公司在北美更年期协会年度会议上公布了一项调查，调查显示，在 50~65 岁的美国女性中，超过一半的人认为在这个年龄段感觉最幸福，生活最充实。相比于 20 岁、30 岁以及 40 岁，她们觉得 50~65 岁的生活有了很大改善，包括家庭生活、兴趣、友谊以及和配偶的关系。换句话说，这和传统认知相去甚远。传统观点认为更年期是一个可怕的过渡期，标志着"生命终结的开始"。

2001 年，我在创作本书第一版时，真的很想相信这种传统观点。虽然我很自信，但我的心已经碎了，我熟悉了 25 年的生活正在走向死亡。10 年过去了，我清楚地看到，在更年期重生时的每一个阵痛都是不可或缺的，正是因为这些阵痛，才有了今天这个快乐、健康、满足的我。

所以，不管生活中遇到什么困难，都不要气馁。请和我一起——现在已有数千万的人和我们同行，后来者络绎不绝——了解更年期，掌握更年期的智慧和快乐，提高并改善我们的生活，进而改变我们的文化。

第一章

更年期：
生活的放大镜

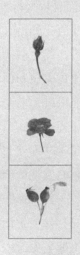

女性更年期会导致婚姻关系危机，已经不是什么秘密。这主要是更年期女性身体内激素变化导致的。激素变化影响大脑功能，致使更年期女性变得十分敏锐，对一些不公平的事情十分敏感，而且也变得更敢于直言。换句话说，激素的变化揭开了女性隐藏的智慧和勇于直言的勇气。随着生殖激素分泌的减少，一直以来蒙在女性头上的那层面纱也随之被揭开，年轻时的激情和火焰再次被点燃，随之而来的还有一直以来的梦想和创作欲望。中年女性体内隐藏着一座能量火山，她们需要一个宣泄出口，来实现自己的梦想和欲望。

如果她们找不到宣泄的出口——为了家庭和睦、工作稳定，依然保持沉默，压制自己的创造冲动和欲望，怯于追求，那就和堵住高压锅排气口没什么差别，必然要付出代价，这个代价通常是女性的健康。在这种情况下，女性最容易罹患心脏病、抑郁症和乳腺癌。另外，那些选择尊重身体智慧，勇于表达内心感受的女性，要做好心理准备，接受生活的动荡，因为长期平稳的关系可能会发生剧变，婚姻关系同样不能幸免。

不是我，我的婚姻很幸福

更年期前后的那几年，因为雌激素的变化，女性大脑神经系统重组。要想跟上这种变化，每一对伴侣，即使彼此之间相处和谐，也都不得不做出调整。这种变化很可能会导致婚姻关系的破裂，就像我一样，而这是我始料未及的。如果你因此退缩了，相信我，我很理解你。但人生才将将过半，后面还有至少40年的生活，我们要忠于自己，为自己的身心健康负责——我必须要说的是，从长远来看，向前一步，认真审视婚姻关系的方方面面（尤其是以前一些无法触及的角落），对双方的身体、情感乃至精神，都是最有利的选择。

例如，从身体健康的角度来看，有大量的证据表明，人过中年，很容易罹患重症，其中既有年龄大的原因，也有压力和一些未解决的关系矛盾的原因，这些问题在女性育龄期就存在了，一直潜藏在表面之下，在绝经期因为大脑的变化，它们就都浮现出来了。有些人为了维持现状，把这些问题再次压了下去。你的另一半健康状况也岌岌可危。人到中年，如果还一直维持着二十几岁时建立的婚姻模式，不做必要调整，则对你和你伴侣的健康都有害无益。

这并不是说，你只有一个选择，要么离婚，要么得心脏病。相反，要想你们的关系跟上你大脑神经系统的变化，你和你的伴侣必须主动花些时间和精力消除陈年旧疴，为未来几十年生活重新制定新的基本原则。如果你能做到这一点，那么你们的关系将有助于你后半生的发展和成长。如果你或者你们俩不能，或者不愿意这样做，而且你们还想继续在一起，那你和你另一半的健康都会受到不良影响。

准备转变

中年时期，我们能够获得的精神能量比青春期以来的任何时候都多。如果我们能够充分利用这种精神力量，坚信它能够帮助我们发现潜意识中存在的自我毁灭的想法，找到那些阻碍我们成长的潜在伤痛，那么我们就会得到我们想要的一切，重塑自我，打造一个更健康、更坚韧的女性，积极乐观地面对我们的后半生。

要想成功转变，我们需在两个方面变得积极主动。第一，我们必须愿意为生活中的问题承担全部责任。这是最难的一步，也是最能释放自我的一步。在付出无数心血后，承认自己做错了，需要很大的勇气；同样，不再自我怜悯，不再认为自己是受委屈的一方，是受害者，也需要勇气。毕竟，受害者容易得到同情，抢占道德制高点本身就很有吸引力。我们都不想别人认为自己是坏人。扮演受害者的角色短期内似乎是一个不错的选择，但这种立场终究是毫无意义的，不能帮助我们实现改变、治愈伤痛、获得成长，走向更充实、更快乐的生活。更难的是第二个方面，即我们要主动承受失去的痛苦和悲伤。生活中有些人和事，如果无法跟随我们的脚步，势必会与我们分开。"要是……我们的生活就会完全不同"，类似这样的幻想同样要抛开。人们很难面对诸如此类的失落，这就是为什么我们很多人都抵制改变，尤其是中年人。有些人可能会自我催眠："为什么要自找麻烦呢？我的人生已经过半，与其冒险探索未知，维持现状难道不好吗？"

任何一段重要关系的结束，或者任何一个重要阶段的结束，甚至是带给我们痛苦、阻碍我们发展、实现自我的阶段的结束，都令人感觉如同死亡——彻底的死亡。要想度过这个时期，承受各种痛苦在所难免，这既包括失去的痛苦，也包括对过往求而不得的痛苦和不再拥有的痛苦。

我们必须振作起来，即使前途未卜，也要大步前进。当发现自己面对未知的未来时，我们所有最深的恐惧都可能会浮出水面。我在更年期转变期间，彻底明白了这一点——我很吃惊。

在更年期前，我帮助很多女性度过了中年"危机"。她们因为孩子离家、父母生病、婚姻破裂、丈夫生病或去世、自己生病或者失业——总之，各种各样人到中年不得不面对的狂风暴雨——向我求助。但我从未想过自己也会面临婚姻危机，我一直很得意，坚信自己嫁给了梦中情人，我们会相守一生，"直到死亡把我们分开"。

迷恋到腿软

我对我丈夫可谓一见钟情，认识仅三个月就结婚了，相遇的美好和婚姻生活的快乐，我永远不会忘记。我们相识于达特茅斯，当时，他是一名外科实习医生，而我还只是一名学生。我丈夫相貌英俊，出身高贵，毕业于常春藤名校，他的青睐让我受宠若惊。我被他深深打动，他带给我前所未有的感受，是我以往任何一个男朋友都无法比拟的。在结婚的前 5 年里，我每次看见他，都被他迷得腿软。在这个世界上，没有什么能够阻止我嫁给他。我清楚地记得，我甚至想在高楼楼顶向全世界宣布我爱他——这种狂热和迷恋，完全颠覆了我以往的形象，1967 年在埃利克特维尔中心中学代表毕业生致辞时，我是一个安静、勤奋的学生。

我的丈夫一直都不善于表达他的情感。在我们进行外科培训的那些年里，我不经意间发现，在工作时，他并不愿意和我走近，而且当我想和他亲近时，他会故意表现得冷漠和疏远。这让我不解，同时也让我感觉受到了伤害，因为当我们在医院偶遇时，我总是非常骄傲地向我的病人介绍他。但我告诉我自己，他的成长环境造就了他感情内敛，有了我满满的爱和关心，他一定会对我有所回应，勇敢说出爱。

育龄期：平衡个人生活和工作

在两个女儿出生后，我丈夫的生活没有多大改变。但我的生活却变成了一场斗争——相信无数女性都有所体会，因为如果我既想做一个好妈妈、好妻子，同时又想从事我热爱的医生工作，就必须努力找到令人满意又有效的方法。虽然困难重重，但在那几年，我们真的很幸福，都非常爱我们的女儿，和她们一起参加活动，分享她们喜欢的事物——周末散步、一起度假，即使是和两个漂亮的、茁壮成长的小姑娘的日常交流，都会让我们备感幸福。

有时，我也会因为觉得自己为家庭奉献得多，丈夫贡献得少，而心生不满。在孩子们还小的时候，我也曾问过我丈夫，他是否可以减少工作时间，这样我就不必放弃我妇产科医生的工作，我非常喜欢接生新生儿时那刹那间的欢喜。他回答我说："你见过兼职的整形外科医生吗？没有吧？"我承认我没见过，但建议说，如果他敢想，就并不意味着这不会发生。但这是不可能的。我，必须和许多其他女性一样，成为一个"变形"大师，调整我自己的需求，去满足家里面其他每个人的需求。

在最初的几年里，我慢慢意识到，婚姻生活中困扰我的不平等，是我们周围文化中存在的不平等的缩影。很多人都与我和我丈夫一样——结婚时，我们的经济条件和受教育背景一样，甚至有人和我们一样从事相同的工作，但在有了孩子后，都是作为妻子的一方牺牲自己的业余时间、事业和个人发展。

改变自己，改变世界

那几年我时常感到精疲力竭，于是我开始关注女性健康，并把一直研究的一些想法付诸实践——但同时，我也注意尽量不要在家里谈及这些话题，因为我知道，我丈夫不喜欢。我从自身和病人的经历中得到了鼓舞，并且一直相信自己的一些理念会对大家有帮助，于是在 1985 年，我和另外三名女性一起成立了一个健康保健中心——女性连线。现在，"专门由女性为女性提供服务的保健中心"的理念看起来没什么了不起的，但在当时这个想法几乎是前无古人的。我们的主要任务是帮助女性了解精神、身体和灵魂的同一性，明白情绪健康和身体健康之间的联系。我想要给予女性力量，为她们提供一个安全可靠的地方去讲述她们自己的故事，进而帮助她们发现新的、更有益于健康的生活方式。

我知道，有时这需要对现实发起挑战，因为文化的不平等对女性的身体和精神造成了可怕的伤害。我的治疗方法在当时来看极具革新意识，而且是一种全新的全方位治疗方法。在我实施治疗时，我意识到一个事实：我有一个正常的、幸福的家庭，丈夫是一个支持传统医学观点的医生，这些都为我提供了一种保护。我的想法往好了说是未经证实，往坏了说堪称危险，但我所拥有的一切，让我看起来很"安全"。

我和三个合伙人一起购买了一栋维多利亚风格的房子，打算把它改造成活动中心。我们几个人达成一致，不让我们各自的丈夫参与我们的事业，以防他们打击我们的热情，同时也是为了维护我们创业的信心。

当然，至少对我来说，这并不意味着我不想要我丈夫的支持。我清楚地记得房子开始改建的那天。两辆推土机停在草坪上，到处都是工人，原来的房子已经被拆除了，在那一刻，我突然清楚地意识到，这个项目是真的，从现在起，我和我的同事要为眼前的一切负责了。这个想法一直萦绕在心头，那天晚上回家后，我一反常态地向丈夫求助，希望他能帮助我消除恐惧。"我很害怕，"我告诉他，"我不确定我能否做好。"他回答："我不喜欢看到你惶恐无助的样子。"我一下子意识到，向他求助是多么愚蠢的事。

我当时情绪很脆弱，随时会崩溃。我很少出现这种情况，他漠然的反应激起了我儿时的记忆。我从小在家里，情绪脆弱是不被允许的，父母时刻提醒我们要坚忍克制，要"保持冷静"。在我家，另一句经常听到的话是"不要乞求减轻负荷，而要提供更坚强的后背"。于是，和以前一样，我只能依靠自己，自己鼓励自己，让自己振作起来，假装告诉自己"我不害怕"。

正如我们所预料的那样，女性连线取得了巨大成功。我们的工作在女性群体间引起了很大反响，经过口口相传，我们的保健中心稳步发展了起来。我们在临床实践中采用了一种全新的方法，和传统医疗完全不同，我为此感到兴奋，但从来没想过让我的丈夫了解这些理念。但，我们有很多其他共同的兴趣爱好，所以我觉得他的态度对我的工作并不重要。事实上，能和美国医学协会（American Medical Association）正式会员相爱、组建家庭，一直是我备感骄傲的事情。

嫁给"我妈妈"

回首往事，我发现，在我的婚姻中，我在潜意识中暗暗许下承诺，我将尽一切努力让这段婚姻美满，成为我认为他想要的女人——只要我还能从事我热爱的工作（那个时候，和大多数女性一样，我不知道对我们自己和我们爱的人来说，幸福的真谛是我们首先要做真正的自己——按照我们自己的想法生活）。在不知道的情况下，在很多方面，我和丈夫的相处方式复刻了我和母亲的相处方式。而这一事实，直到22年后，我进入更年期才意识到。

在那之前，即使在婚姻中，我也一直未改掉小时候的习惯——为了得到母亲的关爱努力取悦别人，而我的丈夫和我母亲一样，对我的情感需求漠然不理。我从小就是一个安静敏感的孩子，而家里的其他兄弟姐妹活泼外向。当他们兴高采烈恨不得每一分钟都动起来，如爬山或滑雪时，我总是一个人默默躲回房间，听听音乐，读童话故事，坐在炉火旁瞎想，或者凝视着大海发呆。我母亲喜欢热闹，因此她更喜欢和家里其他人相处，我们性格完全不同，也没有什么共同的兴趣爱好。虽然我的父亲因为我的勤奋很支持我，但和那个时代大多数男性一样，他认为教养孩子是女人的事情。

我渴望得到母亲的认同，所以努力做一个乖孩子，希望她能爱我。我努力学习，从来不惹事，在家务上努力成为妈妈的小帮手，做饭、打扫卫生，帮忙制作节日晚餐装饰物——除了运动，任何我能想到的可以证明我价值的，我都会认真去做。直觉告诉我母亲很痛苦，虽然很多年后，我才明白那种痛苦的根源，于是，我尽我自己最大的努力安慰她，成为她得力的助手。后来在婚姻中，我也是如此对待我丈夫的，我努力帮助他治愈童年的创伤，给予他足够的爱，尽可能帮他克服童年残留的恐惧和创伤。

同时，由于在家里得不到认可，我只能向老师寻求掌声。因为渴望得到赞美，我在医学院读书时，学习成绩十分优秀，是典型的优等生。从我在医学院读书开始，这种生活模式一直延续到了我的婚姻生活中。

最终，就像我向学校的老师寻求支持和认可一样，总有一天，我会开始向我丈夫以外的人寻求帮助，以满足我的情感需求。但是，直到我的自我认知觉醒了（这最终导致了我婚姻的破裂），我才认识到这样一个事实：我的丈夫和我母亲一样，无法真正看到或欣赏真实的我。事实上，对于我丈夫，我从未有过这样的期待。在我心里，我一直都觉得，我丈夫是如此特别的一个人，我不配得到他的珍视。

如果我觉得自己更值得被爱，我就不会选择我丈夫这样的人共度一生。在遇见我丈夫之前，我交往的几个男朋友都很欣赏我，重视我。但是，当你坚信没有人会无条件爱你，你要想赢得某个人的爱，就必须通过取得卓越成就或者帮助他减轻痛苦这样的行为时，你吸引的人必然也是能将这些信念反映给你的人。显然，那些欣赏我的年轻人并不是我想要的。我想要的恰恰是那种和我原生家庭一样，无法满足我情感需求的人——我的确找到了。多丽丝·科恩博士是我的同事，她是一名临床心理学家。她指出，渴求一直求而不得的情感支持并不意味着神经过敏，这是一种自我治愈的方法。在围绝经期，我们迫切需要治愈过去的情感创伤。

回顾过往，现在我明白了，我丈夫作为灵魂伴侣是称职的，我不应因为我们之间的事情责怪他。只有当我忠于我的灵魂时——由内而外，彻底发生改变，我们才无法再成为生活上的伴侣了。回首往事，必须承认，我丈夫是我人生中得到的最棒的一个礼物，因为他，我个人获得了巨大成长，远超我的想象。

离婚后，我发现自己必须直面当年和母亲未竟的情感问题——老生常谈的话题，最终一切都得到了解决。

为什么婚姻在中年必须改变

在我们的文化中，通过观察不难发现，要想保证家庭关系亲密和谐，最大动因在于女性。可以很肯定地说，在一个家庭里，绝大多数女性不仅承担了养育和支持的责任，而且甘于处于从属地位，为了家庭牺牲自我，奉献一切。没错，现在在商业、政治以及科学领域，女性担任高级职位的现象越来越普遍。根据《施赖弗报告：女权国家，改变一切》[①]，女性占劳动力人口的近半数，约49.9%，这在人类历史上还是首次，另外，超过39%的女性是家庭的主要经济支柱。即便如此，一旦家庭生活需要有人放弃事业、回归家庭时，做出让步或牺牲的绝大多数都是女性。这份报告指出，85%的女性承担着照顾家庭的主要责任，包括洗衣做饭、接送孩子上下学、辅导孩子学习等，由此就有了"妈妈职业道路"的说法。

没错，女性在育龄期，因为雌激素大量分泌的生理原因，往往愿意牺牲其他兴趣爱好，更多地照顾家人。但不可否认的是，男女性别不平等的文化氛围将这种倾向带向了极端。当过了育龄期，雌激素分泌减退，女性突然看清了自己的生活真相，长久以来被压抑的愤恨很可能会井喷式爆发。

女性在更年期前和更年期时很容易出现剧烈的情绪变化，一旦爆发，则惊天动地，尤其对那些一直认为自己控制力很强的人来说。抵抗外力变化是一回事儿，当变化源于内部就是另外一回事儿了。你所依赖、熟悉的一切事物，包括你的个性，都由内而外地发生了翻天覆地的变化。只有两种方法可

---

① Center for American Progress, 2009, www. shriverreport. com/ awn.

以避免这种突然的、剧烈的变化：一种是在育龄期不要理会社会和文化的"要求"，这样，当你临近更年期时，很多中年应面对的变化你已经提前经历了；另一种方法是，无视更年期前后身体的智慧，无视它对真理、创造性表达和自我实现的召唤。显然，后一种方法会带来灾难性的后果，不仅会伤害你和你伴侣的健康，更会破坏你们之间的关系，即使婚姻继续存在，但婚姻赖以存在的基础——爱和尊重，也可能会消失殆尽。而且，你也永远无法找到围绝经期带给女性的巨大宝藏——真正自由快乐的生活！

大脑对人际关系的作用

在我们的生活中，没有什么比人际关系对我们的身心影响更深远的了。促使我们——事实上是推动我们——和他人建立联系的脑神经通路在我们童年早期就已形成。童年早期是一个关键时期，这个时候的经历会影响我们大脑神经通路的发展，并伴随我们一生。如果在婴儿时期我们哭闹时，照顾我们的人充满爱心，能够及时满足我们的需求，饿了有人喂，冷了有人温暖，尿了有人换纸尿布，害怕了有人抚慰和拥抱，那么我们就会觉得自己很好，并愿意相信周围的世界。我们的需求得到了认可，情感得到了满足，与他人的关系证明了我们的价值。毫无疑问，母亲的生理特性也证实了这一点。如果一个母亲在生育或者哺乳期时，生活健康、快乐，并且得到支持，那么不仅她会更容易爱自己的孩子，而且她的孩子也更容易感觉到无条件的爱和接纳。

但，有时我们的父母可能本身就从来没感受过无条件的爱，他们也就不太可能给予我们无条件的爱。于是，我们婴儿时期的哭喊可能就会被无视，更糟糕的是，会引起不耐烦和憎恨，结果就是，我们觉得这个世界并不安全。我们和他人的关系也是不值得信赖的，甚至充满危险。

孩童时代我们形成的对自己或者他人的感觉，会随着成长而铭刻在我们大脑和身体的记忆中，尽管是在潜意识中，但这种感觉会永远存在，对我们一生的人际关系选择和应对产生影响。一方面，这些感觉构成了我们基本情感组成的一部分——它们很容易出现，能够自由表达，而且富有表现力；另一方面，那些未经早期经验强化的感觉会逐渐消失，它们不会再次出现，除非我们有意识地通过努力，凭借内在力量，改变神经通路。

不管你如何定义成功，你生活成功的能力都很大程度上取决于你和他人的关系。如果你对生活的某一部分不满意，那么改变当前思维和关系的唯一方法就是正视它们，然后进行校正、更新，一旦你能更好地理解你的出生和成长环境，那么，你就可以——虽然很难——改变那些依据过去的关系和思维模式自动做出的选择。

但是只有你明白改变的重要性时，变化才会发生。一定要扪心自问，你为什么会有这种感觉，你为什么选择你的伴侣，你为什么这样行事。答案就在那些早期生活经历中。这些经历如同你大脑神经通路的建筑师，存活于你的细胞中。值得庆幸的是，科学已经充分证明，在人的一生中，我们每个人都有能力改变我们的思想和大脑，这就是所谓的神经可塑性。

在青春期中和青春期后，我们发现，能够吸引我们的异性往往是那些能够弥补我们童年情感遗憾或者治愈我们儿时情感创伤的人，无一例外。在我们的文化中，我们通过浪漫爱情来表达内心深处最强烈的渴望。我们的每一段爱情关系，都如同放大镜一样，把我们的情感需求无限放大。和生活中其他方面相比，恋人关系更有助于治愈我们旧有的、渴望愈合的情感创伤。在两性关系中，绝大多数女性的需求被放在了次要位置，因为我们觉得自己不值得被重视。如果我们不刻意回想，我们甚至不知道自己想要什么。

现在想想，我发现我当时真心爱我的丈夫。我们一起上演了一部家庭剧，对我来说这部剧一直在继续。虽然我无法代替他发言，但很可能，对他而言我起到了类似的作用。随着更年期的到来，雌激素和身体的发育变化让我意识到，我在婚姻中扮演的角色根植于我过去对自己的认知和价值观，而这些现在已经不适合我，也无法对我发挥作用。

更年期救赎

更年期到来后，女性会发生各种变化，对很多事看得越来越清晰，对不公平、不公正的事情越来越难以容忍，并渴望成就感。这一切在当时并不会被认为是一场救赎，但实际上却是上天赐给我们的礼物。更年期激素变化给我们提供了一次绝佳的机会，让我们彻底明白，要想在后半生有一个充实、健康、快乐、忠于自我的生活，我们需要做出哪些改变。在这个时期，很多女性不再甘于做"圣母"——总是扼杀自己的需求，照顾他人的感受。我们的文化根深蒂固地认为，女性就应该优先考虑他人，育龄期的绝大多数女性都是这样做的，没人在乎我们为此付出了什么代价。但是中年给我们提供了机会，我们也是时候做出改变了，创造适合真实自我的生活——更确切地说，决定自己成为什么样的人。

但，如果一位女性不能正视自己生活中需要出现的变化，她的身体可能会用某种方法给她提醒，就如闪烁的霓虹灯一样令人无法忽视。在这个阶段，很多女性身体都会出现问题，有的患上了改变生活甚至威胁生命的疾病。格雷格·布雷登是一名科学家，同时也是一名畅销书作家，研究原住民生活，他的足迹遍布世界各地。在一次广播节目中，我有幸采访了他。他的一席话进一步加深了我的理解。在研究中他发现，在全球各地，年龄超过 120 岁并依然保持健康的女性都有一个共性：她们都思维敏捷，而且能够认真对待自己的日常需求。他告诉我，在他所研究的文化中，人们普遍认为，在 50 岁以前，人们能够容忍情感上的欠缺和伤害，而且不会对身体造成影响。但在 50 岁以后，如果情感上的欠缺和伤害依然得不到满足和治愈，身体健康就会受到影响，人就会生病。

在绝经的前几年，女性最容易长子宫肌瘤。在美国，40% 的女性被诊断患有一种或多种肌瘤，很多人在中年不得不因此选择摘除子宫。在传统医学中，针对 40 多岁女性容易长子宫肌瘤的问题，医生往往解释为是激素水平变化导致的，即雌激素分泌过剩，而孕激素分泌减少。

这虽然是事实，但并不是全部的原因。不管是从我的个人经历，还是从作为医生的专业角度出发，我都坚信这一点。在 41 岁时，我第一次被诊断出有子宫肌瘤。身体上的病症不仅仅反映身体的生理状态，还传递出了我们生活状况的信息——如果我们能够理解的话。有时，就像我一样，在某些特定阶段，这些信息才会变得清晰，只有在回顾时，我们才会明白这些信息的全部意义。在治疗子宫肌瘤的那 8 年里，通过亲身体验，我彻底明白了，我们身体产生的疾病或者问题恰恰能够帮助我们获得内在智慧——这是一种令人敬畏但偶尔也令人恐惧的现象。虽然我们一生都如此，但在更年期，这种现象呈现得更直接，也更有力度。这似乎是大自然在我们育龄期结束前最后给我们的提醒，此时，我们的内在智慧（部分由激素调节）声音最响亮，也最强大。

子宫肌瘤是身体给我发出的警告，有的女性会突然发作偏头疼，有的出现经前综合征①，有的出现胸部疾病，有的患上了高血压或者其他围绝经期常见的各种症状。身体信号能够穿透各种阻碍，精确、具体地传达出你的生活需要做出哪些改变。这个内在智慧体系一般不会出错。

我的子宫肌瘤故事

1991 年，我被诊断出患有子宫肌瘤，当时，我正在创作我的第一本书《女人的身体，女人的智慧》，这本书我写了 3 年多，其间一度陷入创作瓶颈。在最黑暗的时候，我甚至觉得该书无法出版。我觉得我的子宫肌瘤和当时心态有关——不知书稿还要多长时间才能完成，不知什么时候能够出版，都让我充满了挫败感。子宫肌瘤经常指向创造力受阻，或者创造力被抑制，创造力受阻通常导致关系陷入僵局、工作或项目停滞不前。（创造力受阻也可以引起如下部位不适：卵巢、输卵管、下腹部、腰部、膀胱、臀部以及子宫——这些部位位于女性第二能量区域，即东方医学所说的第二脉轮区。）

《女人的身体，女人的智慧》最终出版，并受到了广泛欢迎，这带给我极大的惊喜。在这本书中，我道出了我看到的事实真相：女性的生活和身体健康之间有着深刻联系。为此，我私下里曾十分担心，怕自己因此而受到同行的指责和攻击。我妇产科的同事虽然并没有明确表达他们的喜爱，但也没有否定。这本书受到了目标读者的热烈欢迎。

收到该书的反馈，我很高兴，同时也松了一口气，而且我的子宫肌瘤得到遏制——它没有消失，但也没有长大。它就像来自我内心智慧的低语，只

---

① 经前综合征（PMS）是指女性反复在黄体期周期性地出现躯体、精神及行为方面的改变，常见症状包括头痛、乳房胀痛、全身乏力、紧张、压抑、易怒、烦躁、失眠、腹痛、水肿等。——编者注

不过现在处于半休眠状态。我知道这不是侥幸，它是在诉说着什么，所以我发誓我要敞开心扉接受它传递的信息。

在随后的几年里，我继续倾听内心的声音，尽我所能地去理解它。我努力地改变那些不适合我的关系，发现了新的、互惠的、更利于合作的伙伴关系。我努力追随我的创造本能，听从它的指引。因此，在女性连线工作十多年后，我发现自己越来越热衷于写作和教学。我渴望让更多的人听到我的想法，这种渴望比以往任何时候都强烈，于是我开始减少在保健中心的工作。

慢慢地，我不再进行外科手术，也逐渐减少对病人的直接护理工作。虽然我对自己能够找到新的生活方向兴奋不已，但与此同时，因为失去了和病人的直接接触，我也倍感矛盾。我喜欢定期出诊，年复一年，看到一批批女性在我的帮助下战胜疾病，学会健康生活的技能，我由衷地为她们感到高兴。但是每天的图表处理工作，却让我烦不胜烦。

1994 年，我创办了一个月刊，经营得不错，每个月我都要花费大量时间研究并写稿子。我也开始在全国各地进行演讲和授课。在努力改变自己的这段时间里，我想要弄清楚我的子宫肌瘤到底想要告诉我什么——尤其是在稳定了 4 年后，子宫肌瘤开始变大，最终长到了足球大小。虽然，我并没有觉得自己的生活出现了混乱，但我知道，我所做的每一次改变，都让我心生愧疚。我跟随自己的心，做了自己喜欢的事情，但却心生愧疚，这无疑在暗示我，我出现了能量阻断。但由于工作让我充实、满足（尽管我因为自己过得高兴而满怀愧疚），我不明白哪里出现了能量阻断。

1996 年感恩节那天，当我正努力想找出一件衣服，掩盖腹部肉眼可见的隆起时，我突然间厌倦了这一切，不想再用衣服遮掩我的肿瘤，也受够了每次躺下时它带给我的不适。为了缩小肿瘤，我过去一直采取保守疗法，如想象法、顺势疗法、饮食和针灸。是时候换种方法了，我决定手术，切除子宫肌瘤。

安排好手术日期后，我开始接受 GnRH（促性腺激素释放激素）激动剂治疗。这是一种药物疗法，通过模拟天然 GnRH 效应，抑制雌激素分泌，造成一种假绝经状态，帮助子宫肌瘤萎缩。虽然是假绝经，但很多真绝经时的症状也会出现，如记忆力减退、潮热、骨质疏松等。虽然有很多副作用，但我依然选择了 GnRH 激动剂治疗，因为如果肿瘤萎缩的话，好处很明显——手术时切口小，失血少。另外，我只需服用两个月的药物，就可以手术，还是很值得的。

当时我并不清楚，这个疗法带给我的好处远不止肿瘤萎缩。现在回顾那段时间，虽然那两个月只是由药物引起的假绝经，但依然给我的大脑以及生活带来了变化。正是这些变化，让我为以后做足了准备，能够理清一些最亲密的关系（包括我的婚姻），从容应对。

怒后真言

在我接受 GnRH 激动剂治疗几周后的一个晚上，我们全家人（包括家里当时的保姆丽达）坐在电视机前看一个节目。在节目结束时，一位护士希望一位来访者能够去医院看看他的朋友（这个人烧伤很严重，生命垂危），但这个护士并没有告诉这个人他朋友的真实情况，于是丽达问我："你在医学院读书时，他们也是这样教你的吗？""哪样？"我反问她。"在病人情况危急时，学校是不是告诉你们不要说全部实情？"她强调道。对她的问题，我思考了一会儿，解释说，在医学院的老师中，的确有这么一条心照不宣的规则，即因为患者（以及其朋友和亲属）实际上无法接受事实，所以很多事情都不会提及——我们在电视上看到的情景很好地说明了这一点。

就在这时，我丈夫站了起来，挺直身体，在大家都看向他后，大声强调说："他们不可能那么教你，你在胡说什么！"我内心深处的某种情绪突然爆发了。多年来，为了让我丈夫以及医学院里每一个像他一样的权威人士接受我，我一直压抑自己的真实个性，但现在我不想忍受了，一刻也忍受不了。我告诉他，我觉得我和其他医生都被社会化了，从某种程度上来讲，就是在以大量非语言方式和病人交流，而这忽略了我们和病人的很多真实体验。医学院当然不会教学生哪些问题不要告诉病人，但医生很多无声的动作，如把一只手放在门把手上，或者把目光从一张病床移到另一张病床上，这些无一不在告诉病人，在和医生交流沟通时，他们可以有哪些期待。

随着谈话趋于白热化，为了不迁怒其他人，我俩回到了卧室。在随后的40分钟里，我越说越觉得自己有理。我告诉他我的想法——关于医疗实践的、关于我们关系的，以及这么多年来我们之间不对等的相处方式。我不想为我所说的话道歉，也不想找什么委婉的方式表达。因为我是女性，长久以来不停地有人告诉我，要想在这个社会生存，即使我们觉得不公正，或者有自己的想法，也不能说，要学会隐忍，这样权威人士（绝大多数指男性）才会喜欢我们。这次的宣泄犹如一次绚丽的火山爆发，积压在我内心深处的怒火如火山岩浆一样喷涌而出。我们曾经试图忽略的每一件事，努力掩盖的各种矛盾，都毫无遮掩地暴露了出来。我的丈夫终于低下了头，他说话声音变得柔和，并且向我道了歉。这次事件成了我婚姻生活的转折点，我们再也回不到从前了。

我突然不再保持沉默，大声说出自己的心声，那一刻所发生的一切，其直接的导火索就是我的假绝经。通常，更年期是逐渐来临的。但如果因为药物原因（就像我一样），或者手术、放射治疗（像很多女性一样），而导致更年期骤然到来，雌激素水平随之突然改变，那么我们对生活的看法也会随之产生很多意想不到的重大改变，它们和潮热一样，无时无刻不在折磨着我们。虽然我的提前绝经并不是永久性的，只要我停止服药，改变就会停止，但短暂更年期所带来的内在变化却是永久性的。因为这次假绝经，我婚姻中隐藏的所有矛盾都浮出了水面。子宫肌瘤不会无缘无故地出现在子宫上，它们犹如被禁锢住的创造力，被困在了无望的工作或者关系中。为了维持我的婚姻，多年来我一直小心翼翼。我的身体告诉我，是时候结束这段婚姻了。

发现新的伙伴

虽然在那之前，我在婚姻生活中没有什么发言权，总是保持沉默，但我在工作中越来越勇于表达自己的看法，很多圈外人士也开始关注到我。我的事业蒸蒸日上。我与别人合伙创建了一个知名的女性健康中心，并当选为美国整体医学协会（American Holistic Medical Association）的主席，还出版了一本书，因为这本书，我的工作和想法得到了广泛认可。我热爱我的工作，工作让我变得越发自信。

因为事业的发展，我对家庭经济的贡献越来越大，为此我十分自豪——以前我凡事都会征询我丈夫的意见，但现在没有必要了。

和许多中年女性一样，差不多就在这个时候，我发现了一种新的伙伴关系模式。我和蒙娜·丽莎·舒尔茨博士第一次见面时，她还只是一名医学院的学生，而我当时正在为《女人的身体，女人的智慧》一书进行最后的创作。蒙娜来缅因州，跟随我在妇产科进行临床实习，学习女性保健方法。作为一名行为神经学博士，她也给我提供了很大帮助，用科学的方法验证了我多年来跟踪病人的临床观察结果。在那之前，我所受的教育让我一直错误地认为，亲自动手的临床医生并不是真正的科学家。科学家应该是一群在完全可控条件下收集数据的人，而不应该亲自动手处理各种病症。在帮助女性解决她们的健康问题时，我会根据医生和患者之间的合作关系，以及她们自身领悟能力，有针对性地为每位女性量身定制健康方案。显然，我进行的临床诊治完全不可控。毫无疑问，这并不科学。虽然蒙娜刚刚博士毕业，但她让我清楚地明白，我的工作是科学的，是可信的。

在遇见蒙娜之前，我发现当地很少有医生和我采用同样的方法进行诊疗，愿意公开谈论该方法的人更是少之又少。在那时，为了安全起见，我还不能称自己为"整体医学"医生，也没有什么人愿意投身于这个潜在的领域。但是蒙娜毫不犹豫地加入了进来，她不仅认同我的理想，而且支持我大胆为自己发声。

我们两个的合作堪称完美，两个专业女性不仅工作中默契十足，生活中我们也成了最好的朋友。

我上电视了

1997 年初，我开始参与两部大众电视专题片的制作，这是我第一次参与电视节目。就在接受 GnRH 疗法后不久，我遇见了杰克·威尔森和比尔·赫兹。他们是来自芝加哥的制片人，在各自妻子的建议下找到我的，想要为我拍摄专题片。杰克和比尔一共拍摄了 4 部大众电视专题片，都非常成功，这无疑再次增强了我的信心。现在，不仅有一位严谨的科学家认可了我医学上的努力和付出，而且在我对电视制作一窍不通的情况，还有两位电视制作人找我合作。

对我来说，这是一个十分激动人心的时刻。从这时开始，我很少待在办公室里，经常外出。一直以来，我的梦想就是教书和写作，让更多的人了解我的想法和观点，现在已经实现了——但我还想走得更远。虽然舍不得，但我还是离开了女性连线保健中心，把保健中心的相关股份和房产卖给了我的合伙人。我现在的工作不再适合我们一开始创业时的模式，我知道，是时候离开了。

改变雌鹅的力量也改变了公鹅

在我人生迎来各种改变时，我丈夫也在经历他自己的变化。人到中年，他开始质疑自己的职业目标。管理式医疗（Managed Care）时代的到来，迫使他改变了自己的行医方式，他发现自己对工作越来越不满意，而且也变得越来越在乎收入了，我的成功不仅没让他松口气，似乎加剧了他的焦虑。我不懂他为什么那么担心我们的经济状况。我觉得，我们是一家人，我现在收入高，没什么值得担心的。

他不安的一个原因是，他正在考虑当我们小女儿高中毕业时退休——距离她毕业只剩短短两年时间了。相反，我觉得我的事业刚刚起步，没有任何退休的想法，当时没有，以后也不会有。在规划退休生活、制订退休计划时，我觉得我们就像生活在两个完全不同的世界中，彼此格格不入。我们对以后的人生规划迥然不同，似乎已经到了不可调和的地步。

和其他许多中年男性一样，我丈夫应对焦虑的方法就是控制家庭经济大权，而我的收入是当时主要的家庭经济来源。也许，他过去一直都是如此，只是我没有意识到罢了。和很多女性一样，我过去一直坚信，我丈夫比我更善于理财，所以我把钱都交给他管理。家里所有的计划都由他来制订，所有的账单也都由他负责付清，每周他都会花好几个小时处理这些事情。随着他步入中年危机，这项工作似乎让他变得更焦虑和担心，结果就是他试图管控我的每一笔开支。我努力说服自己，我们的确超支了。为了不让他担心，我一直在屈服让步。

但是不管我多么努力，我发现，按照我丈夫的预算标准，我都根本无法生存。于是我开始瞒着他买东西，以防他对我发火。虽然这么多年来，我一直帮助我的病人获得身心健康，但我自己的真实生活确实一团糟。我很怕我丈夫生气，总是小心翼翼，能忍则忍，生怕触怒他。在那时，我依然是那个把满足他人、安抚他人情绪看得比什么都重要的人，并认为只有这样别人才会喜欢我。

更年期真的来了

在离开和朋友共同创办的保健中心两周后，我"正式"迎来了我的潮热，症状比我之前因服用药物引起的症状轻得多——当时因为燥热，在缅因州的深冬里，我经常热得脱去大衣，只穿一件背心！虽然症状不严重，但我依然清楚地意识到，我终于真正步入了更年期。

那是 1998 年 12 月 18 日——年终岁末，同时，也预告着一个时代即将结束。虽然表面上看来一切都很好，甚至到处充满了节日气氛，但我知道，一切刚刚开始，我和女性连线的分道扬镳，只是在为即将发生的家庭变故做准备。我潮热开始的那天，也是我、我丈夫和我们的女儿踏上期待已久的奥地利家庭滑雪之旅的那一天，我们将在那里与我的母亲和兄弟姐妹一起度过圣诞节。这是我多年来梦寐以求的事情。

这次旅行总的来说非常完美，我很高兴能在这样一个美妙的地方和家人共度节日，但我依然感受到了我的婚姻出现了前所未有的危机。看着周围一对对夫妻，我可以明显感到他们彼此之间的紧密联系，他们很享受彼此的陪伴，而我却备感孤独。在这次旅行中，我发现自己总是躲着丈夫，大部分时间都是和女儿、姐妹以及母亲一起滑雪。我只是不想再和从前一样，花费精力和心思去安抚他，让他满意。潮热的到来标志着我的中年生活进入另一个阶段，我需要重新审视自己——决心为自己设定更健康的标准，坦白讲，就是要更好地照顾自己。

即使我还有些不确定，我的身体状况也替我做出了决定，让我重视内心的需要。我长了痤疮，这是一个信号，表明"隐藏在皮肤下"的东西即将爆发。我觉得世界正试图通过各种方式和我对话，而我已做好准备认真倾听。

结束婚姻

新年过后不久，就在 1999 年年初，一堆银行透支账单寄到了家里。对我来说，这就像是一个信号，代表着我和丈夫之间不可调和的关系。我们的家庭账户资金不足，我的婚姻亦是如此。当我提出暂时需要私人空间，并希望我们在这段时间分房睡的时候，他暴怒离开，再没有回来。几乎在一夜之间，我就有机会——同时也意味着责任——完全掌握工作和家庭的经济大权。

在他离开之前，结婚多年，我从来没有想过离婚。我总是幻想着，他会改变，我也会改变，进而改变一些事情，我们最终会形成我理想中的最佳伴侣关系。多年来，冥冥之中我觉得，我们注定要在一起。

我们花了 3 年的时间努力修补关系，但这段婚姻依然走到了尽头。我无法允许自己再接受不对等的夫妻关系。我需要找回自我，无论是情感上、经济上还是身体上，都不想再被另一个人控制。我太累了。

最后，我准备自救。为这一刻，我准备了半个世纪之久。更年期的到来，让我一直有种冲动，把我一直倡导的理念变成现实。我清楚自己有两条路可走：继续装聋作哑，维持婚姻；或者，鼓起勇气，离婚。这是非常艰难的抉择。

很难抉择的一个原因可能是，在 20 世纪 50 年代出生的我，对婚姻有着根深蒂固的看法。在那个年代，如果我离婚，大家会认为是我不安于室导致了婚姻的破裂。所有人都会质问我，为什么我不能事事以丈夫为先？为什么我总想让丈夫完全支持我，满足我的需求？为什么我总是不依不饶，让丈夫不满意？我这样做，是因为我别无选择。我内心深处有什么蠢蠢欲动，犹如发自灵魂深处的呐喊，迫使我那样做，我必须相信它。

但是，与此同时，我又感到害怕，无法想象和生活多年的伴侣分开后，生活会变成什么样。后来有一天，我想起几个月前女儿对我说过的话："家里让人感受不到快乐，我觉得自己一旦上了大学，就不会想回来了。"这给了我前进的勇气。

阵痛后的康复

回顾往事，即使我明白，很多年前我就已经有了离婚的想法，但当婚姻真正结束时，那种沉重的失落感依然让我无所适从。离婚之初，我总感觉自己缺失了某个部分。一连好几个星期，每天清晨醒来，当意识到丈夫不在我旁边时，我都感到一种撕心裂肺的疼痛。

但一旦离开家，我发现自己一连几天都可以过得很好。出门办事时，我们经常需要填写表格，表格在生活中无处不在。我知道，总有一天我必须在"离婚"一栏中打上对钩，尽管我无法想象那一天会是什么样，恐惧那一天的到来。

我还记得，母亲独居后的生活十分痛苦。她的婚姻十分幸福，幸福的结束源于父亲的骤然离世——父亲 68 岁在球场打球时突然去世，这对母亲而言是一个沉重的打击。在分居的最初几个月，我觉得，在某些方面，我遭受的痛苦更大，因为这使我对自己过去 24 年来最核心的生活产生了怀疑。虽然我知道有 50% 的婚姻以离婚告终，但我依然觉得自己是个彻头彻尾的失败者。女性一旦到了中年，依然单身，就会被贴上没人要、讨人厌、有害社会的标签。我经常听说人们不会邀请她们参加聚会，因为害怕她们勾引别人的老公。

人到中年，不可避免会遇到各种失去。一个中年女性，即使没有离婚，也会失去很多——父母或配偶的去世、与孩子的疏远、被解雇、容颜衰老、生育机能衰退。对一个还未生育但想以后生孩子的女性来讲，意识到自己不能够再生育，其打击可想而知。不管怎么说，几乎每个女性都会妥协，为了生活，放弃自己的某种梦想。

意识到这一切，痛苦不可避免。慢慢地，我开始坦然接受所有的痛苦和悲伤，知道它们毁了我。我知道，只有这样，我才能够继续我的生活。

愤怒疗法

如果我让你觉得我当时只感受到了悲伤和失落，那就是我在说谎，同时也是对中年女性的严重伤害。我的内心深处涌起了另外一种情绪——愤怒。愤怒，把我从浑浑噩噩、麻木不仁的状态中拯救了出来。

正是这种愤怒的情绪给了我力量，让我下定决心，结束 24 年的婚姻生活，同时开启新的生活。我的愤怒犹如火山爆发，给了我力量，让我有勇气大声说出自己的需求，并得到满足。面对我的怒气，丈夫断然离开，抛弃了我和女儿。我暗暗发誓，一定要尽我所能，让我们的生活变得更好。

一开始，我并不知道自己能不能做好。因为这样的担心，我反而没有那么愤怒了。但每当我挣扎在绝望或恐惧边缘时，总有一些证据迫使我看清真相：银行透支账单和信用卡账单，以及定时出现的律师信。不管愿不愿意，我都必须要靠自己，无论是经济上，还是在其他方面。多愁善感的我一直觉得我们的婚姻还可以挽救，但这只是我的一种幻想，我必须醒来了。我必须努力，确保自己和女儿生活幸福。

在那段艰难的日子里，哥哥给予了我很大的鼓励。他几年前也离婚了。他总是能够在我情绪最低落的时候，给我打电话，鼓励我，给我力量。他对我的帮助是无价的。

接受疗法

我每天开始祈祷，希望获得离婚的勇气，摆脱婚姻中养成的习惯。每天早上散步时，我都会中途停下来，眺望海港。站在那里，我会在心里默默感激生命中所有值得感激的事情——有很多。

最后，我大声喊出心中的谢意，希望河流能够把我的感谢带给大家。每天，我都站在那里，看着冰雪融化，潮涨潮落。我知道，春天很快就要来了，到时万物复苏，一切都会好起来的。

我感激冬天，因为它让我有时间抚慰悲伤；我也感激春天，因为它给我带来了希望和期待。

就在我们结婚 24 周年纪念日前的那个周末，即我和丈夫分开大约 3 个月后，我突然心烦意乱，浓浓的失落感让我找不到当时坚持离婚的理由。那天早晨，一个朋友给我打电话，对我说，对于我们的分手她很难过，因为她感觉我和我丈夫还都爱着彼此，并且还说，周末她做礼拜时，会为我们祈祷。

随后的周一，就是我们的结婚纪念日，我心中充满了想念，一整天都在思考要不要给丈夫打电话。晚上，当我和女儿坐下来吃晚饭时，门铃响了。花店送来一束花，12支白玫瑰，还有一张卡片，上面写道："感谢近24年的陪伴，感谢我们的两个女儿。"我泪流满面，对女儿说："不要怀疑，我和你们的父亲一直很相爱。"

犰狳疗法：脆弱的力量

在我们分开几周后，一位负责我工作报道的记者采访了我，"我只有一个问题，"在采访的最后她问道，"你有过什么真正痛苦的经历吗？"

我震惊了。就在我们合作的这段时间里，我失去了人生最重要的一段关系，强烈的失落感一直折磨着我。她怎么会觉得我生活很轻松呢？但我什么也没说。当时我还无力公开谈论离婚的事情，伤口太新，悲痛犹在。

同一个月早些时候，蒙娜对我说："你不太容易受伤害，所以没人觉得你需要照顾。而我，因为身体不好，每个人都想呵护我。不管我去哪里，大家都把我当孩子照顾。"

这让我很生气。不管是和丈夫在一起，还是以前和母亲在一起，向他们示弱，并不能带给我安全感。不知从什么时候开始，我已经不知道怎么向人示弱了。而且，我也不喜欢向别人暴露自己的弱点。我看过太多女性通过示弱来博取他人同情、满足自己的需求。我不想成为那样的女人。我知道，在我们文化中，有一个根深蒂固的观点，即受害者文化，就好像如果你不曾受过伤害，你就没有人性了。那位新闻记者问我的问题恰恰也说明了这一点。

和蒙娜聊过后，我一连两个晚上在"动物药灵卡"（类似塔罗牌）上寻求帮助。每次抽牌，我都会拿到一张犰狳卡片，它代表的含义是：

你可能认为，在目前的情况下，获胜的唯一方法就是隐藏自己，或假装自己身披铠甲，战无不胜，但这样并不利于你成长。你应该敞开心扉，找到自己的弱点，从中寻找力量和价值。你会有意想不到的收获。弱点是生活的馈赠，是享受生活的关键。用心感受，尽情表达。例如，真正的赞美源源不断地给予人能量。如果你怕受伤，什么事情都隐瞒不说，那么你永远享受不到他人赞美带来的快乐。[1]

这话就像是为我量身定制的。我再一次意识到，我和母亲是有多么像，我们一样的坚忍，一样地善于隐藏自己的弱点。现在是时候做出改变，抛却过去，重新开始了。

一些女性到了中年反而想要走出家庭，到更广阔的世界中寻找新的满足感，她们可能需要穿上铠甲。但也有一些女性，在中年时，需要卸下一直武装在身上的铠甲。我属于后者。对很多男性来讲，也是如此。中年之前，他们大部分时间专注于工作，希望事业有成。中年犹如人生一个分水岭。在你的前半生中，带给你活力和成功的个性因素，一旦过了中年，到了人生后半段时光，就很可能置你于险地。我们所有人都必须找到改变的勇气，勇敢面对以后的生活。

送别过去，迎接未来

丈夫离开后，家里的紧张感消失了，所有人都变得轻松起来。我从当地的动物收容所领养了两只小猫，它们给我和女儿带来了很多安慰和愉悦。因为觉得养狗麻烦，而我丈夫又对猫过敏，所以我们以前从未养过宠物。

令人惊讶的是，我发现我的睡眠质量比过去几年都要好，每天早上不用闹钟就能自然醒来。在这之前，我已经很久没有睡个好觉了。现在回想起来，我才终于明白，为了维持我们的婚姻，我付出了多少努力。

几周过去了，我慢慢体会到了独处的美妙。甚至在内心深处，我感觉自己再次恢复了活力，虽然很缓慢，但的确有一种在充电的感觉。走出悲伤，放弃过往，并不是一件容易的事情，在这个过程中，心情总是大起大落。以前，每到周四，我们全家都会聚在一起看一档电视节目，这已经成了我们的家庭活动。离婚后，有一个周四晚上，我独自一个人在家看电视，想起从前，一边看一边哭。一周后，我还是独自一人，但却很享受。我没有看电视，而是在家附近的河边欣赏美丽夜景。虽然只有我一个人，但我并不感觉孤独。我知道，我即将走出伤痛，这让我感觉很高兴。

多年来，婚姻带给我很多幸福，我、丈夫以及我们的两个孩子，一起生活的日子充满快乐，对此我心中充满感激。家里墙上的照片真实地记录着我们的快乐和幸福，那些快乐是真实存在的。后来，他拿走了那些照片，只留下光秃秃的墙面。每看到那面墙，我都会涌起巨大的失落感。为了彻底走出悲痛，我和两个朋友花了一个下午的时间，把餐厅的一整面墙上都布置上家庭照片——见证过去美好时光确实存在。一年后，我拿掉了我和丈夫的照片，换上了我和女儿的。后来，我又再次装修了餐厅，重新布置了那面墙。我明白了，放手是一个过程，而不是一个结果。

我同时也明白了，放手并不意味着我们过往一切毫无价值，它值得我们珍视，你不仅自己要认识到这一点，在恰当的时候，也要告诉你曾经的伴侣。

在分开 5 个月后，即将签字离婚的前夕，我对他表明了这一点。一次调解会议后，我私下里和他见了一面，向他说出了我内心的想法。我告诉他，我很抱歉自己曾试图改变他。我很高兴，我们在婚姻期间对彼此忠诚，虽然离婚了，但并不是因为婚外情。我感谢他为我们共同创造的家庭遮风挡雨；感谢他，我有了两个可爱的女儿，没有爱，孩子也不会存在；感谢他在我为女性健康开辟新研究时给予我的支持和帮助。我告诉他，我爱他。

我对他的感激之情无以言表，这也让我清楚地意识到，为什么分道扬镳的夫妇都不想忘记愤怒和仇恨，因为这样他们就不会承受失去的痛苦。但我更知道，持续的愤怒和愤恨对他们的孩子、他们自己以及其他所有人会带来多么大的伤害。我很高兴自己有勇气说出内心的感受。

那一年，我放手了很多东西，其中包括失败感。著名人类学家玛格丽特·米德曾指出，在过去，婚姻会一直持续"直到死亡把我们分开"，因为寿命的问题，结婚 25 年后，其中一方或者双方很可能会去世。也就是说，在我们正在经历更年期、面临各种改变时，同样年龄的我们的祖先很可能身患重病或濒临死亡——也许已经去世。在人类寿命不长的时候，维持婚姻，"直到死亡把我们分开"比较容易。婚姻失败曾带给我无法忍受的挫败感，米德的话拯救了我。

离婚那一年虽然过得很艰难、痛苦，但我健康状况一直很好。那个时候，我想哭的时候就会大哭，生气了也会发泄出来。同时，我还经常看心理医生，重要的是，我有了新的感情，这些都有助于缓解我的更年期症状，让我安然度过了身体激素变化的重要时期。我还采用了很多自然疗法平衡身体激素水平（稍后我会介绍这些方法）。10年后，当我写这本书回看当年的自己时，我既同情自己，也很高兴——虽然当时我对未来感到非常害怕，担心自己离婚会给孩子带来不好的影响，但现在我很清楚，离婚是如何拯救了我，让我和女儿开启了新的生活。

从50岁开始，我和许多女性一样，一直在按照自己的方式重新创造我的后半生。不管我们是共同努力还是单打独斗，都要记住身心健康最重要，即使是在更年期这个过渡期。虽然对很多人来讲，生活因为变化而充满了不确定性，但我已经成功走过来了。相信我，如果你聆听内心的智慧，听从它的指挥，你的后半生将过得自由而充实。

无论做什么决定，都请不要后悔。你可以充分利用更年期馈赠给你的智慧，开启真正属于自己的后半生生活。

第二章

更年期大脑：
燃烧

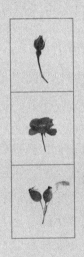

有一位女士曾和我说，当她的母亲快要绝经的时候，父亲召集了全家人，对他们说："孩子们，你们的母亲可能即将面临一些重大变化，我希望你们做好准备。你们的拉尔夫叔叔告诉我，在你们卡罗尔婶婶经历那些变化时，她把一只羊腿扔出了窗外。"这个故事形象地展现了更年期女性的"疯狂"状况，不可忽视的是，它也清晰表明了卡罗尔婶婶内心深处正在发生剧变：回归自我。"把羊腿扔出窗外"的行为只不过是内心变化的一种外在表现。也许，她的行为暗示她已经厌倦了没完没了地伺候家人，也许她在告诉他们，到了她这个年龄，她不应该再为他们洗衣、做饭、收拾屋子了。虽然不是大多数，但对许多女性来讲，这种行为部分是由于未被满足和未被承认的需求而产生的愤怒导致的。很多女性（可能是少数）在找回自我的过程中，往往会因为一些需求被忽视或没有被满足而大发雷霆。最初引发你愤怒的人通常是你爱的人，但导火索通常都不是什么新鲜事。不同寻常的是我们不再忍受，勇于宣泄怒气和不满。我们的生活急需改变，这可能是第一步变化——虽然这种变化姗姗来迟。随着时间的推移，我们还必须首先学会如何巧妙地表达我们的需求。只有当我们开始不再为拥有需求而感到内疚或羞耻时，我们才能够表达我们的需求。

不管你现在到没到更年期，对于月经周期的变化，你可能有了一些根深蒂固的观点，如"月经前出现的问题和我的现实生活没有任何关系，那只是激素水平变化导致的。我体内的激素分泌自成一体，不会影响我其他生活"。在一本知名的女性杂志上，我也看到了类似的报道，这再一次证明了我们的文化对经前综合征的无知：

> 我爱经前综合征！它让我对事情有了很多新看法。因为经前综合征，我会为超市卖光了卡拉马塔（Calamata）橄榄而在过道里大喊大叫——我觉得那是超市售货员的诡计，我只放这么一天假，当我想尝试做新菜时，他蓄意破坏。因为经前综合征，我会为一些琐事和丈夫争吵——早上他忘了把我的咖啡杯拿出来放在他杯子的旁边，这一定有其他深层次的意思，难道你不这么觉得吗？然而，月经过后，世界在我眼中又变得美好，色彩缤纷。离婚、担心孩子被送入教养院、必须移民，各种担心和焦虑都不见了。事实上，和上周相比，我现在感觉好极了。[1]

作者在后文还提到，随着她年龄的增长，她的经前综合征越来越严重，她的妇产科医生建议她服药，如在月经前服用百忧解。换句话说，她需要"治疗"。但她忽略了来自身体的重要潜在信息，经前综合征和围绝经期常见症状的加剧，实际上是我们的内在指导系统向我们发出的信号，提醒我们需要调整我们的生活。这些调整在围绝经期变得尤为紧迫。

在月经正常来潮时，如果我们不注意经前综合征的问题，那么随着年龄的增长，这些症状就会加重。该文作者因经前综合征产生的每个问题都可能和更大、更深层次的需求没有得到满足有关。她的问题乍看似乎既肤浅又愚蠢，但她如果能够正视自己，诚实面对自己，就会意识到，自己因为超市没有橄榄、丈夫早上没有给她拿咖啡杯而吵闹，其实是她一直忽视的深层次需求的表现：她需要更多的时间休息，希望做完饭后有人夸奖，渴望每天得到丈夫的爱护。当这些需求无法得到满足时，身体最终就会发出警告，而且越来越大声，希望引起我们的注意。

在西方医学界，普遍存在一种身心二元论的系统理论（身体和心灵是两个不同的实体），很显然，该作者把这些警告归结为身体症状。很多人都和她有一样的想法，那就是：虽然恼人的激素水平变化令人难以忍受，但通过积极治疗，保持幽默感，它所引发的症状就可以被控制，至少是可以被容忍的。这样，她们就会错过一次察觉内在需求的机会，削弱并拒绝了内在智慧的指导信号。

更年期熊熊燃烧的大脑

实际上，我们的大脑在围绝经期就开始变化了。就像身体出现的阵阵潮热一样，我们大脑也开始活跃起来。在绝经期，激素发生变化很常见，受此影响，我们大脑颞叶（负责大脑直觉加强的一个区域）中代表变化的开关被打开了。这种变化最终会对我们产生什么影响，取决于在围绝经期10年左右的时间里，在激素变化的推动下，我们是否愿意改变自己的生活。

大量科学事实表明，我们大脑的变化始于围绝经期。雌激素和黄体酮水平的波动影响了我们大脑的颞叶和边缘系统区域，此时，我们可能会发现自己变得易怒、焦虑、情绪不稳定。虽然传统观念一直告诉我们，这种情绪波动仅仅是激素变化的结果，与我们的生活无关，但有确凿证据表明，反复的应激反应（例如，因为夫妻关系、孩子或者工作，你经常发火或者感觉力不从心）实际上有很多原因，并不单纯是由身体和大脑激素水平变化引起的。这意味着如果你的生活状态——无论是工作，还是孩子、你的丈夫、你的父母或其他什么——没有发生任何变化，那么在围绝经期时，未解决的情绪压力会加剧激素失衡情况。围绝经期激素水平正常时，你能够轻松应对生活中的小波折，就像你在月经周期前半段时间一样——那段时间，你很容易感到快乐，也能够解决一些潜在问题。但，那并不意味着问题不存在。

留意并识别警报信号

无论你当下只有35岁，处于更年期早期，还是即将进入更年期，你的内在智慧都会向你发出预警信号，试图通过逐渐加剧的身体和情绪变化，引起你的注意力。预警信号共有四种。

预警信号一：经前综合征

　　在育龄期，如果我们忽视身体的内在循环，切断和身体智慧的联系，日复一日地重复相同的事情，生活目标、态度以及关注点一成不变，那会发生什么？答案是经前综合征会频繁出现。经前综合征通过身体和情绪上的不适，每月发作一次以提醒女性朋友，我们内心深处积压了太多问题没有解决。从营养不均衡到未解决的婚姻问题，一切都有可能会扰乱正常的激素环境，对育龄期女性的身体和情感造成严重破坏。早期的这些信号还比较微弱，但月复一月地累积下来，信号就会变得越来越强烈，越来越急迫。虽然这些疼痛会给我们带来种种不便，但它们是我们的盟友，恳求我们认真查看我们生活出现了哪些异常。我们往往置若罔闻，因为我们太忙了，虽然身体不舒服，但毕竟可以忍受，所以种种症状很容就被忽略了。但是，身体不会就此止步。

　　就像季节性情绪失调（SAD）以年为周期一样，经前综合征以月为周期。这两种情形需要同样的治疗方法，即我们要加深和周期性智慧的联系。（见图2-1）

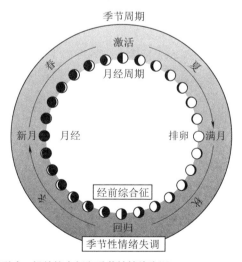

图2-1　前两种预警形式：经前综合征和季节性情绪失调

预警信号二：产后抑郁

有充分证据表明，有明显经前综合征的女性在分娩后的前几周更容易患产后抑郁症。也有一些患有产后抑郁症的女性，在月经重新开始后，会患上经前综合征。由于一些新手妈妈认为，抱怨是软弱的表现，致使在我们的文化中，产后抑郁症没有得到充分的诊断和治疗。在美国，有 10%~15% 的女性在分娩后出现了某种形式的情绪失调，如重度抑郁、焦虑症（无端恐惧）等。与所有其他疾病一样，产后抑郁症与遗传、环境和营养等因素有关。但必须承认的是，产后抑郁症也是新手妈妈身体内在智慧发出的预警信号，表明在这个特殊时期，她们并没有得到应有的照顾和关爱，需求并没有被满足，而且在某些方面，如和伴侣以及父母之间的关系，可能也需要被关注。这些问题如果没有得到解决，就很可能会在围绝经期随着激素变化而再次出现。

预警信号三：季节性情绪失调

如果身体每月发出的预警信号没有得到足够重视，那么女性身体可能每年都会发出更大的警告，即患上季节性情绪失调。一开始，在每年的秋冬季，随着昼短夜长的到来，经前综合征的症状会加强。年复一年，最终就演变成了季节性情绪失调，一到秋冬季就会抑郁和绝望。但也有研究表明，在晚上照两个小时的全光谱人造光，诱使身体相信白天变长了，有助于治疗季节性情绪失调的各种症状，如体重增加、抑郁、嗜吃甜食、社交恐惧、疲劳和易怒等。研究还表明，光线疗法还有助于缓解怀孕期间的抑郁情绪。[2] 但如果第二年不继续使用光线疗法，所有的症状就会重新出现——除非女性自己意识到了预警信号。经前综合征和季节性情绪失调之间的关系有力地证明了身体月周期和年周期对女性情绪的影响。

最终预警：围绝经期

正如我的一位病人所描述的那样，很多女性，在围绝经期时，比有经前综合征难受 10 倍——对那些因为各种原因，忽视预警信号的提醒的人来讲，尤为如此。这并没有否定激素水平变化所带来的直接影响。相反，考虑到压力对激素水平和血糖代谢的影响，很明显，在激素水平变化期间，如果女性情感包袱很重，那么任何不舒服的症状都会被放大并且会更持久。2010年，荷兰一项针对更年期女性的研究表明，感受负面情绪特别是愤怒和悲伤情绪较多的女性，痛感也会增强。[3]参与研究的女性如果一天中感到的愤怒和悲伤越多，她们身体经历的疼痛也会增多（患有纤维肌痛症的女性痛感更明显）。这些症状就是身体的智慧，它们不停地祈求我们，关注那些未解决的问题。在女性整个育龄期，很多问题都被忽视了，没有得到解决，这就犹如建立了一个"债务账户"，所有的问题都存在了那里，问题就像未偿还的债务，月复一月，年复一年，利滚利，越积越多。

一般情况下，一个普通女性一生大约会经历480个月经周期和40个季节周期，在临近绝经期时，一共会得到大约500个阶段性报告。她的健康和营养状况怎么样？她的情绪怎么样？她的婚姻和工作怎么样？日常生活中她会有意识地让自己快乐，还是会忽略自身感受？一位女性大约有500次机会做出选择——解决那些问题，或是置之不理。在围绝经期，这个过程开始加速。真诚而勇往直前的内在自我，多年来一直试图引起我们的注意，并通过激素调节做最后的努力，促使我们解决日积月累的需求和渴望。在此期间，情绪可能会变得极其混乱，因为此时每个女性都需要努力开展新生活，适应全新的自我。无论是内在还是外在，这个时期的变化都可以反映出青春期的影子。青春期时，我们的身体和大脑同样经历激素水平巨变，这给了我们力量离家独立生存，成为我们想要成为的人。到了更年期，我们将从青春期停下的地方重新开始。是时候完成未竟的一切了。

这也就难怪有研究表明，那些经历了非常严重的经前综合征的女性，不适感可能非常严重，在围绝经期时经常表现得歇斯底里，身体和情绪都出现了不容忽视的问题。[4]

进入中年后，作为一个女性，你会发现，你不仅要与自己讨厌的一切做斗争，还要和文化中对女性的刻板看法（即女性"应该"怎样）做斗争。此时，对女性内在智慧来讲，是一个绝佳的时机，这种智慧可以帮助我们打破文化壁垒，为那些依然想要工作的女性照亮道路。要想解决这个问题，女性就需要充分认识到身体智慧，听从它的指引。

是我的问题，还是激素的问题？

在围绝经期和绝经期，对大多数女性来讲，激素水平波动本身并不会造成她们身心痛苦（如愤怒和抑郁），引发各种经前综合征和更年期症状。但如果一些女性原来就比较敏感，容易感受到痛苦，那毫无疑问，激素水平变化会让痛苦暴露出来。

虽然在育龄期，激素水平和情绪也会有很大波动，但在围绝经期波动更明显。研究证明，有经前综合征的女性和那些无症状的女性相比，激素水平并没有出现明显差异。但有很多资料显示，如果女性饱受经前综合征折磨，那么她们的大脑更容易受激素水平波动影响。[5] 换句话说，问题不在于激素水平本身。事实上，女性之所以会出现经前综合征，是女性激素水平、大脑中存在的化学物质以及她的生活状况共同作用的结果。据估计，有27%的女性在月经来潮时会感到烦躁和沮丧，36%的女性在月经前会感觉抑郁，而这些人，对更年期的激素变化非常敏感。[6]

虽然我们往往把经前综合征归咎于体内激素的变化，但事实上，这些症状的起源比我们认为的要复杂得多。例如，在我的病人中，有几位在20多岁时做了卵巢和子宫切除手术，并在随后的20多年一直服用激素类药物，但她们在50岁前依然经历了潮热，而且变得容易情绪化。显然，单纯的雌激素变化并不能导致这些症状。它们只是我们身体和心灵发出的信号，告诉我们，我们已经到了一个新的发展阶段——更年期。更年期智慧是建立在以前智慧基础之上，并发展到了一个新阶段，在该阶段女性有机会治愈各种症状，并获得成长。身体变化与感知剖析见表2-1。

表2-1　身体变化与感知剖析

身体变化阶段	感知剖析
月经周期	周期性直觉智慧 循环式情绪与处理
怀孕／生育	有能力与他人统一想法，共同孕育生命，养儿育女
更年期	进入智慧阶段 越来越相信直觉 重新融入社会

关注内心需求

年轻时，女性一门心思照顾其他人，这是女人的本性。女性之所以如此，部分是因为周期性变化的激素水平——雌激素分泌激发女性的养育本能，以此寻求内心世界的和谐统一。但每个月总有那么两三天，在月经来潮前后，因为激素水平的改变，阻隔在意识自我和潜意识自我之间的那层面纱变薄，我们听到了来自灵魂深处的呼喊，它温柔地提醒我们，不要总是忽视自己的需求和想法，不能也不应该总是包容所爱之人的需求。

20世纪30年代，一位精神分析学家和一名医生共同做了一项研究，并引起了人们注意。该研究揭示了女性内心世界和外在行为之间的波动，以及激素水平的变化对波动的影响方式。精神分析学家泰雷兹·贝内德克研究了女性患者的心理治疗记录，而鲍里斯·鲁宾斯坦医生对相同女性的激素周期进行了研究。仅通过观察女性的情绪状态，贝内德克就可以确定女性处于月经周期的哪个阶段。这两位医生发现，在排卵前，当雌激素分泌达到最高峰时，女性对外部世界反应敏感。在排卵期，女性感觉放松，易于满足，也更容易接受别人的关心和爱。在排卵后和月经前，此时黄体酮处于最高水平（经前综合征的症状也最明显），女性可能会更注重自身，关注自己内心的感受。[7]

我更倾向于认为，在经期的前半段时间，我们是在做准备，在心理和生理上进行双重准备，以应对外部世界的人或事。在经期的后半段时间，我们在准备时只关注自己。就是在这时，我们大脑直觉区域变得更活跃，反馈我们内在的生活渴望，并给予指导。露辛达是我创办的月刊的一位读者，她生动地描述了这一过程。

露辛达：治愈经前综合征

经前综合征一直困扰着我，不仅严重限制了我的生活，扭曲了我孩子对母亲的认知，也让我和丈夫之间的生活处于水深火热之中。多年来，丈夫一直觉得，每次月经前，当我激素水平变化时，我变得完全不像我了，就好像有外星人控制了我的身体一样。而且，每次月经前，我还会偏头痛。我坚持认为，在我最脆弱的时候，那个"丑陋的真实自我"现形了。前一刻我还通情达理，心平气和地处理家务，下一刻，我突然间就变得不可理喻，非得大吵一架。

然后我会大哭，觉得自己是世界上最糟糕的人。虽然这种情况不是每月都有，但它还是有规律可循，一般是在我月经周期的第17天出现。由于经常面临这种情况，我很担心自己会疯掉，不仅完不成正常家庭生活计划，还成了家里一个不定时炸弹。我渴望与他人亲近，但又害怕他人的靠近。繁忙的工作和家庭生活让我无暇自顾，对问题放任自流。我努力挣扎前行，企图在外面表现得像一个正常人，但内心却变得越来越疲惫。

多年来，关于身心关系的新理论和信息我了解很多，也知道哭泣、打哈欠、出汗、颤抖等行为可以帮助我们发泄过去和现在的负面情绪，有益于我们的身体健康。但在很长一段时间里，我知道归知道，但从未想过尝试用一用它们。我依旧每个月坚持和经前综合征做斗争，一边做斗争，一边扪心自问——为什么如此有创造力、有智慧和充满爱心的我，会遇到这些？它正在毁掉我的生活。

突然有一天，当我偏头痛再次发作时，我明白了，知道接下来要怎么做。我有意识地问自己，如果我不再抗拒这种感觉，不再把自己当成一个有缺陷的人，而是充分感受身体内部的变化，那会发生什么？我放弃了控制，有史以来第一次专注于我的身体状态。

我感觉自己很脆弱，激素水平变化让我觉得自己变得软弱，这是我所不能容忍的一种状态，我是战士，不是少女。我痛哭出声，承认自己的软弱、容易受伤害。这是我第一次展现我女性化的一面。过去因为害怕，我曾痛斥自己的软弱。难怪我总觉得自己像一个受害者。我一直在抨击我身为女性的一面——我的内在女神。

在承认了自己的脆弱后，我并没有死去。因为内在女神的温柔和智慧，我的偏头痛缓解了。我不再纠结于自己的判断，敞开心扉接受长久以来我明知存在但依然被我隐藏起来的那部分自我。

一直纠缠我的经前综合征的症状减轻了。我也有了更多的精力为自己做一些其他事情。我请了一位营养师，负责全面改善我的饮食。我还找了一个很棒的按摩师。这些都有助于帮我释放过去和现在的不良情绪。无论做什么，我都感觉很开心，因为我认为这很重要，就像我自己的创造性表达一样。在危机出现前，我们要勇于表达出来。

因为过去的错误判断，我依然还会感到不舒服。我很感谢这些不适症状，现在，每当困惑不解时，我更倾向于问怎么回事，而不是问为什么——我现在所做的一切，是否否定了自己的女性内在智慧以及内心真实感受呢？

这个问题一提出，我内心就给出了答案。如果我们能静下心来，接收信息并学习一些新技能，很多问题自然就解决了。

交流智慧和直流智慧的转换

在育龄期，大部分时候激素水平波动每月只出现一次，每次仅有几天时间，目的是提醒你重新审视并调整自己的生活，循序渐进，一次一点儿，但到了中年，激素水平就经常一连几周，甚至几个月处于不稳定状态。内在智慧从交流状态进入了直流状态，绝经后也将会一直存在。在更年期，我们大脑的存在方式也发生了彻底的转变。

从生物学上讲，在生命的这个阶段，你应该找段时间，远离外部纷扰，重新审视自己的过去。你不应该继续母性大发，一心为他人着想。随着更年期的到来，你是时候好好照顾一下自己了。

绝经期的英文"menopause"主要由"men"（男人）和"pause"（暂停）构成，由此引发"与男人暂停"的联想绝非偶然。这并不是说真的要远离男性，而是希望女性能够更多地关注自己，不要再把精力和时间花在取悦男人身上。事实上，你的身心已经向你发出郑重提醒，要想真的为自己做一些重要的事情，你需要暂停和他人的联系。因此，女性在绝经过渡期最明显的一个特征就是渴望独处，希望能有一个祥和宁静的庇护所，让自己独自待一段时间，不受任何干扰。很多女性在表达更年期的渴望时都有过类似的描述。

这是一个令人神往的梦想，但在现代这个竞争激烈的社会中，似乎又是一个遥不可及的奢望。但那些心存向往的人深知，如果能够找到一方净土，不受干扰地独处，那么，不仅那些令她们不舒服的更年期症状会消失，而且她们也会获得内在成长和进步。这个令人神往的梦想源自女性的内心，请相信它——要想保持健康，你必须听从它的指令。

这个梦想看起来非常的遥不可及，但事实上，每位女性都可以在她现有的环境中找到一个避难所。即便你无法包机逃去一座荒岛，但如果你深刻地意识到自己需要独处，你也可以每天腾出一点时间，找一个私人角落，享受清净。在这个时间段，你可以远离喧嚣，切断电话和网络，断绝和他人的一切联系。我希望每位女性每天都能够有这样独属于自己的时间，哪怕只有15分钟也好。当我们下定决心走出第一步时，我们就会有机会发现一个全新的自我，找到新的生活目标，同时，这也让我们相信，在我们后半生，没有什么是不可能的。

绝经前，脑垂体每月周期性释放卵泡刺激素和黄体生成素刺激卵巢排卵。当卵巢功能减退时，卵泡刺激素和黄体生成素的水平会逐渐增高。我觉得，这种增高标志着女性体内的"交流智慧"转化为"直流智慧"——育龄期时仅在月经期短暂出现的内在智慧，在绝经期后，开始持续出现。（见图2-2）

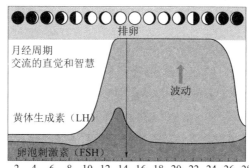

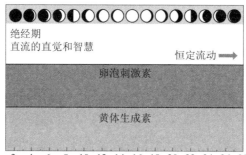

图2-2 智慧流

生殖激素的多种作用

人们早就知道，雌激素不仅仅和生育相关，还与我们的情绪和大脑工作方式息息相关。在青春期前，男女患抑郁症的比例相同。在此之后，当卵巢激素激增，月经周期开始，女性更容易沮丧，22~45 岁的女性，抑郁症发病率最高。男性一生中患抑郁症的概率只有 1/10，而女性为 1/4。女性在经过绝经期后，抑郁症发病概率再次和男性趋同。跨文化研究显示，在其他文化中，女性抑郁的比例也比男性的高。

我觉得，这种因为性别导致的抑郁敏感性，与千百年来各文化中女性被迫扮演的从属角色有关。很多女性在月经周期、怀孕、产后和围绝经期都会出现抑郁情绪，这是事实。那些易受经前综合征影响的人最易患产后抑郁症，特别容易在围绝经期出现情绪问题。这一结果产生的部分原因在于下丘脑、脑下垂体、卵巢和多种激素的相互作用。多种激素产生于这些关键区域，彼此之间也相互作用。多种激素主要包括：

- 促性腺激素释放激素：下丘脑分泌。
- 卵泡刺激素和黄体生成素：由脑下垂体释放，并在月经期刺激雌激素和黄体酮分泌。
- 雌激素：产生于卵巢、身体脂肪以及其他部位。
- 黄体酮：主要由卵巢分泌，与雌激素一起保护女性子宫内膜，为胚胎着床和生长做准备。

这些激素分泌均由下丘脑调节，反过来，下丘脑也会受这些激素和许多其他激素影响。下丘脑上不仅有黄体酮、雌激素和雄激素（例如脱氢表雄酮、睾丸素）感受器，还能接受去甲肾上腺素、多巴胺和血清素的信号。血清素是一种神经传递物质，能够调节情绪，反过来也受到我们的思想、信仰、饮食和环境的影响。

如果人体内的雌激素、黄体酮和雄激素除了有助于怀孕，再无他用，那么这些激素的水平会在更年期后降至零。但事实上，更年期后，它们没有降至为零。同样，如果促性腺激素释放激素、卵泡刺激素和黄体生成素在绝经后突然没了目标，那么有人可能会觉得，绝经后这些激素的体内循环就毫无价值了。事实恰恰相反。

在围绝经期，大脑中的促性腺激素释放激素水平开始上升，导致卵泡刺激素和黄体生成素激增到最高水平。通常人们认为，这是因为身体试图"启动"卵巢功能，使其恢复原来的作用。这个说法看起来合理，但忽略了一个事实：在卵巢明显不愿意再工作，不愿产生卵子（卵巢主要功能）继续服务生育后，激增到高水平的卵泡刺激素和黄体生成素会永久地保持在高位水平。你身体内部智慧似乎仍有意促成所谓生殖激素分泌，只是并不是为了生育。事实上，越来越多的证据表明，围绝经期卵泡刺激素、黄体生成素以及促性腺激素释放激素的异常分泌导致了中年女性大脑的变化。[8]（见图 2-3）

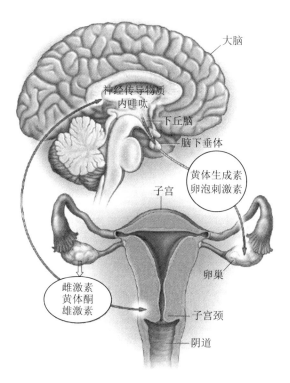

注：一系列复杂的反馈回路把大脑和生殖器官紧密联系在一起。

图2-3　下丘脑-脑垂体-卵巢之间的联系

从生物学角度来看，与青春期前（从出生到11岁）和更年期女性相比，育龄期女性更容易控制智力、心理和社会交往。有趣的是，更年期女性的激素水平与青春期前女孩的激素水平相同。当有了家，有了孩子，我们最关心的是如何维持家庭和平和稳定。我们似乎天生就明白，要想维系家庭，对我们所有人来讲最好的办法就是妥协，奉献我们一切，即使这个家并不是那么理想，我们也不想离开。虽然这可能意味着我们看不到自己的个人目标，但我们并没有丧失"执行计划"的能力。例如，瑞典一项医学研究表明，单身妈妈比有伴侣的女性早逝的风险高出近70%。令人惊讶的是，这个比例和单身妈妈的社会地位、经济地位以及健康状况无关。也就是说，即使单身妈妈有充足的经济来源，身心健康，早逝风险也依然很高。

其实，真实自我的显露最早开始于青春期。在青春期前，女孩心态积极，如孩子般率真和坦诚，遇事勇于面对，这一切都和激素水平升高有关。青春期时，女孩可能会关心社会的不公，但更可能关注的是自己的形象和对潜在伴侣的吸引力。进入育龄期后，当女性身体为孕育和抚养孩子做好了准备，开始担负起母亲、爱人的角色时，外界的一切争斗似乎都远离了她。她似乎不在乎自身面临的不公，甚至童年遗留的创伤好像也淡化了。她无暇自顾，因为不管做什么——暗自疗伤也好，剖析过去的伤痛也好，或者是直面长期遭受的虐待，都需要花费宝贵的精力。此时，她没有时间和精力，因为她必须完成生理上赋予她的主要任务：生儿育女。

女性因履行了生物学上这一职责而获得丰厚回报。生殖激素直接作用于大脑中的阿片受体中心。这些区域实际上能够产生具有麻醉作用的化学物质，这些化学物质能够进入血液循环，产生一种十分自然的美好感觉。例如，在育龄期，因为雌激素分泌旺盛，女性可能会很容易对男性产生"触电"的感觉，也更容易接受男性的主动接近。当女性成为母亲，并母乳喂养孩子和照顾心爱的人时，身体内的催乳素和催产素类激素就会分泌旺盛。在养育和抚养孩子过程中，女性会感到强烈的吸引力、深深的满足感，以及深沉的爱意——女性此时感受到这一切，很大一部分原因是在生殖激素刺激下，大脑会分泌天然具有麻醉作用的物质。因为这些美妙的感觉，女性也就乐于继续奉献。这也是女性善于照顾人的一个主要原因。

女同性恋者、选择独身或不生育的女性，体内也存在同样的奖励制度，在胚胎发育之初，这种奖励制度就已经被深深地刻在了身体循环中。不管是生儿育女的养育行为，还是其他的照顾行为，女性都必然会获得积极而强大的生理反馈。研究表明，面对压力时，女性会分泌催产素。人体催产素含量上升时，会随之释放出大量能够缓解压力的激素。加州大学洛杉矶分校的心理学教授谢利·泰勒博士把这称为"照料和结盟反应"，而男性在面对压力时，出现的是"战斗或逃跑反应"。[9]

更年期激素变化对大脑的影响

女性进入绝经期，因为激素水平的变化，逐步走出了以育儿和照顾他人为主的角色。这并不是说，绝经后女性就不是一个称职的养育者了，而是说她有了更多的自由，可以选择做自己想做的事情，发挥自己的创造能量，创造更精彩的生活。此时随着激素的减少，在青春期因激素的出现而变得模糊的很多事情，很可能突然间会再次浮现出来，清晰且生动。这也就是很多中年女性会记起过去所遭受的不公，并下定决心解决的原因。育龄期无暇顾及的很多事情，如社会不公、政治兴趣以及个人情感等，现在都凸显了出来，等待女性审视并积极应对。有的女性利用高涨的能量开辟新事业；有人发现了自己从不知道的艺术才能；有人发现自己性欲增加，体验到了前所未有的高潮；还有人出现了性取向的改变。无论她们做什么，都由内而外地体验到了生活的美妙。（见图 2-4）

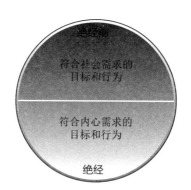

图2-4　绝经前后的需求模式变化

正确看待更年期愤怒情绪

更年期促性腺激素释放激素波动为大脑感知新事物以及随之而来的新行为做好了准备。对更年期女性来讲，很多以前觉得无所谓的事情，突然变得难以忍受，极易引起她们愤怒，根本无法控制。早在激素变化引起的潮热到来之前，大脑的下丘脑（分泌促性腺激素释放激素）就已经有了变化。下丘脑是体验和表达情绪（如愤怒）的主要区域。[10] 众所周知，激素具有调节敌对情绪和愤怒情绪的作用。中年时我们的身体和大脑都做好了准备，让我们可以清晰地体验和表达我们的愤怒，这在中年之前是完全不可能的。

对于大脑变化，促性腺激素释放激素波动只是原因之一。雌激素和黄体酮变化会对大脑的杏仁体和海马体造成影响，这两个是负责记忆、饥饿、性欲和愤怒情绪的关键区域。这些激素和其他激素的变化很可能会唤起旧时记忆，同时伴随着强烈的情绪，尤其是愤怒记忆。并不是说，激素分泌会引起愤怒情绪，而是激素水平变化容易让人回忆起并想要完成过去未完成的事情。

很多女性对自己易于愤怒感到惶恐和不安。也许你并不觉得愤怒，"只是"容易激动、爱发牢骚、情绪化、嫉妒、不知所措或心情低落，又或者"只是"胆固醇过高或患有高血压。相信我，所有这些心理和身体状况都和一种情绪即愤怒息息相关。通常，女性发怒都会受到指责，除非是为了别人好。大量对男性发怒的研究认为男性发怒是可接受的，而对女性愤怒的研究基本都围绕母性愤怒，即认为当自己的孩子受到威胁时，女性可以发怒。同时，我们的文化也容忍女性在为正义而战时表达愤怒，但这往往演变为个人怒气的发泄平台。我们相信女性愤怒是因为她们察觉到了社会不公，但政治上说到底是个人事情：愤怒最终关乎的还是我们自身，这种能量永远催促我们走向自我实现。

这并不意味着，为了自我实现，我们就会无视社会抗议和改革的呼声，放弃对公平的追求，而是提醒我们，必须注意自己参与这些活动的个人动机，不要偏离了自我转变和自我治愈的初衷。女性改变和治愈应该更有益于社会的进步。

我们需要发泄我们的怒气。尤其是到了中年，发泄怒气有助于改善我们的生活质量和健康。愤怒是内在智慧传递给我们的强大信号，我们应认真聆听，遵从信号的指令。愤怒，一般都是因为真正的需求没有得到满足。马歇尔·卢森堡博士是研究非暴力沟通的专家，他的研究取得了突破性进展。他指出人类所有的行为都是为了满足一种需求。

下面列举了引发愤怒的情形，以及愤怒背后所代表的信息：

- 给予我们的承诺无法兑现（安慰的需要、人际交往中渴望诚实和正直的需要）
- 失去权力、地位或尊重（尊重和认可的需要）
- 被侮辱、伤害和诋毁（尊重和认可的需要）
- 精神或肉体上遭受威胁和伤害（安慰、安全感、亲昵行为或治愈性抚触的需要）
- 为了方便他人，延迟或取消对自己来说很重要或愉悦的事情（希望得到支持、乐趣和快乐，希望坦诚相待，希望能够表达悲伤）
- 应当属于自己的东西没有得到（公平或认可的需求）[11]

如果绝经前，一个女性没有学会如何识别自己的怒气，了解它背后所代表的含义（大多数女性都是如此），那么围绝经期将是一个最佳时机。在围绝经期，大脑的变化让女性具有更强的洞察力，也更容易识别自己的动机。女性可以把愤怒当作催化剂，促进自身成长和进步，获得解放。

在围绝经期的早期，你可能还没有那么容易被激怒，即使生气了也不明显，不会带来持久的影响，甚至不会留下痕迹。易怒性就像文火慢煮的水，在即将沸腾前，你既可加把火，也可以把火调小。如果那些容易引发愤怒的需求一直得不到满足，那么日积月累，水就会越烧越沸。

格拉迪丝：从不烧开水壶

格拉迪丝是有更年期易怒症的典型代表。上班时，她总是抱怨她的丈夫、孩子和工作。她患有慢性鼻窦炎，这种病和情绪不稳定、经常愤怒有很大关系。不管什么时候，每当我问她打算什么时候想办法解决那些让她烦恼的事情时，她都会立刻装出一副无事的样子，一脸微笑地对我说："但是，亲爱的，我的丈夫真是个了不起的人，我的孩子真的很可爱。我真不该总是抱怨个不停。"虽然格拉迪丝去看医生，服用百忧解，但她从来不觉得这些真的会给她帮助。这些年，我一直关注着她，她的状况一直没有改善。

杀死信使：压制怒气，维持现状

不幸的是，在我们的文化中，治疗围绝经期症状（如情绪化和易怒）的常见方法是开一些药，缓解症状，让我们感觉好一点。我们很少问自己，当然我们的医生也很少问"我们需要做出哪些改变才能维持平衡"。如果我们把希望寄托在激素替代疗法上，而不解决根本问题，那么即使激素剂量合适，可能也无济于事。

那些在月经初潮、产后和围绝经期出现情绪问题的女性，最容易受到激素变化的影响，也最难以从激素替代疗法和其他药物治疗中得到缓解。[12] 如果她们生活中的情绪问题没有得到重视，中年时因为失去导致的悲伤没有得到宣泄和抚慰（换句话说，她们没有聆听内心的愤怒而采取行动），那么，最终她们很可能会患上抑郁症。有时，抑郁症被认为是愤怒的内化。反过来，很多资料表明，抑郁症是导致心脏病、癌症以及骨质疏松等疾病的独立、高危因素。

情绪紊乱会影响大脑及其功能。女性长期处于一种沮丧状态，必然会导致激素水平紊乱。负面情绪持续时间越久，激素失衡情况就会越严重，身体也就会越不舒服。服用雌激素类药物可能会暂时缓解不良情况，但要想彻底解决，还是要听从身体发出的信号。

多丽丝：无视怒气

许多女性通过与那些比自己状况更糟的人比较来淡化自己的痛苦感受。如果她们一直这样，不解决自身问题，那么最后，尤其是在中年，这很可能会导致健康问题。下面是来自我的病人的一个真实事例。

多丽丝一直患有高血压，而且胆固醇也偏高。在她 52 岁接近更年期时，这两种症状都加重了。她告诉我，她母亲社交能力很强，把全部精力都给了她父亲，帮助她父亲打拼事业，以至于忽略了孩子的情感需求，把孩子全权交给保姆照顾。多丽丝和她丈夫的生活不知不觉也陷入了同样的模式。她丈夫总是忙于工作，以至于忽略了和她的情感交流。多丽丝从来没有向她丈夫和母亲表达过不满，因为她不允许自己这样做。和很多生活优越的女性一样，多丽丝对我说："我为自己的自私和愚蠢感到难过。我真的没什么好抱怨的。毕竟，有那么多的女性被强奸，或者成为乱伦的受害者，还有很多中年女性身无分文地被丈夫抛弃，我有太多事情值得感激了。"

我把多丽丝的这种方法称作"智力回避法"。之所以用"智力"，是因为我们通过大脑的某些逻辑思维，总能找到不抱怨的理由。表面来看这也许没错。但，还有一个更深层次的问题需要考虑。将我们的痛苦与他人的相比较，不可避免地，我们会无视自己的情绪状态，忽视那些来自灵魂深处的信号的大声疾呼，它们渴望被聆听，并希望你按指令采取行动。关注情绪变化是维持身心健康的关键，因为与大脑中负责逻辑和理性的区域相比，大脑中负责情绪的区域和我们身体内脏器官（如心脏和心血管系统）之间的联系更丰富、更复杂。[13] 过于理性的比较会让我们忽视身体的信号。仅仅思考或谈论我们的感受是不够的。别忘了，情绪一词的英文单词"emotion"，本身就包含了"motion"（运动）一词。情绪的存在是为了推动我们前进，让我们获得更大的满足。

我们只有听从情感的指令，实现自我的彻底改变，才有可能痊愈。如果多丽丝一直不敢面对被丈夫忽视所带来的痛苦，不敢面对童年母爱缺失的痛苦，那么她的心血管健康问题就会永远存在。如果她最终敞开心扉接受压抑多年的悲伤和愤怒（第一次是在她的童年，第二次是在她的婚姻中），那她不仅会拥有健康的心血管，还能获得治愈生命的礼物。她会发现，在悲伤和愤怒的背后，是她的渴望、合理需求，以及隐匿多年想要重见天日的梦想。

情绪、激素和健康

情绪、欲望和梦想是你的内在指导系统。单凭情绪，你就可以知道你的生活环境是健康的，还是被严重污染的。最有效也是最强大的改善健康的方法就是，充分了解你的思想和情绪是如何影响身体激素和细胞的，同时掌握改善情绪、增进健康的方法。

天然食品、补充剂、草药、冥想、针灸等，都有助于你打造和保护身心健康。但不管你吃什么，做哪些锻炼，对你健康影响最大的都是你的态度、信仰以及你的日常思维模式。你可能经常听人说，"我不明白——她饮食合理，经常锻炼，那么多人里面怎么就她得病了呢？"你周围也许有人既抽烟又酗酒，但却从不生病，一直健康活到终老。可以说，这至少有部分原因应该归结为态度和情绪。你有能力去创造一个充满快乐、富足和健康的生活，同样，你也有能力去创造一个充满压力、疲劳和疾病的生活。要过哪种生活，选择权在你。

情绪和疾病的关系

现在，科学研究已经充分表明，特定情绪会导致某些特定身体组织和系统出现健康问题。相反，情绪恢复也有利于相关疾病的治疗。

关于乳腺癌的医学研究表明，在重要的人际关系中，处于弱势、总是压抑情绪的女性，患乳腺癌的风险会增加，而且患癌后生存率也会降低。同样，大量研究也表明，不能很好地处理负面情绪（如敌意和憎恨）的女性，突发心脏病死亡的概率会增加。[14] 除此之外，还有成百上千的研究证实，缺乏社会支持、失去家人或与家人分离，以及在归属感和寻求独立之间难以寻求平衡，都会影响免疫系统，使人容易感染疾病，提高免疫系统患病的可能性。

数百年来，临床医生一直都很清楚，情绪能够直接影响人体健康，而且作用巨大。但令人惊讶的是，我们这个以"外向为主，注重因果关系，相信数据"而著称的文化，这次却罔顾证据。即便到了 20 世纪 70 年代末，一些极具开拓精神的科学家（如沃尔特·B.坎农和汉斯·塞里）的研究取得了突破性进展，证实了压力与思想和身体之间的关系，也依然不被主流学派接受。虽然研究已经给出了科学、精确、令人信服的证据，但我们的文化却还没有准备好接受。

然而，我们这些中年女性已经准备好了，现在有一个绝佳的机会让我们亲自实践这些知识，同时点燃文化变革的火种。

我们的健康和幸福主要取决于我们对周围生活事件的感知，而不是事件本身。这是我们的文化不会告诉我们的。相反，我们从小就被告知，我们的健康很大程度上取决于我们的遗传基因，以及我们是否接种了疫苗、服用了多少补品、进行了多少锻炼。毫无疑问，这些会影响我们的身体健康，但与我们的信念和态度相比，它们的影响力就显得微不足道了。

思想和感知如何转化为体内生化物质

自主神经系统可以把思想和感知转化成身体的内在环境，随着时间的推移，它们成为你身体的一部分。该系统是神经系统重要组成部分，控制有机体内部器官日常活动，由副交感神经系统（PNS）和交感神经系统（SNS）两部分构成。这两个系统支配着身体的每个器官，包括你的眼睛、泪腺、唾液腺、血管、汗腺、心脏、喉、支气管、肺、胃、肾上腺、肾脏、胰腺、小肠、膀胱和外生殖器。

一般来讲，副交感神经系统是体内制动器，其功能主要和生长、恢复、休息以及放松相关，基本任务是为身体保存能量，确保重要身体器官"不当值"时能够"休息"好。

与副交感神经系统相比，交感神经系统相当于体内加油站。它能够加速机体新陈代谢来应对来自身体外部的挑战。刺激交感神经，能让我们迅速调动身体能量储备，保护自己，抵御外侵。这就是传说中的"战斗或逃跑"反应，主要包括瞳孔扩大、心脏收缩加速、心跳加快、血管收缩、血压上升，以及内脏储备血液流向主要肌肉、肺、心脏和大脑，为战斗做准备。不管你是留下战斗，还是选择逃跑，此时，肠道和膀胱功能暂时关闭，以保证肌肉能量供应。刺激副交感神经引起的反应恰好相反——瞳孔缩小、心跳减缓、胃肠蠕动增加、膀胱和括约肌松弛。

副交感神经系统主要负责恢复和保存身体能量，使身体重要器官获得休息。副交感神经兴奋地为身体储备能量，就如同在银行存钱，而交感神经活跃时，就像是从银行取钱。

由此，自身感知变得尤为重要。面对外界挑战（即压力源），个人体验因人而异，过去的经历、童年、家庭背景、饮食、工作情况和当时的活动都会对个人感受产生影响。由于文化的发展，很多中年女性长期处于高度焦虑状态。我们想成为好女人，做正确的事情，但文化变化之快，信息量之大，让我们变得不知所措，为了跟上前进的步伐，我们一刻不敢停歇。不知道什么该做，什么不该做，我们给身体发出了错误的信号。我们可能会同时踩油门和刹车，也可能一直踩着油门——长期处于"战斗或逃跑"状态，不停地透支健康银行中的存款。

从生物学上讲，我们可能正在进化。进化过后，我们会变得更优雅、健康，能够轻松应对压力。坦白来讲，我相信中年女性有绝佳的智慧，可以处理好一切。人到中年，内在智慧让我们对自己有了前所未有的了解，我们清楚地意识到，为了让进化过程更完美，我们的大脑和身体正在接受改造。

压力和性情

科学研究已经证实：性情、性格和处理压力的能力之间存在紧密联系。你是否注意过，有些人不管遇到什么难事都很乐观，而有些人即使生活蒸蒸日上，也总是愁眉不展，还有些人即使在很安全的时候也会感觉害怕和焦虑？从某种程度上来说，我们天生性情不同。有研究表明，性情存在生理差异，而且是可测量的。精神病学教授斯蒂芬·波格斯博士发现，每个人从出生起，其交感神经系统和副交感神经系统之间的平衡就带有个性特征，形成迷走神经张力。[15] 通过心电图，我们能够观察到个体平衡状态。它显示出你的心率如何与呼吸频率协调一致，进而得出关于你代谢平衡和内在抗压能力的宝贵信息。波格斯博士发现，甚至在早产儿中，也存在迷走神经张力高的情况，这意味着与迷走神经张力低的婴儿相比，他们的副交感神经系统更活跃，在抚养过程中他们对外界压力事件（被拥抱或注射药物）感受要弱。他还发现，迷走神经张力高的人通常更快乐、适应性强、容易相信他人，而迷走神经张力低的人容易感到抑郁、烦躁、恐惧和沮丧，这些性格特征往往伴随人的一生。迷走神经张力的高低差异也从遗传基因的角度解释了肾上腺素代谢能力的差异。

这在很大程度上解释了不同人对生活事件的不同反应。例如，有的患者在接受简单的医学治疗时，可能会感受到很大的压力，而有的患者即使其治疗过程漫长且艰难，也感受不到太大的心理压力。而且，同一个人对同一个事件，在不同时段感受到的压力也可能不同。这就是压力源评估无效的原因。美国埃默里大学医学院的查尔斯·B.内梅罗夫博士通过研究发现，与其他人相比，那些童年时期遭受过性侵或身体虐待的女性在面对压力源（如在他人面前演讲或者解答数学题）时，生理反应更强烈。而且，她们患抑郁症和焦虑症的风险也更大，晚年更容易得各种情绪疾病。[16] 鉴于很多女性都曾有过不同程度的受伤害情况，那么在围绝经期各种情绪问题层出不穷也就没什么奇怪的了。

更糟糕的是，人们往往会因为自己的内在性情或者压力应对模式而自责。这就是我不建议制定情绪黄金标准的原因——与告诉女性应当有一个理想体重、身高、衣服尺寸等没有什么不同。另外，不同的性情各有其优势，可以激发人不同的天赋特征。如果你花费毕生精力追求一种更健康的性情，那么你永远不会找到自己的自然天赋，也无法充分发挥它的作用。

更年期情绪对健康的影响

交感神经系统和副交感神经系统之间的失衡，加上更年期激素环境的改变，会提高我们对疾病的易感度。胸腺（免疫 T 细胞产地）、淋巴结（免疫 B 细胞产地）和骨髓（红细胞和白细胞产地）都受自主神经系统支配。因此，免疫细胞所在的每个器官都有一个加速踏板（交感神经张力）和一个刹车踏板（副交感神经张力）。

这为什么很重要？因为我们的身体正是通过这个系统记录和处理情绪、激素以及神经化学物质。正如我前面所说，如果你因为过去的创伤或未被满足的需求而积累大量情绪问题没有处理，那么在更年期后，它们会再次浮现，提高你患病的可能性。随着时间的推移，如果由恐惧驱动的"战斗或逃跑"反应被一次又一次地触发，你可能就会患上糖尿病、高血压，甚至自身免疫性疾病（如红斑狼疮或类风湿性关节炎）。疾病通常会攻击你遗传结构中最弱的一环，再加上过去的成长经历和想法，你会变得更容易受到伤害。

有证据表明，无论你在想什么，都会刺激交感神经系统和副交感神经系统活动，对你身体的每个细胞产生影响。[17] 你的每一个想法和每一个感知都会改变你的体内平衡状况。是制动还是踩油门？是在健康账户中存款还是取款？简而言之，通过自主神经系统，你应对世界的方式和你的健康紧密联系在了一起。

思维对更年期激素水平的影响

自主神经系统的"语言"通过激素传达给身体其他部分。交感神经系统的主要递质是去甲肾上腺素和肾上腺素，主要由大脑和肾上腺释放。每次肾上腺素水平上升，另一种肾上腺激素——皮质醇的水平也会上升。

如果你总觉得生活充满压力，难以应对，那么这种心态就会不断地刺激你的肾上腺分泌皮质醇。慢慢地，你的肾上腺就会因为日益增长的皮质醇需求而疲惫不堪，功能减退。随之，你会出现营养不良、消化不良、营养吸收不良的症状，而这一切都和生活压力息息相关。你也可能会出现失眠的情况，最终免疫系统功能变差。免疫力差不仅会增加传染性疾病的易感性，同时也增加了免疫系统紊乱和罹患癌症的风险。

交感神经系统刺激过度会引起类二十烷酸失衡，损害细胞代谢脂肪酸的能力，于是身体肌肉被分解，脂肪和身体水分增多，最终导致体重增加。类二十烷酸激素失衡也很容易引起身体组织炎症。目前已知的几乎所有慢性退行性疾病都和身体组织炎症有关，如心脏病、糖尿病和癌症。组织炎症也会带来很多慢性疾病，如红斑狼疮和类风湿性关节炎，令身体出现各种不适症状。也有研究证明，组织炎症会加快癌症病人肿瘤的生长速度。

对一个正常、健康的人来讲，早上刚刚醒来时，皮质醇水平最高。晚上，副交感神经系统活动占主导，身体器官获得休息，储备能量。换句话说，类似于在健康银行里存款。清晨，皮质醇水平增高，有助于你起床，为当日活动做好准备。夜晚，当你放松下来，皮质醇水平通常会下降，并在午夜达到最低，便于你得到休息，恢复精力。但很多女性因为压力过大，皮质醇水平升降模式出现紊乱——早上皮质醇水平最低，油箱的油很少或根本没有，没有精力应对一天的活动，而到了午夜，皮质醇水平变高，她们便不可能得到放松和休息。

除了皮质醇分泌紊乱，交感神经系统刺激过度还会导致黄体酮分泌减少，而黄体酮是人体天然的镇静剂之一。最终，长期处于压力下的女性往往会出现雌激素、黄体酮和睾丸素分泌失衡（这对男人和女人来讲都很重要）。

舒缓情绪，防患于未然

首先，情绪无好坏之分，对情绪进行分类毫无益处。相反，我们应当把情绪看作向导。令人舒畅的情绪带给你健康，而让你心情不佳的情绪试图引起你的注意，提醒你需要改变你的感知或行为。事实就是如此简单。

负面情绪如果一直得不到解决和释放，那就成了一剂毒药，危害健康。想想看，如果一位更年期女性15年前失去了孩子，15年来孩子的房间依然保持孩子去世那天的样子，没有做过任何改动——这一切都源于她的悲伤，她依然没有走出伤痛，拒绝承认孩子的离开，拒绝开启新的生活。悲伤已经变成了毒药，不仅偷走了她15年的生活，还引发了身体疾病。步入更年期后，过去未解决的情绪问题会变本加厉地折磨她。

中年时期身体疾病和痛苦并不是由不良情绪本身导致的，而是因为你不愿意解决这些情绪问题来满足自身真实的需求，或者你对不良情绪的意义有错误的理解。长期悬而未决的情绪问题一次又一次地引起体内激素环境紊乱。负面情绪对我们身体的影响就像河里的水，只要及时解决和宣泄它们，我们就能保持身体的干净和清新，激发感知和行为的变化。一旦水停止流动，各种腐烂和细菌就开始大量出现和繁殖。

我的一位患者，在进入更年期后，神奇地拥有了敏锐的洞察力。她开始意识到，每当感到快乐时，她就会感到紧张，因为她发现，每当生活中有好事发生时，她就不得不抛却过去给予她支持的事物。例如，升职总是伴随着遗憾，因为她知道升职意味着她人际关系的改变，以前交往的朋友不会再以同样的方式和她相处。我当然也有过同样的经历。但值得庆幸的是，在奔向成功和快乐的征程中，你会结识新朋友，适应新环境，成就全新的自我。对女性来讲，让自己变得更快乐、更优秀并从中获益才是关键。

心理学博士盖伊·亨德里克斯指出，我们的体内设定了一个调节器（可能我们还在子宫里时就有了），用来评估一生中多少爱、财富和成功才会让我们感觉舒服。当渐渐逼近、有望超越这些事物的上限时，我们会无意识地通过争吵、生病、出事故或者其他方式破坏自己，回到我们的舒适区。既然中年生活的目的是帮助我们突破前半生的上限，那么我们就有必要认清我们的上限问题，并看清它们的本质。这是跨越上限的第一步。

毕竟，我们的信念对我们有很大的影响。哈佛大学心理学家埃伦·兰格的研究完美验证了这一点。埃伦·兰格热衷于正念研究。在一次正念研究中，她观察了两组酒店客房服务员，目的是揭示信念对身体的影响。一组服务员被告知，他们的工作强度相当于剧烈运动，而另一组作为对照组，没有得到提示。研究结束后，被告知工作相当于剧烈运动的那组人不仅体重减轻了，血压也降低了。这两组人除了对工作强度的看法不同，其他没有任何不同。[18]

但值得警惕的是，我们不能简单地认为"幸福"就是好的，"悲伤"就是坏的。对一个正常人来讲，两种情绪都是必须要有的。没有悲伤的对比，就感受不到幸福的甜蜜。情绪如同海潮，有起有落，人才会健康。正如海潮会净化大海一样，情绪宣泄疏导同样可以净化我们的身体和思维。人到中年，过去潜藏的悲伤和悔恨会卷土重来，在很长一段时间内主导我们的生活，但它们是在帮我们清理情感上的沉疴污垢，突破界限，走出舒适区，为我们以后追求快乐圆满的生活铺平道路。

需要为健康负责吗？

对身心联系观点持批评态度的人认为，把疾病和情绪联系起来，会让本来就脆弱的人感觉更糟，好像他们得病是咎由自取。我同意，的确存在一些人，患病后责怪自己。但，我们不能够忽视身心联系的重要意义。一个不容忽视的事实是，健康长寿或者患病后能很快痊愈的人通常都是那些心态乐观、生活充实的人。他们即使生病了，也能感受到生活的意义，积极应对。

举例来说，最近我因肺炎而病倒了，部分原因是我行程安排得太紧凑，再加上我明知道自己感冒，但仍为了赶飞机没睡好，也没休息好。我原本计划在纽约参加一个会议，与会者最远的来自泰国，所以我不想取消。但当四天后终于回到家时，我在床上躺了四天，然后一连几周都在咳嗽。这些日子，我能做的就是洗澡、读书和睡觉——这些对我来说太少见了。我的身体迫使我停下来休息，所以接下来几个月里能够取消的行程，我全部都取消了。

总有人这样想："我不想错过任何事情""全世界都在针对我""对这件事，我毫无办法""我无法休息""所有人都和我过不去""这个世界就是这样"……这样的想法和观点往往让人丧失力量，直接导致自主神经系统和相关激素系统的失衡。25年的医疗实践清楚地向我表明，工作中情绪的作用不可忽视，它左右着人们健康的天平——向健康倾斜，还是倒向疾病一方。不幸福的童年记忆导致的受害者心态是许多疾病的根源。细胞生物学家布鲁斯·利普顿博士在其著作《信念的力量》一书中，记录了很多开创性研究，关于我们的信念对我们的健康状况的深远影响。几乎所有研究结果都表明了，信念比基因对身体健康的影响更大。事实上，基因的表达方式由信念和感知控制。

尽管在日常生活中，我们知道很多改善健康的方法，如体育锻炼、合理饮食以及良好的医疗保健，但归根结底，最有助于我们健康的方法是掌控自己的心理。生活中很多事情我们都无法掌控，这种能力就显得尤为珍贵。想象一下，你坐在飞机上，因为天气原因，飞机开始颠簸。你无法控制风向，也无法控制飞行员驾驶飞机的技巧或精神状态，但可以把自己不舒服的感觉降到最低。你可以读本书，和坐在旁边的人聊天，把自己包裹在温暖的毯子里睡觉、听音乐或者看电影。你如果一直关注发动机的噪声，在整个飞行过程中就会疲惫不堪。怎么做，选择权在你。

事实上，你是唯一一个可以在你健康账户中增加储蓄的人，你的医生、营养师、爱人、父母都无法替你决定，任何补品、医疗人员、来自他国的医学都无法帮你，你的健康由你负责。

保持健康身心，关键在于爱自己。心理学博士盖伊·亨德里克斯指出，生活中任何让你感觉痛苦、自责或羞耻的地方，都源于你对自己那个地方爱得不够。不管你怎么想，消除这些不佳情绪的唯一方法就是爱自己。如果你觉得自己笨，那就爱那个笨拙的自己。这听起来很矛盾，但很有用。即使有些缺点连你自己也不愿意接受（我们每个人都如此），但你也必须成为在上面洒下阳光的第一人，只有这样你才会远离痛苦。围绝经期激素水平变化为我们提供了很好的时机，让我们正视并爱上那个不完美的自己。

人到中年，如何治愈过去

虽然记忆的形成和整个身体（包括躯体和大脑）相关，但大脑某些特定区域，如杏仁体和海马体，对记忆的编码和检索尤为重要。有趣的是，大脑的这些区域富含雌激素、孕激素和促性腺激素释放激素受体，而这些激素水平在围绝经期波动非常剧烈。因为上述区域激素的高度活跃，在围绝经期，记忆的激活和恢复能力都会增强。[19] 多年来，甚至几十年中，我们已经成功忘却或差不多已经消除的痛苦和伤痛，突然间又变得令人难以承受，即使我们心里清楚，不应该纠缠于过去的一切不快。

大脑的记忆中心有丰富的激素受体，这些激素水平会在围绝经期明显波动。（见图 2-5）

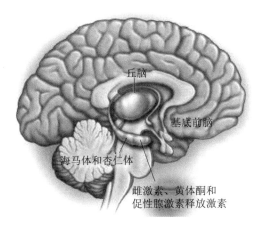

图2-5　中年创伤记忆再现的原因

瑞秋：突如其来的焦虑

瑞秋是个坚强、自信、高效干练的女性，拥有一份极具挑战性的工作。但在 51 岁左右时，她的身体和情绪相继出了问题。最初，她开始感到恶心、体重下降，随后医生发现她子宫内长了息肉，于是她做了手术。后来，她牙龈长了脓疮，不得不让牙医拔掉牙齿。这原本是一件十分平常的事情，但她却觉得自己要崩溃了。她感觉极度焦虑、恐惧和恐慌，最终不得不接受创伤后应激障碍治疗。虽然瑞秋以前从来没有得过焦虑症或者抑郁症，但此时，她完全失去了对生活的热情，面对自己的烦躁和抑郁，感觉无能为力。

我向瑞秋保证，她绝对没有得精神病，她的这种情况十分正常，是更年期典型表现，是由过去压抑的情绪和痛苦再次浮现导致的。在必要时候，瑞秋并不排斥接受心理健康咨询。但我还是推荐她首先做一下下列练习：从 1 到 10 的十个数字中，选出最先进入她脑海的数字。然后，我请她回想一下，在数字代表的那个年龄，她生活中发生了什么事情。我告诉她，她童年时的一部分自我很可能受到了创伤，这个创伤一直残留在中枢神经系统中，没有消失。现在，她已经是个成年人，有足够的生活经验和技能处理过去一直被隐藏起来的痛苦，让她体内那个乞求关注和帮助的、未曾治愈的小女孩"长大"。不管创伤是什么，现在的瑞秋都已经做足了准备，有能力应对它，使它真正成为过去。临床心理医生多丽丝·科恩博士在她的著作中提出了一个"魔法花园"练习。我建议瑞秋采用其中的步骤练习。

克里斯蒂娜：中年自愈

在被强奸整整 10 年后，克里斯蒂娜写道，她带着前所未有的力量醒来。进入围绝经期，每月激素水平剧烈波动，各种情绪如汹涌的洪水将她淹没，她描述为"好像 10 倍的经前综合征"。更不幸的是，因为情绪不稳定，身体也出现了各种不适，似乎在乞求她关注当年被性侵留下的伤痛。

在康复过程中，头痛、全身痛、恶心、失眠、焦虑、腹泻、牙痛以及其他许多症状反复出现。随着时间的推移，我学着让自己平静下来，用心感受每种病痛带来的痛苦。每一次都会伴随强烈的情绪释放，有时需要几分钟，最后所有症状都消失了。

克里斯蒂娜坦然接受了身体释放的信息，这促进了她的痊愈。

令人难以置信的是，在一次又一次的释放、缓解和治愈的过程中，我越来越清楚地意识到，我才是自己的治愈师。我也惊讶地发现，我的情绪和我的各种症状之间有着这么紧密的联系。

苏珊：人到中年，善待自我

45岁时，苏珊写道："我一生渴望的勇气和动力，在更年期终于获得了。"苏珊的父母都是酒鬼，一到周末就出去喝酒，让苏珊和哥哥照顾妹妹们。苏珊18岁就结婚离开了家。

不出所料，我也嫁给了一个酒鬼。但我一开始并不知道，多年后才意识到。我丈夫是个控制狂，我在精神、情感和肉体上饱受折磨。我毫无自主权，从什么时候回父母家、在哪里工作、买什么家具、开什么车到要不要孩子等所有事情必须由他决定。我强迫自己相信，我们关系很好，很亲密。我们开始重复我父母走过的路，一到周末就出去喝酒聚会——我喝酒是为了陪丈夫，参与他的生活。我也开始吸烟，一天两包。30岁时，我怀孕了，但他劝我流产，因为他压力太大，并承诺我们可以下一年要孩子。结果，他有了外遇。但我依然没有离开他，一直等他回心转意，最终他回到了我身边。我把这当作他真心爱我的铁证。

4年后，苏珊想和丈夫一起参加戒酒治疗，但在最后一刻，丈夫拒绝了。最后，苏珊一个人去了。在咨询师帮助下，苏珊参加了成年嗜酒者和酒徒之友互助会的聚会。在那里，她意识到自己并不孤单。自此，她开始了新生活。

对苏珊来讲，改变人生的第一个重要里程碑就是，她终于有勇气和人们谈论自己的流产经历。随后，她还成功戒了烟。"这为我打开了一个全新的世界。我再也不需要压抑我的感情，借烟消愁。我想要发泄。我有话要说，有很多话要说——大说特说，全是大实话！"后来，苏珊也戒掉了酒瘾。"我丈夫一点也不喜欢这个全新的我，我不再陪他参加聚会，也不再对他唯命是从，随叫随到。"

随着苏珊的改变，她发现自己被分裂成了两个人，因为她周围的一切，包括她的丈夫，都没有任何改变。"我变成另一个单身生活的已婚女性，我们不再一起去任何地方，也不再一起做任何事。"他们尝试过做各种婚姻咨询，分居然后和解，她丈夫也进行了戒酒治疗，但都于事无补。然后，最后的机会来了——更年期！苏珊写道："42岁时，我开始出现围绝经期症状。我真心觉得它给了我勇气和动力，让我诚实面对我的生活，看清楚自己真正想要什么，需要什么。"她开始做很多她一直想做但没做的事情。最终她提出了离婚，并在距离她的家乡纽约3 000英里①外的地方开始了全新的生活。"改变竟然如此容易，"她感叹道，"我抛开了过去所有的一切，包括我的丈夫、工作、朋友以及其他。离开时，我只带了少量的几件物品——我想，婚姻其实是让我很伤心的，但还好，我现在过得很充实。"

面对不愉快的记忆或情绪，很多人首先想到的就是逃避。这一招通常很有用。但到了更年期，随着激素水平剧烈波动以及随之而来的大脑活动变化，曾经被深埋的创伤和问题再次浮现，身体也出现各种病症。不管是什么导致女性的创伤久久不能愈合，更年期都可以视作一个内在支持系统，帮助女性进行深层治愈，恢复新生，找回自我。虽然一开始人们可能看不到它的好处，但更年期的确是天赐的礼物。

更年期不仅让女性有勇气面对过去遭受的虐待和痛苦，还能在回顾过去

---

① 1英里约等于1.6千米。——编者注

的过程中，帮助女性顿悟，认识到改变的必要性，把自己从长期毁灭性的生活模式中分离出来。更年期激素水平的变化，导致大脑、精力和注意力都发生了很大变化，因此，即使最根深蒂固的生活方式也可以改变。有时候，实现改变最有效的方法就是做你一直想做、让你愉快的事情，如修指甲、足疗或上舞蹈课。

小心：加重旧疾

更年期时，恼人的记忆和抑郁症经常复发，但我们如果能够认清它们的真实面目，就会发现它们并没有那么可怕和难以应对。它们恰恰证明了我们内心已经变得足够强大，可以正视过去的痛苦和无法诉说的秘密，并有能力一劳永逸地解决它们。人到中年，对过去生活痛苦的探索和释放是获得痊愈的必经之路。请相信大脑和身体传递给你的信息，当你准备好解决它们时，一定要及时行动。无须多想，这只是一个情绪的"捕捉—释放"过程。

必要时，可以找他人分享你的痛苦。很多人都有过这样的感受，在儿时，给他们带来重大伤害的不仅是事件本身，还因为当时他们没有信赖的人可以求助，没有人理解、明白他们的痛苦。

你可以和心理医生聊聊，也可以考虑服用药物，治疗可能出现的失眠、焦虑或恐慌等症状。但是，一定要注意，很多抗焦虑药物非常容易让人上瘾。有太多的女性在绝经期间服用了诸如赞安诺（Xanax）或安定之类的药物，结果却发现余生都要依赖这些药物。如果你想要借助药物控制症状和改变生活，那么服药时间一般不要超过 6 个月，最长也不要超过 2 年。

虽然在此我无法详述恢复健康的全过程，但我要提醒你的是：有些治疗，包括反复重温创伤、挖掘被埋藏的记忆，可能会加重你身体或大脑的不良症状。这是因为不管由于什么原因，包括回忆过去痛苦的经历而产生的重压，都和皮质醇水平高有关。这种激素增多会刺激大脑的杏仁体，致使过去各种记忆变得清晰，尤其是那些创伤性记忆。[20]

如果你很敏感，而且想象力丰富，那么你的皮质醇水平会偏高（就和你在应激状态时一样），你很可能会把一些想象的、你根本没经历过的"创伤记忆"，当成自己的记忆。这个"记忆"很可能是你根据周围环境，然后结合善意的治疗师提供的意见和图像（治疗师原本是好意），想象出来的。例如，如果治疗师问你："3岁时，你父亲是否强奸过你？"而你恰好这时身心处于一种敏感状态，你大脑可能就会把这认为是事实——"在我3岁时，我父亲强奸了我。"无论这是否是真的，这个场景在那时都被印在脑海里，成为一个新的创伤记忆——一个在原始记忆出现时，你不得不首先应对的记忆。

请给自己定个目标：宽恕自己，也饶过那些曾带给你伤痛的一切。宽恕并不意味着过去的伤害是可接受的，只是希望你不要沉湎于过去，不应让过去的伤痛阻碍你开启快乐、健康、充实的生活。

探寻生命的意义

一些文化认为（如印度文化），人到中年，应该注重更高境界的精神生活。在美国，我发现，关注身心联系的人绝大多数都是中年女性（我很高兴地告诉大家，现在越来越多的男性也开始参加这些活动。过去5年我亲眼见证了这个变化）。随着育龄期的结束，我们的创造力再次得到了释放。我们迫切渴望重新探索生命的意义，体验高境界的精神生活。我一直相信，有一种强大的力量指引着我们每个人的生活。这种力量比我们的智慧更强大，指引我们每个人以独特的方式不断前进，朝着可能实现的最高目标一路前行。

芭芭拉·汉德·克洛是一名作家，她指出，所有人都必须经历几个关键的人生阶段，才能获得大智慧。每个阶段的转变都非常具体，而且可预测，如果能够积极、有意识地应对，我们就能充分发挥自身潜能。她写道："我们30岁成熟，40岁转变，50岁质变。"[21]

在40岁左右，一种能量在脊椎底部自然升起，激活我们身体的每一个能量中心（也称作精神中心）。此时性能量被唤醒，强烈释放，于是有的女性发生了婚外情，而有的人则把这种能量转化为创造力，进行绘画创作，组建新家庭或者从事其他具有创造性的工作。

这种激活也可能会带来一些明显的身体症状。例如，就我个人而言，在月经开始紊乱的时候，我出现了潮热，有几次胸部疼痛十分剧烈，其实这些都是伤心、绝望、抑郁情绪的征兆（情绪解剖见图 2-6），但我当时并没有意识到。现在回想起来，我明白，在我离婚和孩子上大学的那段时间，我的很多需求未得到满足，如抚触、情感以及渴望"新家"。也有很多其他中年女性出现了心悸、紧张、盆腔疼痛和消化不良的症状。

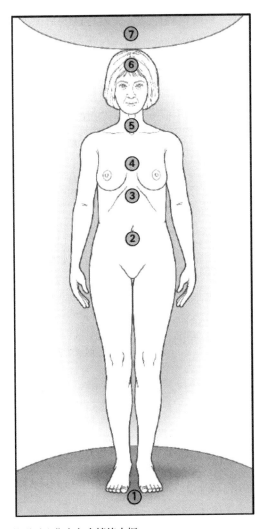

注：情绪和机体之间的联系聚集在七大情绪中枢。

图2-6　情绪解剖

如果我们能重新认识我们的症状，把它们看作内在指引，引导我们敲开每种情绪中枢的大门（七大情绪中枢见表2-2），让更多的阳光、智慧和成就感照进特定的情绪中枢，那么身体上的病痛就无法伤害到我们，我们反而会感受到中年爆发的生命活力。例如，我的离婚是我人生中最睿智、最清醒的时刻，我从来没有那么清晰地知道自己的内心，明白生活的意义是什么。与此同时，内心指引我走出过去的生活，这样我才会有时间和精力开启全新、健康的新生活——最终，我做到了。虽然这些知识不能完全消除我的痛苦，但值得欣慰的是，在更年期发生的一切暗含了更大的目标和更深刻的意义——不仅仅只有离婚的痛苦和潮热的发作。

表2-2 七大情绪中枢——精神和情绪模式对身体的影响

情绪中枢	器官	精神、情绪问题
7	可以涉及任何身体系统	感知和坚信生活目标的能力 既有责任心，又能明白总有事情是无法控制的
6	大脑 眼睛 耳朵 鼻子 松果体	感知：清晰 vs 模糊 思维：左脑 vs 右脑；理性 vs 感性 道德：保守 vs 自由 　　　社会规范 vs 个人良知 　　　压抑 vs 缺乏克制
5	甲状腺 气管 颈椎 喉咙、口腔、牙齿以及牙龈	沟通：表达 vs 理解（说 vs 听） 时机：前进 vs 等待；感到匆忙或时间不够 意愿：我的意愿或你的意愿
4	心、肺 血管 肩膀 肋骨、胸部 膈膜 食管上端	情绪表达：充分感受、表达喜悦和爱，以及化解愤怒、敌意和悲伤的能力；表达原谅的能力 关系：建立平衡互惠的伙伴关系 照顾自己 vs 照顾他人 与人相处 vs 独处

情绪中枢	器官	精神、情绪问题
3	腹部 肠道上端 肝脏、胆囊 食管下端 胃 肾脏、胰腺 脾 脊髓中段	自尊、自信和自我接受 个人力量 应对外界的能力和技巧 过度负责 vs 不负责任 嗜糖、酗酒、吸毒、抽烟 进攻性 vs 防御性 有竞争性 vs 毫无斗志 胜利 vs 失败
2	子宫、卵巢 阴道、宫颈 大肠 脊髓下端 骨盆 阑尾 膀胱	个人力量：性、金钱和人际关系 生育和繁殖能力：个人创造力 vs 与他人合作的能力 关系范围：依赖 vs 独立；给予 vs 索取；主动 vs 被动
1	肌肉、骨骼 脊髓 血液 免疫系统	环境安全 知道什么可信，什么不可信 知道何时感到恐惧，何时不会 保持独立和依赖之间的平衡

资料来源：C. N. Shealy 和 C. M. Myss 的 *The Creation of Health: Merging Traditional Medicine with Intuitive Diagnosis*。人类能量系统的科学文献和信息来自蒙娜·丽莎·舒尔茨博士的著作 *Awakening Intuition: Using Your Mind-Body Network for Insight and Healing*。

第三章

回归自我:
从依赖走向健康独立

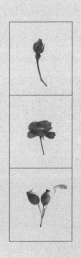

在更年期，我们越来越渴望掌控更多的生活主动权。突然间，我们发现自己开始质疑许多关系的意义和价值，而这在以前我们连想都不敢想。虽然，在内心深处，我们想要保有一直以来支持我们的关系，但我们时不时就会发现，我们和父母、孩子、配偶、朋友或者老板之间，不管是感觉还是相处方式，都需要改变。生活的改变，必然会伴随一些失去，悲伤在所难免。人到中年，有勇气改变生活，并敢于面对变化带来的失去，无疑是我们后半生开启健康生活的关键，也为我们以后的生活打下了坚实的基础。

空巢综合征

女性不必非得成为母亲才能体验空巢，当生活发生重大变化时，女性也会感受到失落、孤独和无助的痛苦。女性在进入中年前，不管感觉生活多么安逸和稳定，在步入中年后，都会不可避免地面临某种失去——可能是与分居已久的丈夫彻底决裂，可能是工作变动，也可能是成年子女离家过自己的生活，不再每天与你见面，甚者是同时失去所有。曾经热闹的家变得冷冷清清，日复一日的生活习惯也突然发生了改变，家中只留下你一个，孤孤单单。这种痛苦不亚于亲人突然离世。你即使已经预见到了失去，也为此做好了准备——或者，你才是那个要离开的人——痛苦也依然存在。因为面对这种剧变，你永远不可能准备好。剧变力量之大，足以让你由内而外地改变自己。

我的一位女性朋友，事业非常成功，同时还是两个孩子的妈妈。她告诉我说："今年秋天，当我最小的孩子离家去上大学时，我正忙着和一家大公司洽谈业务，因此经常去海外出差。虽然我的生活充满了兴奋、新奇和冒险，但我还是发现，在停车等红灯时，自己泪流满面。有时我会觉得心里空落落的。做了这么多年的母亲，我已经习惯了把孩子放在第一位。没有想到他们的离开会让我身心这么痛苦！"

我完全可以理解她的感觉。我曾有过短暂的空巢体验。我小女儿在读高中最后一年的那个暑假，去参加学校夏令营，需要离家一个月，而就在她离家的前两周，我大女儿也离家去参加夏令营了，为秋季升大学做准备。我和我丈夫的离婚手续办得差不多了，他也离开了，这是我从医学院毕业后，第一次真正意义上的独自在家。一开始一切都好，房子比以往任何时候都干净（但还没有达到我的目标）。在家里，我拥有了绝对的自由，没人打扰，没人制造混乱。我心情非常愉悦，决定按自己的想法重新布置房间。无论什么时候，我想吃东西就吃，想干什么就干什么，有时会点上蜡烛，在深夜看电影。我开始慢慢享受这种安静的、没人干扰的生活。我告诉自己，我不是真的一个人生活，我的女儿终究会回来的。

但一个月后，我开始感到伤感和孤独。我把小女儿从夏令营接回来后，我们一起开车去达特茅斯旅游，她也要开始为大学做准备了。达特茅斯给我留下了很多美好回忆，我不仅曾在这里的医学院就读，也是在这个地方第一次遇见了我丈夫。我清楚地记得28年前到达这里的那种兴奋，当时我完全被这个地方迷住了。现在，我，一个刚刚离异的50岁中年女性，站在曾经的校园内，看着自己的小女儿制订新生活计划。我不仅失去了丈夫和女儿，还失去了曾经对未来的希望。在回家的三个小时车程中，我小女儿睡了一路，而我吃惊地发现，我的孤独感比她不在家时更强烈。

回家后的第二天早上，我醒来时感觉非常伤心。我对自己说："这就是以前听说过的空巢综合征了，原来是这种感觉，'不能适应新环境，又不被旧环境接纳'。"我感觉自己处在地狱边缘，对过去和未来都茫然无措。理智上，我知道这是一个成长的阶段，犹如分娩，虽然痛苦，但只要我坚持住，终将迎来美好新生（这也让我清楚地意识到我别无选择）。与其抚平伤痛，或者麻痹自己无视痛苦，不如选择感受它。所有的孤独、失望、心碎和恐惧都被释放出来，我坐在床上放声大哭，为我生命中即将失去的一切。

但，也有好消息。任何经历过空巢症状的人都清楚，尽管空巢经历带来的痛苦感受会一次又一次地出现，但随着时间的推移，痛苦感受出现的次数越来越少，停留的时间也越来越短，痛苦的程度也越来越轻。我们需要做的就是慢慢习惯。我个人的以及其他所有经历过空巢的女性的经验，都告诉我们，与那些否认痛苦感受的人相比，接受并正视痛苦感受的人其出现空巢症状的时间要短很多。不管女性是否意识到自己有了空巢症状，这种空虚、不安以及失落感最终都会带来好处。把它想象成阵痛，你正在努力孕育的是你的新生活。虽然你可能还没意识到，但你的激素、你的大脑和你的身体已经做好了准备迎接它。要想创造一个全新的生活，你需要跳入深渊，直面过去曾被各种关系和工作掩盖的空虚。亲历深渊后，我能够理解为什么有的女性进入空巢后会很难期待一个美好未来。但我现在已经走了出来，我向你保证，虽然这很痛苦，但亲自走一遭还是非常值得的。现在的我，生活自由幸福，感觉比 50 岁时还年轻。

为了让转变更轻松、更愉快，对渴望的事物和一心放弃的事物，你要一视同仁地对待。首先，从那些被你搁置多年的事情入手。也许你想要获得一个学位、去你一直梦想的地方旅行、锻炼身体、重新装饰房子，或者培养一个兴趣，比如骑马、学交谊舞、练瑜伽、冥想、写作、烹饪、唱歌。如果你不知道自己对什么感兴趣，那么想想自己 11 岁时的梦想是什么——你很可能会从中得到启示，找到深藏内心深处等待重新发现的激情。

重要的不是你到底想做什么，而是你愿意探索自己的欲望。记住，是时候重塑自我，摆脱母亲、妻子或者员工的固有形象了。你的孩子、其他爱你的人最终也会因此爱上你，一味沉湎于"过去的美好时光"会让你彻底失去自我，成为他人负担，你也会失去爱人的能力，没有创造力，灵感枯竭。

帕特里夏：在劫难逃

许多女性想尽一切办法抵制变化，终其一生都在为孩子、为他人奉献。她们把宝贵的精力都浪费在抵制变化上，宁愿逆流跋涉，也不愿顺流而下，进入全新的未知领域。她们恐惧前进，其结果就是后退。

在养育了5个孩子后，帕特里夏惊讶地发现自己来到了人生的十字路口。

我们家由我丈夫当家，一切都是他说了算——从买什么日用品，哪个孩子负责哪项家务，到厨房刷什么颜色的油漆。多年来，我学会了封闭自己，默默忍受这一切，很多时候只有和孩子在一起时才会好受一些。当我们最小的孩子也离开家时，我突然感觉透不过气来——只剩下我和他了。坦白地说，我以前从未想过这个问题。我们相处得还算不错，主要是因为他干他的，我干我的。一旦我们意见不一致，我除了服从还是服从——这已经成了我的习惯。现在，孩子们都离开家了，我突然意识到，我可以有自己的时间了。但我丈夫不会允许我这样，以前不允许，现在肯定也不会允许。

在帕特里夏丈夫的家庭中，婚姻调解和离婚都是禁忌话题。但帕特里夏意识到，她不愿再一味让步，不想按照丈夫规划的蓝图生活。为了不让将来的生活变得不可收拾，她试图再创"过去"。在47岁时，她对他说想收养一个小女孩。

当时我并没有意识到，但现在回想起来，我当时可能认为这个孩子能够挽救我们的婚姻。我想让时光倒流，因为前面的路太恐怖了。这么做的确有一定作用——让我有事可做。尽管年轻时，我喜欢孩子，抚养孩子是我的乐趣，但现在的我，已经变了。而当我意识时这一点时，已经晚了。过去的我，乐于把所有时间和精力贡献给孩子。但现在，55岁的我很清楚，我根本不想再这样做了。我太累了，毫无精神，不是身体上的累，而是心累，没法儿全心全意付出。我感到强烈的拉扯感，好像有一股力量要把我拖离这里。仅两年的时间，我就感觉自己老了10岁。但我会对这个小女孩负责，尽心照顾她，因为她值得我付出。我希望能够陪她长大。

选择与子女分离

像帕特里夏家里这样，由年长女性抚养小孩的事情现在屡见不鲜。越来越多的成年子女因为这样或那样的原因，把孩子送回家里，由自己母亲抚养。如果一位女性后半生想有自己的生活，探索自己的潜能，做自己感兴趣的事情，那么她必须立场坚定，不能屈服于任何力量，例如不能因为愧疚或心疼自己的孩子，而帮他们承担原本他们应该承担的责任。如果你迫于环境压力而屈服，那么你就很难开启新生活了，生活会回到从前，伴随而来的就是各种慢性退行性疾病。

安妮塔：挣脱束缚

当安妮塔新婚（以及怀孕）的女儿珍妮和女婿吉姆在安妮塔居住的大楼里租了一套公寓时，安妮塔很兴奋。但过了几个月，她开始觉得不对劲了。

起初，我感觉自己好像置身天堂。珍妮一直在我身边，有时来我家洗衣服（声称她的洗衣机总是出问题，而吉姆没有时间修理），有时会过来要一点糖，有时只是来"晃晃"。我觉得这样很好——好像我的女儿从未离开过我。和空巢相比，我更希望她在我身边，带着她的小宝宝。但慢慢地，我感到越来越困扰。我回想起我新婚的时候，我虽然很爱我的父母，但并没有像珍妮一样，总是和父母在一起。我开始担心珍妮的婚姻是不是出了问题，但并没有发现到自己已经意识到了一个更大的问题——珍妮没有真正离开家。

一个月后，吉姆升职了，这意味着他要调到西海岸去工作。我感觉似乎有人踢了我腹部一脚。珍妮是我唯一的孩子，也就是我的全部。在去加州前，他们有六个星期的时间收拾东西，我发现，虽然搬家的准备工作很忙，但珍妮开始花更多时间和我在一起。

两周后，他们大吵了一架。然后珍妮站在我家门口准备不走了，搬回家住，她脸上的表情既痛苦，又带着一丝得意。她后来告诉我，她认为我会高兴——她知道我将会多么想她，但我的反应却让她大吃一惊。

看到她这样，我心都碎了。我不愿看到女儿受伤害，她脸上泪痕未干，还挺着大肚子。但幸运的是，我的幡然醒悟还为时未晚。我告诉她，搬回娘家并不是一个好主意，现在她是时候开始离家独立生活了。我意识到，我需要斩断羁绊，开始探索我自己的生活，她也一样——否则，我们两个都会成为彼此的障碍，这不是成年人应该做的事情。

作为一名中年女性，想到即将面临的空巢情境，害怕是不可避免的，但我们也应该知道：分离是必要的，最终会带来幸福，也是在为开启人生新阶段做准备。束缚彼此，就好像把一棵高大的树栽种在小花盆里，这样做只会让其发育不良。作为一名女性，你可以选择促进健康成长，尽管一开始可能会痛苦；你也可以选择阻止成长，而这样做只会加速衰老、失去活力——就像那棵束缚在小花盆的树。想要保持不变，那根本不可能，选择只有两个——成长或者死亡。

激烈情绪，治愈一切

要想开创一条新路，必须离开原来的旧路。这就是中年转变面临的最恐怖的一面——抛却熟悉的一切，拥抱未知。我在离婚后的第一个夏天，看着我的女儿和前夫在一个完美的夏日里一起驾船出海—— 一项我们享受了多年的家庭活动，我感觉自己被抛弃了，不明白生活怎么就变成了这样。事实上，我觉得除了工作，我似乎一无所有。当站在人生的十字路口时，我们就会不停地怀疑自我："我能干好这个吗？我还有能力吗？还有力量吗？我可以解决吗？"或者"如果家里没人需要我，那我做的一切还有什么意义？"女性需要足够的勇气，才能消除恐惧，让自己从一个熟知的并已经证明自身价值的环境中抽离出来，进入一个完全陌生、充满未知的环境。女性对自我的怀疑会无限放大，会因为失去太多而感到前途未卜。

对女性来讲，要想不那么痛苦，就要了解新生活的方向，清楚自己渴望改变的意愿，以及那一天终将到来，这至关重要。毕竟，如何做我们很清楚。离开原来的生活，走向新生活并不容易，其痛苦不亚于分娩之痛。虽然这很难接受，尤其是在我们这种快餐文化中，但我们需要明白的是，中年女性的挣扎和痛苦不仅是一个学习的过程，也是前进的动力。对空巢、家里人越来越少、失去生活重心、失去目标，以及伴随而来的各种情绪，首先我们必须接受它们，承认它们的存在，然后才有治愈的可能。在经历生活剧变、等待新生活明朗的间歇，置身地狱，亲身感受恐惧、悲伤和混乱是必不可少的。只有经历风雨才会见到彩虹，阴霾散去，新的机遇、新的方向、新的生活重心必将出现在我们面前。

你可能会说："很好。但是，一个人怎样才能充分体验强烈的情感，且不会沉湎其中，自怨自艾不可自拔呢？"

清楚记录你的情绪反应

有一种写作技巧已经被证明是有效的，它可以帮助女性感知、识别并表达这些情绪，并在情绪来袭的一瞬间让它们主动释放出来。这是一项技能，需要不断练习，但只要你练习了，回报立竿见影——随着你技能的提升，回报也越来越大。下面一起来看一下。

承诺尊重你的身体，愿意了解情绪对身体的影响，意味着你要爱你的身体。换句话说，你愿意陪伴自己的身体和情绪，随时准备提供帮助，就像你对待你的爱人和孩子一样。如果你突然觉得很伤心或愤怒，请停下来确认一下，不要简单应付。承认它，并对自己说"我很伤心""我很生气"。

正视自己的悲伤，不要试图消除它。一个好的倾听者或者好朋友的本质是允许你将情绪自由且真实地表达出来。一段时间后，因为你的持续关注，痛苦会转化成同情。用心关注情绪，与它们同在，不要试图改变它们，也不要无视它们的存在，或者把它们丢弃在隐秘的角落里。关注自己的情绪，花点时间把它们记录下来。

　　每当我觉得某种强烈情绪阻碍我前进时，我总是立刻把它记下来。[1]坐下来，点上一根蜡烛，放一首缓慢而优美的巴洛克音乐，深呼吸三次，然后开始用心记录感受。记录中，如果我感觉不确定，或者有某种特殊感受时，就会敦促自己认真思考，追问自己是伤心、生气、愤怒还是其他情绪，对我来说这到底意味着什么。只需 10~15 分钟，我通常就可以弄清楚这种情绪到底想告诉我什么，以及它出现的前因后果。更重要的是，我发现，写作可以转移我的注意力，让我把精力投放到愉快的事情上。

说出自己的故事：倾听内心的需求

　　在记录情绪的过程中，我们要聆听内心的需求。马歇尔·卢森堡博士给出了一份详细的需求清单，包括休息、认可或支持等。根据这份清单，你可以确认自己的需求。在我认识的人中，无论是孩子还是成人，需求得到认可的几乎没有。事实上，我们会因为有各种情绪而感到羞愧、内疚，那就更谈不上满足情绪背后隐藏的需求了。就我个人而言，我会列出我的需求，然后利用恰当的方式，寻找合适的人来满足它们，彻底改变了我的生活。例如，与同事一起，我需要及时完成商定的任务。所以，我对她说："我需要准时完成任务。你愿意帮助我，满足我的需要，准时参加我们的会议吗？"请他人帮忙，满足我们的需求时，我们首先要明白，他们可能会帮你，也可能不会。如果他们做不到，我们也要明白，提出请求是满足需求的第一步，也是最关键的一步。此后，总会有恰当的时机让你的需求得到满足。

识别身体的情绪反应

　　意识与身体感应的调节有关系。当感觉太阳穴处的肌肉绷紧时，你只需要稍加注意，紧绷的肌肉就可能会放松。用心感觉它们是如何因你的专注而放松的。每种情绪在身体上都有表现方式，如塌肩驼背、咽喉肿痛、脸颊紧绷、双腿虚软无力、胃空难受、鼻塞流泪，有意识地察觉这些身体或情绪上的感受，并集中注意力，可以帮你治愈上述症状。这样做之前，你首先需要确认情绪及其背后的信息，然后才能最终清除生活障碍，拥有健康充实的生活。埃克哈特·托尔是剑桥大学的一个研究员，他指出，我们每个人都有一个"痛苦之身"，它是我们过去未被合理表达及适当释放而累积下来的负面情绪的能量场。自我意识和"痛苦之身"是一致的。评判自己或变得紧张，只会加重痛苦的感觉。化解身体疼痛的唯一方法是用意识和正念观察痛苦，并正视它的存在。这个方法的关键在于，允许痛苦存在，过一段时间，它自然而然就会消失。这样做，其实你就开始了自愈的过程，而且你有能力凭借自身能力完成。你也可以通过大哭、运动或者深呼吸缓解消极情绪。屏住呼吸或者缓慢呼吸有碍我们感受自己的情绪。要想消除不良情绪，我们就需要感受它。因此，尽可能有意识地深呼吸。在办公室和家里的重要位置，我都贴上了"呼吸"一词。

爱他人，更要爱自己

正是女性绵绵不断的关心和爱，把我们聚集了在一起。关心和爱护他人，是女性宝贵的品质，社会存在需要更多的这种爱。但是，有时恰恰也是这种品质，让很多女性做出很多不必要的牺牲。

在婴儿潮时期出生的女性通常被称为"三明治一代"，因为很多人一边要照顾还没有独立的孩子，一边又要照顾年迈的父母或其他亲戚。为了获得他人的爱和认可，那个时代的女性渴望成为好女儿、好母亲、好妻子，但内心深处同样也迫切渴望得到关心和照顾。这两种明显对立的渴望在我们心里激烈斗争，如果不加注意，使之保持平衡，这种斗争必将影响我们的身体健康。马歇尔·卢森堡博士警告我们警惕"情绪奴役"的危害——当我们为了他人情绪而牺牲自己时，这种危害就会出现。

我见过太多中年女性一边照顾患有阿尔茨海默病的父母，一边全职工作，同时还要操持家庭，照顾其他家人，把自己弄得精疲力竭。这种多重角色的高压生活经常会导致很多健康问题，如高血压、胆固醇高、焦虑、心悸、严重潮热以及失眠。研究显示，和其他人相比，照顾患慢性疾病的父母的人其健康状况要差很多。[2]

莎伦：爱自己多一点

莎伦第一次来找我是在她51岁的时候，她抱怨说潮热严重，无法入睡。当我问她锻炼和饮食习惯如何时，她耸耸肩说："哪有时间锻炼和好好吃饭啊！"莎伦虽然超重了大约13.5公斤，也想减肥，但却不知道怎么才能够腾出时间来改善她的生活方式。莎伦兄弟姐妹共5人，她最大，且是唯一的女孩。母亲去世后，她不得不承担起照顾父亲的责任。她父亲已经72岁了，经常骂人，而且和孩子也不亲近。在莎伦母亲走后，他的健康也出了问题。莎伦的父亲虽然不需要专业护理，但需要有人来为他做饭、洗衣服、打扫房间——这以前都是由莎伦的母亲来做的。

在母亲去世后，莎伦自觉担起了照顾父亲的责任，尽管父亲家距离她家有30分钟的车程，尽管她还有一份全职的护士工作，尽管她还有两个十几岁的孩子需要照顾。我问莎伦的第一个问题是："你的弟弟们呢？"她告诉我，有两个住在其他州，有两个和父亲住在同一个镇上。那么很显然，下一个问题是："你弟弟们也照顾父亲吗？"莎伦说不能指望他们来帮忙，毕竟他们有工作，有妻子和自己的孩子。"另外，"她说，"他们也不太会做饭和打扫房间，而且父亲也希望我照顾他。"

我向莎伦指出，如果她再不找人帮忙照顾父亲，那么不仅她的生活会失去乐趣，她的健康也会出问题，她再也不可能照顾父亲了。像莎伦这样无私奉献牺牲的例子，我见过太多了。同时，我也揭穿了她一直害怕的事情。那就是她担心她的弟弟们不愿意帮助她照顾父亲，并对她心生不满。以前她包揽了所有照顾的责任，她弟弟们无事一身轻，肯定不想改变。她通过牺牲自己来得到弟弟们的认可、爱和感激。

虽然莎伦清楚自己这样太辛苦了，但她依然没有想过向她的弟弟们求助。她也不喜欢听我提这样的建议。但当我告诉她，她的超重和高血压问题很可能都和她的高压生活有关时，她明白自己必须做出一些改变。我给她的第一个建议就是，希望她好好思考一下"付出"的概念。

莎伦，和她母亲一样，认为"如果我不做这件事，就没人会做"。他们家里除了她，都是男孩，他们都不做饭，不打扫房间，也不会刷碗。她和她的妈妈（被家人称为"圣母"）包揽了所有家务，这也就难怪莎伦的丈夫什么家务都不做。而她弟弟们的妻子也一样，都乐于待在家里，料理家务，照顾孩子。

不幸的是，这种"殉道式"的奉献夺走了她母亲的生命，她母亲心脏病发作死亡时，只有 68 岁。如果莎伦不想步入母亲的后尘，那么，她就必须改变自己关于"牺牲"和"付出"的观念，并身体力行做出改变。她应该问问自己："我是愿意锻炼身体、冥想、多睡点觉，提高生活质量，多活几年，还是更愿意一天 24 小时死气沉沉，再也无法帮助他人？"

改变并不是一件容易的事情。像莎伦这样惯于付出的人一旦放手不干了，她们的情绪就会出现一系列连锁反应。几个月后当我再见到莎伦时，她已经和她的弟弟们谈了共同照顾父亲的事。镇里的两个弟弟中有一个很生气，已经一个月没和她说话了，另一个表示理解。最终，大家共同分担。她的两个弟弟承担 40% 的照顾责任，她父亲也努力学习照顾自己。有人分担后，莎伦不仅体重下降了，血压也下来了。虽然莎伦对自己"导致"的家庭不和感到难过，但看到自己身体好转后，她还是备受鼓舞。她知道自己没做错，她正在改变自己如母亲"殉道者"般的宿命。

打破自我牺牲的枷锁

每个人每天都在做决定，每个决定都会带来相应的后果。做决定时，我们对自己做决定的动机越忠实，就会越健康。在生活的其他生活领域也是如此，照顾老人也是一样。下面，我给大家提供一些建议，可能有助于大家在照顾他人的时候，能够遵从内心，多爱自己一点。

第一步：认识到女性自我牺牲源于世代相传的文化和遗传。如果你经常为他人牺牲自己，放轻松，你很正常。女性所处的社会环境，让我们更重视自己对家庭和社会的贡献——以此衡量自己的价值，忽视我们自己以及我们和自己心灵的交流。至少在过去的 5 000 年里，在很大程度上，一个女性的价值取决于她为那些比她更有权力和影响力的人服务好坏的程度。如果你对此表示怀疑，那么想想，美国女性在 1920 年才获得选举权——至今仅仅 100 多年的时间。在那之前，女性的意见和要求根本不在政府考虑范围之内。数千年来，女性因为无私的自我牺牲角色而饱受赞誉，我们没有太多的时间来彻底摆脱这一角色的束缚，更不用说用新的观念和行为取而代之——把自己和自己的生活放到和其他人（尤其是男性）同等重要的位置。虽然传统观念根深蒂固，但现在，世界上有无数的女性开始正视自己和自己的生活，我们正处于一个迅速而又令人愉快的转变中。

第二步：辨别关心和过度关心的差别。无条件的爱和真正关心他人，有助于我们身心健康，这也是为什么志愿工作或者社区服务会让人心情愉悦。过度关心是指根本不顾虑自己的感受，不仅有害健康，也损耗精力。过度关心通常源于愧疚感和未竟的心愿，因为我们希望通过关心和爱护减轻我们内心的不安。如何区分关心和过度关心，关键看关心他人带给你的感受。此时，你需要对自己百分之百地忠诚。

我的一个朋友说："当家人因为我的照顾感觉幸福时，我也会感觉幸福，并且感觉他们很爱我。我做得越多，比如烘焙、烹饪、收拾房间，得到的赞美就越多。虽然很累，虽然我也总说我需要有自己的生活，不能整天围着他们转，但我真的担心，如果我不再干所有的活，让大家一起分担，他们会对我不满意，不再爱我。我做这些就是希望得到父母和丈夫的爱。"每当听到这样的话时，我都怀疑，事实真的像她所说的吗？付出是为了获得快乐，还是出于恐惧？（几年前的一个圣诞节，我并不想弄圣诞树，但在最后一刻，我妥协了。我真心不想要圣诞树，但觉得女儿们回来看到它会高兴。事实是，她们并不在意有没有圣诞树。从那以后，我就觉得没有必要装饰圣诞树了，但如果哪个女儿愿意帮忙布置、装饰和拆除圣诞树，我想我会很高兴再次恢复这一传统。这给了我一个教训，让我能够认真审视自己关心和过度关心的行为。）

我们每个人都需要自省在自我牺牲中得到了什么。我有一个病人，她母亲经常打骂她，她从很小就知道，不挨骂挨打的唯一方法就是做饭、擦地板和打扫房子。时至今日，每当遇到新朋友时，她依然觉得有必要通过做饭、打扫房间，并送给他们礼物来赢得他们的爱。最近的一次聊天中，她这样对我说："当你做'圣母'时，就不会有人找你麻烦，不会有人伤害你。你就会成为团体中必不可少的一分子。"

这种"圣母"般的付出更像逃避。但从另一个方面来说，照顾他人的渴望，包括照料动物和植物，是绝大多数女性（也包括很多男性）天生就具有的一种积极情绪。研究表明，在敬老院，当志愿者学会按摩，并给老人按摩时，志愿者和老人的健康状况都得到了改善。为孩子准备一顿特别的午餐，带给他们惊喜和快乐；给生病的朋友做一顿饭；或者，帮助别人照顾孩子。毫无疑问，这些都会带我们满足感。

通过帮助痛苦的人，给她们带来慰藉，我也会获得真正的快乐。事实上，我的工作从根本上说，就是助人为乐。通常，当给别人提供健康帮助时，我感觉自己好像获得了一种强大的力量，这种力量远比我要强大。这股力量进入我的体内，像我帮助其他人一样，给予我帮助。很多女性，包括我在内，都在饱经世事甚至病痛缠身之后，才明白如果我们不能满足自身的需求（如令人愉悦的需求：吃好、睡足），也就无法给其他人提供有效的健康建议。

第三步：明白良好的兴趣有益身心健康。有一个简单的科学道理，即做我们最喜欢的事对我们身心健康最有益。这不是自私，而是健康生活的基础。在我们的身体里，没有一个细胞会为了周围细胞的健康而牺牲自己的健康，因为这毫无意义。相反，细胞之间不断地进行交流，一个细胞的健康会影响其他所有细胞的健康。因此，请做喜欢的工作，参加感兴趣的活动，全身心投入，你越快乐、越健康，周围人也就越快乐、越健康。我对此有清楚的认识。在几年前，我母亲和其他几位女性被授予"纽约州荣誉市民"的荣誉，我们全家人齐聚纽约州首府奥尔巴尼，参加颁奖仪式。所有的获奖者都曾为自己的社区做出巨大贡献，包括家庭保健、乳腺癌宣传等。我可以看出来，在评选过程中，母亲很紧张。母亲曾担任过两届镇长，在60岁之后徒步走完了阿巴拉契亚山道（以及很多无名道路），登顶过新英格兰境内数百座山峰。她做这些完全是兴趣使然。事实证明，她的所作所为让我们彻底明白，当变老时，我们依然存在无限的可能性，这无疑才是她对社区最大的贡献。

第四步：明白照顾父母或年长的亲戚会不可避免地勾起我们过去的遗憾。克拉丽丝是我的一位病人，正处于更年期。在她照顾病危的父亲时，她的糖尿病已经非常严重，很难控制了。她告诉我，她觉得自己没有照顾好患癌症的父亲，因此十分愧疚。她说："我爸爸不希望家里有陌生人，因此，尽管我们并不缺钱，我也从未想过雇一个护士或者家庭看护。说实话，他坚持只要我一个人照顾他，这让我觉得自己很特殊。"克拉丽丝在她父亲去世后，开始接受治疗。她意识到，她一直都觉得，和她的兄弟们相比，父亲并不重视她，因此她试图通过尽心照顾父亲来证明自己的价值，她在照顾人方面比她的兄弟们都强。她逐渐认识到，因为在童年时，她从未在父亲身上感受到过认可和爱，所以尽管有其他选择，她依然想通过这种方式赢得曾经缺失的爱和认可。对一些女性来说，照顾即将去世的父母会带给她们巨大的满足感和充实感。但是如果父母过于以自我为中心，女性照顾他们不仅劳心劳力，而且还会给自己带来健康风险，因此，照顾这样的老人时一定要寻求支持和帮助。

第五步：学着与人分担，学会寻求帮助。中年时期照顾别人，给我们提供了一个很好的机会，让我们关注自己的健康，明确家庭责任分工——有人的出人，有钱的出钱。如果你丈夫现在没工作，或者工作时间比你少，那么，他没有理由不分担家务。（为了得到你想要的，在寻求他人帮助时，你必须学会掌握一定技巧，不能生气，也不要带有憎恨情绪。首先你要相信，别人应该会帮助你，而且你也值得他们帮助。事实上你的确值得！）

很多女性因为经济原因，无法雇人做家务，帮忙照顾家人。但总有一种方法，能够帮助你减轻负担，所以请不要所有家务都一肩挑。现在，是时候让所有男性同胞学一学如何做简单的饭菜和打扫房间了。如果家里没人，或者他们都不愿意帮忙，那么还有一种方法，就是算清楚，你所干的这些活，雇一个人需要多少费用，然后让你的兄弟或者其他家庭成员直接付钱给你，这样你就可以减少在外面的工作了。这样，你每天也会有更多的时间来关心下自己，例如锻炼身体或者好好吃顿饭。在现代社会中，低估护理工作的复杂性，以及不重视护理人员，根本不是什么秘密。所以，请你一定要明白，在照顾他人的过程中，也要照顾好自己，这样你才能够有充足的勇气继续前进。

和莎伦一样，我们必须要认识到，那种觉得身为女性就应该牺牲自我、多为他人奉献、少做一点就是自私（女性很怕被说自私）的说法大错特错，应该摒弃。莎伦让她父亲知道，除了她，其他人也能很好地照顾他，他也应该改改以往的习惯，学会照顾自己。很多研究都表明，老年人（包括男性）依然能够学习和成长，直到生命终结。那么，男人就没有理由学不会煮鸡蛋、烤鸡肉或者把一堆衣服塞进洗衣机。真心爱我们的父母都会尽量为我们着想，即使那意味着他们需要调整自己的行为和习惯。

第六步：**提前做好计划。**不要等到父母或者亲戚需要帮助和照顾时，才和你的兄弟姐妹制订可行的计划。有些时候，父母突然需要护理，好像毫无预兆，但可能很多年前就已经有预兆了。提前计划，避免突发状况时手忙脚乱。我的一位朋友，刚满 40 岁，没有孩子，是家里的长女。她父母和她的妹妹住在同一个小镇。她非常明确地和妹妹说，一旦父亲有什么意外，虽然母亲很独立，但她依然不会接母亲来和她一起住。我的这位朋友并不是自私，只是很现实。她很爱她的母亲，但并不打算为母亲牺牲自己的生活和事业。她的态度十分坚决，这让家庭其他成员清楚地意识到，在未来有需要的时候，他们不能想当然地觉得，作为长女，母亲就该去她家，由她照顾。这打破了家中长女必须牺牲自己照顾老人的传统枷锁。

第七步：**学会说"不"。**优雅而轻松地说"不"是一项艺术，是你需要培养的重要技能之一。中年生活的美妙之处在于，你已经付出了足够的代价，掌握了足够的生活经验，知道什么会消耗你的精力，什么会给你补充能量。谢丽尔·理查森是我的同事，著有《以自我为中心的艺术》（*The Art of Extreme Self-Care*）。这本书具有很强的开创性。她在书中写道："很有趣，在坚持多年严格的自我保健后，我发现一件讽刺的事情：如果你想过一种真实而有意义的生活，就需要掌握让别人失望、难过、伤心的艺术，并且承认总有一些人不喜欢你。这可能不容易，但如果你想按照你内心深处的渴望、价值观和需求生活，这就是必需的。"[3] 我完全同意她的说法，正因为如此，在她这本著作中，我最喜欢第四章"我会让你失望"。

中年财务自由

女性无论在空巢期经历了怎样的变化，在后半生中，如果想要充分发挥创造潜力，唯一的方法就是真正的独立，不管是经济上还是情感上。即使你现在有丈夫的支持，也能够支配家里的金钱，但如果有必要，请独立承担一切，这一点至关重要。很多女性婚姻不幸福，但依然不敢离婚的一个最主要的原因就是经济不独立，无法养活自己。在家庭关系中，她们也就失去了作为拥有平等决策权的独立个体的权力。只有经济独立，女性才能照顾好自己，才有可能开始快乐的新生活。

虽然我不是经济专家，但我知道一个女人如何、在哪里、什么时候、为谁花钱，以及从哪里得到钱，比她生活的其他方面更能告诉你她真正的价值观、信仰和看重的事情。我们在赚钱、花钱和存钱方面的习惯，完完全全地将我们以及我们在这个世界上的价值观真实地暴露出来。

一个家庭内部的金钱流动其实反映了各个成员之间的关系。我们透过金钱流向可以判断出每个人的价值，以及大家是否处于一种真正的合作伙伴关系的状态。这也就是在一段关系中讨论"谁付钱，谁干什么活"这样的话题，既沉重又令人不快的原因。

女性和金钱的文化冲突

虽然现在很多女性都比她们的伴侣赚得多，但数据表明，无论是我们自己，还是整个社会，都对这种情况感觉不舒服。看一下下面的研究：虽然密苏里大学圣路易斯分校的研究表明，在1/5的家庭中，妻子的家庭收入明显高于丈夫，但2000年弗吉尼亚州民意调查显示，只有56%的男性表示可以接受妻子作为家庭收入的主要来源。很多女性也是这么认为的。在同一项调查中，只有61%的女性能够接受自己作为家庭收入的主要来源。

即使一个女人挣得比她丈夫多，也无法改变权力差异。如果有什么不同的话，那就是这种传统认知似乎加剧了这种权力差异，因为夫妻双方都觉得，丈夫赚得多更好。华盛顿大学社会学家朱莉·布赖恩斯在研究夫妻地位逆转时发现，女性的收入越高，她们的丈夫承担家务的可能性就越小。事实上，当家庭收入完全由女性支撑，而她们的丈夫待在家里时，他们每周做的家务活实际上比那些在外面工作的男性还要少。[4] 布赖恩斯还发现，在地位逆转的婚姻关系中，女性会把大部分决策权交给配偶。这与传统婚姻的情况正好相反，在传统婚姻中，男人赚钱养家，家里往往也是他们说了算。换句话说，当女人赚钱养家时，收入和家庭权力之间就没有直接联系了。相反，她们在努力寻求平衡，虽然这种所谓的平衡毫无意义。

这项研究的意义显而易见，不管我们承担了多少经济责任，我们仍然觉得自己有责任让我们的丈夫快乐，让他们自我感觉良好，尤其是当他们挣的钱没有我们多的时候。

可悲的事实是，我们中很多人仍然不明白在男女关系中女性的价值——想想我们的历史文化，这完全可以理解。所以，为了让一起生活的男人幸福，我们付出更多，以免他们为了某个比我们更懂得欣赏他们的人弃我们而去。在内心深处，我们害怕如果我们要求太多，就会被冷落。因为长久以来的教育，让我们没有意识到我们内心有多么强大的力量，完全可以创造我们梦想的生活。

我们内心深处还隐藏着另一种深切的渴望：希望被珍视和照顾。我们一直都希望我们的丈夫能够照顾我们，但事实往往相反。我从小就喜欢看有关人猿泰山的电影。时隔多年，最近我重温其中一部非常经典的《泰山得美》。这一次，我换了一个全新的视角来欣赏这部电影。电影中，关于性别角色的规划非常清楚：女主简负责快乐，以及和男主泰山谈情说爱，而泰山负责与野兽搏斗保护简，并做繁重的工作，给简创造一个安全舒适的家。多么美好而令人向往的画面！和绝大多数女性一样，我渴望拥有美好生活，同时不需要牺牲自我。我终于找到了解决的办法，但首先，我必须重新规划潜意识里关于人际关系的信念和行为。这可能需要几年的时间，我至今依然在学习。

在我们家，兄弟们一到18岁，父亲就会坐下来和他们谈话，告诉他们必须自己养活自己了，但却毫不迟疑地为我支付了大学学费。虽然我凭借助学贷款和奖学金读完了医学院，但是当我结婚时，新家的一切都是由丈夫购买的，我感觉非常高兴，因为当时我还有一个月才毕业，购买这些的费用无疑是让我非常头疼的一件事。我丈夫有一笔教育信托基金，他用这笔钱付了房子首付，我觉得自己非常幸运，感觉生活在童话中一样。我们还毫不费力地还清了我在医学院的贷款。

虽然我们的收入基本相当，但所有关于慈善捐赠和投资的决定都是由我丈夫做出的。他把钱捐给了他最喜欢的教育机构和慈善组织，对此我从未有过异议。直到中年，我才幡然醒悟，开始对钱有了概念。并不是只有我一个人如此，很多女性发现自己和我处于相同的境地。虽然我们读了大学，也经历过妇女解放运动，但为了创造幸福的家庭生活，在家务和照顾孩子方面，我们还是愿意比我们的丈夫多做一点。现在，我们应该迈出一步，争取经济上的独立了。

刚开始离婚时，我暗自期待自己的再婚对象能是一个经济独立的成功男士，希望生活因他而变得更美好，我也可以重新开始。是的，我就是这么想的。我希望能有一个王子骑着白马来拯救我（尽管事业成功，我内心深处依然非常传统）。但随着时间的流逝，没有白马王子到来，我不得不学会如何自救。我认识到自救是一件有趣而又令人振奋的事情。从幻想中醒来，我学会了信任自己，重视自己和自己的渴望，经济上也越来越独立。我终于不再幻想着由男人来拯救我了。男人也是人，和我一样，有不足的地方。没有谁比谁更优秀，也没有谁比谁更差。通过与银行家、经纪人、保险代理人和会计师打交道，我明白了，男性并不一定比我更善于理财或拥有其他什么魔力。事实上，只要我重视挖掘自身能力，我的生活就会变得美好。换个角度看待一切，我的生活焕然一新，快乐而充实，而且我开始比以往任何时候都更懂得欣赏男人。我发现，当你清楚地告诉他们你想要什么，并礼貌地提出要求——不带任何愤怒或不一味索求时，他们往往会非常乐意满足你。例如，去年圣诞季，我告诉我大哥，我想在冬至那天在户外点篝火。当我到他家时，他和我的弟弟已经准备了一大堆木材。我相信，如果点燃的话，从太空中都可以看到我的篝火。他们深深地感动了我。今年春天，我的一个男性朋友来我家给我的车换电池，因为我的车发动不起来了。我发现，我所需要做的就是去求助，没有必要事事都自己弄个明白。我改变了过去那种"我不需要任何人"的态度，开始接受自己在某些方面的脆弱，整个人也显得更柔和。只有当不再指望男人来"成全"我，不再寄希望于男人才能让我幸福时，我才拥有了改变的魔力。当我发现，我拥有让自己快乐的东西，并不需要通过徒劳的自我牺牲来间接地满足我的需求时，我的整个世界都改变了，相信你也可以。

玛丽：永远不够

46 岁的玛丽一直都相信，丈夫比她会理财。他们家每年都由她丈夫负责付各种账单和交税，这些事情让他很烦，玛丽经常听他说："不够，永远都不够。"玛丽越来越觉得，除了最基本的生活必需品，她不能再向丈夫要钱买其他东西了，她唯一能做的似乎就是节省开支。最后，经过深思熟虑，玛丽决定重新通过认证成为一名护士——在遇见她丈夫前，她一直从事的工作。因为护理人员的短缺以及他们所在的城市有好几家大医院，所以玛丽毫不费力地找到了一份薪水高、福利好的工作。过了一年左右的时间，玛丽为家庭财政做出很大的贡献，这让她很高兴，尽管她不喜欢这份随叫随到的工作。然而，虽然玛丽做出了贡献，但她丈夫依然把持家里的财政大权。

玛丽猜想，她丈夫不愿意和她分享财务决定权的一个主要原因是，他正在经历中年工作危机。一谈到这件事，他就会不高兴。他似乎对自己的工作很失望，觉得自己没有达到预期的成功——他曾认为 40 岁那一年是他的"权力年"。因此，他想早点退休，卖掉房子，开着房车周游各地。玛丽希望她丈夫的这种情况只是暂时的，他能尽快恢复到从前。玛丽建议他和私人心理顾问聊聊，但他很生气，说他绝对什么问题都没有，也没有抑郁。

与此同时，因为赚钱养家，玛丽觉得自己比以前更有能力了，除了在家里。然而，她开始出现各种健康问题，包括心悸、严重的潮热和腰痛。她的月经开始变得不规律，而且痛经严重。就在这时，玛丽找到了我。我问她生活中发生了什么。听了她的讲述后，我给她提了一些建议，帮助她调节身体，缓解症状。我还建议她积极参与家庭收支管理，她接受了我的建议。

3 个月后，当她再次来找我时，她的很多更年期症状都有所好转。她告诉我，一开始，当她想了解他们的财务状况并想帮忙做决定时，她丈夫拒绝了。然而，在她第一次提出这个问题后不久，她丈夫就开始感到胸痛，并被诊断为患有心绞痛。他意识到，如果他的生活继续像以前那样，他可能会死于心脏病发作。这是他自己的中年生活预警，他意识

到他也需要转变一些过时的信念和行为了。

同时，玛丽开始学习金融知识。因为自信，她的婚姻生活发生了一些改变。她告诉我，她和丈夫重新对家庭经济和家务做了分工，这非常不容易。但当她确定了自己的需求，并乐观地重新审视整件事情时，一切都开始变得不同。她发现，在钱这个严肃话题上大家开诚布公一点，对她和她的丈夫都有好处。如果两个人都了解家庭经济状况，并在消费习惯上逐渐达成一致，那么这对他们两个都有帮助。

消除文化遗留问题

我母亲那一代的中产阶级女性从小就被灌输，将来丈夫会照顾她们。因为二战后的经济繁荣以及各种保险政策的实施，所以她们中很多人的确是这样过来的。我母亲的朋友，大多数现在都六七十岁，有的甚至 80 多岁了，婚后都从未工作过，丈夫去世后也从未重返工作岗位。女性解放运动让我们看到，母亲那一代人为得到这种照顾付出的代价，因此我发誓绝不会步她们的后尘。（母亲告诉我，她很多朋友的丈夫经常辱骂和虐待她们，这让她很沮丧。）虽然我们在挣钱和理财方面已经有了很大的进步，但事实上，仍有太多的女性缺乏基本的理财技能，过于依赖丈夫、雇主或其他家庭成员，把钱财教给他们打理。归结起来就是，女性从小就被灌输，如果她们照顾好家里的一切，那么其他人就会给她们钱花，所以她们全心全意、毫无保留地照顾那些她们认为会保护和爱她们的人（通常是她们的丈夫）。女性金融教育研究所（Women's Institute for Financial Education）的一则标语这样写道："丈夫不等于理财计划！"

事实上，现在大约 70% 的企业是由女性创办的，每四个美国员工中就有一个是在女性创办的企业中就职。在美国，有超过 60% 的财富掌控在女性手里。根据 www.wife.org 提供的数据，平均来看，在婴儿潮时期出生的女性，很可能在 67 岁之前其丈夫去世，比配偶多活 18 年左右。这就意味着，我们中 90% 的女性至少有一部分时间可以管理自己的钱财。好消息是，虽然我们害怕成为"流浪女"，害怕无家可归（这是很常见的恐惧），但一旦意识到金钱只是维持生活的方法，并不是我们无法掌控的事物，我们就会变成理财高手。学会理财的最好方法是，我们要明白，和金钱打交道是我们与生俱来的能力，只需要一点点教育，我们就可以处理得很好。如果我们有足够的知识和技巧，把一个血肉之躯变成活生生的、有思想的人，那么管理象征生命能量的金钱必然也不在话下。

这是个好消息。女性，尤其是中年女性，现在已经成为金融行业一个利润丰厚的新市场。如前所述，我们有理财能力。研究表明，和男性相比，女性投资群体在长期投资中占有优势。女性更倾向于瞄准长期经济目标，而不是短期效益，部分原因是女性的价值观倾向于支持家庭和社区，而不仅仅是女性自己的个人目标。这就是为什么在美国和一些发展中国家，经济持续发展的关键是投资女性拥有或经营的企业。[5]

拥有理财能力的重要性

不管你现在的情况如何，你都应该清楚自己的金钱观。只有这样，你才能开始合理管理自己的金钱，就像每天管理你的健康一样。钱是一种具体的能量形式，也是一种社会能量。有了钱，我们可以去我们想去的地方，待在我们想待的地方。财务自由能够带给你安全感和自由。多数研究都表明，社会地位越高，身体越健康。但我认为，其中真正起作用的是支配钱财的权力，而不是单纯的金钱数量。

许多女性说，在一开始理财时，经常会感到愤怒和恐惧。我也不例外。在刚离婚的几个月里，我发现自己有了一个新的目标，如果我想让自己的生活自由、有条理而且安定，就必须自己付各种账单、还透支的信用卡以及重新整理家里财务。一开始这看起来有点恐怖，也很复杂，但当意识到我可以自己完成所有的事情时，我变得特别兴奋。事实上，我从未觉得自己没有理财能力。我知道我可以合理管理家里财务，就像多年来处理工作上的财务一样——不需要我丈夫的收入、建议或者支持。这并不是要弱化或贬低他在我们婚姻生活中的贡献，而是想要表明我有能力做到经济上的独立。

意识转变：从贫穷到富有

当我逐渐意识到，我也需要分担房贷，并且帮忙支付两个女儿的学费时，我才真正有了责任感。我了解很多理财知识和理论，但从未真正遇到经济困难，因此，在生活中从未运用过它们。我知道，我再也不能这样了。为此，每天在跑步机上跑步时，我都会阅读理财类的书籍，其中包括"成功法则之父"拿破仑·希尔创作的《思考致富》，这本书主要介绍了渴望和有意识思考的心态能够吸引财富。我还读了苏兹·奥曼的《敢于致富》（The Courage to Be Rich）。罗伯特·清崎在《富爸爸，穷爸爸》中设计了一些游戏。其中的富爸爸现金流游戏（Cashflow 101）我玩了一遍又一遍，直到彻底摆脱"激烈竞争"（靠打工生活），进入"捷径"——不管是否工作，你每年都会从生意和投资中获得收入。这是我人生中第一次把自己看作一个有产品的"企业"。我发现我的书、光碟和通讯月刊都是产品，都能赚钱。

　　我还看到，我的银行账户清楚地反映了我对钱财的看法。大概就是在这个时候，我在《今日秀》节目的后台遇见了苏兹·奥曼。她告诉我，人们健康状况不佳，最先体现的一定是他们的钱财流向，因为身体能量失衡，金钱无处可藏。即使你的现金流动是积极的，你也可能有债务。很简单，如果造成金钱问题的行为模式和观念不解决，它们迟早会表现为身体的健康问题。当时，我向她抱怨我必须负担我女儿的所有学费。她说："唯一能阻止你赚钱的只有愤怒和恐惧。"我意识到她说得没错。我对前夫的愤怒让我心里充满了仇恨（当时他已经再婚，并且即将迎来另一个孩子）。是时候让它过去了，我必须走出自己为自己圈定的牢狱。苏兹的话无异于一个警钟，敲醒了我。不再把自己看作是一个受害者，我反而心存感激，因为这是一个很好的机会，让我真正学会如何养活自己。我当时就决定一定要赚很多钱。我意识到，如果我不自寻烦恼，前夫怎么生活、怎么花钱，根本影响不到我一丝一毫。我觉得我可以赚到我所需要的钱，能够给我和女儿提供更好的生活。我阅读了凯瑟琳·庞德的《富裕的运转法则》（The Dynamic Laws of Prosperity），并经常鼓励自己，肯定自己的赚钱能力。现在，我每天仍然这样做，以避免贫穷意识的不良影响。这种意识普遍存在于大多数人的思维方式中，并产生不良影响。一起来感受一下下面这段话。

　　　　我现在身体健康，资产富足，生活幸福。我周围的人都很善良，愿意在各个方面帮助我。他们就像天使，现在我也成为他们中的一员。我现在的生活愉快、有趣、令人满意，并且有意义，因为我自己的健康、资产和幸福情况都改善了，我也乐于帮助他人过得更健康、富有和幸福。我的愿望，我们的愿望，都是一样的。

思维改变生活。若你经常这样想，你的生活也会随之发生变化。正是因为有了这样的想法，我现在的经济状况比我结婚时好很多，身心健康状况也有了很大改善。事实上，这种方法不仅在我自己的生活中，在我女儿、亲戚朋友的生活中也发挥了巨大作用，令我印象深刻。现在，富裕意识已成为创造健康的重要内容。

准备开始

如果你现在自己做生意、打理家庭财务，我强烈建议你多掌握一些财富知识，相信你会过得比现在更好。自我价值和净资产之间存在联系，明白这一点至关重要。很多家庭经常出现金钱问题，金钱问题也反映了自我价值问题。

目前，依然依靠丈夫或其他家庭成员供养的女性可以做一个练习，为期一个月，这很可能有助于你获得财务自由。假装自己离婚、丧偶，或者突然不得不自己养活自己，不断地问自己这些问题：保险单据在哪里？房契在哪里？抵押贷款文件在哪里？养老计划是什么？过去几年的税表呢？这栋房子估价是多少？我的净资产是多少？我上一次填写财务报表是什么时候？对这类问题有明确了解，能够确保你有正当理由维持你现在的关系。因为明白这些会让你生活更充实，更美好。当然，不了解这些，你也不会崩溃。除非你懂得如何独立生活，了解自己的依赖程度，然后采取行动改正，否则你根本无法与他人建立真正的伙伴关系，也无法与他人愉快地共同进行创造。无论你是否精通金融——很明显，2008年的金融危机给全球几乎所有人敲响了警钟，每一项不可持续的、无法提供真实价值的业务都会被逐步淘汰。要想从经济大环境中受益，你需把你自己和你的财务状况看作这种宏观转变的一个缩影。你要明白，你个人对金钱的管理也有助于全球经济复苏。

回归自我

在写本书时，我已经进入更年期，很多人把这个时期称为"激素的地狱"，但我却觉得这是我这几年来感觉最好的时候。在婚姻的最后几个月，我经历了严重的潮热。在离婚后，潮热症状差不多就消失了。这种现象我在很多女性身上都见过，一旦她们摆脱了死气沉沉的婚姻，正视自己的中年转变，她们的更年期症状自然也就消失了。

好处不仅如此，更有意义的事情是：女性能够体验到纯粹的快乐——一种只有真正走向自我才会体验到的情感。对此我深有体会。我很吃惊地发现，自己天生就有"筑巢"本能。我发现一旦双脚踏入新生活的门槛，我对很多事情竟然有那么多不同的选择。

在离婚后，最令我震惊的是，我产生了一种强烈的需求——重新装修我的家，尤其是家庭娱乐房和客房。有一天，我拿着购物清单、电话和信用卡，不到一个小时，就买了沙发、地毯、客房用的茶几，甚至还有窗帘。49 岁以前，我从来没有做过这些事情。过去，因为要工作，还要照顾孩子，我根本没有时间，也不愿意浪费心力考虑装修问题，更不用说选择用品。但，那是过去。现在，随着内心世界的剧烈变化，我迫切渴望通过外部环境反映出我内心的转变。

我希望我的家能带给我舒适和愉悦，希望屋内是我喜欢的颜色和装饰。这是我人生中第一次明确知道自己喜欢什么样的装饰风格，希望有一个什么样的房子。随着家具一件件搬进来，风格初见雏形，我抑制不住内心的喜悦，忍不住经常跑去看。慢慢地，我开始明白自己在干什么：为我生活中刚刚诞生的新能量创造一个潜在空间。以前我一直为空巢而悲伤，现在我把旧巢改造成一个充满活力的地方，这个新家也恰恰反映了我的转变。相信这个新家不仅会让我的孩子和她们的朋友感到舒适，也会吸引更多的新朋友走进我全新的生活。他们已经到来。

帕拉梅：一个真正属于自己的家

虽然对我来说，回归自我的过程意味着接受婚姻的破裂，但帕梅拉找到了一条不同寻常的道路。她写道：

> 我今年 47 岁，和唐交往了 8 年，结婚 5 年。他比我大 12 岁，他的人生哲学是"一切由我说了算"。我们两个意见不一致时，最终总是听他的。从去年开始，我觉得为了将来着想，我必须按照自己的想法做一些决定了。他经常出差，也喜欢旅行，而我经常一个人待在空荡荡的房子里，一点家的感觉也没有。我即使有自己独立的房间，也依然感觉很糟糕。
>
> 于是，我给自己买了一栋房子。既然我们不是每天都在一起，这段婚姻势必要做出改变，不然很可能走向终点。唐住在他想住的地方，我住在我想待的地方。当一个人有了一个地方可以让自己的情感和精神安定舒适，那种快乐无以言表。我用心布置自己的家，即使最小的事情也会让我兴奋不已。所有参观我家的朋友都说很像我的风格。
>
> 我很高兴自己能赚钱养自己，经济独立，不必依赖唐。也许是因为事业成功给予了我自信，让我可以打造一个自己梦想中的家。曾经，我通过得到男性认可肯定自己的价值；现在，我完全是为了自己而活。

中年职业觉醒

对很多女性来讲，中年以前，家是生活的重心，但人到中年后，希望重新走入职场的渴望越来越强烈，家反而排在其次了；还有一些女性，在中年时离开原来的工作，转行或开创自己的事业；也有人虽然迫于生活压力，但也开启了新的生活。

在育龄期，女性如果兴趣广泛，保有一定社交圈，没有脱离和外界的联系，那么相对而言，就更容易开展新生活。有些女性可能需要尝试很多次才能发现自己的真正兴趣，也可能需要花费更多的时间找到适合自己的工作。很多女性到中年时，孩子已经长大，或者自己已经离婚，此时若还固守着母亲或者妻子的角色不放，很可能会被恐惧击垮，进而故步自封，裹足不前。

发现新的兴趣和激情的关键是走出去，行动起来，即使你不知道要去哪里。有时，简单地从一个地点到另一个地点，即使并不顺畅，一路跌跌撞撞，但擦亮你的双眼，也很可能会有所发现。

西尔维娅：发现艺术家

西尔维娅离开了奋斗 25 年的小学教师岗位，退休了，同一年，她最小的儿子也结婚了，并搬去了加利福尼亚州。这些对她来讲，是非常艰难的。那段时间，她非常痛苦，经常联系我。她对我说，很多时候，她感觉找不到自我。

"我所有的一切都和孩子有关，"她写道，"一方面，突然间有了这么多空闲时间，我根本不知道该做什么。每一天都变得特别漫长，毫无意义。"现在回想起来，那段时间非常珍贵，因为它让她能够把注意力集中在自己的感受上，并大声而清晰地表达出来。"我丈夫还没有退休，他上班时，我会放声痛哭，大声吼出自己的沮丧。独自一人在家时，我家传出痛苦的、犹如困兽般的吼叫，而回应我的只有四周的墙壁。"几周后，西尔维娅觉得自己的房子需要一些改变，以适应她的新生活。她敲掉了起居室和她孩子房间之间的墙壁，扩大了起居室的面积，这样她就可以邀请当地的职业女性到家里聚会，一起分享新技能、人生规划和价值观。虽然西尔维娅之前从来没有挂过墙板，也没有铺过瓷砖，但这次她亲自完成了装修的大部分工作。在聚会中，轮到西尔维娅展示新技能时，她向她们展示如何给浴室铺地砖。此后，很多朋友喜欢她新颖、美观的手工地砖，请她帮忙装修。一开始，她只是利用周末帮朋友的忙，但现在这变成了她的第二职业——两年后，通过口口相传，她的客户遍布纽约，她还雇用了两名女职员。"我喜欢到处走走，但以前很少出去，即使出去，也都是和丈夫一起。现在，我要经常去拜访漂亮的房子，施展魔法让它们变得更漂亮，而我的丈夫留在家里，操持家务。有几个客户请我在装修好的浴室瓷砖上显眼的地方签上我的名字，就像让一位艺术家在自己的作品上签名一样。我快乐得像一只小鸟。我爱这样的生活。"

朱迪丝：找到真正适合自己的职业

对许多女性来说，在中年找到真正适合自己的工作最关键的一点是：找到自己内心深处最大的激情，那种一直存在却从未彻底释放过的激情。在企业工作了 34 年后，朱迪斯在 54 岁时选择了提前退休。回顾多年的志愿者工作，她意识到照顾老人是她一直以来的梦想。她并没有因为年龄大而退缩。为了更好地投入新工作，她参加了一个要求严苛的研究生项目。她写道：

我选择放弃商业分析师的工作，开启新工作。离开时，我带着一份宣言：我要用毕生的精力进行自我提升，发挥创造力，不断进步。我享受年老的生活，也乐于为老年人提供服务，促进他们的身心成长和健康。做志愿者为老年人提供饮食服务时，我经常向日托主管和项目经理请教。今年 6 月，我完成了获得老年心理学硕士学位的必修课程以及实习内容。

渐渐地我明白了，虽然有时改变过程中会有各种痛苦，但正是通过这个转变过程，我们才开阔眼界，敞开心扉，获得真正的成功和成长。现在我感到既兴奋又恐惧，因为我把我的所学运用到了实践中，开始做我梦想的工作。我女儿说："妈妈，谁会雇用你这么大年龄的人啊？"而我丈夫希望我成功。我知道自己有这个能力。这段新生活必然给我带来新生。

很多中年女性发现，当找到新的生活方向时，不仅自己身心焕然一新，还能吸引到新朋友。一位患者这样对我说："我变得更风趣了。除了孩子、足球训练和丈夫的晋升，我发现自己有很多事情可以做。我喜欢这个全新的我！"

探索未知领域指南

在回归自我的过程中，对你来说，最艰难的可能就是迈出第一步。但当冒险踏上新旅程时，你会发现你所害怕的一切都不是问题，新旅程中有太多东西值得你探索和发现。下面提供几点建议供你旅途参考。

鼓起勇气。虽然走出第一步很痛苦，但你的孤独感会随着时间的推移而逐渐减少，直至消失，尤其是当你选择了全新的、更健康的思维方式和生活方式时。每件事都会丰富你的体验。你感受的痛苦越深，体会到的快乐也就越多。你一定要相信，虽然生活发生了改变，但快乐不会缺席，而且一定会再次降临。这是真的，我多年前有过亲身体验。

我的一个读者曾写过下面这段话：

> 从十几岁进入青春期开始，我就再也没有这么高兴过。四十几岁经历了可怕的更年期后，我希望52岁生日时自己能够开怀大笑。一直以来，我都通过他人来证明自我存在的价值。现在的我独自一人居住，养了一只叫作哈莉特的猫，生活很幸福，还交了一个新男友，他非常与众不同，是个很有趣的人，不会随便定义我。虽然很多事情，因为身体原因我不能再做，但我已经能够坦然接受身体的疼痛。生活充满了各种可能性以及无数令人愉悦的事情，如友谊、家、花园、跳阿根廷探戈、旅游，太多的事情等着我去做——当然，我也享受安静、轻松的自我独处时光。

拥抱自律、规律的生活。开始或坚持至少一项运动，定期进行。规律性运动带来的好处绝对超过你的想象。以我为例，我每天都会锻炼，另外一周还上两次普拉提课。普拉提是一项要求很高的运动，要求练习者把注意力集中到身体的核心，包括腰、腹、臀等部位，全身心投入练习能够改善身体线条，有非常好的塑形效果。不管生活中发生了什么事情，我都坚持去上普拉提课，拉伸肌肉，提高精神活力。规律且自律成了我心灵的靠山，不曾间断，我也会一直坚持下去。事实上，即使在我前夫离开的那天上午，我也去上课了。虽然当时我不知道我们的婚姻会发生什么，虽然我的心一直狂跳，虽然我很害怕，但到了课堂上，我练习经常做的动作，心渐渐平静下来。虽然我的某部分世界正在分崩离析，但我依然专注于呼吸、肌肉绷紧，坚持锻炼。不管怎样，地球都会照样转动。正是因为坚持了普拉提课，我才变得更自律，而我的身体也因为练习变得前所未有的健康和柔韧。

改善日常生活。在空巢开始的前几个月，虽然我的小女儿依然住在家里，但她有很多自己的活动，经常不在家。我每天晚上都会点燃壁炉，一个人坐在壁炉前，一边看着火焰，一边吃晚饭。结婚多年，我们很少使用这个壁炉，壁炉散热功能已经不太好了，但我并不在意。我只是想让家里多一些光亮，多一丝温暖——尤其是当我一个人孤零零地吃晚饭时。有时，吃晚饭时，我也会点上蜡烛，播放我喜爱的唱片。6 个月后，当我小女儿真正离开家去外地读书时，家里真的就剩我一个人了，于是我决定花些时间来自我反省，重新审视我的婚姻和我自己的精神状况。要想自我治愈，首先我必须度过离婚之痛。对于女儿和丈夫的离开带给我的伤痛，我并不希望通过另一个段新关系来治愈。我只想一个人在家里，慢慢疗伤，获得痊愈。带着伤痛开始新的关系，只会重复旧的模式。我注意到，那些给自己时间反思过往生活人，在以后的生活中往往都拥有更健康、更幸福的人际关系。

要明白"害怕失去"比真正失去更糟糕。我发现，虽然我十分恐惧面对空巢，但我真正经历时感觉并没有那么可怕。事实上，我工作很忙，也很享受独自一人的时光。我喜欢在床上读书，想看多久就看多久，也喜欢想看什么电影就看什么电影，想什么时候洗澡就什么时候洗澡，白天也好，晚上也好。我喜欢这种无拘无束的生活，从中我慢慢了解到自己真正的渴望和需求。虽然在空巢的第一年，我一开始打算让母亲来看望我，和我一起去滑雪，但因为彼此都很忙，便一直未能成行。尽管如此，当我知道她愿意在我需要的时候过来支持我，陪我放松，我还是很高兴。

记住，我们要比我们想象的强大得多。在结婚 25 周年的那一天，我醒来后躺在床上，有那么几分钟心情沮丧。一想到我的婚姻没能迎来第 25 个纪念日，我就有些难过。我当时以为，一整天心情都不会好，但令我惊讶的是，并没有。戴安娜，一个和我共事了 20 多年的老朋友，送了我一张十分有趣的声音卡片。卡片上有一个肌肉发达的男人，穿着芭蕾舞裙，肩上背了一条蛇。每次翻开卡片，我都可以听到"仍在寻找意中人"的语音。我大笑出声，把卡片妥善保存了起来。那天，我还去参加了一个朋友的生日聚会。

这一天来了又走了，我过得很平静、快乐。去年的结婚纪念日时，我伤心欲绝，晚饭时当着女儿的面痛哭出声。一年之后，虽然一开始有些伤心，但我已经恢复了平静。

一年之内，我经历了离婚，两个女儿求学离家。我不会假装无所谓，假装一切都很轻松。空巢第一年，我经历了人生最艰难的时刻，一直以来我认为的所有依靠都坍塌了。矛盾的是，那一年也被证明了是我一生中最有力量和最令人振奋的一年。回首过去，我惊叹于自己竟然走了这么远。这段时间，我把一切都交给了本源能量，顺心而行，找回自我，主动重塑生活。我内心充满了希望、快乐和无穷无尽的活力。每天，我都会提醒自己：我精力充沛，能量满满，尽情享受生活。相信自己，就会过好每一天。

第四章

如何判断更年期

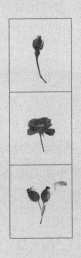

更年期症状首次显现时，很多女性都猝不及防。在她们看来，只有完全闭经进入更年期时，身体才会出现各种症状。但事实是，女性在最后一次月经前，通常会有一段很长时间的过渡期，其间同样会出现很多症状，包括潮热、情绪波动、睡眠困难和盗汗等。所谓的更年期症状在围绝经期更严重，在最后一次月经后一年左右消失。

多琳在46岁那年首次经历潮热，当时的她看起来很年轻，而且充满活力。她发现，自己经常对丈夫发脾气，丈夫戏谑她进入更年期了，但她坚决否认。"我月经很正常，"她辩称，"我母亲53岁才开始更年期。我才多大，不可能。"

没错，一般来讲，母女两个人进入更年期的时间很可能差不多（但也有很多例外）。但有一点需要说明的是，更年期的最初症状可能会在那之前很久就已经出现了，有时会早10年或更早。如果不明白这一点，你可能就像多琳那样提出抗议："不可能是更年期，对吧？"

道理很明显：如果你有了提问的理由，那么很可能就是了。

身体发生了什么：激素变化

绝经是指女性月经永久性停止。一个自然绝经的女性，一般无法确定自己是否已经真的开始了更年期，要等最后一次月经结束后一年才能清楚。随着绝经期的临近，月经周期会变得非常不稳定，有时两次月经要间隔几个月，这很正常。女性 40 岁后，与更年期相关的激素分泌情况开始改变。例如，40 岁时，女性骨密度开始发生变化，而到 44 岁时，很多女性的月经开始变得不规律，有人周期变长，有人周期变短，月经量有的增多，有的减少。大约 80% 的女性都会经历这个过渡期。[1] 实际上，只有 10% 的女性在绝经前没有过渡期。一项针对 2700 名女性的彻底调查表明，大多数女性会经历绝经过渡期，持续时间为 2~8 年不等。[2]

40多岁的新手妈妈

由于多种原因（如，因为工作推迟生育），高龄产妇的人数逐年激增。在过去的 30 年里，40 岁以上生育第一个孩子的女性在所有新手妈妈中的比例已经从 1/600 上升到 1/77。女性进入更年期后，她的注意力会转向关注自我内在，希望有独立空间思考、冥想，此时要求她照顾一个 5 岁小孩是很有挑战性的。①

此外，哈佛大学的心理学家埃伦·兰格在她的书《逆时针》（Counterclockwise）中提供的记录表明，高龄新手妈妈实际上寿命更长。兰格博士解释说，这是因为周围环境暗示生孩子是年轻人的事，高龄新手妈妈接受这样的暗示，其表现和行为就会年轻化；另外，也因为她们总是和年轻人在一起。有一点非常值得深思：当人们觉得女性应该变老、行动迟缓时，女性往往也会有同样的表现。

如果你不是因为手术或药物治疗突然进入更年期，那么，围绝经期可以看作是月经期的一个终端。女性月经初潮后，一般会有 5~7 年的时间，月经间隔周期较长，且不规律，通常也不排卵。在十八九岁或 20 出头的时候，女性的月经周期会缩短，并在达到最佳生育年龄后变得更有规律。女性生育

---

① 有一本书全面地介绍了高龄新手妈妈，非常不错。书为《潮热与奶瓶：40 多岁新手妈妈》（Hot Flashes, Warm Bottles: First-Time Mothers over Forty）。作者是治疗师南希·兰顿，本身也是一个高龄妈妈。

年龄一般持续 20 年左右。如果你不是因为手术或药物治疗突然进入更年期，那么围绝经期后的这段时期和初潮后那段不规律的时期很类似。进入 40 岁后，月经周期开始再次延长。虽然大多数人都认为月经正常间隔的周期是 28 天，但研究表明，实际上只有 12.4% 的女性其月经周期是 28 天，大多数女性的月经间隔一般为 24~35 天不等。20% 女性月经周期并不规律。[3]

在绝经前 2~8 年，大多数女性排卵也变得不规律。在这几年中，每个月排出成熟卵子的卵泡加快消失，最终所有卵泡耗尽。研究表明，卵泡消失速度加快在女性 37~38 岁时已经开始。这是因为卵巢分泌的抑制素减少，进而导致脑下垂体产生的卵泡刺激素的水平升高（并不意味着你不能怀孕）。

和我们平时所想的不一样，在围绝经期，我们的雌激素水平通常相对稳定甚至会上升。在月经结束前一年，雌激素分泌才开始减少。[4] 此时，女性体内产生的雌激素主要是雌二醇。但在围绝经期，女性体内分泌更多的是一种名为雌酮的激素，它主要由卵巢和体内脂肪分泌。

在围绝经期，睾酮水平通常不会有明显下降。事实上，与围绝经期相比，许多女性（但不是全部）在更年期后卵巢会分泌更多睾酮。另外，这时黄体酮水平开始下降，通常远远早于雌激素或睾酮水平的变化。黄体酮变化是女性在围绝经期要面对的最重要的问题，稍后会做详细探讨。

人们普遍认为，虽然在更年期生育不再是主要目标，但生殖激素对女性仍十分重要，有助于女性身体健康和保持活力，与生育无关。类固醇激素受体几乎存在于我们身体的每个器官中，这一事实可以证明这一观点。雌激素和雄激素（睾酮）有着非常重要的作用，如保持骨骼强健，维持尿道和阴道弹性。雌激素和黄体酮对于保持皮肤胶原蛋白层的健康也很重要。

更年期是一个正常的人生阶段，不是疾病

关于更年期，有一点一定要牢记在心：更年期是一个正常过程，并非需要治疗的疾病。一位女性如果想让她的身体持续产生足够的激素以维持健康，就必须在身体、情感、精神和环境等方面都保持最佳的健康状态。换句

话说，一位女性的幸福不仅取决于她的身体健康，还和身体之外的其他因素有很大关系，它们共同反映了女性对自身关心和爱护的情况。因为更年期出现在我们中年阶段，所以对我们来说，它是一个绝佳的时机，我们可以评估自身状况，确保能够尽己所能修复或保证自己的健康。

虽然所有的媒体都聚焦在激素补充的讨论上——吃哪种激素，吃多少，吃天然的还是合成的等，但请注意，人们常常忽略一个事实：女性身体从一开始就完全有能力分泌其终生所需的各种激素。那些所谓的性激素（雌激素、黄体酮和雄激素）都来自同一个无处不在的前体分子——胆固醇。此外，我们的身体也有能力将一种性激素转换成另一种。例如，雌激素可以转化为睾酮，黄体酮可以转化为雌激素。这些转换是否真的会发生，取决于我们身体每分钟的变化需求、情绪状况以及营养状态等。

并不是每位女性都需要补充激素。在很多国家，医生很少建议女性补充雌激素，在更年期她们也很少出现不适的症状。这是为什么？

首先，卵巢功能是逐渐衰退的，并非突然失能；其次，除了卵巢，女性身体的其他部位也能产生雌激素、黄体酮和睾酮。在中年时期，女性身体激素需求增加时，它们可以随时提供补充。研究表明，体脂、皮肤、大脑、肾上腺，甚至周围神经，都能分泌雌激素、黄体酮和雄激素（人体激素分泌器官如图 4-1 所示）。但它们是否能够满足身体所需，分泌足够的激素补充，还取决于身体其他状况。

例如，如果一个女性压力过大——工作过度、饮食不均衡、生病、吸烟、酗酒、遇到烦心事，以及与爱人之间不对等的付出，那么她会发现自己身体维持内分泌平衡的能力下降了。这时，她只有先消除压力，才能有望恢复这种能力。如果不解决这些问题，那么到了中年，她可能会非常痛苦，各种症状层出不穷，如头痛、潮热、腹胀、性欲减退、情绪波动和睡眠障碍。

在当代文化背景下，人们生活节奏不断加快，大约 75% 的围绝经期女性有更年期症状，有些症状比较严重的，不得不寻求治疗，包括补充激素、调整饮食、锻炼或者选择替代疗法。如果你发现自己需要补充激素才能保持

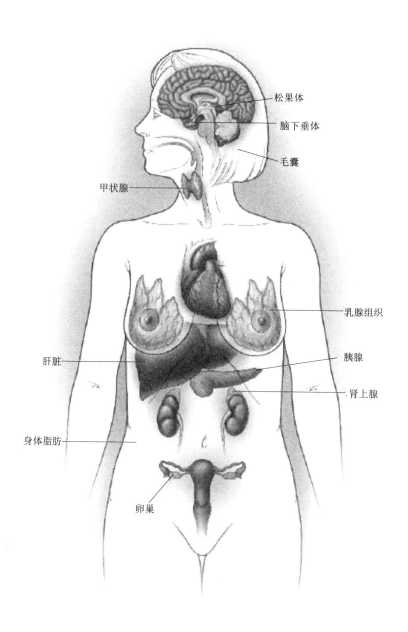

松果体

脑下垂体

毛囊

甲状腺

乳腺组织

肝脏

胰腺

肾上腺

身体脂肪

卵巢

注：健康的身体能够不断分泌各种激素，满足女性一生所需。这种激素合成能力的强弱取决于女性的生活模式和健康状况，包括身体、情绪、精神和环境等方面。

图4-1　人体激素分泌器官

身心健康，不要觉得自己很失败，相反，这是身体给你敲响的警钟，提醒你需要补充激素了。在这种情况下，你可能会考虑接受我所说的补充激素疗法——仅需满足身心健康、舒适，不应过量。同时，你应该更加注意身体内在发出的信息，也许你需要的不仅仅是一张处方或者补充激素。

有一点你必须记住：当采取某种方法缓解更年期症状时，你一定要承认并认真倾听你身体的内在智慧，不要忽视任何外在症状，它们真实地反映了你的身体状况。在更年期，每位女性激素分泌情况，以及身体和大脑对激素的反应，都不一样，就像指纹一样，每个人都是不同的。

三种更年期类型

想象一下，你正站在美丽的山脚下，看到山峰后映满霞光。你渴望站在山顶，饱览这美丽的景色。现在，你有三条路到达山顶。你可以选择一条缓和的盘山小路爬上去，但沿途可能偶有岩石需要跨越；你也可以抄近路，但它陡峭难行，你需要更多的设备和技术支持；当然，你也可以不爬山，让其他人开直升机直接把你送到山顶——这听起来很容易，但稍后你会意识到，你失去了一次机会来锻炼你的肌肉和器官，以应对山顶的寒冷和缺氧。

自然更年期（缓和的盘山小路）：至少拥有一个卵巢的女性，一般在 45~55 岁逐渐进入更年期。绝大多数情况下，自然更年期会持续 5~10 年不等，但有时可能长达 13 年之久。在此期间内，月经可能会停几个月，然后恢复，并在持续时间或出血量上发生变化。自然进入更年期的女性，可以根据身体状况自主选择是否接受治疗，因为她们身体状况良好，是循序渐进、自然进入更年期的，所以身体能够适应更年期带来的各种变化。

提前更年期（抄近路）：至少拥有一个卵巢的女性在 30~40 岁时，不知什么原因，提前进入更年期。大约每 100 名女性中就有一名在 40 岁或更年轻时就完成了更年期的转变。她可能患有某种疾病（如自身免疫性疾病或营养缺乏）或长期处于慢性应激状态（包括过度运动锻炼），这些对相关激素的分泌产生了不利影响。这种更年期持续时间一般较短，多为1~3年。因为这种转变比较快，而且早期的变化通常与身体异常状况有关，所以提前进入更年期的女性需要补充激素，调理身体。[5]

人工更年期（乘坐直升机）： 有些情况可能发生得很突然，比如外科手术摘除或破坏了生殖系统（如摘除卵巢或手术导致卵巢供血不足）、放疗或者化疗、出于医学目的（例如，减小子宫肌瘤大小）服用某些诱导或模拟更年期的药物，都可能导致人工绝经。输卵管结扎术在术后至少一年内也会导致黄体酮水平下降[6]（输卵管阻塞手术一般不会造成人工绝经，因为它不会改变卵巢的血液供应）。很多女性摘除子宫后，虽然保留了卵巢，但激素水平依然会出现变化，当然，月经也没有了。

据估计，全美大约有1/4的女性属于人工更年期。因为身体没有机会慢慢适应激素水平的下降，人工更年期的症状可能会很严重。为了减轻身体不适，几乎所有女性都无一例外地选择了激素补充疗法。

帕蒂：人工绝经

帕蒂，41岁，一位单身母亲，经营一家小公司。因为一些不明症状（如盗汗、体重下降，以及泳装引起的持续皮疹），她在一家急诊中心被误诊为"围绝经期和应激反应"。6周后，她被确诊为霍奇金病——一种淋巴瘤。两次为期6周的化疗让她精疲力竭，她金色的卷发也脱落了……最后病治好了，疲惫和掉发的副作用是暂时的，但另一个副作用是长期的，她不再来月经了。

她写道："化疗结束几周后，我恢复了一些精力，又开始盗汗了。我十分恐惧，以为是癌症复发了；同时情绪低落，但我认为这只是担心造成的。"医生为帕蒂做了激素测试，证实她已经进入了更年期，并给她挑选了适合她的激素替代疗法。她采用了皮肤贴剂的形式，这种形式可以不分昼夜、缓慢地为帕蒂的身体补充少量的激素。"几天之后，我感觉好多了。我想在我身心俱疲的情况下——毕竟我经历了这一切，激素替代疗法的确帮助我迅速恢复了健康。"

更年期和激素水平

传统观点认为，在更年期，女性雌激素水平会急剧下降。这种说法过于简单化，常常导致治疗不当和一些轻症恶化。在自然更年期中，黄体酮水平首先发生变化，缓慢下降，而雌激素水平保持在正常范围内，甚至会上升。在正常整个月经周期中，黄体酮和雌激素的水平会保持平衡，一个下降，另一个则上升。在更年期初期，黄体酮水平呈下降趋势，雌激素水平依然维持在正常范围，也就是说，二者无法维持正常的平衡状态。结果就是雌激素相对过剩，这种情况通常被称为雌激素优势（estrogen dominance），与传统观点恰恰相反。

如果女性在这个阶段开始出现不适症状，那是因为她的身体能够感觉到并试图适应相对过量的雌激素。胰岛素和应激激素高也会加剧雌激素过剩。然而，不幸的是，激素失衡的很多症状都表现相同，从而导致女性在因雌激素过剩或应激激素过多出现症状而就诊时，常常被给予了更多的雌激素药物，甚至抗抑郁药物。显然，这就是很多轻症恶化的原因。

随着转变的继续，黄体酮水平持续下降，最终雌激素水平可能开始大幅波动。雌激素水平上升是因为在正常月经周期中，每月一般只有一个卵泡生长至成熟。但在转变过程中，卵巢开始允许整个卵泡群生长至成熟，似乎想要快速消耗掉女性体内所有剩余的卵泡（这也是随着孕妇年龄增长，双胞胎率提高的原因）。于是，随着女性年龄增长，能够完成整个排卵过程的成熟卵细胞越来越少，导致黄体酮水平也就越来越低。

当卵巢开始间歇排卵时，卵泡刺激素和黄体生成素开始变得不稳定。这两种激素由脑垂体根据需要计量精准分泌，协同作用，调控卵泡的生长和成熟。在女性接近更年期时，激素水平开始稳定下来。卵泡刺激素和黄体生成素的水平逐渐升高，达到新的高度后，不再变化，持续终生。

黄体酮水平下降和雌激素优势的症状

- 性欲下降
- 经期不规律或异常（阴道出血过多）

- 腹胀（水肿）
- 乳房肿胀及压痛
- 情绪障碍（常表现为易怒和抑郁）
- 体重增加（尤其腹部和臀部）
- 手脚发凉
- 头疼（尤其是在月经前）

需要做哪些检查

多年来，更年期的诊断依靠的仅仅是年龄和症状。现在，通过检查确定激素水平逐渐成为判断更年期的主流方法。原因在于：首先，正如帕蒂的故事所描述的那样，有些疾病的症状和更年期的症状十分相似（甲状腺功能减退症是一个例子）。激素水平检测既能确认你是否真的进入了更年期，也帮你排除了其他医学隐患。其次，测定相关激素如雌激素、黄体酮和睾酮，可能还包括脱氢表雄酮和甲状腺激素等的水平，有助于你和你的医生更好地确定你处于围绝经期的哪个阶段，以及如果出现症状，你应采取哪些治疗方法。关于激素检查，有一点要注意：更年期症状与激素水平之间的关系不是绝对的。例如，许多睾酮激素水平低的女性有正常的性欲，也有一些睾酮激素水平正常的女性性欲下降。总的来说，我觉得激素检测还是很有用的。但是，自身感受有时比医院检查结果更有用，毕竟激素水平变化是一个过程，而检查结果只是短暂的状况测定。

如果你决定进行激素检测，就必须了解可以进行哪些检测，以及哪些检测能（或不能）揭示你当前的状态。

激素水平：卵泡刺激素和黄体生成素

大多数医疗机构采用的检测方法是，检测血液或唾液中卵泡刺激素和黄体生成素的水平。这主要是因为在绝经期和绝经后，女性的卵泡刺激素和黄体生成素的水平会上升到最高。但是，这种方法有很多不足之处。首先，它不能反映雌激素水平，卵泡刺激素由抑制素控制，而不是雌激素（这也正是在绝经后雌激素替代疗法不会降低卵泡刺激素水平的原因之一）。[7]其次，在围绝经期的5~10年间，即在月经完全停止前，卵泡刺激素和黄体生成素的水平波动很大。卵巢可能会在几天或几周内变得不活跃，然后又恢复排卵。例如，有的女性月经正常，但体内的卵泡刺激素却达到了绝经后的水平（在血液中超过30IU/L）。与此同时，她们的黄体生成素水平保持正常。因此，不能单纯凭借卵泡刺激素或者黄体生成素的水平高来判断女性是否进入更年期。当一年没有来月经，同时卵泡刺激素和黄体生成素都处于绝经后水平——卵泡刺激素水平 > 30IU/L，黄体生成素水平 > 40IU/L，才能判断女性进入更年期，但此时其依然有可能怀孕，所以即使月经不再来潮，女性还应该继续避孕一年。

激素水平：雌激素、黄体酮和睾酮

　　另一种常见的血液化验项目是分析、检测血液中雌激素、黄体酮和睾酮的水平。这种方法最大的弊端就是，所测得的绝大多数激素都没有活性。健康女性体内此类激素合成数量是实际所需的10倍以上，90%以上的激素分子会和特定蛋白质结合，失去活性。这些蛋白质的目的在于锁紧"门户"，防止过多激素通过血液进入其他器官。只有游离状态的激素分子才具有生物活性，能够迅速进入身体组织，不在血液中停留。由此可见，标准的血液测试无法区分结合激素和游离激素，检测到的基本都是结合状态的激素，结果当然也就无法反映真实情况。

推荐检测方法

　　随着更年期个性化治疗成为新的护理标准，许多临床医生发现，在补充营养或采用同质激素替代疗法时，测量激素水平可以提供有价值的信息，更有利于机体实现激素平衡。血液检测是目前公认的、可靠的激素检测方法。[8]就我个人而言，我认为唾液激素检验法更可靠，但很多医生都不熟悉这个方法。这主要是因为血液中的激素水平并不能反映身体组织中的激素水平，而身体组织才是激素发挥作用的地方。有证据表明，唾液激素水平更准确地反映了这种活动。此外，血液检测是在特定时间测量的单个数值——激素大约每两个小时就会分泌一次。激素水平最高点和最低点之间的差值可以达到 500%。[9] 为了应对这种变化，唾液检测一般一天中要分 5 次采集样本，每次间隔大约 3 个小时。唾液激素检测也可以在家里收集样本，而抽血只能去医院，并且抽血本身就会改变激素水平。唾液检测也有一些问题，首先美国医保中并不包含这部分，因此选择进行唾液测试的女性必须自掏腰包支付全部费用（每次测试大约 50 美元）。另外，牙龈出血、口腔溃疡、食物残渣都可能会污染样本，所以在取样时出现人为错误的概率更高。也就是说，临床医师，尤其是自然疗法医师，更善于唾液激素检测。一些研究表明，唾液中的睾酮水平非常准确。[10] 要记住的是，选择哪种检测方式，请听取医生给你的建议。毕竟，帮助你并给你治疗的是你的医生，不是医院实验室。

好消息是，随着对激素代谢领域的研究越来越多。经 FDA（美国食品药品监督管理局）批准，经过改进的、新的检测方法不仅可以检测具有生物活性水平的雌激素、黄体酮和睾酮，还可以检测它们的分解产物。越来越多的研究表明，激素平衡会影响骨更新、脂质代谢、免疫功能，以及激素依赖性癌症，包括乳腺癌和子宫癌。血液检测结果会因生活方式的改变而改变，如是否吃补品、饮食是否规律、是否锻炼和是否使用了激素替代疗法，以及如果你有很多症状或正计划使用激素替代疗法，我则建议你做唾液激素检测。另外，医生是否熟悉此类激素检测也很重要。

什么时候测试，如何测试

如果你出现了更年期症状，想要改善激素平衡，我建议你在治疗前后对你身体的激素水平进行检测。每个人在开始治疗前，最好都做几组不同的激素检测。但现实生活中，对大多数女性来说，这很难做到。记住，不管你的测试结果如何，你的激素水平在一个月甚至一天内都可能出现较大波动。一天中收集样本的最佳时间是清晨（尤其是收集睾酮），一个月中收集样本的最佳时间是月经周期的第 20~23 天，此时黄体酮水平往往最高。

通常来讲，激素水平是正常还是升高，与生活方式有很大关系，你可以借助测试，看看自己的生活方式健康与否。

更年期与甲状腺功能

更年期时，女性关注最多的是卵巢，但女性更年期生理状况实际上取决于她所有内分泌器官（分泌激素）的健康状况。甲状腺问题在围绝经期和绝经后很常见。甲状腺异常对女性而言，有的毫无症状，有的会出现各种症状，最常见的包括情绪障碍（一般表现为抑郁和易怒）、精神不振、体重增加、精神紊乱和睡眠障碍。

甲状腺问题与更年期密切相关，这在流行病学上已经得到证实——约26%处于或接近围绝经期的女性被诊断患有甲状腺功能减退症。[11]另外，已故著名临床医生兼作家约翰·R.李博士认为，甲状腺功能减退症（甲状腺激素水平不足）与雌激素优势之间似乎存在因果关系。当雌激素与黄体酮无法很好地保持平衡，雌激素就会抑制甲状腺激素的作用，所以即使甲状腺激素分泌正常，但因为作用被抑制，女性身体也会出现甲状腺功能减退的症状。在这种情况下，医院检测结果可能会显示甲状腺激素水平没有问题，因为甲状腺本身的确是正常的。

很显然，在这种情况下，再要求女性补充雌激素，只会导致更严重的激素失衡，进而加重症状。这时补充甲状腺激素也解决不了潜在问题，即雌激素优势。雌激素优势和血糖应激通常伴有高水平肾上腺素，进而加剧甲状腺问题。让我们来看看发生了什么：肾上腺素会刺激交感神经系统，血糖高也会刺激交感神经系统，它们导致的症状包括心率加快和血压上升，而这两种情况通常会导致心悸。与此同时，另一个后果是雌激素被代谢成一种叫作儿茶酚胺类激素的物质，这种物质本身就具有类似肾上腺素的作用。主要的甲状腺激素（包括甲状腺素）也对心脏和交感神经系统有刺激作用。为了适应系统中过高的肾上腺素水平，甲状腺通常会稍做关闭，以降低对甲状腺素的刺激——具体表现就是促甲状腺激素水平略微偏高。

甲状腺功能减退症通常很难诊断，因为显性的和亚临床甲状腺功能减退症之间是连续统一的，两者之间有很多重叠之处。根据专家和医疗诊断记录显示，多达25%的更年期女性有某种甲状腺问题，其中大多数是亚临床甲状腺功能减退。在这种情况下，虽然可能会出现症状，但甲状腺功能检测显示只是轻微异常——促甲状腺激素水平在 0.5~5.0 之间，T3（三碘甲腺原氨酸）和 T4（四碘甲腺原氨酸）水平正常。根据美国临床内分泌学家协会，促甲状腺激素水平的上限为 3.0，而不是 5.0 或者更高（尽管许多专家，包括我，都更愿意将上限设为 2.5）。[12] 不幸的是，大多数实验室仍然报告 5.0~5.5 为正常的上限。因此，事实上，成千上万的女性本可以通过补充甲状腺激素或者碘来补充甲状腺素，但却被告知，她们的检查结果是正常的，而实际上并非如此。

威尔逊氏综合征

如果你的体温一直偏低，并且伴有甲状腺功能减退（甲状腺激素水平低）的症状，即使常规的甲状腺检查显示正常，你也可能患有威尔逊氏综合征（有时称为"威尔逊氏温度综合征"）。虽然威尔逊氏综合征没有得到主流医学的承认，但自然疗法的医学院已经将其纳入了学校课程，并在全美范围内引起了越来越多的替代和补充医学从业者的注意。

在面对重大精神或身体压力时，身体最容易出现威尔逊氏综合征，过后即使压力解除了，症状也依然会持续，如疲劳、头痛、偏头痛、体重增加、易怒、抑郁、记忆丧失、焦虑、关节和肌肉疼痛、便秘、肠道易激综合征和许多其他使人体质衰弱的疾病。这些症状彼此之间看似无关，但都和威尔逊氏综合征有关。患有威尔逊氏综合征的一个明显症状就是体温偏低。

导致这种症状的原因如下：正常情况下，你的身体会将 T4 转换成 T3。但是当你的身体温度偏低时，它就失去了转化的能力。最终的结果是细胞代谢被阻断，从而导致体重增加以及其他许多症状。如果一个人患有威尔逊氏综合征，被要求服用甲状腺药物，如左甲状腺素钠片，那这不会起任何作用，因为这类药物只含有 T4，而患有威尔逊氏综合征的人缺失的是转化能力，无法把 T4 转化为 T3。

要想知道自己是否有威尔逊氏综合征，你可以用普通的温度计，按以下方法连续 5 天测量体温。早上醒来后第一件事就是量体温，间隔 3 个小时后再量一次，一共测量 3 次。把这 3 个数字加起来，然后除以 3，就是你这一天的平均体温，连续测量 5 天（如果你还没有进入更年期，最好在月经周期的前两周进行测量）。如果你的日均体温低于36.8摄氏度，那么你很可能患有威尔逊氏综合征。治疗威尔逊氏综合征通常需要每12小时服用一粒能够持续释放T3的药。服药后，继续测量体温，一旦日均体温达到36.8摄氏度，并连续3周都在36.8摄氏度以上，那么你就可以逐渐停用药物，直到不再需要。佛蒙特州首府蒙彼利埃的弗里德曼诊所（Friedman Clinic）对11名威尔逊氏综合征患者进行了治疗研究，对他们的5个症状进行监控。研究发现，按照上述方案治疗，在3周到一年的时间里，11个人的5个症状都有所改善。[13]

碘在甲状腺疾病中的作用

碘是人体合成甲状腺激素所必需的一种元素，缺碘的人往往会患上甲状腺功能减退症。如果你的T3和T4水平正常，但你的促甲状腺激素水平升高，那么你可能体内缺乏碘（缺乏碘的症状还包括冷漠、抑郁和心智功能减退等）。因为体内未使用的碘会通过肾脏排出，所以医生可以通过尿液（24小时内）检测来判断你是否缺碘。

虽然缺碘只是甲状腺水平低的一个原因，但近来缺碘引起了越来越广泛的关注。1971—1974年进行的第一次美国健康与营养调查发现，2.6%的美国公民缺碘，到了1988—1994年第三次调查时，这一比例已飙升至11.7%，后来为13%。[14]专家列举了缺碘的一些原因。例如，森林砍伐和水土流失等环境污染问题导致土壤中碘的浓度降低，这意味着农作物中碘的含量也会随之降低。因为担心胆固醇问题，人们减少了鸡蛋的食用，同时因为担心汞，人们吃鱼也越来越少。这两种食物都含有丰富的碘。也许最重要的是美国人正在减少食盐的使用，因为他们担心高血压，而食盐是碘的重要来源。现在，在家做饭的人也越来越少，很多人喜欢吃加工食品，这些食品使用的盐含碘量通常很低。但多吃盐并不能解决问题，因为根据世界卫生组织的数据显示，食盐中碘的添加量并不总是一致的，不同包装的盐碘含量也不同。如果盐储存在开放的容器中，特别是在潮湿的环境中，其碘的含量也会降低。要想提高体内碘的含量，最好的一个办法就是吃海菜（包括紫菜、海带、裙带菜和黑海藻），它们是所有食物中碘浓度最高的。

但是，体内碘过多会抑制甲状腺激素的分泌，从而导致甲状腺激素水平降低，所以不要摄入过量。一开始，慢慢增加碘的摄入量，每周在你的饮食中加入一到两汤匙的海菜。同时，一定要吃富含微量元素硒的食物（如鸡蛋、肉、鱼、麦片和坚果）。如果你已经在服用甲状腺药物，你的医生可能会每8周左右监测一次你的促甲状腺激素水平，以便在必要时调整剂量。

用碘小常识

碘化物是一种化学物质（含有碘离子，可用于食盐中），属于卤化物的一种。其他卤化物包括氯化物、氟化物和溴化物。在过去40年左右的时间里，面包商制作面包时用溴化物代替了碘化物，而且供水系统中添加的是氟化物（50年来，最近美国政府首次调整降低了自来水中氟化物含量的标准，但很多儿童牙齿上还是出现了斑点，因为不仅自来水中，牙膏中也含有太多氟化物）。这些高毒性的卤化物可以将碘从细胞中置换出来。在饮食中添加碘或开始服用碘补充剂，有时也会取代细胞中的氯化物、氟化物和溴化物。但这样做，很容易生皮疹。长期服用碘化物会生皮疹，但实际上这只不过是身体在解毒，排除体内过多的溴化物或其他有毒的卤化物。要想消除皮疹，减少碘化物的使用量就可以了。

那些正在服用甲状腺激素的人，摄入碘化物通常会提升自身分泌甲状腺激素的能力。因此，服用甲状腺药物的女性如果开始服用碘，很可能会出现颤抖、心率加快和紧张等症状，这些都是由于甲状腺激素分泌过多造成的。缓慢、小心地减少甲状腺激素使用量可以缓解这些症状。女性在补充碘的时候，要找一位熟悉碘化物和甲状腺激素作用的医生，这样才能达到最佳的效果。需要注意的是，补充碘这件事是颇具争议的一个话题。

一旦肾上腺应激、血糖应激、碘缺乏和雌激素优势通过补充适当休息和阳光等方式得到解决，甲状腺水平也可能会恢复。同时，服用含有两种甲状腺激素（T3和T4）的小剂量甲状腺替代物，症状也会大大改善。最常见的包含 T3 和 T4 的甲状腺药物是甲状腺素片（天然甲状腺萃取物）。

虽然补充甲状腺激素确实有助于缓解甲状腺功能减退，但在一些病例中，病人的抑郁症状依然存在，原因相当令人惊讶：抑郁本身可能导致甲状腺功能障碍。换句话说，针对甲状腺功能减退症的治疗可能是治标不治本，消除了症状，但并没有解决病因。

有一点需要说明一下。甲状腺位于第五脉轮（即喉轮），脖子上方的根部，它负责沟通、创造力表达，安排时间，主宰意识。我们首先从创造性表达开始。虽然我们每个人都有创造力，但一谈到创造力，我们往往就会想到艺术家。众所周知，男性艺术家、作家、作曲家和音乐家远比女性成功和有名。这是因为，即使到了现在，女性的创造性表达，即说出女性内心深处的渴望，与男性的相比，依然没有得到同等的重视和接受。我们担心别人听不进我们的话，或者我们的看法被低估，所以，我们学会把话憋在心里，或者是在表达时，一旦感觉到有人不听，就立马不说了。

其次是时间问题。我们对时间的体验直接影响我们身体的每一个细胞，包括我们的甲状腺。你是不是经常说"我没有时间"或者"时间永远不够"？现在，我们处于一个信息大爆炸的时代，每个人每天处理的信息比我们祖父母那一代一年处理的信息还要多。时间似乎在加速，要做的事情越来越多，能做事的时间却越来越少。我在写第一版的《女人的身体，女人的智慧》时还没有手机，互联网才刚刚起步。在和时间的这场竞赛中，我们走得过于用力、莽撞，以至于无路可走，阻止这场比赛的唯一方法就是改变和时间的关系。心理学家盖伊·亨德里克斯认为，根据爱因斯坦的时间相对论，我们自己就是时间来源。他同时指出，我们对时间的体验是非常主观的。把手放在滚烫的炉子上，每一秒都很漫长。你和爱人在一起时，会感觉时间转瞬即逝。时间的相对性，在中年感觉尤为明显，因此，我们必须积极参与那些能滋养我们灵魂的活动，一些能够让我们感觉时间静止的活动。

最后，什么是意志呢？中年是你必须将自我意志臣服于灵魂的神圣意志的时候。我的一个朋友告诉我，她之所以患上甲状腺疾病，起因是她把自己作为母亲的职责和企业主的工作视为对自己意志的最大考验。怎么才能让她的丈夫、孩子和她的员工做她想让他们做的事情呢？"读大学时，"她说，

"我觉得自己是'神圣计划'的一部分。我期待灵魂来指导我的行动。结婚后，我完全忘记了灵魂，反而让一个母亲应该做什么的陈旧观念来支配我的生活。"我的朋友意识到，她无意识地踏上了她母亲的老路。她的母亲每周都要用好几个小时招待一些她并不喜欢的人。另外，她的母亲也会去教堂做一些她觉得应该做的事情，尽管这些事并不会给她带来任何快乐。

至此，你可以清楚地看到，甲状腺平衡是多方面的，解决起来非常棘手。要想解决这些问题，女性可能不仅需要补充黄体酮、甲状腺激素和碘，还需要立刻认真审视一下自己的生活和人际关系，有一些地方势必要做出改变了。

更年期和肾上腺功能

两个拇指大小的肾上腺分泌三种关键激素，帮助我们应对生活中的各种压力。但是，如果一名女性生活中长期充满了压力，避无可避，或者她患有慢性疾病，那么她的肾上腺就会长期处于工作状态，无法得到充足的休息补给，导致她进入更年期时会出现肾上腺衰竭。

要想了解慢性疲劳对身体以及更年期体验的影响，首先要了解肾上腺分泌的三种不同激素对机体的作用。这三种激素虽然不同，但彼此互相补充。

去甲肾上腺素（肾上腺素）：一种"战斗或逃跑"激素，在人体受到威胁时（或者你觉得你受到威胁时）产生。它会让你心跳加速，血液涌向心脏，肌肉群变大，瞳孔扩大，大脑反应迅速，对疼痛的耐受力增强，让人处于最佳战斗状态。在现代生活中，所谓"战斗"来自你的日常生活和工作，如身体疲惫时必须继续工作，应对充满压力的工作，为避免交通事故而采取的快速反应。肾上腺素激增如同从银行提款，能够帮助你度过生活中的艰难时刻。但如果你长期让肾上腺素处于激增状态，那么肾上腺就会耗竭，就像银行存款会被提完一样，当你真正有需要的时候，你的肾上腺只能分泌很少的肾上腺素了。

皮质醇：增加食欲，提高能量水平，抑制免疫系统的过敏和炎症反应，促进身体能量代谢，帮助身体抵抗感染、创伤和体温过高带来的应激反应，令情绪保持稳定。人工合成的皮质醇——如泼尼松和可的松——可以用于医疗，帮助病人振奋精神、增进食欲、增强身体运动能力，进而更好地抵御疾病或治愈创伤。正常情况下，皮质醇分泌遵循一定的生理节奏，身体能很好地控制皮质醇的分泌和调节血液中皮质醇的含量，但如果人长期处于压力状态下，皮质醇水平很可能会偏高，时间过长会引起很多副作用，如骨质疏松、肌肉萎缩、皮肤变薄、蛋白质合成能力下降、肾脏损伤、体液潴留、血糖升高、体重增加，以及对细菌、病毒、真菌、酵母、变应原、寄生虫甚至癌症的抵抗力变弱。如果你周围有人服用大量泼尼松，你就会知道这种药物对人体的副作用有多大。

脱氢表雄酮：一种由肾上腺和卵巢分泌的雄激素。无论是男性还是女性，脱氢表雄酮都有助于中和皮质醇的免疫抑制作用，从而提高对疾病的抵抗力。皮质醇和脱氢表雄酮成反比，一个上升，另一个则会下降。脱氢表雄酮还有助于保护和增加骨密度，通过控制"坏"胆固醇（LDL）水平来保护心血管健康，提供机体活力和能量，保持思维敏捷，维持正常的睡眠模式。与去甲肾上腺素和皮质醇一样，脱氢表雄酮也能提高抵抗压力、创伤、过度疲劳、发热的能力。如果女性由于睾酮水平下降而性欲下降，究其根本原因，通常是脱氢表雄酮水平下降，因为脱氢表雄酮是身体合成睾酮的主要成分。

若对肾上腺过度索求，人体就必然会付出代价。肾上腺素和皮质醇水平过高会导致情绪紊乱、睡眠障碍、抗病能力下降，影响人体血液循环。在当前快节奏的生活中，上述情况十分常见。由于这些副作用并不是很严重，可以忍受，因此很多人选择视而不见，继续着不健康的生活方式。原本只需要偶尔发挥作用帮助人体恢复活力的脱氢表雄酮，现在长期当值，处于高水平，最终必然导致肾上腺功能衰竭。反过来，肾上腺功能衰竭，首先出现的后果就是合成脱氢表雄酮的能力变差，但肾上腺还在不停满足身体的过度需求，于是皮质醇和肾上腺素水平也开始波动。肾上腺衰竭的主要症状之一是持续性地衰弱、疲劳。虽然这种疲劳常常伴随着情绪低落、易怒、失眠和对生活失去兴趣，但这并不意味着这些症状就一定是由肾上腺问题引起的，就像类似症状也并非全由甲状腺功能障碍引起的。这就是为什么在治疗后这些情绪症状并不一定会消失，因为潜在的问题仍然没有解决。

患肾上腺衰竭的女性在进入更年期时可能会明显感觉不适，因为更年期本身就是一种应激。另外，肾上腺衰竭也表明我们长期以来的生活方式存在问题，需要解决。更年期女性自我意识觉醒，头脑清晰，这些问题会显得尤为突出，而肾上腺衰竭会带来更多不必要的烦恼，同时也会让女性丧失原动力。这样的活，女性不仅无法解决肾上腺衰竭带来的问题，也无法充分利用自己的创造性能力，过好后半生的生活。

如果一个女人经常感到疲劳或抑郁，每天一起床就感觉很累，或者发现即使普通的小事也会带给自己很大压力，那么她可能患有肾上腺功能障碍。

肾上腺功能检测

脱氢表雄酮和皮质醇水平检测需要到正规医院进行，测唾液或者血清都可以，很容易。传统血液检测中，医生可能会随时安排你检查，而检查结果一般会显示你的肾上腺是"正常的"。但是，更可靠的方法是，一天之内在不同时段多次进行激素水平检测，这样有利于揭示皮质醇或脱氢表雄酮分泌不正常的情况。一天多次测试，唾液测试要比血液测试更容易操作。

肾上腺压力源

以下压力源可能会导致疲劳，最终导致肾上腺功能障碍——反过来，肾上腺功能障碍也会导致压力源情况恶化：

- 长期过度担心、愤怒、愧疚、焦虑或者恐惧
- 抑郁
- 运动过度
- 长期接触工业的或其他有毒物质
- 慢性或严重过敏
- 劳累过度，身心俱疲（仅适用于你所做的工作无法满足你时）
- 长期熬夜或睡眠不足
- 未愈合的创伤或伤害
- 慢性疾病

- 昼夜混乱，如轮班工作
- 手术

如何增强肾上腺功能

如果测试后，你发现你的肾上腺激素水平较低，有几种方法可以帮助你增加脱氢表雄酮、皮质醇，或者同时增加两者。一种方法是直接服用激素，另一种——可能的话，是最理想的方法，即尽可能恢复肾上腺的健康和功能，让它最终能够分泌足够的所需激素，而不需从外界进行额外补充。恢复肾上腺功能，就需要改变导致肾上腺衰竭的生活方式。如果你服用肾上腺激素的剂量过高，或者服用时间过长，肾上腺功能很可能会永久性衰退。

- 脱氢表雄酮：脱氢表雄酮有片剂、皮肤乳膏或舌下含服的酊剂。这些质量参差不齐，所以你最好咨询医生，根据血液或者唾液激素水平确定如何服药。另外，我建议最好服用药物级别的脱氢表雄酮。不管你如何服用脱氢表雄酮，都一定要定期检测血液或唾液中的激素含量，直到水平恢复正常。当激素水平恢复到正常范围时，逐渐减少服用剂量，直至完全不用服用。有意识地多关注充满爱意、能够带给你快乐的想法（如想心爱的人、最喜欢的宠物、一顿美味的饭，或者一段甜蜜的回忆），不要总想着有压力的事情。有意识思考是一项技能，非常有用，刚开始并不容易掌握，但一旦掌握，就可以减缓因压力引起的生理反应对身体的危害。关于有意识思考的技能培训，推荐关注美国心脏数理研究院的相关培训项目和书籍，也可以阅读一下《专注的惊人力量》，作者是埃斯特·希克斯与杰瑞·希克斯。此外，多做一些能给你带来快乐和欢笑的事情，尽量不要做违背自己意愿的事情。多和能够让你快乐的人在一起，少接触损耗你精力的人。多想想自己的优点，少想自己的缺点。总之，让自己快乐，一切以快乐为先。做到这些，需要很大的勇气，但值得。

- 皮质醇：有些人仅需要小剂量的氢化可的松。最好由专业医生指导服用时间和剂量，这样效果会更好，更安全。[15]

- 饮食调节：本书在第七章中探讨的饮食计划有很多好处，其中就包括改善和恢复肾上腺功能。一定要摄入足够的蛋白质，每顿饭都应该含有一些蛋白质。记住，咖啡因会刺激肾上腺，应控制摄入量。另外，不要禁食或清肠。

• **营养补充品**：第七章介绍了如何利用营养补充品改善激素水平，要想达到最佳效果，服用补充品一般需要超过 3 个月。此后，可以根据自身需求酌情减少。一定要摄入足够量的维生素 C（每天多次补充）、复合维生素 B、锌、镁，多次服用。

• **睡眠**：提高肾上腺素水平，恢复肾上腺功能，最有效的方法就是保证充足睡眠。当我压力大时，我通常每晚都会睡 10 个小时以上，甚至更长。平时，每晚也努力保证 8 个小时的充足睡眠。

• **锻炼**：定期有规律地适度锻炼，切记不要运动过度，累到精疲力竭。

• **晒太阳**：晒太阳不仅对你的肾上腺有好处，而且有助于维生素 D 合成。尽可能多地晒晒太阳，但一定要注意，尽量选择清晨或傍晚时候，不要在正午晒太阳，以防晒伤皮肤。建议每周晒太阳 3~4 次，每次 10~30 分钟（时间长短取决于你的肤色，深色皮肤的人时间长一些更好）。如果时间过长，一定要涂抹防晒霜。晒太阳一定要做好防护，以防得皮肤癌。

• **中草药**：西伯利亚人参中含有的一种成分与脱氢表雄酮和皮质醇的前体有关，服用这种草药有助于恢复肾上腺功能。不过，它有刺激作用，为了不影响睡眠，请在下午 3 点之前服用。甘草根也有助于肾上腺素分泌，因为它含有的植物激素能够模拟皮质醇作用。建议食用 5：1 的固体甘草萃取物，每天 3 次，每次最多 1/4 茶匙。甘草茶也是不错的选择。我比较喜欢传统的中药有机甘草根茶。如果你的血压正常，每天可以喝 3~4 杯。

更年期症状

尽管有很多书都介绍了更年期的"正常"症状，但大部分症状很多女性都没有经历过，甚至有的人就没有任何症状。接下来，我主要介绍一些女性切身体会到的常见症状，以便你了解并有所准备（更年期症状与年龄如图 4–2 所示）。如果你知道某个症状只是过渡期的正常现象，可能会有助于你缓解焦虑。

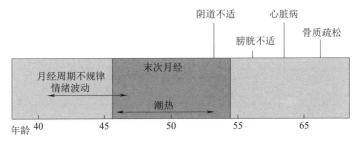

图4-2　更年期症状与年龄

　　有一点需记住，如果你心中对更年期症状有期待，那它们很可能会出现，而这仅仅是因为你觉得它会发生。请记住，在一些国家，女性很少说自己任何更年期的症状，而你也不必提前记录自己可能会出现哪些症状。

　　另外，你还一定要记住，你母亲的更年期体验很可能在无意识中对你产生暗示。我的一位读者告诉我，她的母亲总是说，她的生活在更年期后有了显著的改善，这是她一生中遇到的最好的事情。因此，当这位读者到了更年期时，她有了和她母亲一样的体验。但如果你母亲在更年期过得并不愉快，你也不要觉得自己定会如此，认识到你和你母亲是不同的个体，便可以有一个全新的、积极的体验。[①]

　　下面简略介绍一些症状，均来自我的患者和"女性智慧社区"读者的描述，在随后章节中，我会对这些症状及其解决方法做详细论述。

潮热

　　　　因为可能会突然间感觉很热，所以我无法穿毛衣，即使在冬天，有时也总是想要打开窗户，恨不得脱掉所有的衣服。

　　潮热是最常见的更年期症状，70%~85% 的女性在更年期都会出现潮热症状。[16] 潮热症状有的很轻，有的很严重，甚至会导致失眠和抑郁。潮热可能会突然出现，一开始比较温和，但很快会迅速加重，并扩散到面部、头皮

---

① 详情可以查询我的另一本书《母女相处之道》（*Mother-Daughter Wisdom*），里面介绍了很多方法，告诉你如何提高和改善从母亲那里继承来的想法和行为。

和胸部，同时可能会伴有皮肤潮红和出汗，也有人会出现心率加快、手刺痛、浑身起鸡皮疙瘩，严重者会感觉恶心。这些症状一般会持续 1~5 分钟，有些人在潮热后会感觉很冷。在更年期时，大多数女性一般在月经前或月经期出现潮热症状。潮热症状是由雌激素水平的下降和卵泡刺激素水平的升高导致的，因此随着月经的临近会出现得更加频繁。最接近绝经时，雌激素水平最低而卵泡刺激素水平最高。潮热通常在绝经 1~2 年后消失，但有些女性的潮热症状可能会持续多年——主要是由生活压力过大和过高的肾上腺素水平导致的。

　　潮热，也称血管舒缩性潮红。人体头部和颈部皮肤血管扩张，导致更多的血液流到这些区域，进而发生潮热。除了激素变化，外部因素也会影响女性潮热的强度和持续时间。焦虑和紧张会加重潮热症状，高单糖和精制碳水化合物（如果汁、蛋糕、饼干、糖果、白面包、葡萄酒和啤酒等）的饮食也会加重症状。对有些女性而言，即使是喝不含咖啡因的咖啡，也会加重她们的潮热症状。超重和吸烟也是加重潮热症状的危险因素。[17]

　　我们有许多方法可以缓解潮热症状。雌激素疗法有效率高达 95%，在妇女健康倡议 [①] 研究开始之前，它被认为是缓解潮热的黄金标准方法。2% 黄体酮护肤霜也适用于许多更年期女性，只要每天涂抹 20 毫克在皮肤上就可以缓解疼痛 [18]（详见第五章）。虽然抗抑郁药有很多副作用，如恶心、口干、嗜睡、食欲下降和失眠等，但某研究已经证明，抗抑郁药可以缓解潮热症状。[19] 传统上用于治疗高血压的药物可乐定，经皮用药可减少高达 80% 的潮热症状，但其副作用包括血压低、口干和镇静。[20] 另外，冥想和放松也能很好地缓解潮热症状。赫伯特·本森博士提倡的松弛反应法就很有效，我们也可以在潮热开始时，做腹式呼吸。[21] 研究表明，冥想可以缓解 90% 的女性潮热症状，而不需要任何激素治疗，这是因为冥想会降低激素水平。[22]

　　很多女性发现，调整饮食也有助于缓解症状（详见第七章）。豆制品（每天总计 45~160 毫克的大豆异黄酮）可以缓解症状，另外，许多草药，如

---

① 妇女健康倡议（Women's Health Initiative，缩写为 WHI），一项在全美范围内持续进行的观察性研究项目的名称。——编者注

黑升麻、当归、圣洁莓、玛卡或葛根也都能缓解症状。针灸也是很有效的方法。（关于这些方法的具体内容，请参考第六章。）

潮热是考验，不是诅咒

黛博拉·克恩博士是我的好友兼同事，专门从事健康科学和身心联系研究，她从全新的视角，阐述了潮热的积极作用，下面的文章最初发表在了她的博客上[①]。

7月，全美热浪袭人，我也未能幸免。我本身就是热浪源。我感觉特别热。从周日晚上开始，我经历了真正的潮热——第一次是在晚上6点，然后是第二天中午的12点。这听起来可能很疯狂，但实际上我一直怀着激动的心情期待着这一天的到来。大多数女性都恐惧潮热的到来，为什么我会如此期待？这一切都要归功于琼·博里森科博士。1996年，我有幸拜读了博里森科博士的著作《女性生命史册》（*A Woman's Book of Life: The Biology, Psychology, and Spirituality of the Feminine Life Cycle*）。书中关于更年期和潮热的介绍深深地吸引了我。当时，我快40岁了，但我第一个儿子还没有出生，博里森科博士描述的潮热让我非常着迷，自此，我一直期待着自己潮热症状的出现。

博里森科博士在她的书中有这样一段描述："亚历山德拉·大卫·尼尔，一位勇敢的法国女性，在47岁时放弃了优渥、无忧无虑的生活。她离开了巴黎，离开了她的丈夫，剃光了头发，穿着深红色长袍，绕了半个地球来到中国西藏，假扮成一个男喇嘛潜入了一座寺庙……

"在2月的一个月圆之夜，她参加了一个仪式，在这个仪式中，僧侣们在喜马拉雅山山洞的严寒中脱光衣服，用湿布把自己裹起来，练习 tumo 瑜伽。冥想中，他们的身体释放了大量的热量，烘干了湿布。湿布干得最多的僧侣被认为是最高层级的瑜伽大师。Tumo 在藏语中意思是'凶狠的女人'，代指每个人（无关性别）的生命力能量，这股

---

① 要想进一步了解黛博拉观点，请登录 www.drdebkern.com。

力量在成千上万个叫作'气脉'的小通道中循环，类似于针灸中的经脉……"

僧侣们练习 tumo 瑜伽主要为了升华心灵，而不是治愈身体。练习时，僧侣们全身心投入想象，吟唱圣音，把生命力能量从低位能量中心提升到头顶上最高的脉轮。在这个过程中，他们相信他们正在焚烧错误的信仰，以及妨碍他们充分认识"真我"本质的自负和自大。

Tumo 瑜伽跟我的潮热有什么关系？正如博里森科博士在她的书中所指出的，更年期女性可以采用僧侣的方法，有意识地思考限制自我的想法，以及错误的想法、压力和自我依恋，利用过渡期的潮热力量把它们燃烧殆尽。因此，现在我每天（晚上）有 6~12 次机会，可以进行有意识思考，燃烧任何可能阻碍我充分发挥潜力的东西。这太令人激动了！那么，在遵循健康的饮食、适度锻炼、经常冥想和做瑜伽后，为了减少潮热的频率、强度和严重性，我还需要服用生物同质性激素吗？当然。但当潮热症状来临时，我满怀激动和期待之情，希望乘着热浪燃烧所有阻碍我前进的事物，对此我心怀感激。

黛博拉·克恩博士把这些内容发给我时，对我说："我真切感受到了潮热的力量，建议你也试试这个方法，看看是否对你有用！"

夜间盗汗

我晚上经常出汗，有时不得不半夜换床单。

潮热经常伴随夜间盗汗。根据传统中医理论，夜间盗汗经常发生在凌晨 3 点到 4 点，人在这时醒来很可能浑身是汗。很多患者都证实了这一点。（产后也经常出现盗汗，我把这看作是身体排毒的一种方法）。

心悸

我好像突然间能感觉到自己的心跳了，而以前我从没注意过自己的心跳。

和潮热一样，心悸也有轻有重，但很少危及生命，虽然有时让人感觉恐惧。心悸是由应激激素导致的交感神经系统和副交感神经系统失衡引起的，通常与恐惧和焦虑有关。如果症状持续出现，就应该去看医生。

莱丝丽：更年期能量激增

莱丝丽是一所高中的美术老师，经常帮助学生解决各种问题。因为她对工作认真负责，所以学生都很尊重和爱戴她。"我是那种你一眼就能认出来的美术老师，"她写道，"我看起来就很像教艺术的。我不仅仅教孩子们如何绘画或雕塑——我的意思是，在我们生活的环境中，处处充满了艺术，而生活的乐趣就在于欣赏它。我试着用我的生活方式来证明这一点。"

莱丝丽喜欢将潮热视为"能量激增"，一种积极的改造过程。潮热或其他症状没有给她带来任何烦恼，她也没有接受任何药物治疗。"当我告诉我的医生，我放弃激素替代疗法时，她一点也不惊讶。因为她知道，我认为潮热是一种身体内部自然变化的方式，我选择尊重我的身体。同时，我也为身体变化提供支持，帮助身体适应变化，以防症状加重。"莱丝丽通过改善营养、服用草药和植物激素来减轻症状。她服用黑升麻根一周后，潮热症状得到明显缓解，虽然还有一些，但很轻微，她觉得这种感受很有趣，并不厌烦。她还每天早晚各喝一杯香草味豆奶。

偏头痛

40岁以后，每次月经来潮前的一两天，我就会头痛得厉害。这种情况以前从未有过。

在更年期，女性经期偏头痛往往是由激素水平的不平衡导致的。这种头痛通常发生在经期前，此时雌激素和黄体酮水平都会急剧下降。2%黄体酮软膏可以有效缓解更年期月经前的偏头痛，这已经得到了很多女性的证实。在经期前两周，每天将黄体酮软膏涂抹在皮肤上，如果你已经停经，那么每个月涂抹三周时间。你也可以使用黄体酮胶囊或者阴道凝胶，一般药店都有销售。针灸和一些中草药也有助于缓解偏头痛。

乳房肿胀及压痛

　　　　我的乳房有时很痛，和孩子拥抱碰到都会很痛。

　　很多女性月经来潮前都会感到乳房胀痛。这通常是因为缺碘。为了保持健康，乳房每天需要 6 毫克的碘。[23] 在更年期，你可能会注意到，乳房肿胀疼痛的情况比以前发生得更加频繁。在雌激素优势下，这种疼痛尤为明显。激素平衡饮食可以缓解乳房肿痛症状（详见第七章），确保摄入足够的 B 族维生素以及足够的 Ω-3 脂肪酸，如 EPA（二十碳五烯酸）和 DHA（二十二碳六烯酸），不要喝咖啡，使用 2% 黄体酮软膏。在你的饮食中安全添加碘，每天吃几片海带，每周吃几个有机鸡蛋，服用碘补充剂也可以。在饮食中添加全大豆食品也很有帮助（详见第十三章）。

月经量过多

　　　　我的月经量非常多，一次要用几片卫生巾，夜用卫生巾 15 分钟内就会被浸透。有时甚至在工作时会弄脏裤子。

　　当雌激素水平偏高(甚至正常)、卵巢排卵不足而导致黄体酮水平过低时，每个月子宫内膜就会在雌激素驱动下无节制地持续增长，增厚的子宫内膜脱落时就会导致连续多天的大量出血。

　　这个问题有时很严重，有些女性甚至会选择切除子宫。但随着绝经期的到来，出血可能会自然停止，因此切除子宫几乎没有必要。我们可以使用各种黄体酮来对抗过多的雌激素或者服用避孕药调整月经周期。身材肥胖的女性更容易出现月经量过多的情况（脂肪产生雌激素），所以运动和节食对她们很有帮助。中医针灸和草药也很有效。情况严重的，可以做子宫内膜去除手术。手术包括好几种方式，如 ExAblate（磁共振引导聚焦超声治疗系统）和 NovaSure（阻抗控制子宫内膜切除系统）。（详见第八章）

经期不规律

　　　　我从来不知道什么时候来月经。有时会正常，但结束一周后可能会有少量出血，又有可能一连三个月都不来月经。为了防止万一，我必须时刻随身带着卫生巾。

在更年期，女性激素水平变化很大，导致月经周期和出血量也随之发生巨大变化，有时量很少，时间间隔短，有时一连三个月甚至更长时间不来月经。有的女性月经周期极其不规律，都不能称之为月经了。如果你月经周期不规律，只是暂时异常，那你忍一段时间，问题就解决了。但如果你月经周期不规律，同时还出现了其他症状，比如情绪波动、头痛，或者你只是单纯地想要月经周期规律，那有很多治疗方法可以选择，例如使用常规的避孕药，或者其他有效替代物，如天然黄体酮软膏或圣洁莓，它们都有助于调节下丘脑–垂体–卵巢轴产生更多的黄体酮（详见第八章）。

子宫肌瘤

我最近月经不规律，看了妇科医生后，她告诉我，我的子宫长了一个肌瘤。超声波检查证实了医生的诊断。医生建议我可以先观察一段时间。

在更年期时，大约 40% 的女性会发现子宫内有良性肌瘤。子宫肌瘤主要由雌激素刺激形成，有的肌瘤会长得很大。子宫肌瘤在绝经后会急剧缩小，而且像月经量过多一样，如果没有伴随其他症状，通常不需要手术或其他治疗。然而，一些肌瘤会导致大量出血，这和它们在骨盆中的位置有关。如果子宫肌瘤不大，可以通过腹腔镜切除或开腹手术切除。除了手术，还有其他治疗手段治疗子宫肌瘤，如子宫动脉栓塞术（UAE）或超声治疗（如 ExAlbate）。针对有些病例，减肥、针灸、草药、饮食调节和用天然黄体酮也有一定的疗效（详见第八章）。许多医疗中心，如克利夫兰诊所（Cleveland Clinic）和约翰斯·霍普金斯（Johns Hopkins）医学院，都有肌瘤治疗中心，为女性提供各种各样的选择，不一定非要切除子宫。

性欲减退

我的婚姻没有任何问题，我很爱我的丈夫。但说实话，马修·麦康纳都让我提不起任何兴趣，更不用说我丈夫了。

正常绝经期本身并不会造成性欲减退。但当女性把注意力转向内在自我时，性欲的确容易减退。健康女性如果出现这种情况，我建议检查一下激素水平。虽然原理尚不明确，但一些女性在更年期睾丸激素水平下降，可能会导致性欲下降。另一个原因可能是肾上腺衰竭。补充少量睾酮或其前体脱氢表雄酮可以提高性欲，有时会使性欲恢复到正常水平。一些女性性欲减退，可能是因为雌激素水平低或者阴道变薄。卵巢切除手术，或者疾病、化疗、放疗导致卵巢功能损害，都会对雌激素分泌造成影响。此时，可以多服用大豆异黄酮，提高体内雌激素水平。

阴道干涩或性交疼痛

因为性交时阴道分泌物减少，不再润滑，所以每次都很疼。

外尿道 1/3 内膜和阴道内膜对雌激素很敏感。雌激素缺乏、肌肉张力减弱以及由此导致的泌尿生殖区供血不足，都有可能引起这个问题。

对很多女性来讲，更年期出现的第一个症状就是阴道分泌物减少，这是雌激素水平下降的直接结果。一些人在做爱时可能需要使用阴道润滑剂。雌激素乳膏、维生素 E 栓剂、全身性雌激素治疗，或增加植物雌激素的摄入（如大豆），都会有所帮助。我的一些病人通过视觉刺激增加阴道润滑。

泌尿系统症状

我一直觉得尿道不舒服，好像感染了，总感觉要小便，但检查后却没发现感染。

45 岁时我第一次出现尿路感染症状，自那以后就经常复发。有时咳嗽或者打喷嚏，我会尿失禁。我担心会一直这样，最后不得不穿成人纸尿裤。

雌激素缺乏导致外尿道内膜变薄，进而产生尿道感染和张力性尿失禁

（如咳嗽、打喷嚏或大笑时尿失禁），而且反复发作。涂抹少量雌激素乳膏可以缓解局部尿道系统症状。凯格尔运动（Kegel exercises）可以增加血液流向该区域，缓解尿失禁症状。

皮肤

> 好像突然之间我的皮肤就变得干涩，有皱纹，尤其是眼睛周围。

当激素水平下降时，皮肤的胶原蛋白层就会随之变薄。现在有各种各样皮肤治疗方法，可以有效帮助生成胶原蛋白，恢复皮肤弹性，减少皱纹。采用全身或局部激素疗法，摄入富含植物雌激素的食物（如大豆），服用抗氧化剂，如维生素 C、维生素 E，以及谷胱甘肽和原花青素（提取自葡萄籽或松树皮），都有助于形成胶原蛋白，恢复皮肤活力。

骨质疏松

> 我的祖母一年比一年矮，腰也一年比一年弯。我不希望自己也变成这样。

很多女性，在 30 岁，甚至更早一些的时候，就出现了骨质疏松症状，在不知不觉中，就流失了骨质。由于长期节食、吃得过少、过度锻炼、缺乏营养或厌食症，许多女性在十几岁、二十几岁和 30 岁时骨密度就没达到应有的峰值。（实际上，预防骨质疏松应从小抓起。）因此，当女性 40 岁左右激素水平开始下降时，她的骨密度已经受到不同程度损害了。当雌激素、黄体酮和雄激素水平开始改变，特别是缺乏营养和锻炼时，构成健康骨骼基础的胶原蛋白基质就可能会开始变弱。维护骨骼中的胶原蛋白基质，重建健康的骨骼，有很多方法，例如从食物（如大豆）中获得足够的激素、使用草药、进行激素替代治疗、补充钙和镁、晒太阳或补充维生素 D，以及进行负重锻炼。

情绪波动

> 看广告时，我突然大哭起来，然后无缘无故对孩子大发脾气。

正如我在第二章中所指出的，许多女性更年期时情绪波动比以往都大，一般在月经前会感觉到。情绪波动大，或者负面情绪增多，部分是由激素水平变化导致的。但这也很可能是你的内在智慧发出的信号，努力引起你的警觉。

失眠

> 我晚上很难入睡，即使睡着了也总是热醒，每次醒来都满身汗，掀开毯子又感觉发冷。

如果没有夜间盗汗和潮热，很多女性并不会失眠。有一些女性睡眠不好是因为焦虑。过多摄入精加工、低营养的食物也不利于睡眠。如果你的睡眠问题与潮热有关，你可以通过治疗来解决。如果你是因为焦虑而失眠，那么你应该改善生活方式。当然，你也许需要改善饮食。和青春期一样，在更年期，睡眠模式会发生变化，由此引发睡眠问题，过一段时间就好了。我们中有一些人，可能像青少年一样，突然间需要更多的睡眠时间，但在更年期后，我们睡眠时间开始减少，比二三十岁时要少。一些女性发现，白天小睡有助于缓解过渡期症状。

健忘

> 我总是找不到钥匙。我经常走进一个房间，却忘了要干什么。有时我觉得脑袋里全是糨糊。

很多女性说，更年期时自己记性不好，有一个"糨糊脑袋"，没办法集中精力，把手机放在冰箱里都是很常见的事情。女性产后也很容易变得迟钝、健忘，家里突然添加了一个新生儿，经常让新手妈妈手忙脚乱，丢三落四。两种情况的不同之处在于，更年期给予的是自己的新生。似乎我们大脑的逻辑思维能力需要休眠一段时间，迫使我们更多地依靠我们的直觉、情绪以及内在智慧行事。一些草药，如银杏和金丝桃，有助于我们保持头脑清醒。保持血糖稳定的饮食也非常有益于大脑。一些女性发现大豆异黄酮、黄体酮或雌激素等也有帮助。请记住，你没有得阿尔茨海默病，而是正在重建全新的思维方式。

更年期症状持续时间

很多女性担心，更年期症状会一直持续下去，伴随其后半生。事实是，这只是我们身体适应激素水平变化的一个过程。在这个过程中，我们关注的重心从生育转向自我成长。换句话说，更年期症状是暂时的。这些症状持续多长时间取决于多种因素，例如更年期类型、过渡期发生的事情，以及女性在过渡期的身心承受能力。自然更年期症状一般会持续 5~10 年，经历由弱到强的转变，直至最终身体适应新的激素水平。

因为所有的更年期症状都是相互关联的，所以对一种症状的治疗也可以减轻其他症状。缓解更年期症状的方法很多，一定要选择适合自己的方法。许多女性同时选择几种不同的治疗方法，例如，在服用大豆制品和多种维生素的同时，服用天然激素补充剂，并加强身体锻炼。有一点女性必须清楚，即在更年期不必过度紧张，认真阅读随后章节，找到适合自己的方法。我们的身体在不停地变化，我们要根据自己身体变化，选择和调整治疗方法，不要怕犯错。

第五章

激素疗法：
个性化选择

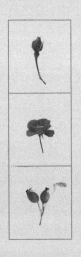

1949 年激素疗法首次被引入，20 世纪 60 年代首批避孕药上市，自此以后，激素疗法的科学就得到了飞速发展。避孕药对女性来讲不亚于灵丹妙药，使她们在日常生活中不再受自然激素分泌和生育规律的困扰。避孕药带来的不良后果是，女性忽视生育规律和自然雌激素分泌的重要作用，滥用避孕药，并认为人工合成激素比自身生理规律和天然激素更安全、对身体更好。后来的激素替代疗法，就延续了这种思想：女性机体存在缺陷，需要补充激素。

　　然而，时至今日，女性有了很多更好的选择。这些选择更加注重身体的智慧，也注重个体激素水平的需求，而不采用"一刀切"的刻板方法。这就是现代激素疗法（HT）与传统激素替代疗法的很大不同。若要了解目前关于激素和激素疗法的观点是如何演变的，就有必要先了解一下激素疗法的起源。

激素疗法简史

　　我在佛蒙特州的一家小医院进行家庭医生培训时，有一次在一家图书馆看书，被放在书架顶部的一本书吸引了目光。这本书是《青春永驻》(*Feminine Forever*)，作者是美国妇产科医师罗伯特·威尔森。书中详细地描述了在绝经期时，雌性激素缺乏是如何导致女性身体衰老的。

罗伯特医生给出的解决方案是：服用雌激素药物，补充身体无法再合成的雌激素。该方法被视为神奇疗法，能够让女性青春永驻——年轻、有活力、性感、需求旺盛。正如罗伯特医生所描述的那样，雌激素对女性很重要，我那时无法想象女性在更年期没有它会怎么样。我所接受的医学教育，并没有告诉我任何关于女性更年期的知识。

我当时并不清楚，为什么美国社会对女性身体这么不在乎，这种贬低直接影响了妇科医学的发展。（当时，凡是30岁以后生育的女性都被认为是高龄产妇。）和很多同龄人一样，我的想法也深受当时社会观念的影响，认为男性优于女性，青年优于老年，认为真正的救赎是不承认男女之间存在差异，努力让自己保持年轻。我们的社会相信化学会让生活更美好，所以在生育期，女性通过避孕药控制不规律的生理节奏，进入更年期后则依赖于雌激素药物。这也就难怪倍美力（美国首款雌激素药物）一经上市，就大受欢迎了。

倍美力的危害

我在医学院读大三时，母亲的一位好友告诉我，她不得不停服倍美力，因为她的阴道开始出血。她后来被诊断患有子宫内膜腺瘤样增生症，因为倍美力过度刺激了子宫内膜。此后，她没有再服用倍美力，出血症状也没有复发。当然，她也没有急速衰老。事实上，直到90岁高龄，她依然能和朋友一起爬山、远足。

母亲朋友的遭遇并非个例。早在20世纪70年代中后期，大量研究明确表明，服用雌激素药物会导致子宫癌的发病率提高4倍。与此同时，也有研究证明，避孕药会增加年轻女性中风、肺栓塞和心脏病等一些致命疾病的发病风险。这些新发现导致了倍美力销售额直线下降。女性开始对这些雌激素药物感到恐惧。直到多年后，此类新的低剂量药物被研究出来，加上大量的市场宣传，部分人的恐惧才被消除——完全消除是不可能的。

倍美力销售回暖

后来有研究开始显示，雌激素有助于预防骨质疏松症。这引起了我的兴趣。当时，我前夫正在骨外科做培训，他的病人很多都是髋骨骨折的老年女性，帮她们修复骨折部位需要花费很长时间。她们当中很多人再也不能独立行走和生活了。

我对雌激素与骨骼健康之间的关系进行了研究，并为医院的妇产科医生做了一个报告。很多教授坚决反对使用倍美力，因为子宫癌的研究结果彻底激怒了他们。虽然我相信雌激素替代疗法可以预防骨质疏松症，但我对其他疗法更感兴趣，比如补钙和锻炼。我和一个同事原本打算进行一项长期的研究，研究包括饮食和锻炼，但住院实习医生的工作太忙了，而这些想法经过了 20 年才被主流医生所接受。

与此同时，也有研究表明，在服用雌激素药物的同时服用黄体酮药物，可以预防子宫内膜癌。在这种情况下，雌激素替代疗法再次慢慢重新回到了人们的视野——一般和安宫黄体酮搭配使用。安宫黄体酮属于人工合成黄体酮，所有服用雌激素药物的女性都需同时服用它，但做过子宫切除手术的女性除外（医生觉得她们没必要服用），因为此时黄体酮除了清理子宫内膜、防止子宫内膜增生的作用，并没有其他用途了。

倍美力成为激素疗法的代名词

倍美力是由从怀孕母马的尿液中提取的雌激素化合物合成的。自 1949 年问世以来，它一直在激素替代疗法的市场中占据王者地位。事实上，当你说到激素疗法时，大多数人，包括医生在内，想到的也都是倍美力。

20 世纪 80 年代到 20 世纪 90 年代初期，倍美力的销量达到了历史最高水平。大量研究（多数由倍美力制造商惠氏制药有限公司赞助）肯定了雌激素有保持心血管系统健康的作用。例如，研究发现，倍美力可以降低低密度脂蛋白胆固醇的水平，而著名的弗雷明汉心脏研究证明，该类胆固醇是诱发心脏病的危险因素。考虑到心血管疾病也正在成为更年期女性的头号杀手，各地的医生都开始相信，所有更年期女性都需要雌激素来保护她们的心脏，有的医生甚至拒绝治疗不服用雌激素药物的女性。

倍美力的其他好处也被夸大，似乎倍美力已成为灵丹妙药，可以抗抑郁、增厚阴道组织、减轻潮热、预防心脏病、预防骨质疏松症，甚至预防阿尔茨海默病。医生按照统一的标准，给每个女性开同样剂量的倍美力——根本不考虑每个人体重和病史的差异。要想保护子宫，每月还需 10~12 天服用安宫黄体酮。后来，倍美力和安宫黄体酮被合成为一种叫作倍美安的药片。这就是当时的激素替代疗法。

倍美力神话的破灭

但后来，很快就有人提出了质疑。大量研究证实，补充雌激素会增加乳腺癌发病概率。这种联系有其生物学基础，众所周知，雌激素会刺激对雌激素敏感的组织的生长，比如乳腺和子宫。但尽管如此，由于人们坚信雌激素可以保护心血管，许多女性便被说服，克服对乳腺癌的恐惧，继续服用倍美力或倍美安。

在 21 世纪来临之际，几项大型的、具有前瞻性的研究对雌激素保护心血管的观点提出了质疑。在大型的心脏和雌激素 / 黄体酮替代疗法研究（HERS）中，参与测试的女性均患有心脏病，并同时服用倍美力和安宫黄体酮。观察结果显示，激素替代疗法不仅没有降低她们随后心脏病发作的风险，实际上，在服用第一年内还明显提高了心脏病发病率，之后发病风险趋于平稳。

2002 年 7 月，一项由政府资助的关于激素治疗的大型长期研究被叫停，隶属于妇女健康倡议研究的项目。因为研究数据显示，长期服用倍美安的风险明显大于获得的益处。16 000 名女性参与了该项研究，她们已经绝经，身体健康。研究中，她们被随机分配服用倍美安或安慰剂。结果显示，与服用安慰剂的女性相比，服用倍美安的女性患乳腺癌、心脏病，以及中风、血栓的概率更高。[1] 美国国家癌症研究所发布的另一项研究报告称，服用雌激素药物在 10 年以上的女性患卵巢癌的风险会提高一倍。[2]

这个信息一经公布，立刻引起了数以百万计的女性和医生的困惑。过去十多年里，大多数女性一直相信服用雌激素药物是预防心脏病和保持皮肤健康、骨骼健康、性生活良好的关键，并打算终身服用。突然之间，人们对激素治疗的看法发生了翻天覆地的变化，尤其是对倍美安的看法。倍美安不再适用于每个女性。作为专业人士，医生也开始进行个性化诊治。

2006 年初，研究人员对护士健康研究（Nurses' Health Study）和妇女健康倡议研究的数据再次进行分析，结果显示，如果女性（年龄相对小一些）在绝经不到 10 年就开始服用激素，那么她们心脏病发病的概率减少了 11%~30%——这一结果正是在妇女健康倡议研究中，研究人员所希望看到的。但是，那些较晚开始补充激素的妇女（绝经了 10 年或更久——妇女健康倡议研究中的大多数女性）患中风、心脏病甚至阿尔茨海默病的风险则提高了。女性在绝经后 10 年内开始只服用雌激素药物，患心脏病的风险会降低 44%[3]（当时，我怀疑，服用激素药物时，年龄不同导致的患病风险差异可能与激素治疗预防血管损伤的能力有关。血管损伤一般和长期压力、高血糖、营养不良和缺乏运动有关）。然而，2010 年研究人员在对这些研究重新分析后，又发现了新的问题：即使是年龄相对较小的女性，在接受雌激素加黄体酮激素替代治疗的前两年，患冠心病的风险也略有增加，但在统计学上来讲，这种增加并不显著。[4] 研究人员也发现，连续服药 6 年后，增加的风险消失了，激素疗法反而会提供一些保护。但实际情况是，大多数女性并不需要服药 6 年那么久，因此潜在保护的说法存在很大争议。

在过去几十年里，我们试图让所有女性相信，更年期女性缺乏激素可以通过激素治疗治愈，现在我们终于认识到了真相。根本不存在什么灵丹妙药，也不存在适合所有女性或者大多数女性的激素处方或药物疗法。我们每个人都有不同的需求、体质、信仰和生活环境，因此，不管做多少研究，都不可能有唯一正确的结果。坦白来讲，我认为这是个好消息。

另外，我们不应对激素疗法一刀切，凡事都有好有坏。激素治疗的科学仍在发展。北美更年期协会提出的建议报告指出，总的来说，女性在临近更年期时开始接受激素疗法，其好处大于风险（虽然该建议报告也指出，激素疗法的益处会随女性年龄增长而减少，而且在绝经前未接受治疗的女性，越晚服用，好处越少）。[5] 研究人员通过再分析护士健康研究和妇女健康倡议研究的数据，给出了令人振奋的消息：激素疗法的确存在一些切实的益处。在妇女健康倡议研究中，使用倍美安（我认为这是最不可取的激素疗法）的女性比使用安慰剂的女性患肠癌和骨折的风险低。而且，不得不承认的是，激素疗法的确是缓解围绝经期症状（如潮热）的极佳方法之一。值得庆幸的是，现在已经有其他方法在降低风险和副作用的同时，起到了和激素疗法同样的作用。

生物同质性激素：理想替代

我推荐女性使用和体内激素完全相同的天然激素补充剂，而不是倍美力、安宫黄体酮以及倍美安。虽然生物同质性激素是在实验室里由在大豆或山药中发现的激素前体合成的，但它们的分子结构经设计与人体中发现的激素完全相同，所以我们把这类激素称为生物同质性激素——它比"天然"一词更为精准，"天然"在很多地方很容易引起混淆和困惑。有些人认为倍美力是一种天然药物，因为它是由马尿制成的。乔尔·哈格罗夫是田纳西州范德堡大学医学中心更年期研究中心的主任，也是使用生物同质性激素的先驱。他指出，"如果你是食草动物，那么倍美力是天然的"。

因为生物同质性激素与我们体内的激素完全相同，能够被机体识别和利用，所以与人工合成的非生物同质性激素相比，它们的效用生理适应性更强，能与我们正常的生化过程保持一致，而且，相比而言，不仅副作用小，所需服用的剂量也少。

大规模的临床试验开始研究生物同质性激素。由美国国家老龄化研究所（National Institute on Aging）赞助，南加州大学凯克医学院的研究人员于2004 年开始了雌二醇早期和晚期干预试验（ELITE），于 2012 年结束研究。该研究旨在观察，如果女性在绝经后不久就开始使用生物同质性雌激素治疗，是否会延缓早期动脉粥样硬化的进展。同样，菲尼克斯市非营利性组织克洛诺斯长寿研究协会组织了一项克洛诺斯早期雌激素预防研究（KEEPS）。这是一个具有前瞻性的多中心研究，比较了生物同质性激素疗法和雌激素疗法（倍美力）在刚进入更年期女性身体时的效果。该研究采用安慰剂对照法，于 2006 年开始，持续到 2012 年完成，旨在进一步明确回答如下问题：如果女性在绝经后几年内开始使用倍美力或生物同质性激素疗法，其患心脏病的风险是否会降低？

如果你要想充分发挥生物同质性激素疗法的优势，就不能想着有什么简单、快捷、一刀切的解决办法，实际上也根本没有。一些女性需要或想要用激素疗法，但有一些并不。有人只需要使用一两年，而有人会想要使用更久一些。

谈到激素治疗时，我们很难找到科学统一的答案，因为市场力量的影响，很多时候研究人员、医生和病人一样感到困惑。幸运的是，这种困境迫使我们充分聆听我们身体的内在智慧，凭借自己的直觉，充分发挥自身智慧，做出选择——这是女性与生俱来的智慧。

倍美力的退出

倍美力上市时，生产其他类型雌激素的技术还没有出现，所以它成了激素替代疗法的黄金标准选择。然而，女性体内通常并不会合成此类孕马的雌激素，而且它容易引起头痛、腹胀和乳房疼痛等症状。此外，倍美力在女性体内的代谢产物其生物活性比原来的孕马的雌激素更强、更活跃。很多研究表明，这些代谢产物容易损伤 DNA（脱氧核糖核酸），致使组织癌变。由此可见，服用这种药物的女性患乳腺癌的概率增加也就不足为奇了。[6] 相比之下，生物同质性激素的代谢分解产物生物活性较弱，对身体组织不会产生长期的负面影响。

我们有理由相信，个性化、低剂量服用生物同质性雌激素药物并不会像倍美力和倍美安一样引起乳腺组织癌变。但是，我们只有对生物同质性雌激素进行长期研究，并将其与倍美力的研究数据进行比较，才能获得明确的科学依据。不幸的是，长期研究耗资巨大，而政府投入的资金多用在倍美力的研究上，仅妇女健康倡议研究就花掉了超过 6.28 亿美元。[7] 倍美力和倍美安生产商惠氏制药有限公司也投入了大量资金宣传它的药能够预防和治疗心脏病——心脏病是导致女性早逝的主要原因。[8] 再考虑到妇女健康倡议研究在初期遇到的挫折，激素药物制造商冒险耗资。所以，进行投入如此巨大研究的概率能有多大呢？一切都还有待观察。尽管如此，许多临床医生发现，使用生物同质性激素疗法可以在短期内有效缓解某些症状，如阴道干涩、潮热，甚至是情绪波动。因为倍美力和倍美安作用的不确定性，许多女性和她们的医生也开始考虑选择其他符合女性生理以及耐受性更好的可替代药物。但请记住，这是一个漫长的过程。所以，在选择激素时，你需要做的就是，听从你内在需求的指引。

激素治疗：研究综述[①]

雌激素药物的好处

- 潮热：相对于其他疗法，雌激素药物可以更好地缓解潮热症状，但可能需要 4 周才能见到效果。

- 皮肤：不管是服用雌激素药物还是涂抹雌激素软膏，都可以增加皮肤角质层厚度，修复因雌激素水平低而变薄的胶原蛋白层，同时还可以减少皱纹。

- 性功能：雌激素药物可以解决阴道干涩和变薄问题，改善性欲，预防女性性交疼痛。内服或者外用雌激素药物都可以起到作用。很多研究表明，雌激素药物可以提升性欲。也有研究表明，高剂量的睾酮皮肤贴剂可以增强做过绝经手术的女性的性欲。

- 尿道：局部涂抹雌激素可以降低尿道感染的概率。注意：研究表明，使用雌激素药物可能会增加压力性尿失禁的风险。

- 认知能力：雌激素和其他类固醇激素对神经细胞的作用已得到充分证实。虽然雌激素不能减轻痴呆，但研究表明，如果女性绝经后出现痴呆症状，那么雌激素药物，特别是雌二醇贴剂，可能会对认知功能下降起到一定的保护作用，而且越早使用越好。[9]

- 抑郁：对某些女性来讲，雌激素可能有抗抑郁的作用，但这不能作为主要治疗手段。人工合成黄体酮也可能会导致一些女性抑郁。更年期本身并不会加重抑郁。

[①] 资料来源：American College of Obstetrics and Gynecology Hormone Therapy Task Force, *Obstetrics and Gynecology 104*, suppl. 4 (October 2004): 35 - 45。

- 骨质疏松：雌激素药物能够增强骨密度，其作用不亚于双膦酸盐药物（如福善美）。雌激素药物能够降低骨折风险，但其效用可能和选择性雌激素受体调节剂或双膦酸盐药物不同。

- 心脏和血管：许多研究已经证明了雌激素药物对心血管系统的积极作用。但 2002 年妇女健康倡议研究显示，倍美安会增加患心脏病和中风的风险，自此雌激素的作用一直备受争议。这项研究主要针对的是在绝经 10 年或 10 年以上后开始接受激素治疗（雌激素和人工合成黄体酮）的女性。2006 年和 2010 年研究人员分别对妇女健康倡议研究和护士健康研究的数据进行了分析，但关于雌激素对心脏病发作风险的影响，依然没有得出明确结果。两项大型研究（ELITE 和 KEEPS）对这个问题做了进一步研究，希望能提供更多关于激素替代疗法与心脏健康之间关系的确切数据。但目前，大多数权威人士（至少北美更年期协会通过研究表明了自己的立场）并不推荐用雌激素药物来预防慢性疾病。

雌激素药物的风险

- 乳腺癌：随机临床试验和观察性研究表明，雌激素药物会增加患乳腺癌的风险。一旦停止使用雌激素药物，风险也会随之消失。使用传统的激素替代疗法（雌激素＋人工合成黄体酮），患乳腺癌的绝对风险非常低（5 年内 10 000 名采用传统疗法的女性中，癌症患者仅增加了 20 名）。注意：许多精心设计的研究并没有证实激素治疗会增加患乳腺癌的风险，包括迄今为止最大的一项研究。该研究比较了在使用了天然的生物同质性激素和合成激素疗法后，女性患乳腺癌的风险。研究对 8 万多名绝经后女性进行了跟踪调查，历时 8 年多，结果表明，天然激素显著降低了乳腺癌的风险。[10]

- 卵巢癌：在 2010 年美国癌症研究协会大会上，欧洲癌症和健康发展调查委员会呈现的调查结果显示，仅使用雌激素药物的女性比那些不使用雌激素药物的女性患卵巢癌的风险高 63%。[11] 虽然在统计学上，同时服用雌激素和黄体酮药物的女性患卵巢癌的风险并不明显，但与不服用任何激素药物的女性相比，服用任何一种激素药物的女性患卵巢癌的风险增加了 29%。

- 胰腺炎和胆结石：甘油三酯高的女性，若口服雌激素药物（无论是否同时服用黄体酮药物），患胰腺炎风险则会增加，有时甚至是致命的。所有女性服用雌激素药物都会增加患胆结石的风险，以及需要做胆道手术的风险。

- 血栓和中风：服用雌激素药物似乎会使女性发生血栓的风险增加一倍，也会增加肺栓塞的风险。肺栓塞最可能发生在治疗的第一年，特别是对那些有血栓病史的患者而言。随机试验还表明，雌激素水平高会增加中风的风险，吸烟者和老年女性患病风险更大。

雌激素药物的中性效应

- 体重变化和胰岛素抵抗：服用雌激素药物不会导致体重增加，也不会影响糖尿病患者的血糖。

- 骨关节炎：雌激素药物对骨关节炎患者没有影响。

- 卵巢癌、子宫内膜癌和肠癌：一些研究表明，使用雌激素药物 10 年或更长时间会增加患卵巢癌的风险。不含黄体酮的雌激素治疗会增加患子宫内膜癌的风险，但加黄体酮可以消除这种风险。雌激素治疗确实能降低患结肠直肠癌的风险，但专家一致认为，不应该把雌激素治疗作为治疗结肠直肠癌的主要手段。

激素平衡：个性化生物同质性激素疗法

在药店，你凭借处方可以买到各种生物同质性激素，服用时可以单独或联合使用，但剂量应因人而异。激素处方应根据女性的激素水平测试结果和症状开出，所服用药物以及剂量应确保体内激素达到最佳水平。这个方法是甲状腺激素替代疗法采用的标准方法，后被用于性激素替代疗法。利用药店提供的各种传统激素制剂，你也可以制定生物同质性激素治疗方案。你只需了解哪些品牌的激素是生物同质性的，哪些不是。

个性化的激素疗法可以采用口服、经皮给药或阴道给药的方法，医生根据患者的情况推荐最合适的方法。虽然大多数女性已经习惯了口服药物，但从生理角度来说，经皮给药效果更好，因为药物经皮肤会直接进入血液循环，比通过胃肠道吸收得更直接，所需剂量也更小。（人体自身的激素也是由内分泌器官直接分泌到血液中。）口服制剂必须先被肠道吸收，然后被运送到肝脏，经肝脏代谢分解，最后才能进入血流。在这个过程中，肝脏容易产生更多的凝血因子，这也是口服雌激素药物，特别是口服高剂量的雌激素药物，会增加患中风、心脏病和血栓性静脉炎风险的原因之一。

常用激素疗法： 医生根据你的情况开处方，包括一种或多种生物同质性雌激素（雌二醇、雌酮、雌三醇），与生物同质性黄体酮联合使用，如果需要的话，可以再增加一种雄激素（脱氢表雄酮或睾酮）。这些激素可以和乳液、乳霜或其他基础乳膏调配，应用于皮肤上。研究清楚表明，这些生物同质性激素经皮给药，不仅能为机体提供适宜的激素水平，而且能保护子宫，避免内膜过度增生，防止突破性出血，并有效缓解围绝经期症状。[12] 我更喜欢激素治疗的经皮给药法，因为女性可以很容易地根据需要调整剂量，不会产生任何副作用。如果某女士有经前综合征的症状，如水潴留、头痛和腹胀，就表明她雌激素过多，需要减少剂量；如果阴道出血，同样需要减少剂量；如果她没有经前综合征，但出现潮热，那么她很可能雌激素水平低，应该增加剂量。

激素为什么多为人工合成？

尽管从直觉和科学的角度来看，个性化剂量的生物同质性激素治疗效果最佳，但许多科学家和医生对此熟视无睹，原因很简单——经济效益。

生物同质性激素不能申请专利，因此制药公司没有必要投入巨资进行研究和开发。但独特的释药系统可以申请专利，这就是一些贴片能够获得专利的原因。它们都含有雌二醇。

另外，合成激素因为改变了原型激素的分子结构，所以也可以申请专利。合成激素虽然保持了天然激素的某些活性，但天然激素的结构一旦发生变化，无论多么微小，都会影响细胞的生物效应，有些影响超出我们预期。（注意：倍美力是同质性激素，但不是和人同质，而是和孕马。）

坦白来讲，我更相信千百万年来大自然母亲的进化智慧，而不是只有50年历史的生化制药魔法。但并不是所有女性都是这么想的，有些女性觉得应该遵医嘱。一个人的信念会影响一个人的行为，那么你的信念也会影响你的经历。怎么选择，决定权在你，如果你的方法积极有效，我无意破坏。

避孕药

在激素替代疗法出现之前，避孕药一直被广泛应用，用于治疗女性围绝经期的一些症状。很多女性坚信，月经周期本身存在危险，从十几岁月经来潮开始，除了生育需要，其他时间女性需要一直服用避孕药，因为这样有助于长期预防身体健康问题。但，请注意，所有的避孕药都是人工合成的，它们不仅会影响我们身体天然激素的分泌规律，而且会掩盖激素分泌传递的身体健康信息。避孕药也存在各种副作用，包括血栓、头痛和经前综合征。虽然避孕药的确适用于治疗某些病症，但我更愿意相信自身激素分泌规律及月经周期规律，而不是制药公司药物的力量。你现在可能还没有准备好使用其他的避孕方法，或者可能正在使用避孕药来缓解某些症状，比如经期不规律或出血过多，但是你要知道，还有其他的选择。有些女性喜欢服用避孕药减缓症状，而有些不喜欢。你可以根据自己的感觉做出选择。

女性须知的激素基本知识

请一定要记住：激素替代疗法不局限于雌激素，还包括卵巢分泌的其他激素，如黄体酮和雄激素（如睾酮）。有些女性可能完全不需要补充激素，有些可能只需要补充黄体酮，但有些可能上述三种都需要补充。理解这三种激素在女性体内的基本作用，以及激素水平下降时出现的各种症状，有助于我们制定个性化激素替代治疗方案。

雌激素

几十年以来，当女性出现潮热、阴道干涩或情绪波动等症状时，医生首先开出的处方就是服用雌激素药物（通常也是唯一一个）。但是，正如我在第四章所提到的，女性在绝经后雌激素水平才会下降，对卵巢完好的女性来讲，大多数围绝经期症状更多的是由黄体酮的缺乏引起的，而不是因为缺乏雌激素。

实际上，雌激素包括机体分泌的三种不同的天然雌激素成分，分别为雌二醇、雌酮和雌三醇。雌三醇在女性孕期时水平最高。与雌酮和雌二醇相比，雌三醇对乳腺和子宫组织的生物效应较小。（天生雌三醇水平较高的女性患乳腺癌的概率较低，因此医生会利用雌三醇降低乳腺癌发病率。[13] 但这种方法的有效性，还需更多研究证明。）

雌三醇能够有效缓解泌尿系统症状，这一点已经得到证实，而且效果极佳。在阴道涂抹雌三醇药物能够有效缓解尿频、阴道干涩，以及其他因泌尿系统肌肉变薄导致的症状。[14]

正如我在第四章所说，我们完全有理由相信，雌激素在育龄期与在绝经后对女性的作用有很大不同。在绝经前，雌二醇的主要作用是刺激乳房、卵巢和子宫的生长，参与卵泡的发育和成熟。同时，雌二醇也是激发母性行为的主要因素。换句话说，雌二醇有助于生育和哺乳。更年期后，雌酮成为优势雌激素。目前尚无人知道这一转变的确切原因，但显然和生殖无关。很可能，到了生命的这个阶段，雌激素的主要功能是保护心脏和大脑功能以及骨骼强度。

更年期后，卵巢还会继续分泌少量雌二醇，除此之外，身体其他部位也能合成雌激素。因此，从生物学角度来说，在后半生，女性自身完全可以合成足够的雌激素维持身体最佳状态。但实际上，由于压力、无法满足的精神需求和社会文化因素，女性激素分泌能力会下降，无法合成足够的激素供给自身。

雌激素替代疗法最明显、最直接的好处就是，缓解由雌激素缺乏引发的各种症状。长期来看，雌激素能够预防骨骼矿物质流失，保证骨骼健康。雌激素还有助于维持皮肤胶原蛋白层的厚度。一些研究表明，雌激素可能有助于保护心智功能，至少可以延缓自然衰老所引发的大脑功能变化，预防阿尔茨海默病等。但我回顾雌激素主要研究却发现，没有哪个研究明确提出雌激素具有保护心智功能的效用——至少倍美力和倍美安没有这样的效用。[15] 总之，还没有足够的证据表明，单独服用雌激素药物可以改善认知功能（雌激素药物种类见图5-1）。

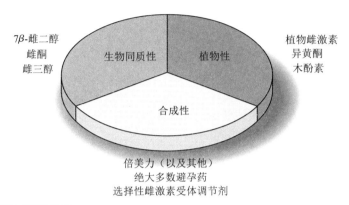

7β-雌二醇　　　　　生物同质性　　植物性　　　　植物雌激素
雌酮　　　　　　　　　　　　　　　　　　　　异黄酮
雌三醇　　　　　　　　　　　　　　　　　　　木酚素
　　　　　　　　　　　　　合成性
　　　　　　　　　倍美力（以及其他）
　　　　　　　　　绝大多数避孕药
　　　　　　　选择性雌激素受体调节剂

图5-1　雌激素药物种类

雌激素缺乏症状

- 潮热
- 夜间盗汗
- 阴道干涩
- 情绪波动（多数为易怒和抑郁）
- 精神恍惚
- 头疼、偏头痛
- 阴道炎、膀胱炎
- 尿失禁、复发性尿路感染
- 尿路壁变薄
- 性欲下降

雌激素过多症状

- 头双侧剧烈疼痛
- 阴道酵母菌感染

- 乳房肿胀及压痛

- 抑郁

- 恶心、呕吐

- 腹胀

- 小腿抽筋

- 皮肤发黄

- 阴道出血过多

　　雌激素药物有片剂、皮肤贴剂和乳膏等形式。小剂量应用时，例如使用阴道乳膏，即使是合成雌激素也不会对全身造成影响，身体系统吸收的量微乎其微，但这仅限于局部外用。对于那些局部需要雌激素作用，但又不想过多接触雌激素的女性来讲，这是安全的。

"雌激素设计师"：选择性雌激素受体调节剂

　　选择性雌激素受体调节剂是一种合成药物，如他莫昔芬和雷洛昔芬。此类药物因为能够与雌激素受体结合，并选择性地调节雌激素在不同身体组织中的作用而得名。他莫昔芬（商品名 Nolvadex）可阻断乳腺细胞上的雌激素受体，同时保持雌激素对骨骼、子宫组织和心血管系统的积极作用。雷洛昔芬（商品名 Evista）能够在增强骨密度的同时，减少雌激素对乳腺组织的刺激。该类药物的这种选择性作用可能是由于存在两种不同的雌激素受体，即 ER-α 和 ER-β，每一种受体都在特定组织中占优势。同一种雌激素因为结合的受体不同，产生的作用也不同。[16]

　　他莫昔芬是应用最广泛的选择性雌激素受体调节剂，1978 年 FDA 首次批准该药用于治疗雌激素受体阳性乳腺癌患者。目前，在美国约有一半的乳腺癌患者都服用这种药物。已有研究表明，该药不仅可以降低乳房癌细胞转移的风险，还可以降低乳腺癌复发和死亡的风险。他莫昔芬能够预防乳腺癌高危女性的发病风险，也有助于防止骨质疏松，降低低密度脂蛋白胆固醇水平，但不会降低心脏病的患病风险。

　　自从 2002 年妇女健康倡议研究的结果强调了雌激素的风险，特别是对老年女性的风险，于是越来越多的人使用雷洛昔芬，预防骨质疏松症，但它并不能像雌激素那样保护骨骼。不管有没有服用雌激素药物，大多数女性都可以通过做负重运动，摄取足够的维生素 D 和矿物质来保护骨骼。在第十二章，我会介绍一些方法，帮助大家维持骨骼健康。为什么要用一种未经测试的药物把自己置于危险之中呢？

我对选择性雌激素受体调节剂的应用很担心。我们在自然界中并没有发现它，它应用在人体上的时间并不长，而且我们也没有用足够长的时间判断其优劣。人们认为此类药物既能激发雌激素的良好效果，又不会产生不良影响，其作用被无限夸大，以至于成了治疗乳腺癌的主要药物，而那些实际上并不需要，或者可以选择其他更安全替代品的女性也在使用。如果一个年轻女性因为担心患乳腺癌而开始服用这类药物，那她可能需要服药很多年。这类药物犹如一把双刃剑，在阻断某些雌激素受体的同时，激发另一些雌激素受体。如果这些药物在阻断大脑中的某些雌激素受体时，也增加了女性患阿尔茨海默病的风险，那要怎么办呢？

已有研究证实了他莫昔芬的副作用：增加视觉障碍以及患致命的肺栓塞和子宫内膜癌的风险。虽然有研究表明，雷洛昔芬和他莫昔芬不同，可以预防子宫内膜癌，[17] 但二者都已被证明会增加患结肠癌的风险，而且会让很多女性出现潮热症状——这正是更年期女性首先出现的需要诊治的症状。[18]

更令人不安的是，在问世 5 年后，他莫昔芬更多的副作用被发现了。它对乳腺细胞的抗雌激素作用似乎是可逆的。2009 年的一项研究表明，接受过乳房肿瘤切除术或乳房切除术，并服用他莫昔芬至少 5 年的女性，其健康乳房发生雌激素受体阴性乳腺癌变（一种十分罕见，但危险性高、难以治疗的癌症）的风险增加了 3 倍以上。[19] 虽然使用他莫昔芬不足 5 年并不会导致恶性癌症，但关键是，这种药物至少要服用 5 年以上发挥药效。因此，虽然大多数乳腺癌患者通过服用他莫昔芬降低了癌症复发的风险，但 24% 的患者实际上患更致命的乳腺癌的风险变高了。这个数字让我揪心，尤其是考虑到他莫昔芬也会增加血栓、中风和子宫癌的患病风险。虽然这项研究针对的是患有癌症的女性，但患有乳腺导管原位癌（DCIS）的女性并没有被包括在内，而大多数患有此病的女性依然选择服用他莫昔芬。大多数乳腺导管原位癌最初并不是恶性癌症，女性患者服用他莫昔芬，冒这样的风险，真的值得吗？

总之，除非你别无选择，否则我建议你尽量不要服用选择性雌激素受体调节剂，一旦使用了，最好把使用期限限制在 5 年之内或更短。另外，我建议你使用生物同质性激素或其他替代方法。

黄体酮

女性进入更年期，首先出现的激素变化就是黄体酮水平下降——有些人甚至在进入更年期几年前就已经开始下降了，而多数女性根本毫无察觉。健康机体能够自动调节，使黄体酮和雌激素保持一种动态的平衡，黄体酮水平下降必然会导致雌激素优势，从而出现黄体酮不足和雌激素相对过剩的情况。

更年期前后，黄体酮主要由卵巢分泌合成，但大脑和周围神经组织也会分泌、合成黄体酮。[20] 在育龄期，黄体酮主要职责是保证和维持子宫的重要功能——孕育胎儿。黄体酮也是天然子宫肌肉松弛剂，可以防止过早宫缩。怀孕前，黄体酮水平升高，促使子宫黏膜内腺体生长、子宫充血、内膜增厚，为受精卵植入做好准备。如果受孕没成功，那么黄体酮水平会迅速下降，增厚的子宫内膜脱落，表现为经期出血。

黄体酮也会影响大脑功能。它能让人心情平静，其镇静和抗焦虑的作用有助于促进睡眠，恢复活力。黄体酮由卵巢内一种临时形成的被称为黄体的淡黄色腺体分泌而成。黄体由卵泡排卵后遗留的细小囊状结构迅速转变而成。黄体会持续分泌黄体酮，直到身体发出"没有怀孕"的信号，接收到这些信号，黄体就会被再次吸收。当女性到了 35~40 岁出头时，卵泡很可能无法排卵，这意味着无法再形成黄体。[21] 随着时间的推移，就会导致黄体酮的缺乏。

注意：在怀孕期间，我们的身体能够适应高水平的黄体酮，因此很少出现黄体酮水平过高导致的症状。但人工合成黄体酮（如安宫黄体酮）容易引发抑郁。一些女性对黄体酮非常敏感，即使服用少量天然生物同质性黄体酮也会让她们感觉抑郁。对黄体酮敏感的女性可以尝试食用圣洁莓促进自身黄体酮分泌。

黄体酮缺乏症状

• 经期前偏头痛

- 出现类似于经前综合征的症状

- 经期不规律，出血量大

- 焦虑和紧张

黄体酮过多的症状

- 嗜睡

- 乏累

- 抑郁

生物同质性黄体酮

补充生物同质性黄体酮有助于缓解由黄体酮缺乏和雌激素过多引发的症状，恢复身体激素平衡。长期服用和短期服用都有很大好处。如前所述，越来越多的证据表明，雌激素优势是导致易感女性患乳腺癌或子宫癌的主要因素。研究表明，雌激素与适当剂量的黄体酮配合使用时，不会增加子宫癌的发病率，人工合成黄体酮或生物同质性黄体酮也可以搭配使用。同时，有一点也非常清晰，妇女健康倡议研究中使用的复方制剂倍美安（倍美力和安宫黄体酮）会增加患乳腺癌的风险。2011 年，研究人员在对妇女健康倡议研究数据再次分析后发现，使用雌激素和黄体酮复方制剂的女性比只使用雌激素药物的女性患乳腺癌的风险更大。[22] 分析还发现了，不管是使用雌激素和黄体酮复方制剂还是仅使用雌激素药物，只要女性在绝经前或绝经后 5 年内开始接受激素疗法，患乳腺癌的风险都会增加。如果女性在绝经 5 年后或更晚开始接受激素疗法，其患癌风险则几乎不会增加，但使用生物同质性激素的效果则不同。

2008 年，法国展开了一项大型研究，对 8 万多名绝经后女性进行为期 8 年多的跟踪调查。该研究比较了生物同质性激素和人工合成激素的效果。研究结果显示，相较而言，生物同质性激素（包括黄体酮）引发乳腺癌的风险明显偏低。[23] 2009 年，同一批研究人员又对开始使用激素疗法的时间进行了研究。研究结果显示，短期使用雌激素和天然黄体酮药物的女性中，不论是在绝经 3 年或不足 3 年，还是在绝经 3 年后开始接受激素疗法，其患乳腺癌的风险都没有显著增加。[24]

有研究还表明，使用生物同质性黄体酮药物的剂量如果非常低的话，有助于缓解中年因冠状动脉痉挛引起的胸痛。[25]一家名为Dimera的公司研发了首个针对女性心脏病的药物——经皮给药的天然黄体酮。

补充黄体酮的另一个好处是，在需要时，它有一种独特的能力，即可以转化为其他激素。例如，如果黄体酮水平较高，而睾酮水平较低，补充的黄体酮实际上可以转化为睾酮。黄体酮还可以提高脱氢表雄酮的水平。在适当的情况下，补充的黄体酮甚至可以代谢成雌激素。这就是在围绝经期早期，女性体内三种激素水平差距较大时，使用天然黄体酮软膏后很多围绝经期症状会得到缓解的原因。

2%黄体酮软膏可以在药店直接购买。它是多年来我一直推荐的药物（黄体酮药物种类见图5-2）。你可以把它涂抹在身体各个部位，最好是手部，因为手部供血充足，更容易吸收，但很多女性喜欢把它涂抹在脸部或者身体其他部位。有研究表明，即使少量外用的黄体酮也会被身体吸收，增加唾液中激素水平。[26]

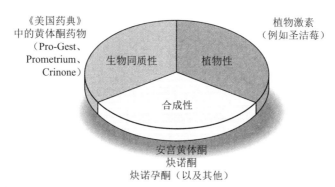

图5-2 黄体酮药物种类

天然黄体酮药剂主要包括4%～8%浓度的软膏或口服胶囊。这两种形式的制剂都需要医生处方才能购买。口服的胶囊可以打开，里面的药物可以直接涂抹在皮肤上，虽然厂家并没有建议这种用法，但我发现对那些口服黄体酮耐受性不好，但又需要更多剂量黄体酮的女性来讲，这样做既便利又有效。

合成药物存在的问题

人工合成黄体酮完全是另外一回事儿。黄体酮处方中最常见的是甲孕酮，其他还包括炔诺酮、炔诺孕酮和诺孕酯。人工合成黄体酮实际上会引发或加剧很多症状，这也是我不推荐使用任何人工合成黄体酮的原因。根据2002年妇女健康倡议研究的发现，人工合成黄体酮也被认为是引发中风、心脏病和乳腺癌的危险因素。

人工合成黄体酮引发的症状

- 头疼
- 抑郁
- 体重增加和腹胀
- 情绪化
- 性欲减退
- 潜在血管狭窄，容易导致胸痛和心肌缺氧

已有研究表明，安宫黄体酮会弱化一些雌激素对血管的积极作用，如增加血管阻力、抑制血液流动和增加脑动脉阻力。在一项大型研究中，研究人员主要针对持续接受激素治疗的女性进行了调查，结果显示，许多接受雌激素和安宫黄体酮长期治疗的女性，在治疗后的头两年其患心肌梗死、冠状动脉疾病死亡和静脉血栓的风险明显增加。[27]2010年发布的妇女健康倡议研究的新分析证实，在绝经10年内开始接受合成激素疗法的女性，其患病风险虽然在使用6年后（但绝大多数女性服药时间不会超过6年）降低了，但依然存在。[28]早期对妇女健康倡议研究和护士健康研究2006年数据重新分析的结果也比较有意思，再次证实了人工合成黄体酮的副作用。年轻一些的女性在绝经10年内接受激素疗法，服用倍美安，患心脏病风险降低了30%，但仅服用雌激素药物的女性心脏病患病风险降低了44%。我怀疑两者的差异是甲孕酮的副作用导致的。

生物同质性黄体酮不存在这样的风险，相反还有很多益处。著名的更年期后雌激素／黄体酮干预（PEPI）试验结果显示，口服微量天然黄体酮药物

能够预防女性服用甲孕酮对胆固醇产生的不良影响。

艾伦：雌激素过多，黄体酮过少

艾伦是大学城里的一位陶艺师兼瑜伽教练。在43岁那年的春天，她有时会感觉精神恍惚，早晨还会头晕。直到有一天，当把一瓶阿司匹林放到购物车里时，她才意识到，尽管以前从没有头痛过，但现在自己已经逐渐适应了不时头疼——她将这一切归咎于紧张、天气变化或经前综合征。艾伦去看医生，医生抽血检测了她的卵泡刺激素水平，发现她的卵泡刺激素水平很高。这时，她才明白自己进入了更年期。医生告诉艾伦，她的一系列症状——精神恍惚、头晕和头痛都和更年期有关，如果补充激素，症状会有所改善。他给她开了倍美力，要求每天服用，并在每个月的最后12天服用安宫黄体酮。只用药几天，艾伦就感觉更难受了——以前的紧张性头疼现在变成了搏动性偏头痛，而且情绪变得低落，夜间双腿抽搐，时常惊醒。她大多数症状都没有改善。没错，艾伦的症状的确和更年期有关，但考虑到她相对年轻，出现这些症状的时间还不足几个月，那么她可能是处于更年期的早期——在更年期，很多女性都会出现黄体酮水平低和雌激素相对过剩的情况，进而出现各种症状。根据血液中卵泡刺激素的水平高，医生就诊断她处于更年期，其实是不准确的，有些断章取义了。其实，艾伦服药过后出现的症状是雌激素过剩导致的。

虽然不知道这些知识，艾伦凭直觉停用了雌激素药物。停药不到24小时，她就感觉好多了。虽然症状依然存在，但她决定不再看医生。最后，她的一个朋友给她介绍了另一位有经验的医生，医生要求她做雌激素、黄体酮和睾酮的激素测试。测试结果证实，艾伦正处于更年期的早期，她出现的各种症状是由于黄体酮水平低造成的。医生建议她涂抹天然黄体酮软膏，根据自身需求逐渐减少用量。用药后，艾伦的症状得到很大改善，同时也了解了很多更年期知识。"我现在正处于转变期，"她写道，"体内激素水平一直变化，我知道要想发挥药效需要6个月，其间可能还需要做细微调整。"

同样的药剂，不同的搭配

激素治疗领域比较新的方法是提供复合制剂。处方中的合成激素已经被使用了很多年，不同的是包装和用法。最常见的复合制剂是倍美安——倍美力和安宫黄体酮的结合。该制剂是妇女健康倡议研究中的用药。其他还包括 Ortho-Prefest（生物同质性雌二醇和人工合成诺孕酯的结合）以及 FemHRT（人工合成雌二醇和人工合成的炔诺酮的结合）。这些复合制剂的好处在于服用方便，而且据说服用后每月不会有出血迹象。问题是，许多女性在她们的身体适应这些复方制剂之前，一连几个月都会间歇性出血，虽然有些人只出一点点血，但这也导致了许多人停止服用这些药物。复合制剂的最大缺点是都含有人工合成黄体酮，提高了女性出现经前综合征的概率，以及患心脏病和乳腺癌的风险。（没错，2006 年对妇女健康倡议研究和护士健康研究数据的重新分析明确显示，服药后年轻女性患心脏病的风险的确降低了，甚至包括服用含有人工合成黄体酮的倍美安的女性。但是，既然有其他形式的黄体酮，为什么还要冒险呢？）

睾酮

睾酮主要由卵巢和肾上腺分泌，主要作用是提升生命动力和性能力。睾酮和其他雄激素都可以提升女性性欲，还能够增加性敏感区域的敏感度，以及性高潮的频率和强度。

在更年期，并不是所有女性的睾酮水平都会降低——事实上，有些女性的睾酮水平会升高。但如果一名女性因长期的压力而肾上腺衰竭，那么其睾酮水平可能会急剧下降，进而出现性欲下降和无力等症状。手术摘除卵巢或子宫，接受化疗、放疗，自身患有免疫疾病，都会导致睾丸激素水平下降，严重的会引起相应症状。

从成年初期到老年，一些女性的睾酮水平逐渐下降，而另一些女性一生都在分泌大量睾酮。为什么会出现这种差别，目前原因尚不清楚。肾上腺素确实发挥了作用，但是否还有其他因素仍有待研究。在决定补充睾酮前，你一定要通过唾液或血液检测，确认自己游离睾酮数量是否不足。与其他更年期相关症状一样，三种激素缺乏导致的症状有相当多的重叠。例如，很多女性性欲下降是由于雌激素不足，而其睾酮水平可能是正常的。如果一开始并不缺乏睾酮，那么补充睾酮没有任何好处。有些睾酮水平低的女性性欲表现正常。记住这点很重要，因为很多女性都要求补充睾酮，认为这会让她们恢复性活力。如果缺乏睾酮，那补充睾酮能够提高性欲和性功能，提升体能，增强肌肉张力，改善情绪。也有证据表明，补充睾酮能够增加骨密度。睾酮配合阴道乳膏涂抹，有助于增加阴道肌肉壁厚度，提高润滑度。但如果体内不缺乏睾酮，补充可能会导致睾酮水平过高，从而引起一系列恼人的症状。

生物同质性睾酮——脱氢表雄酮，是由肾上腺合成的睾酮前体物质，可以在药店购买，包括皮肤软膏和阴道软膏，女性可根据需要购买。（脱氢表雄酮虽然可以在药店买到，但质量参差不齐。我建议使用药物级的脱氢表雄酮，凭处方从正规药店购买。）脱氢表雄酮也有皮肤贴剂。

人工合成的甲基睾酮有片剂形式，也有和雌激素组合而成的复方制剂，即 EstraTest，但不管哪种，我都不推荐。

睾酮缺乏症状

- 性欲减退
- 性功能受损
- 精力不足
- 幸福感下降
- 毛发稀疏

睾酮过量症状

- 情绪紊乱
- 痤疮，尤其面部和头皮
- 面部毛发生长过剩
- 声音变低沉

如何判断是否补充激素

更年期是否应该补充激素取决于许多因素，包括你的整体身体健康水平、精神状态、营养状况、生活方式等。这些因素会影响身体其他部位是否能够合成足够的激素，满足身体需求。对一些女性来讲，一旦了解更年期症状是暂时的，她们就会放宽心，因此也就不愿意吃药，宁可忍受这些症状。如果我们能够放松心情，消除恐惧，不再有抗拒心理，症状自己慢慢就会减轻。这是一种安慰剂效应，在围绝经期的治疗中有重要作用。知道我们可以寻求帮助，也会得到帮助，不是孤立无援，有助于我们自愈。

三思而后行

决定接受激素治疗之前，认真了解自己和自己的病史（包括家庭成员的病史）是很重要的，这样你才能清楚自己的需要和目的。有些女性补充激素后，症状得到缓解，感觉变好，而有些根本不会。一些女性根本不需要外界帮助，身体自然产生的激素足以帮助她们度过更年期；一些可能无法凭借自身的身体机能维持激素平衡，需要补充激素；也有一些人，因为手术摘除卵巢，需要补充激素，至少在更年期前必须补充。

虽然有报道称，激素疗法可以预防心脏病——这是个好消息，但我坚信，在预防心脏病（至少缓解心绞痛）方面，作用最大的是黄体酮，而不是雌激素。对于长期应用雌激素预防慢性病，我建议谨慎使用，同时注意方法。在更年期症状最严重时，激素疗法可以有效缓解症状，这一点已经得到了广泛认可。对一些女性来说，某些情况下长期采用激素治疗的好处远大于风险，例如，有严重的骨质疏松症家族病史，或者使用激素后比不使用激素时明显感觉变好。

科学、医学和制药工业会不断进步，激素疗法传统观念的转变势在必行，所以请耐心等待。如果你更年期症状比较严重，无法通过其他方法缓解，那么请尝试一下激素疗法，坚持一年左右，然后逐渐减少剂量。看看你的感觉如何，如果感觉在变好，那么继续减少剂量，直至停用。另外，如果激素疗法对你有效，那么坚持下去，差不多一年后，再次评估是否继续。

在决定是否接受激素疗法时，首先你需要确定你的相关风险因素，以及你对这些风险因素的重视程度。

我所说的"你对这些风险因素的重视程度"，意思是，只有你自己能够决定你的文化和家庭因素对你有多大影响。在美国，绝大多数女性在围绝经期都会感觉不适，但其他国家或地区女性却有不同体验。研究表明，在北美，70%~85% 的女性都会受到潮热的影响，但在中国香港，只有 18% 的女性会受影响。[29] 我确定，在卵巢生理功能上，北美女性和中国女性没有什么差别。这说明了一个人的信念以及所处的文化会对个人体验产生影响。尽管如此，我们每个人都有能力认识到这种影响，然后改变应对的方法。

统计数据通常可以预测的是群体的情况，而不是针对某个具体的人。研究表明，一个人的文化背景、基因或家族遗传因素会影响到她的信念，进而影响她的更年期症状。在家族中被称为"害群之马"的人是最不可能患上家族遗传性疾病的，因为她们个人的态度和行事风格与家族习惯格格不入，拒绝条条框框的限制。由于大多数医生在分析、判断我们的健康情况和预测健康状况时，都会参考统计数据，如果成为"害群之马"（每个人天生就具有的能力）能改善健康状况，那么这值得引起注意，每个人都应该重视。

尽管科学研究可以从理性上改变我们对某些事情的看法，但我们的行为以及我们对科学信息的理解受家人和朋友的影响更大。例如，如果你看到你的母亲、姐妹或最好的朋友在接受某种形式的激素治疗后痛苦减轻，再次充满活力，那么你就会对这种方法产生积极印象，认为它有作用。反之，如果你看到一个家庭成员因为服用过多的雌激素药物而头痛、乳房疼痛、体重增加，那你当然也不愿意尝试了。如果你姑姑、祖母或者周围其他年长女性从未补充过任何激素，但都健康有活力，一直活到 90 多岁，那么你内心深处也会觉得，自己在进入更年期后，也不需要补充任何激素，就能健康有活力。

我的家族有心血管遗传病史。我外祖父母都死于心脏病，我深爱的父亲在 68 岁时昏倒在网球场上，死于脑动脉瘤破裂。当时我母亲只有 52 岁，处于围绝经期。她在丧夫之痛中度过了整个更年期。在那个年代，人们普遍觉得，女性在进入更年期后，身体会逐渐衰弱，社交能力也会下降。虽然我母亲不屑于传统观念的束缚，也不愿意看医生，但她的姐妹和朋友们总是劝她，到了她们这个时候，必须补充倍美力，否则容易骨质疏松、患心脏病，身体虚弱，变成一个小老太太。但我母亲对这个预测不屑一顾。她 84 岁时依然能够背着沉重的登山包爬山，在山坡上围着我滑雪绕圈。她社交活动丰富，思维敏捷，从没有用过任何激素，依然健康且充满活力。（她确实用了天然黄体酮，因为那样能帮助她缓解关节疼痛。）

家族遗传病对我会有什么影响呢？我坚信，根据自己的身体和情绪，以及我对生活的信念和期望，我能够决定自己的生活，塑造自己的未来。我的女儿和后代也会做同样的选择。当我 84 岁时，我会像母亲一样健康有活力吗？当然会。我相信我一定会的，但这不是遗传来的，而是我自己主动选择的。

你的目的是什么？

很多人认为激素疗法的选择是一个非此即彼、是或否的决定，但我更倾向于把它看作是一个过程。首先，确定你希望通过激素治疗达到什么目的，这一点很重要。不要相信药品公司的宣传，激素疗法不会让时间倒流，不会延缓衰老，也不会让你青春永驻。事实上，如果你相信了它们的宣传，对你的身体、情感和精神健康都会产生不良影响。如果你不愿意承认自己已步入中年，激素疗法就无法帮你改变事实。但是，根据个人情况，量身定制治疗方法——补充或者不补充激素，有助于减轻更年期症状，减轻心理焦虑。这样，你就可以集中精力创造新生活，恢复生命活力，点燃生活激情。激素疗法能够有效缓解更年期常见症状，如心悸和易怒，还能提高睡眠质量（尤其是使用天然黄体酮时，效果会更好）。但激素疗法并不能解决症状背后潜在的关系问题（以及随之而来的高水平应激激素），这些问题可能需要你特别关注。

越来越多的研究显示，饮食疗法（低糖饮食尤为盛行）、保养品、运动和草药等可以帮助女性顺利度过更年期。虽然有些医生还不太了解这些方法，也没有向你建议过，但这些方法和激素疗法一样有效，对有些人来讲，效果甚至更好。你在接受激素疗法时，也可以同时应用上述方法，减少激素剂量，进而减少药物带来的副作用和潜在风险。换句话说，你没有必要在激素疗法和其他疗法之间做出选择。选择方法时，你可以把它想象成自助餐，喜欢什么就选择什么。

积极主动做决定

对我母亲和祖母那两代人而言，是否接受激素疗法的决定，通常不是由她们自己主动做出的，而是在医生（丈夫或最好的朋友）的强烈建议下做出的，她们只需要做个听话的"好病人"就可以了。也有人放任不管，顺其自然。另外，以前激素制剂的种类很少，女性一般只有两种选择：治疗或不治疗。直到现在，激素疗法的潜在好处还常常被用错药或长期治疗会带来危险的恐惧心理所影响。直到 20 世纪 90 年代末，在美国，也仅有不到 20% 的女性使用激素疗法，且多数在 6 个月内就停药了。[30]

现在，许多女性（以及她们的医生）都对激素疗法感到无比困惑，部分原因是，妇女健康倡议研究的早期结果似乎都对激素疗法提出了指控。事实上，在 2002 年妇女健康倡议研究的初始研究中，女性只使用了一种激素药物，即倍美安，而且所有人使用的剂量相同。2006 年对妇女健康倡议研究数据的再次分析显示，更年期后早些服药的女性患心脏病的风险有所降低，这无疑给人们带来了一缕阳光。但很多问题依然未解，尤其是，现在已经确定无疑，服用倍美安会增加患乳腺癌风险。毫无疑问，我们需要对激素的作用做进一步研究，尤其是低剂量的生物同质性激素。

同时，我们也要记住，医学是一门永恒的艺术，而不是一门精确的科学。20 世纪 90 年代初，科学似乎表明，激素治疗会让大多数绝经后的女性受益。如果病人质疑激素疗法作用，医生甚至会拒绝治疗。后来，事情出现了变化，女性有了更多选择。我们会问："现在，我需要补充激素吗？"除此之外，我们也想知道用哪种药物，用多少，哪种用药途径更好，该与哪种药联合应用，为什么用药，使用多长时间，有什么风险，等等。

一开始，可能因为太多的问题需要考虑，大家无所适从。但如果你能根据自身实际情况，清楚自己的选择，愿意倾听你内心的指引和医生的建议，做出恰当的决定，那么最终受益的是你自己。虽然我不赞成女性把激素疗法作为诊治更年期身体和精神痛苦的方法，但我也不建议忍受痛苦，因为痛苦毫无意义。鉴于目前有很多的激素治疗方案和剂量可供选择，以及有很多方法可以替代激素疗法，你完全可以为自己制定一个个性化方案，应对更年期各种变化，而不是否认现实。（见表5-1）

表5-1　激素选择

产品	给药途径	雌激素	黄体酮	生物同质性或化学合成
OGEN	阴道软膏	雌酮硫酸酯哌嗪	无	化学合成
ESTRING	阴道硅环	雌二醇	无	生物同质性
VIVELLE-DOT	皮肤贴剂	雌二醇	无	生物同质性
DIVIGEL	经皮凝胶	雌二醇	无	生物同质性
ESTROGEL	经皮凝胶	雌二醇	无	生物同质性
AYGESTIN	口服	无	醋酸炔诺酮	化学合成
PROVERA	口服	无	甲孕酮	化学合成
AMEN	口服	无	甲孕酮	化学合成
PROMETRIUM	口服	无	微粒化黄体酮	生物同质性
CRINONE	阴道凝胶	无	黄体酮	生物同质性
PROCHIEVE	阴道凝胶	无	黄体酮	生物同质性
PREMPRO	口服	共轭马雌激素	甲孕酮	化学合成
FEMHRT	口服	炔雌醇	醋酸炔诺酮	化学合成
ORTHO-PREFEST	口服	$17\text{-}\beta\text{-}$雌二醇	诺孕酮	生物同质性雌激素，化学人工合成黄体酮
COMBI-PATCH	皮肤贴剂	雌二醇	醋酸炔诺酮	生物同质性雌激素，化学人工合成黄体酮
ANGELIQ	口服	雌二醇	屈螺酮	生物同质性雌激素，化学人工合成黄体酮

艾薇：脆弱的糖尿病，脆弱的激素

艾薇是一名保险推销员，精力充沛，乐观向上。而实际上，她从13岁开始，就患上了糖尿病，但一直拒绝让糖尿病主宰她的生活。她定期检查血糖，每天给自己打两次胰岛素。但在人们眼中，她依然是一个"脆弱的"糖尿病患者，因为她每年都会因为糖尿病至少面临一次生命危险。

艾薇坦然面对自己的病情，但有时朋友和亲人会因为她的不在意而生气，他们希望她能更认真地对待自己的病情。艾薇承认，当他们小心翼翼地对待她时，她很愤怒。她也开始把糖尿病和她的情绪联系起来。当她的孩子、老板或丈夫让她生气时，她的胰岛素水平和食量都会发生巨大变化。艾薇的医生很清楚，由于她的新陈代谢存在问题，在更年期转变过程中，她的血糖水平会急剧上升。她写道："就好像附近有一个游乐园，里面有惊险的过山车，而我恰好坐在过山车上。雌激素、血糖、卵泡刺激素——每一样都忽上忽下，似乎要脱轨。"

杰利恩·普赖尔博士不仅是不列颠哥伦比亚大学内分泌学和代谢学教授，也是月经周期和排卵研究中心（Centre for Menstrual Cycle and Ovulation Research）的创始人和技术主任。他专注于激素研究，把艾薇的这个阶段称为"雌激素风暴季"，并以此为名，创作了一本书。

因为艾薇的血糖水平很不稳定，且过于敏感，因此极难调节，但艾薇和她的医生经过反复测试，决定采用激素疗法，以减轻她的不适感，稳定代谢（进而稳定血糖水平），帮助她平稳度过过渡期。"这段历程十分简单，仅仅几周的时间，我就注意到，我的激素水平恢复了正常。"

知道自己要什么

要想更好地做出选择，你就需要明确自己的需求，然后努力满足这些需求。这可能意味着你需要咨询多个医生——除了妇科医生，可能还需要看中医或者针灸师傅。这也可能意味着你的医生尝试一种他或她并不熟悉的治疗方法，以及你们共同承担诊疗结果。

认真阅读下列8大健康因素，并确定哪项（如果有的话）与你吻合。这将有助于你集中精力思考，使用哪种替代方案，以及使用多长时间。

因素 1：想要缓解不适症状，尤其是影响睡眠的潮热。这是女性选择激素疗法（尤其是雌激素）最普遍的原因。但不适症状也是女性停止激素疗法最常见的理由——开具的药物配方和/或者剂量不符合个体化代谢需求，药物副作用或者药剂过量导致出现不适症状。

如果你只是想缓解症状，那么在围绝经期转变完成之前（一般至少一年没有来月经即可确定转变期结束，或者按照第四章概述的医院检测来确认）可能都需要治疗。激素疗法停止后，身体有时也会出现更年期症状，这是它在进行调整，但随着时间的推移，一般几个月后，症状会逐渐减轻。许多女性在找到了合适的替代疗法后，如草药、补充豆类食品、运动等，就会停止激素疗法，这样做更有助于缓解症状。

如果你想要缓解症状，但不愿意补充激素，那么有很多非激素疗法可以选择，如自然疗法和针灸。

因素 2：患有泌尿生殖系统疾病。机体内部的激素环境对阴道壁和泌尿组织的健康有很大影响。女性可能需要缓解一些症状，如压力性尿失禁（因咳嗽、打喷嚏、大笑或提重物导致漏尿）、急迫性尿失禁（突发性尿急症状，来不及上洗手间而尿失禁）、反复性阴道念珠菌感染、阴道干涩、性交不适、反复性膀胱感染或者尿频（白天排尿超过 8 次，或者晚上排尿超过 1 次）。

使用雌激素药物（口服或者局部应用）和/或雄激素药物（口服、皮肤贴剂或者阴道软膏）有助于保持阴道和泌尿组织的健康，即使剂量很小，也十分有效。例如，只需 1~2 毫克的天然睾酮，每周涂抹阴道两三次，就足够了。有时，在草药、大豆或亚麻籽中发现的植物雌激素对恢复阴道组织湿润度和弹性也十分有效，使患者能够恢复到绝经前的水平。

20 世纪 90 年代末的一些研究发现，在传统激素疗法中，采用口服的方式给药，事实上会增加尿失禁的风险，其原因尚不清楚。但很多时候，泌尿系统的问题不需要治疗，会自行消失。

因素 3：目前心脏健康，但其中潜伏着导致心血管疾病的高危因素。女性携带的心脏病高危因素通常包括：（1）阳性家族史（父亲在 55 岁前，母亲或其他女性直系亲属在 65 岁以前得过心脏病或中风），以及所有和心脏病相关的各种情绪；（2）不良生活方式，如高糖饮食、吸烟和缺乏锻炼等；（3）本身具有诱发因素，如高密度脂蛋白胆固醇水平低、低密度脂蛋白胆固醇水平高，或者甘油三酯水平高。绝经期时，催乳素水平显著下降，易受影响的女性容易患冠状动脉狭窄。初步研究有力表明，与缺乏雌激素相比，黄体酮水平低更容易导致心脏病。不幸的是，很多时候，黄体酮的作用并没有得到足够重视，而且经常被误解。[31]

尽管如此，从20世纪80年代末开始，医生就大量使用激素疗法来预防心脏病，因为大量的流行病学研究表明，激素疗法有明显的益处。雌激素能够降低低密度脂蛋白胆固醇（"坏"胆固醇）水平，提高高密度脂蛋白胆固醇（"好"胆固醇）水平。[32]雌激素对血管壁也有积极的影响，能够促进血管内皮一氧化氮合成，而一氧化氮有助于保持血管扩张。（万艾可和其他治疗男性阳痿的药物也通过一氧化氮发挥作用。）

2002年，妇女健康倡议研究的一个分支研究（数以万计女性参加的倍美安和安慰剂对比研究）突然被叫停，因为该药物增加了中风和心脏病发作的风险。很快，医学界也改变了关于激素疗法对心脏病作用的认知。妇女健康倡议研究是首个长期利用安慰剂对照试验研究激素疗法的，研究清楚表明，倍美安对心血管来讲，风险大于好处。2006年，研究人员对妇女健康倡议研究和护士健康研究的数据重新分析，结果显示，女性在绝经10年内开始接受激素治疗，患心脏病的风险至少降低了11%，最多降低了30%，而2010年的数据再分析则指出，只有连续服药超过6年（而绝大多数人服药都不足6年），风险才会降低，若只服药2年，反而会提高患心脏病的风险。实际上，在妇女健康倡议研究的最初研究中，大多数女性直到60多岁（早过了更年期）才开始服用激素。[33]没人知道这些数据到底代表了什么，但有一点非常明确：雌激素对某些女性的心脏健康有益。

必须澄清的是，倍美安并不能代表所有雌激素疗法。雌激素包括人工合成黄体酮。众所周知，雌激素有益于心血管健康，但一旦加上人工合成黄体酮，有益作用就会削弱。此外，在妇女健康倡议研究中，所有激素均采用口服。口服会增加血栓风险，因为口服的激素需要肝脏代谢转化才能被人体吸收，这个过程会增加凝块因子——特别是对老年女性而言。大量确凿数据表明，如果单独使用低剂量的生物同质性雌激素（不含人工合成黄体酮），并经皮按生理需求给药，那这可能对一些女性的心血管健康有好处。可惜大多数传统的复方激素制剂都含有人工合成黄体酮，如倍美安等。

如果女性使用生物同质性雌激素，并采用个性化疗法，我相信，雌激素的潜在好处一定很大。人工合成黄体酮（尤其是安宫黄体酮）对血管有不利影响，个人认为使用它比不使用激素更危险。有效降低心脏病风险的方法有很多，如戒烟、定期进行高强度运动、补充维生素 E，以及多吃水果和蔬菜、豆制品，保持体重正常。

因素 4：已诊断患有心脏病。现在可以确定的是，激素疗法，至少倍美安，会增加老年女性（最有可能患心脏病的人群）中风和心脏病发作的风险。

许多科学家认为，这是因为激素刺激会导致体内炎症因子增加，如血液中 C- 反应蛋白的水平在接受激素治疗的女性中高出正常值 85%，但具体情况还需仔细分析。正如我前面所说的，采用传统激素疗法的风险增加主要是由于醋酸甲羟孕酮的副作用。一直以来可以明确的是，大剂量雌激素的确和心脏血栓有很大关系，吸烟者尤其要注意。

归根结底，不管是否患有心脏病，女性都应该避免使用人工合成黄体酮，即使是天然雌激素，也尽可能少量使用。如果已经患有心脏病，就不要把雌激素当作治疗方法。关于黄体酮，我建议如果用的话，就使用天然黄体酮，给药方法采用经皮途径。

因素 5：有骨质疏松风险或已经出现相关症状。如果一位女性，其母亲或者（外）祖母患有骨质疏松，那么她患病的概率就大，不知是遗传因素，还是她"继承"了长辈的生活习惯、对生活的选择和期待，使她的骨骼强度难以保持最佳状态。雌激素替代疗法的确有助于防止与绝经相关的骨量减少，如果持续使用雌激素，可以减少 50% 或更多的骨折风险。但雌激素对骨骼的保护作用，只有在用药期间才会有。

雄激素（如睾酮）也有保护骨骼健康的作用。天然睾酮水平高的女性患骨质疏松的风险较低。研究已经发现，小剂量补充睾酮有助于保持骨量。

很多药物——降钙素、双膦酸盐类（如阿仑膦酸钠片，商品名为福善美）、选择性雌激素受体调节剂（如他莫昔芬和雷洛昔芬）都可以防止骨质疏松并降低骨折风险。和激素疗法一样，它们也仅在使用期间会发挥作用。

不管是处于围绝经期还是更年期，多食用豆类蛋白，经常进行负重运动，以及补充维生素 D，都有助于保持骨量，降低骨折风险。

因素 6：具有患阿尔茨海默病的高危风险。目前，我们对这种器质性大脑病变了解有限，已知阳性家族史是最大诱发因素，虽然大多数患者并没有任何遗传易感性。一些研究表明，铝摄入过多（使用铝制炊具或者食用铝制罐头食品）也可能会提高个体罹患阿尔茨海默病的风险，但这个观点并没有得到广泛认同。

显然，所有激素——雄激素、黄体酮和雌激素——都会影响大脑功能。很多女性能够分泌足够激素保护大脑健康。事实上，2000 年英国一项针对未接受激素治疗的绝经后女性的研究发现，内源性雌二醇水平高的女性患阿尔茨海默病的可能性最小，[34] 但研究未能证明使用雌激素能降低患该病的风险。一些研究甚至显示，雌激素，不管是否添加黄体酮，都有可能增加女性患病风险。现在，有很多方法可以保护女性晚年大脑功能。

因素 7：患乳腺癌、子宫癌、卵巢癌或肠癌的高风险群体。上述癌症均与激素有关，如果女性有一种或多种相关癌症个人病史或家族病史，那么在决定是否接受激素疗法时，一定要慎重。必须承认的事实是，激素疗法所用剂量和配方是导致癌症发生的重要影响因素。长期大量服用雌激素有可能刺激乳腺癌、子宫癌和卵巢癌发作，因为在这些组织中，雌激素过多会刺激癌症细胞生长。你体内自然分泌的雌激素也一样。倍美力不仅会损害 DNA，而且和生物同质性雌激素相比，其生物活性更强，因此致癌性也更高，与服用小剂量生物同质性雌激素相比更明显。换句话说，过去的研究表明，患乳腺癌和子宫癌的风险增加可能与雌激素过剩或用错雌激素种类有关，而不是雌激素本身。人工合成黄体酮的加入使问题进一步复杂化。2002 年妇女健康倡议研究清楚地表明，与安慰剂对照组相比，服用倍美安 5 年或 5 年以上的女性患乳腺癌的风险更高。但并不是所有研究都表明了激素疗法会增加患乳腺癌的风险。实际上，有新研究指出，生物同质性激素（包括黄体酮）明显降低了患乳腺癌风险。妇女健康倡议研究的分支研究显示，只服用雌激素药物不会增加患乳腺癌风险。但参与该研究的女性都做过子宫切除手术，一开始的患病风险可能就很低。

如果能够模仿人体合成雌激素的方式，使用符合生理剂量的生物同质性雌激素，并搭配生物同质性黄体酮，我们从一开始就可以避免各种副作用。

患乳腺癌、子宫癌或卵巢癌高位风险的女性，如果希望在更年期通过补充激素缓解症状而不想增加患病风险，有两点需要注意。首先，在症状最严重的前 5 年或更短的时间内，使用最小剂量的生物同质性激素。在此期间，可能需要通过唾液或血液检测游离激素，以便调整用药剂量，确保达到生理平衡，缓解症状。其次，可以选择不含激素的草药疗法。

关于结肠癌的情况非常明了。在美国，女性结肠癌患病率仅次于乳腺癌和肺癌，位居第三，在所有癌症中所占比率为 11.2%。不管是发病率还是死亡率，结肠癌都高于子宫内膜癌、卵巢癌和宫颈癌。一项总结了 10 项关于雌激素使用时机的研究发现，应用雌激素可以降低 34% 的结肠癌发病率。2002 年妇女健康倡议研究证实了这一数据。同样，停止使用激素，这种保护作用也就消失了。虽然没有人知道确切的原因，但似乎和雌激素致使胆汁酸（肝脏分泌的一种物质）减少有关，该物质与结肠癌发病有很大关系。[35]

因素 8：过早（40 岁之前）进入更年期或由于人为因素（手术、疾病、化疗或放疗）突然进入更年期。有此类病史的女性可能更需要全身性激素疗法，为全身提供符合生理剂量的激素。这样的疗法效果要明显优于局部给药激素疗法，其好处也是草药疗法和饮食法无法替代的。这是因为，与正常更年期天然激素水平逐渐下降相比，体内激素过早变化或者突然停止分泌对生理和心理的影响更大，表现出来的症状也更严重。女性提前绝经，体内缺乏内源性激素的保护，因此，我建议女性此时应根据自身症状和激素水平，按需使用天然生物同质性激素复方制剂。

桑迪：手术绝经

桑迪在 35 岁时突然停经。因为严重的子宫内膜异位症，她做了卵巢切除手术。因为人为因素，她提前进入更年期，体内内源性激素突然大幅度减少。她的症状相当明显。直到手术时，桑迪还一直认为自己绝经后不需要补充激素。现在，毫不夸张地讲，各种不适症状严重干扰了她的生活。事实上，如果此后大约 15 年的时间内她不进行激素补充的话，那么她的骨密度、心脏健康和大脑功能在未来可能会受到影响。桑迪别无选择，只能接受激素疗法。"坦白来讲，"她写道，"太痛苦了，因为对于是否补充激素，我根本别无选择。"在医生的建议下，她决定使用一种皮肤贴剂，这种贴剂可以持续释放雌激素（17-β-雌二醇），同时口服天然的黄体酮胶囊。经过细微的调整，医生找到了最适合她的剂量，她的不适症状得到了很大改善。

"在那时，"桑迪写道，"我开始专心接受激素治疗，因为这影响了我未来生活的质量。绝经后，我一点都不想补充激素，但不补充激素，骨质疏松和患心脏病的风险就会增加。所以没有办法，我只能选择接受激素疗法。后来，我突然想到一个两全其美的方法。我决定在 55 岁之前一直使用激素。55 岁时，我可能已经自然地完成了更年期的过渡，可以停止补充激素，自然度过更年期。我对自己这个计划十分满意。我觉得这个想法是来自身体的一份谢礼，感谢在这额外的 15 年人为更年期中，我做出了恰当的选择，给身体补充激素。"

何时开始采用激素疗法

多年来，我目睹许多女性在更年期承受各种症状折磨，只是因为她们的医生不想让她们在更年期前服用激素——其实根本没有必要这样做。需要什么疗法，什么时候开始，你有选择的自由——无论是激素疗法、草药疗法、调整饮食、改变生活方式，还是上述各种方法的综合。因为更年期实际上是一种回顾性诊断，有时只有进入更年期后，你才知道有这么回事儿。各种症状一般在围绝经期达到最高峰，而不是之后。

有些女性担心补充雌激素会增加患乳腺癌或者子宫癌的风险，同时又发现非激素疗法效果并不明显。但如果想要缓解围绝经期症状，就有必要试一下激素疗法。正如我前面所说的，我觉得在 5 年或更短的时间内，使用低剂量的生物同质性雌激素并不会增加患乳腺癌的风险，因为，有时围绝经期病症危害更大。在症状缓解后，你可以逐渐减少激素剂量或种类，直至停药，或者采用其他方法。如果补充激素能让你感觉最舒服，那么你可以一试。

激素疗法应用原则

- 在接近 40 岁或者围绝经期初期时，做一次激素基准测试，确定你的自然激素水平。
- 只补充需要补充的激素。
- 激素剂量：根据自身需要选择最低剂量。每年重新评估是否继续采用激素疗法，如果可能的话，选择其他替代疗法。
- 选择与体内自然合成激素分子完全匹配的生物同质性激素。
- 在补充激素的同时，配合健康饮食、适当的营养补充和锻炼。
- 面对现实。我们的目标不是让时光倒流。相反，我们的目标是让自己感觉舒适，确保身心健康，让后半生活力充沛，大脑思路清晰。

激素疗法，时机最重要

目前，关于激素，研究人员讨论的重点是：为什么早服用激素（大约在 60 岁前）对女性有益，而晚服用对女性不利？这是研究人员所称的"时机假说"的一部分。该假说涉及心脏和大脑健康，以及各种癌症、骨质疏松症和情绪障碍的相对风险。这一概念甚至成为 2010 年 1 月"雌激素治疗——神经保护希望之窗"研讨会的焦点，该研讨会由斯坦福大学女性健康神经科学中心和斯坦福大学长寿中心主办。

简而言之，这就是为什么前沿科学家怀疑激素疗法的效用与年龄有关。补充雌激素有助于大脑健康。雌激素分子就像一把把小钥匙，适合各种各样的锁，打开通向积极作用的大门。它能提高高密度脂蛋白胆固醇的水平，保护心脏。雌激素还可以调节"快乐激素"——血清素和多巴胺的水平。它能帮助脑细胞生长并加强其可塑性（适应各种刺激的能力），增强和修复脑组织，保护脑组织免受阿尔茨海默病等疾病的侵袭。

但如果大脑已经开始自然衰老的过程，或者处于阿尔茨海默病早期阶段，那时再补充雌激素，就只能打开部分大门，或者根本打不开了。这样，雌激素要么没有效果，要么会起反作用伤害脑细胞，加速脑细胞的死亡。因此，"时机假说"表明，激素疗法对女性的帮助或伤害程度取决于她开始服用激素时大脑的健康程度。

做决定并不是一件容易的事情。正在考虑激素疗法的女性仍需努力平衡各种不可知的因素。（她们知道未来可能面对的风险，但不清楚自己体内已经发生的变化。）请继续关注这一前沿研究领域的更多进展，希望能够有更多解释。

雷妮：失控之时找到安慰

对于如何应对更年期——做什么，不做什么，我们中许多人有自己的想法。但当真正进入更年期时，我们需要根据具体情况做决定，而不应该固守旧观念。雷妮的故事很好地说明了这一点。

很久以前我就下定决心，头发变白时，我不会染发，也不会在更年期的时候补充激素。更年期对我来说是一件好事，我早就考虑好了。

在我47岁生日那天，父亲突发心脏病去世，事先毫无征兆。母亲惶恐不安，又悲伤过度，需要照顾，因此搬来和我们一起住。随后，我丈夫戴维财务出了问题，骤然面对年底失业的危机。一周之后，在毫无防备之时，我首次经历了潮热，非常严重，眼镜上都出现了雾气。情绪失控、财务危机、激素水平紊乱，面对这些，我不知所措，彻底失去了安全感。潮热症状越来越严重，尤其总在半夜出现，严重干扰了我的睡眠。我开始对母亲和戴维发脾气，待在家里让我感觉幽闭恐惧——我想，现在是我身体状况最糟糕的时候，突如其来的这一切让我无法承受。当我的妇科医生建议我补充一点激素时，我长舒一口气，接受了。现在我感觉好多了。事实上，仅仅是做出接受雌激素的决定，就让我的感觉发生了很大的变化。

从这当中，我学到了很多，不仅仅是关于更年期的，还有不要期望控制每一件事。我控制欲很强，希望每件事都在掌控之中。但现在我明白了，在某些时候，我们只是同行者。在人生的任何阶段，我们都应该善待自己，及时调整方向，以适应生活变化。

选择激素疗法

接下来，让我们先假设你已经决定接受激素疗法。你可能还来月经，但每次来月经前，都会出现潮热症状，偶尔也会出现夜间盗汗的症状。我建议你在这个时候做一下激素水平检测。检测的理想时间是月经前一周，此时检测，你不仅可以知道黄体酮的最高水平是多少，也可以看清楚体内系统正常循环时需要多少雌激素和睾酮。同时，根据这些检测结果，你也能知道自己需要补充多少激素。

下一步，就是根据你的激素水平，开始补充最低剂量的激素。绝大多数人补充的激素多为黄体酮和雌激素。我们也发现，现在越来越多的围绝经期女性缺乏雄激素。如前所述，2% 天然黄体酮软膏已被证明非常有效，能够保证血液中的激素水平正常。可能仅这个软膏就可以满足你的需求。每个月来月经的前两周涂抹该软膏，月经后停用两周，你也可以连续使用三周，停用一周。大多数女性在使用这个软膏后一个月内症状就有所减轻。如果你觉得不错，可以继续使用。

如果你的雌激素水平太低或者潮热频繁，那使用激素时，你应该从最低剂量开始。雌激素属于处方药，要想摄入剂量合理，保证血液中的激素浓度，应听从医生建议。许多女性喜欢雌激素贴片，不仅因为好处多，而且使用方便，可以贴在皮肤上好几天。也有人喜欢口服补充激素。

如果你正在服用雌激素药剂，你一定要确认自己黄体酮水平足够，以防出现子宫内膜过度增生。就补充黄体酮而言，有些女性只需涂抹 2% 黄体酮软膏在皮肤上即可达到效果。如果需要较大剂量的黄体酮，需医生开处方。

激素疗法应持续多长时间？

使用激素时间长短完全取决于使用激素的原因，以及在用药期间是否采取了其他替代疗法。例如，如果你一开始使用雌激素是为了保持骨骼健康，而后来开始定期进行负重训练，那么你可以慢慢减少雌激素的用药剂量，这样依然可以保持你的骨密度。如果你不爱运动，一直在服用类固醇类药物，或者吸烟，且很清楚自己有骨质疏松的危险，那么，为了维持骨密度，你只能服用药物。实际上，吃低酸饮食，保证自己体内维生素 D 水平，才是最佳选择。我非常担心双膦酸盐类药物（如福善美）对身体的长期影响。

使用低剂量生物同质性激素，其益处可能远远大于风险，尤其是当你已具有某些危险因素，或者在你的家族中很少有人能够健康地活到 90 多岁时。你在使用激素后症状明显改善，这种有好处的感受也更明显。绝大多数女性开始使用激素、草药，或者把两者搭配使用，是为了立刻缓解更年期症状（如潮热或阴道干涩），一般只需服用几年时间，也有一些人是为了防治骨质疏松症或性功能障碍。短期服用激素缓解症状与长期服用激素预防疾病有很大的区别。大多数女性更年期症状会持续 5~10 年的时间，之后会自然减轻。

现在，越来越多的女性使用了生物同质性激素，有的已经服用了十多年，服药时，她们感觉很好，但停药后症状又复发了。一位 62 岁的女性向我咨询了这样一个问题："自从妇女健康倡议研究结束后，我自己做了一些功课，然后开始每天口服雌激素胶囊（含 100 毫克黄体酮）。在接近 40 岁时，因为子宫内膜异位症，我摘除了子宫和大部分卵巢。但是直到进入更年期，出现心悸、精神恍惚以及严重潮热时，我才开始服用激素。吃药后，我感觉自己获得重生。但一旦停药，我就觉得昏昏沉沉的，而且出现尿失禁。我对自己生活很满意，而且经常锻炼，坚持做瑜伽，也不酗酒。这是因为长期服用雌激素胶囊的原因吗？"

考虑到这位女性（以及成千上万像她一样的女性）卵巢功能不正常，低剂量生物同质性激素能够缓解她的症状，让她感觉舒适，那么我建议她继续服用。没错，这存在潜在风险。但为了预防将来不太可能出现的风险，而破坏当前的生活质量，值得吗？和其他事情一样，值不值得因人而异。

停用激素注意事项

如果你一直在服用激素药物，现在不想再服用了，不要突然一下子停药。逐渐减少药量，给身体一个适应时间。停药时可参考下列步骤：

第一周：周日停药

第二周：周日和周二停药

第三周：周日、周二和周四停药

第四周：周日、周二、周四和周六停药

第五周：周日、周二、周四、周五和周六停药

第六周：彻底停药

在逐渐减少药量的过程中，建议你补充足够的植物激素，维持身体机能。例如，摄入多种水果和蔬菜，增加亚麻籽粉和豆粉的摄入。同时，你也需要补充多种维生素和矿物质，帮助维持肾上腺和卵巢激素平衡。

补充激素因人而异

妇女健康倡议研究的初步研究结果公布后，很多女性陷入了恐慌，立刻停止了使用激素。很多一直使用激素的人还担心，激素已经给她们身体造成了无法弥补的伤害。这完全错了。从长远来看，妇女健康倡议研究中的绝大多数女性并没有因为服用倍美安而出现任何不良后果，她们的死亡风险也不比服用安慰剂女性的大。数据显示，一万名女性，服用倍美安一年与不服用倍美安的相比，患恶性乳腺癌的多了 8 人。此外，患心脏病的多出 7 人，中风的多 8 人，得血栓的多 18 人。但同时，患结肠癌的减少 6 人，髋骨骨折的减少 5 人。[36] 现在，因为潜在的癌症风险，许多本来可以从激素疗法中受益的女性被吓得闻激素色变，因而遭受了不必要的痛苦。每个女性都应该知道，用低剂量的生物同质性激素代替合成药物，会大大降低激素疗法带来的副作用。如果你愿意，也可以慢慢停止使用激素，以防症状复发。

每位女性的身体都处于发展变化之中，你的激素状况以及激素补充方案也可能会改变。如果你选择使用激素，那么使用激素的第一年，最好每六个月检测一次激素水平。对比检测结果和你的切身感受，有助于确定你的方案是否需要调整，以及如果需要调整，该怎么调整。症状缓解，感觉舒适后，

一年检查一次激素水平即可。

　　如果你一直在服用倍美安或其他合成激素，症状得到缓解，感觉良好，但希望减少所有可能的副作用，那么我建议你改用生物同质性激素，使用尽可能少的剂量。你的医生可以给你开生物同质性激素的处方，包括口服雌激素和贴片。如果你子宫健全，就还需要黄体酮。口服黄体酮制剂一般药店均有销售。如果你不想来月经，可以每天使用。

　　或者，你也可以在有资质的药店配雌激素和黄体酮处方药剂——需要的话，可以加入睾酮。

　　记住：对其他女性有效的配方，不一定适合你，因为配方、给药途径和剂量都因人而异。选择补充激素，需要根据自身情况确定补充方案。补充激素的同时，也可以辅之草药，反之亦然。当治疗效果没有达到你的预期时，你可能会改变想法——此时，一定要沉着冷静，想好了再做决定。

第六章

食疗和保健品

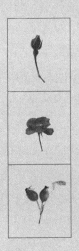

几千年来，在医药文化形成前的很长一段时间内，女性凭借自身直觉和大自然的力量来维持自己和家人的健康。遵从内心智慧的指引，我们的祖先从大自然色彩缤纷的"药房"中采集各种药草，如用芳香的洋甘菊泡茶，用新鲜的生姜来预防恶心和舒缓肠胃，用洋地黄来调节心跳。

令人惊讶的是，古代的草药师可能相隔千里，但却会用相同的草药治疗同样的症状。例如，美国印第安女性和中国女性都用当归治疗更年期症状。

今天，这种古老的直觉智慧得到了科学的进一步证实。当代智慧女性都知道：植物含有多种有益成分，如人体所必需的脂肪酸、植物雌激素和抗氧化剂等，不仅可以治愈疾病，还能帮助我们在生命的各个阶段保持健康，包括在围绝经期。

要想充分发挥饮食和草药的功效，达到理想效果，首要的是调整思维。草药和食物对身体的作用方式，与药物和生物同质性激素不同。现代药物和激素通常包括一种纯化活性成分（通常从植物中提取，然后经过生化处理），有着精确的标准，生物效应能够被测量。草药和食物包含许多不同的活性成分，在体内协同作用。我们有充分的理由相信，要想获得全面的益处，你需要食用整株植物，或者用整株植物的一部分（如叶子或根）制成的产品，而不单单是某种有效成分。这就是一些研究表明，食用大豆食品比单纯服用含有大豆异黄酮的胶囊或药丸效果更好的原因。

对抗疗法是西医理论基础，即针对症状或疾病，直接对抗治疗，例如用避孕药来止血或调节月经不调。避孕药虽然能够控制症状，但治标不治本，无法解决引发症状的潜在失衡问题。

而草药和食物，因为含有多种活性成分，通过协同作用，可以很好地平衡体内所需。因此，调节月经周期或者在更年期补充营养，有许多不同的草药或食物可用，包括亚麻籽、大豆、冬葵、葛根或圣洁莓，诸如此类的还有很多。上述所有草药和食物，其所含物质不仅有助于保持内分泌平衡，且不会产生副作用。[1]

要想充分发挥草药功效，你最好把它放到整体健康计划中去考虑，这个计划应该还包括良好的饮食、规律锻炼和改善人际关系。换句话说，对于利用草药和食物，我们应该进行全面反思，问问自己"什么食物或草药能最好地帮助我平衡身体，提高自愈功能"，而不是"消除这个症状，我需要吃什么药"。

哪些人适合使用草药？

- 症状轻微，但想要缓解。
- 认为草药比激素更天然，好处更多。
- 因为担心患乳腺癌或者其他癌症的风险，不愿意接受激素疗法。
- 正在接受激素治疗，但还想补充一些草药。
- 无法再忍受激素疗法了。

更年期使用草药疗法的基本原则

如果你选择使用草药来治疗更年期症状，想得到最佳效果，就需注意以下基本原则：

- 所有植物性食物都含有植物营养素。这些独特物质在植物自然生长过程中产生，与特定植物基因和环境有关。植物性食物不仅可以通过味道发挥功效，而且营养价值丰富。植物营养素还可以通过改变人体内的生理过程来发挥治疗作用。这是植物医学的基础。如在十字花科蔬菜（如西兰花）中发现的植物化学成分3-吲哚甲醇，似乎可以弱化女性体内雌激素优势，减少致癌物形成。雌激素水平过高会增加患乳腺癌、乳房压痛和腹胀的风险，多吃十字花科蔬菜可以降低风险。

• 草药是食物，还是药物，并没有明确界限。例如，麻黄可以有效治疗哮喘和鼻窦炎，但不能每天食用。（麻黄曾一度被禁用，因为人们沉迷于用它来减肥，服用过量导致严重副作用。）一般来讲，草药食用越多，作用越接近于药物。为了安全起见，服用草药应按外包装说明或遵医嘱，适量服用。最好让医生知道你经常用什么草药，因为有些草药会与某些药物反应，从而降低或改变药物疗效——草药和药物都需要在肝脏中代谢。

• 近年来，草药补充剂在标准化方面取得了很大进展，进一步统一了其质量和潜在功效。最有效的产品是对整株植物（或部分植物，如根部）按照标准百分比进行萃取，这样才能把有效成分作用最大化。

• 本章提到的几种用于治疗更年期症状的草药，已有数千年的历史，不仅有效，而且几乎没有副作用。但仍然有少数人可能会对其中一些产生不良反应——就像有些人对食物和药物有不良反应一样。也有一些草药含有有毒物质，必须在有经验的医生指导下使用，如颠茄、蓝升麻、半边莲、蒲根。

• 植物雌激素是在植物中发现的天然激素，其作用类似于女性自身分泌的激素，但二者仍存在差异。大约有300多种植物含有雌激素，包括我们经常食用的一些食物，如苹果、胡萝卜、燕麦、李子、橄榄、土豆、茶、咖啡和葵花籽。含有植物雌激素最丰富的要数大豆和亚麻籽。[2] 植物雌激素可分为两大类：异黄酮类和木酚素类，前者包括染料木素、黄豆苷元、雌马酚和拟雌内酯，后者包括罗汉松脂素、肠内酯和肠二醇。

植物雌激素的活性低于人体内雌激素活性，仅为人体雌激素活性的1‰~1%。植物雌激素还具有抗氧化性和增殖活性，这意味着它们可以预防自由基对细胞的损害（自由基是导致组织过早老化的首要原因），也可以抑制细胞的异常生长。

与其他雌激素一样，植物雌激素通过雌激素受体作用我们整个身体（研究表明，几乎人体每一个细胞都有雌激素受体，不仅仅局限于阴道、子宫和乳腺组织）。雌激素和受体结合，能够平衡体内激素环境。[3] 这意味着，如果你的雌激素水平低，草药就会具有雌激素的作用，但如果你的雌激素水平过高，草药又会进行调节。这就是为什么当归既可以用于雌激素过多的情况（如经前综合征），也可以缓解雌激素过少的症状（如潮热）。

植物雌激素不会刺激乳腺和子宫等的雌激素敏感组织的生长。事实上，一些动物研究表明，植物雌激素可以抑制乳腺肿瘤，这很可能是因为植物雌激素占据了雌激素受体的位置，阻止细胞受到过度刺激。[4] 也没有研究表明，更年期服用草药存在致癌风险，实际上，一些草药反而因为抗癌特性而闻名。[5] 因此，对那些担心患癌风险的人来讲，更年期服用草药是一个不错的选择。

• 许多植物萃取物对女性盆腔器官及其他器官有滋补作用。它们可以刺激血液流动，增加骨骼的重量。[6] 研究也表明，黑升麻和圣洁莓通过作用于脑垂体，减轻更年期症状。

• 一般来说，草药药效发挥较慢。草药不仅比其他药物药效慢，甚至比我推荐的生物同质性激素的效果也要慢得多。因此，在草药疗效明显显现前，请耐心等待 3~4 周时间。

• 最后，治疗更年期症状时，通常需要多种草药搭配使用。因为有经验的中医发现，多种草药协同作用，效果更好。在中医中，这种协同作用有明确标准。

缓解更年期症状的主要草药

缓解更年期症状的草药中，有几种被研究得最为充分。它们可以单独使用，也可以和其他草药搭配使用。注意，下文只列举几种草药，并不是全部，芍药花、啤酒花、益母草、黄地百合等草药也可以有效缓解更年期症状。

当归：具有良好的植物雌激素活性，因能增强活力、提升幸福感而被称为女性人参，常用于治疗闭经、月经不规律、子宫出血等病症。一位来自中国台湾的针灸师告诉我，当归是中国使用极广泛的草药之一，很多女性在育龄期和围绝经期都服用它。

当归不仅能止痛、抗过敏和抗菌，还可以舒缓肌肉紧张，稳定血管。[7]

当归在所有药店都有售卖，应用十分广泛。几乎所有治疗更年期的药物配方，都以当归为基础，而且它可长期服用。在亚洲，女性经常用当归炖鸡汤或者炖其他菜品。当归可以在许多药店或超市里找到，也有胶囊、片剂和酊剂（不要用酒精炮制）等形式。绝大多数药店推荐的当归药剂因为剂量过低，基本起不到什么作用。虽说增加当归用量不会有什么大问题，但我们最好遵医嘱，在有经验的中医指导下服用。

注意：孕妇忌服。

圣洁莓：西洋牡荆树的果实，原产于地中海地区。研究表明，圣洁莓能够调节脑下垂体释放出促黄体生成素，抑制促卵泡激素的产生，从而让身体合成更多的黄体酮和减少雌激素分泌。[8] 也正因如此，圣洁莓被公认为是缓解围绝经期月经不调的良药。它的作用有点像神经递质多巴胺。圣洁莓对有经前综合征，或者月经量稀少、月经不规律的女性特别有益。同时有研究表明，圣洁莓可以抑制食欲、缓解抑郁、改善睡眠，但可能需要食用几个月后才能见效。

服用圣洁莓一般每天 4 次，每次一茶匙磨碎的圣洁莓，用一杯水送服。或者，每天 20~75 滴萃取液，与水按 1∶3 比例混合服用，每天 4 次（或遵医嘱）。

注意：易感染人群慎服，否则容易引发皮疹；不得与安定类药物一起服用，如氟哌啶醇和甲硫哒嗪；孕妇和儿童禁用。

黑升麻：黑升麻在美国已有几百年的历史，当地人称它为"痉挛树皮"。黑升麻也是一种十分受欢迎的草药，经常用于治疗围绝经期症状。在女性更年期，它能与雌激素受体结合，选择性抑制促黄体生成素水平的升高，[9] 缓解潮热、盗汗和情绪不稳等症状（虽有研究表明，黑升麻能改善潮热症状，但在服用黑升麻的女性中，只有 1/3 的人症状有所改善——远远低于安慰剂组）。[10] 它对缓解经前综合征也有帮助。虽然这种草药最初被认为是一种植物雌激素，但研究表明，它实际上是通过影响神经递质多巴胺和血清素起作用的。黑升麻是欧洲广泛使用的草药之一，被认为是激素疗法的替代品。许多妇女通过单独服用黑升麻缓解更年期症状。临床研究表明，黑升麻可以有效缓解抑郁、阴道干涩和痛经。丹麦最近禁止了这种草药，因为它可能会导致严重肝损伤，但这样的肝毒性病例很少见，而且证据也不明确。罪魁祸首可能是一种相关但不同的药草，在产品标签上被误认为是黑升麻。

服用黑升麻时，可以服用片剂，或将黑升麻根磨成粉，每天 3 次直接服用或者泡茶喝，每次 1~2 克；干燥固体粉末萃取物 250~500 毫克，与水 4：1 混合服用；萃取液酊剂 4 毫克，与水 1：1 混合服用。

注意：黑升麻容易与治疗高血压的药物起反应，并可能导致一些女性的血压过低。

玛卡：适应原草本植物，有助于调节身体对各种压力的反应。玛卡在秘鲁被当作主食，而且，在传统上，秘鲁人会用玛卡治疗男女内分泌和生殖系统疾病。研究表明，秘鲁玛卡可以增加性激素的分泌，增强性欲，补充体力。玛卡还可以改善人的智力。玛卡的特性尤其适用于缓解女性更年期症状。[11]

注意：服用甲状腺药物的女性在服用相关产品时，应监测自己的甲状腺水平，通常需要减少甲状腺药物用量。

甘草根：甘草是一种多年生温带草本植物，可长到 2 米多高，一般药用部分为茎和根。甘草根是医用草药中应用极广泛、研究较多的草药之一。甘草根的有效成分包括异黄酮和木酚素。甘草具有多种药理作用，包括调节雌激素水平、消炎、抗过敏、抗菌、防癌等。甘草还能调节雌激素和黄体酮的比例，支持肾上腺功能，缓解疲劳。

服用甘草根，一般取固体萃取物 1/4 茶匙，每天 1~2 次。

注意：服用甘草根时，应检测血压，确保血压稳定。甘草根活性和皮质醇活性类似，可能会导致高血压。对低血压患者，甘草根可帮助调整血压，恢复平衡。

Nutrafem：一种全新的天然植物雌激素补充剂，发展前景良好，其所含有的植物萃取物源自杜仲树（中国产的一种橡胶树）和绿豆。它可以帮助身体更有效地利用自身的雌激素。2010 年发表的一项安慰剂对照研究发现，服用 Nutrafem 的女性中，43% 的人在 7 天内症状减少了一半，90% 的人潮热症状减轻了。[12]虽然大多数女性服用后症状很快得到了缓解，但身体彻底恢复大概需要 3 个月时间。如果你停止了激素疗法，改服用 Nutrafem，那么，在你身体重新恢复平衡之前，可能有几周的时间症状会出现反复。Nutrafem

可以缓解疲劳、减轻身体疼痛，它所含的植物雌激素还可以维持骨骼健康。作为一种天然抗氧化剂，它可以对抗自由基的破坏。

注意：甲状腺亢进患者和囊性乳腺疾病患者，禁服此药。

Amberen：也是一种新型补充剂，由 Lunada Biomedical 公司生产，可以有效缓解更年期症状。Amberen 是一种纯天然的非处方制剂，结合了钙、镁、锌、维生素 E、调节神经递质的 L-谷氨酸钠和调节脑细胞活性的氨基甘氨酸。基本上，Amberen 是通过恢复大脑和内分泌系统之间的联系来发挥作用的，最大限度地提高身体合成和平衡激素的能力。一项研究表明，Amberen 可以缓解潮热和情绪波动、减轻体重、消除疲劳和焦虑情绪、提升性欲等，且无副作用。[13] 服用 Amberen 后，一些女性不到一周症状就所有改善。

注意：癌症幸存者以及正在接受激素疗法的女性，在服用 Amberen 前请应咨询医生。

泰国野葛根：一种非常有效的补品，可以帮助女性有效缓解更年期症状。泰国野葛根因为其性质与激素十分类似，被用作激素补充剂已有 700 多年历史了。研究证明，泰国野葛根是一种十分安全有效的药草，可以缓解至少 20 种与更年期相关的症状，包括阴道干涩、潮热、盗汗、抑郁、失眠和易怒等。在第一阶段的研究中，所有被评估的更年期症状都从中度变成了轻度，在服用的前 30 天，效果最显著。一般情况，女性在服用第一周就能察觉到效果。

但并不是所有野葛根效用都相同。在 13 种产于亚洲的野葛根中，只有一种含有有效植物甾醇，即葛雌素。葛雌素和雌激素非常类似，不仅可以有效保护骨骼和阴道组织，同时还能保护乳房和子宫内膜免受过量雌激素的不良影响。[14] 葛雌素通过与雌激素受体结合，平衡机体内已有的雌激素，而不会改变女性体内自然产生的雌激素的数量。有一项研究对葛雌素和倍美力进行了比较，发现泰国野葛根作用和倍美力十分相似，但没有任何副作用。[15] 另一项研究显示，泰国野葛根对子宫内膜上皮细胞（包括正常细胞和癌细胞）没有影响，这再一次证明了它的安全性。[16] 研究进一步显示，（实验室中）用在体外，泰国野葛根能够阻止乳腺癌细胞的生长。[17]

你可以选择一种葛雌素含量标准的泰国野葛根（大约每 100 克泰国野葛根含有 20 毫克的葛雌素）。研究显示，葛雌素最大安全剂量是每千克体重对应每天 10 毫克，所以请检查你购买的葛雌素含量，以确保剂量安全。

以上介绍的几种草药，在更年期时，无论是单独使用还是搭配使用，都有助于缓解各种各样的症状，如阴道干涩、潮热和情绪波动等。如果你想尝试一下，我建议最短坚持一个月。治疗更年期症状，可搭配服用各种药草，或参考其他章节中介绍的具体治疗方法。

食疗调整身体

虽然许多常见的食物中都含有维生素、矿物质和植物雌激素，也都有助于缓解更年期症状，但只有少数几种疗效显著，如大豆、新鲜亚麻籽和富含生物类黄酮的食物。在更年期，不管你选择什么疗法，我都建议你在更年期饮食中，至少添加一种这样的超级食物。

大豆

大豆，和治疗更年期病症的草药一样，是激素的安全替代品，虽不如激素功效全面，但没有任何风险或副作用。如果你正在接受激素疗法，并注重养生，我则建议你食用大豆。事实上，在多吃大豆以及其他富含植物雌激素的食物时，你不仅可以减少激素使用剂量，还依然能够获得使用激素时同样的好处。

虽然在过去的几年里，有很多反对大豆的声音，但主流医学研究确实证实，经常食用大豆制品和规律性获取大豆蛋白可以减少、降低潮热和其他围绝经期症状的出现频率及强度。大豆蛋白似乎对身体的每个系统都有好处。很多处于围绝经期的女性报告称，经常食用大豆制品 2~3 个月后，她们的皮肤、头发和指甲都有了很大改善，同时还有很多女性指出，各种更年期症状，如阴道干涩、情绪波动、经前综合征症状、偏头痛、月经不规律和体重增加，也都得到了缓解。[18] 研究表明，大豆可以减轻因肝脏代谢导致的钙流失。[19]

大豆蛋白有助于更年期女性减脂增肌，因为抗增生功效，它还能够降低患乳腺癌和子宫内膜癌的风险。[20]

大豆的好处已得到了无数实验的证实。有一项研究对 50 名绝经后女性进行了跟踪调查。在连续 12 周内，她们每天食用 3 杯（约 212 克）豆奶或 3 把烤黄豆，每天摄入 60~70 毫克异黄酮。[21] 获得的好处如下：

心脏： 研究者测量发现，高密度脂蛋白胆固醇水平提高了 5.5%，低密度脂蛋白胆固醇水平降低了 9%。许多其他的研究也证明了大豆有降低低密度脂蛋白胆固醇[22]、总胆固醇和甘油三酯水平的能力。[23] 有研究进一步证明，大豆可以降低血液中 C-反应蛋白[24] 和高半胱氨酸的水平，[25] 这两种物质都是心血管疾病的标记物。1999 年 10 月 26 日，FDA 发表健康声明：大豆蛋白可以降低冠状动脉疾病患病风险。[26] 大豆还有助于血管扩张[27]，缓解偏头痛，以及养护血管壁。[28]

骨骼： 上述跟踪调查还发现，不管是喝豆奶还是食用大豆，那 50 名女性的骨钙素（骨形成的标记）增加了 13%，而破骨细胞（骨流失标记）减少了 14.5%。大豆蛋白对骨骼的这种好处，是雌激素所不具备的。

从药剂中分离出来的类黄酮（包括人工合成的异黄酮 ipriflavone）没有发现具有相同的功效。[29] 目前美国市场上至少有 8 种不同品牌的植物雌激素类药物，但对不同剂量药物的效果，目前还没有研究。也没有任何研究表明，人体可以像从药片中吸收异黄酮一样，从全大豆食品中吸收异黄酮。这可能是因为，除了异黄酮，全大豆食品还含有其他已知和未知的成分。

研究表明，大豆对绝经后女性的骨代谢有好处，特别是对那些骨量已经很低的女性。[30]

结肠癌和肠道问题： 在多项基于大规模的人口研究中，研究结果显示，食用大豆可以降低患结肠癌的风险。[31] 另一项研究的初步结果也表明，饮食中添加大豆蛋白，可能有助于降低有肠道疾病史或者曾切除过癌前息肉者的结肠癌发病率。根据这些初步研究成果，密歇根州立大学的莫里斯·本尼克博士指出，肠道疾病患者经常食用大豆，患癌症的风险可降低 50%，发病时间可延迟 10~15 年。[32] 大量的动物研究也表明，大豆蛋白（不是异黄酮药物）能够在结肠癌癌变前逆转症状。动物研究也表明，大豆对炎症性肠病，如克罗恩病和溃疡性结肠炎，有抑制作用。但 2009 年，一项针对 2.5 万名英国成年人的研究并未发现摄入植物雌激素（包括大豆）在降低患结肠直肠癌、乳腺癌或前列腺癌风险方面有任何显著作用。[33]

选择性雌激素受体调节剂：许多服用他莫昔芬的女性报告说，增加大豆摄入量后，潮热和抑郁等症状有了缓解。

大豆和甲状腺有关联吗？

一位读者写信给我，谈到她最近患上了甲状腺疾病，并问了一个我经常被问及的问题："吃大豆会不会影响甲状腺功能？"

> 通过标准血样检测，我被告知患有桥本甲状腺炎。医生说，这与围绝经期无关，但我今年已经 45 岁了，而在你的文章中，你也曾说过，围绝经期时，女性经常发生甲状腺疾病。我想要多吃些大豆，缓解围绝经期症状，保护心脏和骨骼。但我最近看到一些报道，说大量食用大豆会导致甲状腺功能减退。我很困惑，该怎么办呢？

这位读者可能看到过一些关于动物（体外实验）和婴儿食用大豆后，甲状腺功能减退的报告。加利福尼亚州洛思阿图斯健康研究中心主持了一项随机的双盲安慰剂对照研究，对 38 名年龄在 64~83 岁且未曾接受过激素疗法的女性进行了调查研究。这些女性连续 6 个月每天摄入 90 毫克大豆异黄酮，最后没有显示出任何甲状腺功能减退的症状。[34] 这与日本的流行病学证据相吻合。日本人平均每天摄入 100~200 毫克大豆异黄酮，但并没有证据表明日本人患甲状腺功能减退症的风险有所增加。[35]

总之，到目前为止，并没有确切证据表明，在围绝经期食用大豆会增加甲状腺功能减退的风险。女性通常在围绝经期开始增加大豆的摄入量，一般也是在这个时期第一次检查甲状腺功能。当结果显示 25% 的女性在围绝经期有甲状腺问题时，便有许多人认为大豆是罪魁祸首。如果你觉得自己甲状腺存在问题，最好去医院检查一下。检查一下促甲状腺激素和甲状腺激素（包括 T3 和 T4 两种），就可以消除你的疑虑。你的促甲状腺激素水平绝对不应该高于 3.0，尽管包括我在内的许多专家更愿意将其限制在 2.5。注意：对碘缺乏群体（约占总人口的13%）来说，大豆异黄酮，特别是高剂量的大豆异黄酮，可能会破坏其甲状腺功能。患有碘缺乏症和甲状腺功能减退症的女性，最好不吃或少吃能够诱发甲状腺肿的食物，包括生卷心菜、花椰菜和芜菁。但没有证据表明，这些食物对那些碘充足和甲状腺功能正常者的甲状腺有负面影响。[36]

植物雌激素和异黄酮致癌风险说明

有很多言论称，大豆和亚麻等食物中的植物雌激素和异黄酮（一种特殊类型的植物雌激素）会增加女性患乳腺癌的风险，致使很多女性都不敢食用，害怕对身体有害，但事实并非如此。研究表明，植物雌激素和异黄酮并不会增加女性患乳腺癌的风险。2009年，营养责任理事会（Council for Responsible Nutrition）在米兰主办了一次会议，来自世界各地的近20名研究人员参加了会议，探讨这个主题。总而言之，这次会议提供的信息有力地支持了这一观点：异黄酮对乳腺癌患者和乳腺癌高危患者都是安全的。知名大豆专家马克·梅西纳博士在这次大会上总结发言时指出：

根据本次会议上提出的科学研究，异黄酮对乳腺癌生物标记物——乳腺细胞增殖和乳腺组织密度——没有不良影响。事实上，本次会议上的流行病学数据也表明，多食用富含异黄酮的大豆食品有助于改善乳腺癌患者的病情。此外，新的发现还强有力地表明，某些动物研究的结果并不适用于人类，而正是这些结果引起了人们关于异黄酮对乳腺癌不良影响的担心。[37]

来自苏格兰圣安德鲁斯大学的世界著名植物雌激素和乳腺癌研究专家玛格丽特·里奇博士解释说，植物雌激素不像雌二醇（最具生物活性的雌激素）那样在体内发挥作用，因为它们的化学性质和分子形状不同。有研究表明，给老鼠喂食染料木素（一种植物雌激素），然后让它们接触致癌化学物质，老鼠患癌症的风险的确升高了。对此，里奇博士指出："由于人不可能只吃一种植物雌激素，而啮齿类动物会产生大量的雌马酚（一种雌激素），所以这些研究的价值有限。在另一项研究中，这些研究员给动物喂食大豆……因为大豆中含有其他植物类化学物质，肿瘤的大小和数量都所减少。"[38]

大豆食用剂量

以克为单位，对大豆食品的功效进行比较，并不可取，因为有的大豆含异黄酮较丰富，而有的较少。异黄酮含量多少在很大程度上取决于作物的生长地点和加工方式。常见的大豆制品中每份约含有 20 克蛋白质和 30 毫克大豆异黄酮（染料木素、黄豆苷元等），而等量由全脂大豆制成的补品中二者含量要高得多。

很多研究显示，美国人每天仅仅食用 40~60 克大豆蛋白（2~3 小份大豆制品，这是大多数美国人愿意摄入的量，也是能够见到效果的最低量），连续食用 4~6 周，就可以见到效果。另一个研究也证明了这个结果。该研究表明，当女性每天摄入 60 克大豆蛋白，在 12 周后，她们的潮热症状减少了45%。[39] 根据研究，以及我的临床经验和个人体验，若大多数女性每天摄入100~160 毫克大豆异黄酮，那这不仅能起到保护心脏和骨骼的作用，还会明显缓解很多更年期症状，如阴道干涩。2009 年，在巴尔的摩约翰斯·霍普金斯大学进行的一项随机、双盲、安慰剂控制临床试验中，93 名更年期女性每天摄入 160 毫克异黄酮（摄入形式是食用品牌为 Revival 的豆制品），12周后，她们的潮热和盗汗症状得到明显缓解，生活质量也得到很大改善。[40]

大豆异黄酮含量在 35~50 毫升的食物及分量如下：

- 1 杯豆奶
- 1/2 杯豆腐
- 1/2 杯丹贝 ①
- 1/2 青毛豆（日本毛豆），新鲜或冷冻均可
- 3 把烘烤的大豆

---

① 丹贝（Tempeh），一种发源于印度尼西亚的豆制发酵食品，又名天贝、天培等。——编者注

要想简单方便地获得大豆的益处，也可以用水、牛奶或者果汁冲泡大豆蛋白质粉，蛋白质粉有很多品牌可以选择。一些品牌（如 Revival）中，1 杯蛋白质粉冲剂中含有的异黄酮的量相当于 4~6 人份的大豆制品的。

请在饮食中逐步添加大豆制品。突然食用过多容易导致胀气，我们要给肠道细菌一个适应过程。你可以食用一些助消化的酶，如 Beano。

休：缓解抑郁和乳腺症状

我听过很多关于大豆食品改善女性生活的令人鼓舞的故事。下面是一位叫作休的女士的来信：

大约一年前，母亲给了我 Revival 牌大豆食品，对此我充满感激。母亲自从被诊断患有乳腺癌，就一直在食用它。她经历了严格的化疗、放疗和他莫昔芬疗法。现在她已经痊愈，病情没再复发。

多年来，我一直在服用百忧解、倍美力和普伐他汀，已经形成了依赖。一开始停止服用百忧解和倍美力时，我感觉十分不舒服。在食用 Revival 豆制产品两周后，我逐渐减少了处方药的用量，并在六周后停用了所有药物和激素——没有出现任何不良反应。真是太令人惊喜了！

我一直害怕做常规乳房 X 光检查，因为我患有严重的纤维囊性乳房疾病，而且左乳有两个肿块。医生非常关注我的病情，每次检查后，都让我经常去复诊。昨天我去做乳房 X 光检查，结果让我大吃一惊。左侧乳房的两个肿块几乎消失了——如果我仔细看，还是可以看到。纤维囊性的症状也得到了很大改善。看以前的片子，纤维囊几乎遍布两侧乳房，现在大约 30% 的乳房组织恢复了正常。我被告知不必每六个月做一次检查了，现在每年一次就可以。

食用大豆的好处

根据自身的需求和食量，在饮食中适当添加大豆食物，可能只需要几天时间，潮热症状就会得到缓解。日本女性很少出现潮热症状，普通日本女性每天食用 4~6 人份大豆制品，摄入大豆异黄酮 100~200 毫克。但请记住，不能只食用大豆制品，应保证饮食多样化，大豆制品只是饮食中的一部分。

一些更年期女性发现，当开始服用大豆或把市面上治疗更年期病症的草药搭配使用时，她们就又开始月经了。一位女性在服用草药来月经后找我咨询，因为她的医生非常担心，觉得草药可能危害她的身体健康。但如果女性已经完全绝经的话，大豆或草药中的植物雌激素不会让女性再次来月经。

更年期激素水平不稳定，会导致月经不规律。对更年期女性来说，停经几个月，然后又开始规律地来月经的情况，有人会持续几个月，有人持续几年，这是很常见的，与是否摄入大豆无关。也有报告称，大量摄入大豆制品后，体内纤维瘤也开始生长了。大豆并不能促进纤维瘤生长，但与围绝经期相关的雌激素水平如果剧烈波动，就常常会导致纤维瘤的快速生长。事实上，一些女性报告说，与使用传统激素相比，服用大豆时肌瘤反而变小了。

一位食用 Revival 牌食品的女性这样写道："我食用 Revival 牌食品几个月后，效果十分明显（不仅纤维瘤缩小了，阴道出血也减少了）。随后，我接受了激素疗法，不到一个月，我的肌瘤又开始生长，阴道又开始出血。于是，我停止了激素疗法，再次开始食用 Revival 牌食品，一切又开始好转。"

我的另一个病人告诉我，当她开始喝大豆饮品后，她的潮热和低血糖症状完全消失了。后来，她说："我怀疑是大豆饮料消除了我的潮热，于是我停止食用大豆饮品。果然，不到一周，我又开始出现潮热。之后，我再次开始喝大豆饮品。我真希望没停用过。再次开始后，又等了两周才见效。"

大豆制品可全家食用

大豆制品对每个人都有益，可添加到家庭食谱中。对男性来件，大豆蛋白有助于维持前列腺组织的健康。事实上，许多人发现，一旦开始食用大豆补充剂，他们就很少夜间起床小便了。大量研究表明，大豆对前列腺健康有益。食用大豆不仅有助于预防前列腺癌，而且对即使已经确诊的前列腺癌，也可以起到抑制作用。[41]

食用非转基因大豆制品

据估计，在美国，大约有 20% 的大豆作物已经进行了基因改造，以增强抗旱性和获得其他理想的性状。转基因基技术引发了一系列令人不安的伦理和健康问题，因此，欧洲对转基因食品有着严格限制。美国也有越来越多的人反对转基因项目。转基因食品的危害目前还不明确，在明确之前，请尽量选用非转基因大豆制品。

"超级食物"亚麻籽：富含木酚素、纤维素和Ω-3脂肪酸

亚麻籽是获取抗癌物质和植物雌激素化合物木酚素的最佳来源，其木酚素含量是其他食物（如谷物、水果和蔬菜）的100多倍。木酚素是一种植物物质，能被肠道细菌分解成两种化学物质：肠二醇和肠内酯，然后通过肝脏被血液吸收，最后随尿液排出体外。[42] 亚麻籽也含有丰富的纤维素和 Ω-3 脂肪酸。

木酚素对人体有很多益处，强烈建议你在饮食中多添加一些富含木酚素的食物。

木酚素

木酚素具有很强的抗癌功效。大量研究证明，亚麻籽含有的木酚素具有调节人体内激素活性的作用，因此有助于预防和治疗乳腺癌和结肠癌。[43]

木酚素属于植物雌激素，功效强大。研究表明，食用亚麻籽后，女性激素水平会发生显著变化，包括雌二醇水平的变化，以及类似于大豆异黄酮引起的变化。不能或者不想食用大豆制品，但又想获得植物雌激素的女性，可以选择亚麻籽油或者亚麻籽粉。[44]

木酚素具有良好抗氧化性。与大豆和许多草药一样，木酚素具有抗病毒、抗菌和抗氧化的特性，这意味着木酚素有助于防止自由基对组织的损伤，即与衰老和疾病相关的细胞水平的损伤。

木酚素有助于保护心血管健康。研究还发现，亚麻籽中的木酚素能显著降低低密度脂蛋白胆固醇水平，提高高密度脂蛋白胆固醇水平，并降低动脉硬化的发病率。[45]

纤维

亚麻籽中纤维含量丰富。除了具有植物雌激素的特性，亚麻籽还富含可溶性和不可溶性纤维。每天食用亚麻籽粉有助于缓解便秘（同时必须摄入足够水分）。麦麸中的纤维很硬，会刺激肠道，而亚麻籽中的纤维则柔软得多。当亚麻籽和水充分结合，其中的纤维会在体内形成一种黏液，可以显著降低患糖尿病和心血管疾病的风险。已有研究证明，纤维可以降低血液中的总胆固醇和甘油三酯水平。

每天食用 45 克亚麻籽，其中所含纤维高达 11.7 克，是 90 克燕麦中所含纤维的近四倍。

注意： 磨碎的大麻种子也是优质蛋白质和纤维的极佳来源——1/3 茶杯中富含 14 克纤维和 11 克蛋白质。

Ω-3 脂肪酸

亚麻籽是 Ω-3 脂肪酸的极佳来源之一。这种脂肪酸是我们人体内每个细胞必不可少的，包括大脑和心脏细胞。缺乏 Ω-3 脂肪酸的现象很普遍。缺乏 Ω-3 脂肪酸，就会导致疲劳、皮肤干燥、指甲断裂、头发细弱易断、便秘、免疫系统功能障碍、关节疼痛、抑郁、关节炎和激素失衡。Ω-3 脂肪酸还与健康体重和身体组成相关。澳大利亚的一项研究表明，血液中 Ω-3 脂肪酸的 EPA 和 DHA 水平越高，肥胖率越低。血液中 Ω-3 脂肪酸水平较高的人，体重指数较低，腰围和臀围都较小。此外，研究显示，超重和肥胖的人其细胞膜中的 Ω-3 脂肪酸水平比正常体重者的低近 14%。[46] 2008 年西班牙发表的一项研究指出，对参加减肥计划的超重和肥胖的人来说，增加 Ω-3 脂肪酸摄入能增强他们在餐后的饱腹感。[47]

不仅亚麻籽中含有 Ω-3 脂肪酸，脂肪酸含量高的鱼（特别是鲑鱼、蓝鱼、鲭鱼、沙丁鱼和鳀鱼）、鱼油、内脏、蛋黄和藻类，也都含有丰富的 Ω-3 脂肪酸。现磨的亚麻籽中，Ω-3 脂肪酸含量最丰富。（亚麻籽油含有 Ω-3 脂肪酸，但不含纤维。另外，亚麻籽油必须冷藏保存，否则易变质。）

鱼类，尤其是冷水肥鱼，含有优质 DHA。DHA 是人体无法合成的，但却是构成脑细胞膜的必需成分，可以有效维护大脑健康。这可能就是爱吃鱼的人不容易抑郁的原因。鱼油还有很多其他好处，如减少潮热的频率，缓解其严重程度（根据意大利的一项研究，24 周内症状减少了 25%），[48] 甚至能够延长正在进行乳腺癌化疗女性的存活时间。[49] 如果你无法或不喜欢经常吃鱼，个人认为，每天最好补充 200~250 毫克 DHA 补充剂。

亚麻籽如何服用

亚麻籽也存在质量差异。我建议购买生长在北美大平原地区（曼尼托巴和达科他）的金色亚麻，那里土壤肥沃，气候适宜亚麻生长，因此质量好，味道好，且 Ω-3 脂肪酸含量高。虽然大多数商店里售卖的棕色亚麻都含有金色亚麻的营养成分，但我个人更喜欢金色亚麻的味道。要想发挥亚麻籽的最佳效果，建议每周食用3~7天，每天食用1/4杯。你可以把它添加到汤或饮品中，也可以撒到燕麦或沙拉上食用。我一般在早餐食用亚麻籽，一半添加到豆奶中，一半放到香草酸奶中。这份早餐非常适合在围绝经期食用，提供了丰富的纤维和植物激素，而且只需3分钟就能准备好。

生物类黄酮

富含植物雌激素的另一个食物来源就是草药和水果，因为它们含有生物类黄酮。生物类黄酮与过剩的雌激素竞争受体，因此有助于平衡更年期激素分泌，有助于盆腔器官健康。柑橘类水果剥开表皮后，里面白色海绵状的物质含有丰富的生物类黄酮，因此在吃橙子或柚子时候不要扔掉它们（吃橘子时，我一般会直接食用里面的白色部分，就像吃洋蓟叶一样）。富含生物类黄酮的食物还包括樱桃、蔓越莓、蓝莓、越橘、各种谷物、葡萄皮和红色三叶草等。研究已经证明，每天补充1 000毫克生物类黄酮素和维生素C，有助于缓解潮热症状。[50]

传统中医和针灸疗法

多年来，我向数百名女性推荐过针灸和中医疗法。中医历史悠久，有2 000多年的历史，能够有效治疗各种各样的妇科问题，包括更年期症状。我比较偏爱中医疗法，曾用过各种中草药配方和针灸疗法来缓解痛经和潮热症状。

中医本质上是一种整体疗法，根据每个人身体、思想、精神和情感的状况有针对性地进行治疗。中医理论认为，人体健康在于身体内阴阳两种截然不同状态的动态平衡。下面针对更年期最常见的一种症状，简单解释一下阴阳理论。[51]

根据中医理论，随着年龄的增长，我们体内被称为"阴"的重要体液开始减少，进而导致"阳"——能量和热量——过剩，或者"气"（生命能量）滞。当阴、阳、气处于平衡状态时，我们的身体就像一个盛满液体（阴）的水壶，放在火（阳）上加热。由此产生的蒸汽循环（气的流动增强）在全身流动，温暖滋养身体。

阴的多少以及消耗程度和我们的生活方式、饮食习惯及遗传基因息息相关。阴耗尽，即我们体内重要液体被耗尽，就如同壶里没有了水，所以这时即使水壶放在火上加热，也产生不了蒸汽温暖滋养我们的身体。

阳盛导致最明显的症状就是潮热，也会引起眼睛、皮肤和阴道干涩。阳盛容易导致心火旺，引发失眠和情绪烦躁。阳盛的人血液循环会加快，其中女性就容易月经过量。身体某处气滞，就会导致疼痛以及情绪不稳定。阳盛和气滞同时出现，就会引起情绪不安和焦躁。

饮食

根据中医理论，缓解症状最有效的方法就是食疗，对此我有切身体验。我们应该注意所有热性食物的摄入量，包括咖啡、酒精、精制糖、食用色素、防腐剂和添加剂（包括在大多数畜类、禽类和蛋类的生产过程中，动物被喂食的抗生素和激素），因为它们会导致阳盛阴虚。尽量少食红肉，但也不建议完全素食。按照你的体型和生活方式，每1~2周至少食用55~110克红肉或鱼肉。同时，也应少吃辛辣的食物，如咖喱或辣椒，以及油脂过多的食物，如油炸食物。

食物吃前最好简单烹饪，生冷食物要少吃（最近我在吃沙拉时都会把它放在微波炉里加热30秒，然后撒上一些柠檬汁）。如果吃未加工的食物，身体需要更多能量进行消化，就会产生过多热量，导致气滞。与人们的认知相反，吃凉的食物不会给身体降热，实现阴阳平衡。相反，凉性食物反而会造成气流不畅，导致气滞。并不是所有凉性食物都不好，有的对人体很有益，如瓜类、豆芽、豆腐、白海鱼、芹菜、苹果、芦笋和葡萄。

吸烟显然对身体毫无益处。吸烟时，烟的有毒物质和火气直接被吸入了你的大脑和血液中。而且有研究证明，吸烟对卵巢有害，和不吸烟的女性相比，吸烟女性的雌激素水平会提前两年开始下降。

传统中医也不建议在围绝经期经常服用生姜、人参（包括亚洲和西伯利亚人参），它们都属于热性食物。

适用于更年期的中草药

中草药种类繁多，搭配组合后能够治疗各种疾病，更年期症状也不例外。虽然很多中草药在西方都有了对应的药物，但最有效的依然是中医中的一些独特配方。很多专利配方已有数千年历史，经历了无数次检验和改进。

本书因篇幅所限，无法对中草药做详细、全面的论述，下面介绍的一些中草药，可能并不适合每个人，因为大多数中草药都是根据个人体质和状况量身定制的，所以如果你想要服用，最好在专业中医的指导下进行。

如果你从药店或其他地方购买中草药，一定要注意确认标签上的成分列表。

下面几种中药非常适合缓解更年期症状：

逍遥丸：逍遥丸是一种安全、常见的围绝经期补药，由十几种不同的草药组成，包括当归和芍药。该药是由美国从业中医针对女性更年期的复杂症状特别调制的。它能有效缓解潮热、失眠、干燥等症状。它还可以通过清热滋阴解决病症根源。对那些因为不排卵而导致月经不规律或月经量不足的女性来说，逍遥丸有助于调节月经周期。

云南白药：云南白药对控制围绝经期女性常见的大出血很有帮助。但它不适宜长期（超过 1 个月）使用，因为它并不能根治病症。换句话说，出现大出血症状时，你只是止血是不行的，还应找出潜在原因——可能是雌激素优势、子宫肌瘤或其他，然后再寻找其他解决方法。

柴胡加龙骨牡蛎汤：该药具有理肝益气和安神的作用。不仅有助于缓解情绪低落、焦虑、情绪不稳定、暴躁易怒和沮丧，而且可以治疗失眠。这款中药可以长期服用，是中国女性的常用药，并不局限于更年期。

针灸

针灸是中医的重要组成部分之一。针灸能够通经脉，让体内的生命能量或气的流动正常化，因此特别适合用在围绝经期——一个女性完全自我更新的时期。针灸对缓解潮热、失眠、盗汗、焦虑、不安、情绪不稳、沮丧、痛经和大出血等症状都非常有效。

虽然大多数人只有在传统的西药和手术失败后才采用针灸疗法，但不可否认，针灸在解决严重症状方面的确效果明显。在症状刚出现时，或者作为预防保健手段，针灸效果最佳。针灸能疏通经络，在病症真正出现前，疏通阻塞身体的阻塞能量。

我在三十几岁时，通过针灸疗法治愈了痛经，而且再也没有复发过。我经常建议那些患有偏头痛或者慢性尿路感染的女性去做针灸。针灸还可以帮助调节月经周期，活血止痛，在某些情况下甚至能够缩小子宫肌瘤。研究表明，针灸可以改善体内的皮质醇水平，增强免疫功能，并有助于戒烟戒酒。

针灸通过调节气在体内的流动来疏通经络，让能量流通全身，进而治疗全身疾病。由于解剖学无法探知经络的存在，多年来西医对抗疗法一直忽视了针灸的作用，直到法国的一项研究明确证实了经脉的存在。研究人员将放射性示踪剂注入传统的针灸穴位和随机的假穴位，注射到真正穴位上的示踪剂在沿着经脉向上流动时，很容易被追踪到。[52] 临床研究也证实了针灸的神奇功效，不容忽视。

行动起来

虽然选择很多，但请不要纠结，不要给自己的"应该"列表再添负担，行动起来！你已经拥有足够的内心智慧，听从它善意的指引，挑选你感兴趣的中草药、配方或者食物，行动起来。我前面提到的所有药草和食物均包含某种类型的植物雌激素，而且没有任何副作用，放心大胆地尝试吧！

第七章

更年期饮食计划：
平衡激素与预防中年发福

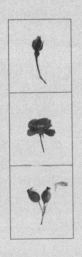

多年来，无数三四十岁的女性向我抱怨："为什么一到中年就总没精神？""过去几周就能轻松瘦 2.5~5 千克，为什么现在不行了？""我体重和大学时一样，但为什么身材看起来不一样？"

一些女性发现，到了中年，即使吃的并不比以前多，但体重依然会增加。有人则身材完全走形——腰和胳膊变粗，小腹凸起，肩变厚。人到中年，如果我们不想自己体重增加 5~10 千克，身材走形，形象遭到破坏，就必须调整饮食，加强锻炼，而且，肥胖也包含很多健康隐患。[1]

中年体重增加是由一系列代谢变化造成的，这些变化实际上很早就已经开始，只是在更年期达到了临界点。激素水平波动剧烈、应激激素激增都容易导致中年体重增加。

有些方法能够解决新陈代谢和激素水平变化导致的问题，不仅不会增加体重，也不会导致脂肪堆积。我对此非常熟悉，不仅是职业原因，更是因为自己的亲身体验。

与我的体重"握手言和"

12 岁，我开始了人生第一次节食，从那时起，体重问题就一直困扰着我。

在十几岁和 20 出头的时候，由于身体结实，肌肉也很发达，我一直试图让自己比标准体重轻 4~8 千克。（当时人们并不清楚，把体重作为健康标准其实有很大误导性）。十几岁时，我努力让体重保持在 52 千克。在大学时，我只需节食一个月，就可以达到这个体重。之所以是 52 千克，是因为根据时尚杂志，我的身高（165 厘米左右）对应的"理想"体重是 52 千克。当时没人知道瘦体质和脂肪体质的差别。现在我很清楚，根据我的身高，我为自己设定 52 千克的目标不仅是不现实的，而且是非常不健康的。20 多岁时，我经常跑步，克制对甜食的渴望，经过很大的努力，把体重维持在了 57 千克。

怀孕后，和其他女性一样，不管我怎么努力，体重再也没有恢复到 57 千克。初为人母的我遵从内心的指示，母性大发，全身心投入哺育和照顾孩子，代价就是产后体重大增。

30 多岁时，有 4 年时间，我在家做全职妈妈，照顾两个女儿，体重一直稳定在 62~63 千克。在那些年，健身时我增加了负重训练。我发现自己体重增加，不仅仅是因为脂肪，还因为有肌肉了。（肌肉比脂肪重，而且比脂肪更能消耗热量。）

40 岁开始，我不再和体重、体形较劲了。我知道，按照我的骨架，我永远也穿不上 4 码^①的衣服了。我非常注重饮食健康——食用天然食品、健康脂肪、大量水果和蔬菜以及高质蛋白质，坚持锻炼身体（包括负重训练）。随着年龄增长，我的体脂率一直保持在 22%~25%，体重维持在 63 千克左右，有时会有浮动，多数会增加几斤。没错，我可能需要减掉 2.5~5 千克，但我不愿意为了减肥而改变我的生活方式，也不愿意放弃布朗尼和巧克力派。我爱吃甜食，但会注意控制量，确保自己血糖稳定。

新陈代谢的自然规律

但是，在我过完 50 岁生日后的一个月左右，我的月经开始变得不规律，体重也莫名其妙地增加了。我每天饮食规律，也坚持锻炼，但每次称体重时都发现体重有所增加。我吓坏了。你可能觉得我有点夸大其词了，但其实

---

① 4 码相当于国内衣服尺寸的"M"。——编者注

不是。如果我不严格遵守饮食和锻炼习惯，我的体质和代谢率很容易导致肥胖。我体重一直控制得很好，保持在65千克左右。但现在，不管我怎么做，体重一直在增加，仅仅几周的时间，就升到了67.5千克，只比我怀第一个孩子时轻了不到0.5千克。

我知道，我需要重新制订一个计划。但具体要怎么做呢？我唯一确定的是，我最终一定会战胜肥胖，并找到适合自己、让自己感觉舒服的饮食方式。但，是什么呢？

我和酮症

体重一直不降，可能是我摄入碳水太多了，于是我决定尝试一种极端方法：严格限制碳水化合物摄入。为此我买了一本《阿特金斯博士的新饮食革命》（ *Dr·Atkins，New Diet Revolution* ），据封面介绍，该书已经销售了200万本。这么多人买，应该不会错吧？[2] 无论如何，考虑到碳水化合物、胰岛素和体重增加之间的联系（稍后我会做详细讨论），阿特金斯的研究和临床专业知识对我来说是非常有意义的。[3]

我曾经研究过酮症，在代谢过程中，当你摄入碳水化合物不足时，身体脂肪就会燃烧以提供能量。虽然批评人士称高蛋白饮食容易引起酮症，但我知道，如果肾脏没有问题，一般不会引发酮症，至少在阿特金斯博士推荐的时间内是安全的，即使延长一些时间可能也没什么问题。更重要的是，似乎只有急速减肥容易导致酮症。

我决定按照阿特金斯博士"介绍"的饮食方法，严格控制碳水，并坚持两个星期。我在药店买了一些尿检试纸，检测尿液中是否存在酮体（人体脂肪分解代谢产生酮体，通过尿液排出体外）。根据阿特金斯博士的说法，如果尿液中检测出酮体，就证明脂肪正在燃烧。我严格控制碳水摄入，每天不足20克，这是我以前从未尝试过的。

阿特金斯博士介绍，绝大多数人在48小时后就会出现酮症。这是因为身体储存的肝糖原消耗起来需要48小时，随后身体开始消耗脂肪。因此，我减少碳水摄入后，静候48小时等待结果。我每天检测2~3次尿液，但什么变化也没有。试纸没有变紫。我感觉良好，精力充沛，但一直没出现酮症，直到在饮食中加入了高剂量的左旋肉碱。

在严格限制碳水整整 10 天后，试纸终于检测到了一点点的酮体，但我一点儿也没瘦。在遵循阿特金斯饮食习惯的过程中，体重反而又增加了将近 1.5 千克。我坚持锻炼，严格限制碳水，除此之外，保证营养均衡，无数人通过这样的方法成功减肥，而我却失败了——体重创了新高，我的挫败感可想而知。和许多更年期女性一样，我的新陈代谢出了问题。人到中年，为了宝贵的生命，身体似乎全力储存脂肪，我们必须找到脂肪分解的秘密。

最终，我成功减重。4 个月后，我体重回到了 63.5 千克。在我看来，维持体重最重要的两点就是：控制饮食，坚持规律运动。

依据自身的体验、数千名读者的报告以及食物对血糖影响的前沿研究成果，经过总结，我为大家制订了如下计划，有助于大家在中年时期控制体重、平衡激素，全面维护健康。

六步控制中年体重

第一步：维持正常血糖水平和胰岛素水平

和许多女性（以及医生）一样，我过去常常有这样的错觉：人到中年就是容易长胖，因为我们新陈代谢的速度变慢了。为了更有效地储存能量，我们的身体开始囤积脂肪，而这时，因为雌激素水平的下降，我们的食欲开始增加。[4] 事实是，这些新陈代谢的变化，虽然真实存在，但本质上并不是更年期导致的，而是一个更早之前开始的自然进程：血糖压力（血糖过高）和由此产生的胰岛素滥用。我们来看看发生了什么。

当你吃了过多的精制碳水化合物时（例如炸薯条、土豆泥、饼干、冰激凌、汽水、白面包和面包卷等），你的血糖水平会立刻大幅升高。过多血糖会转化成甘油三酯。同时，血糖过多也容易导致全身血管内壁发炎，首当其冲的就是骨骼肌血管壁。这就是所谓的"血糖压力"。这个术语是由家庭医生雷·斯特兰德提出的，据他的研究，如果不控制血糖，就容易生成压力，最终导致 X 综合征，其特征是身体腰腹部肥胖（脂肪过多），同时患 2 型糖尿病、心脏病的危险增加，男性变得容易脱发。

2010 年欧洲癌症和健康发展调查委员会（EPICOR，European Prospective Investigation into Cancer and Nutrition）的一项研究也证实了这一点，该研究对 47000 名参与者进行了跟踪调查。EPICOR 的研究人员报告说，有些碳水化合物升糖指数很高，经常吃这类食物的女性患心脏病的风险是其他女性的 2 倍多（但在男性中没有发现这种联系）。[5] 此外，美国埃默里大学医学院同时发表一篇文章，首次证实了食用高糖食物会提高患心脏病风险。该研究数据来自美国国家健康与营养调查（National Health and Nutrition Examination Survey），调查对象涉及 6000 名成年人。研究结果显示，研究中摄入添加糖（加工食品或者饮料中的糖分，而不是水果或果汁中的天然糖分）多的人，甘油三酯水平更高，而且甘油三酯和高密度脂蛋白胆固醇的比值也随之偏高（心脏病诊断的重要指标之一）。[6]

血糖长期居高不下最终会导致胰岛素抵抗。这是因为，胰腺分泌胰岛素，胰岛素负责将葡萄糖从血液输送到细胞中，为细胞提供能量来源。我们的健康与否取决于我们的身体是否能正常分泌胰岛素，以保证血糖处于最佳水平和新陈代谢正常。食用精制碳水化合物会导致血糖立刻飙升，进而促使胰腺分泌大量的胰岛素来处理血糖。人体的每个细胞表面都有胰岛素受体，胰岛素和受体结合，打开大门使细胞周围的葡萄糖顺利进入细胞。[7] 但若血糖持续升高，胰岛素受体变得不敏感，就会出现代谢异常，而多余的血糖也会以脂肪的形式储存起来，从而导致胰岛素问题。慢慢地，细胞对胰岛素的作用变得不敏感，导致胰岛素抵抗。在这种情况下，越来越多的胰岛素被分泌出来，但作用却越来越小。最后，无论是身体组织还是胰腺，都不堪重负。事实上，这种代谢异常状态对机体每个细胞都会产生不利影响。严重时，可能会罹患 2 型糖尿病，需要注射胰岛素才能满足机体需求。

由于遗传因素，大约 25% 的人天生不会分泌过多的胰岛素，也不会出现胰岛素抵抗。这些人不管吃什么都不会发胖。但剩下的 75% 的人就没那么幸运了，尤其是处于围绝经期的女性。

大多数围绝经期症状，如大出血、痛经、子宫肌瘤和经前综合征，都和饮食结构是否能够保证血糖和胰岛素水平稳定息息相关。通常来讲，想要确保胰岛素和血糖水平正常，日常就应多食用天然健康食品，例如水果、蔬菜和谷物。这种饮食结构也有助于预防细胞炎症。升糖指数是指定量某种碳水化合物引起人体血糖升高程度的指标。升糖指数高的碳水化合物包括酒类、淀粉类食物和含糖食物，如饼干、糖果、碳酸饮料、白酒和白面包，以及几乎所有其他精加工食品。这些食品在体内会迅速代谢成糖，刺激胰岛素大量分泌，然后进入血液。升糖指数低的碳水化合物分解缓慢，需要相对较长时间才会导致血糖略有升高，因此，其代谢只需要少量胰岛素。

从历史上来看，大多数升糖指数高的食物是在 20 世纪进入我们食谱的"新食物"，并被迅速普及开来。而之前的数千年，在不断地进化中，我们不仅形成了合理的饮食结构，能够保证正常新陈代谢，而且生活方式积极健康，可以维持胰岛素水平正常。

胰岛素抵抗（X综合征）

与胰岛素抵抗相关的疾病统称为 X 综合征，这一术语是由斯坦福大学医学院著名内分泌学家、医学博士杰控尔德·雷文首先提出的，[8] 主要症状包括：

- 2 型糖尿病高发风险 [9]
- 胆固醇水平紊乱 [10]
- 高血压
- 心脏病：冠状动脉疾病和周围性血管疾病 [11]
- 肥胖症
- 排卵停止 [12]
- 卵巢睾酮刺激过度 [13]
- 多囊卵巢综合征
- 面部毛发过重、脱发（尤其是男性）
- 成年痤疮
- 乳腺癌和子宫内膜癌高发风险 [14]

饮食中，如果精加工碳水化合物过多，会对激素平衡产生不利影响，加重围绝经期各种不适症状。这种饮食结构也容易导致向心性肥胖，脂肪沉积在腰腹部，后果就是大量分泌雌激素和雄激素。向心性肥胖、胰岛素水平过高（即使体重和体重指数正常的女性也可能出现）都会导致高甘油三酯血症以及高密度脂蛋白水平下降（高密度脂蛋白水平下降是胰岛素滥用的极明显迹象之一，我 30 出头时就曾有过）。毫无疑问，这些问题不仅影响心脏健康，同时也干扰了人体正常机制，增加了游离雌二醇的活性。一旦血液中游离雌二醇增加，并参加代谢，就会影响对雌激素敏感的乳腺和子宫内膜组织，导致乳腺和子宫内膜增生。这就是高胰岛素症（血液中过量的胰岛素）和胰岛素抵抗会大大增加乳腺癌和多囊卵巢综合征患病风险的原因之一。[15]高胰岛素水平也会增加身体组织对一种蛋白质——胰岛素样一号生长因子（IGF-1）的敏感性，这种蛋白质会刺激乳腺和其他组织增生。[16]

骨骼肌在血糖调节中有着重要作用，因此，保持足够的肌肉量和经常锻炼能够保证血糖稳定。但女性随着年龄增长，不会像一二十岁时那样经常锻炼。生活中，很多女性变得不爱动，能不动就不动。到了更年期，脂肪取代了肌肉，再加上多年胰岛素滥用，多余的能量也以脂肪形式储存起来了，并且多数集中在腰腹部（脂肪比肌肉轻，但所占体积大。这也就是很多中年女性发现自己体重没变，但衣服不合身的原因）。胰岛素抵抗的早期症状之一是腹部脂肪增加——腰腹部那一圈变胖，就像游泳圈一样。身体脂肪含有大量的胰岛素受体，人越胖，就需要越多的胰岛素，这样才能将血糖输送到细胞中。体重下降，2 型糖尿病往往会不药而愈。血糖压力、胰岛素抵抗与胃灼热、失眠、浮肿、嗜糖、疲劳、白天过度嗜睡关系密切——这些症状都与组织炎症有关，而组织炎症是由胰岛素、血糖、应激激素和必需脂肪酸之间复杂相互作用导致的。长期食用升糖指数高的食物，不仅导致人容易发胖，脂肪堆积，而且堆积的脂肪会分泌多种高水平炎性物质，如白细胞介素-6（IL-6）。女性也因此容易出现身体疼痛、雌激素分泌过多和经前综合征等症状。如果不加控制，血糖压力最终会导致胰岛素抵抗，引发糖尿病或者心脏病。

避免食用加工食品的原因

加工食品对人体有害，不仅仅是因为添加了糖。加工食品中添加的钠和防腐剂也不利于人体健康。哈佛大学公共卫生学院（现名为哈佛大学陈曾熙公共卫生学院）的研究首次表明，加工肉制品会增加糖尿病和心脏病的患病风险。[17] 2010 年，一项元分析对 20 个不同研究进行了综合分析，研究对象涉及全世界 10 个国家 100 多万成年人。研究显示，每天消耗 50 克加工肉制品（如 1 个美式热狗或 2 片熟食肉片）的人，患冠状动脉心脏病的风险增加了 42%，患糖尿病的风险增加了 19%。加工肉制品是指那些通过烟熏、腌制来保存的肉（包括香肠和培根）。

但是，如果食用未加工的红肉，即使增加两倍的量，患心脏病或糖尿病的风险也不会增加。这并不意味着大家可以肆无忌惮地吃双层芝士汉堡，只是想要提醒大家，注意加工食品中添加成分的危害。研究人员发现，虽然红肉和加工过的肉类含有的饱和脂肪和胆固醇的量差不多，但后者钠含量是未加工肉类的 4 倍，而且后者还含有亚硝酸盐防腐剂。

第二步：健康标准——腰臀比、体重指数和体脂率

吃太多精加工食物，锻炼又少，致使人到中年身体发福。这种不良生活方式导致中年向心性肥胖（腰腹部肥胖），已经成了一个问题。腹部脂肪细胞比臀部和大腿上的脂肪细胞更活跃，危险性也更大。腹部脂肪过多会导致血脂高，血脂高是胰岛素抵抗的标志。

腹部脂肪细胞还会分泌过多的雄激素和雌激素，容易使人患心脏病、乳腺癌、子宫癌、糖尿病、肾结石、高血压、关节炎、尿失禁、多囊卵巢综合征、压力性尿失禁、胆结石、中风和睡眠呼吸暂停等。腰腹部肥胖身材又被称为苹果型身材。[18]

腰臀比是判定健康风险的重要指标。测量腰围最小值和臀围最大值，然后用腰围除以臀围，得到的就是腰臀比。女性这一比值在 0.8 以内为健康，理想值为 0.74，若比值 > 0.85，那么罹患上述疾病的风险就会增加。[19] 胰岛素抵抗诊断和治疗专家雷·斯特兰德博士更喜欢以英寸① 为单位测量腰围，

①　英寸为英美制度量单位，1 英寸约等于 2.5 厘米。——编者注

因为它可以直接用于测量腹部脂肪。如果你的腰围超过 34.5 英寸，那么很有可能你已经患有胰岛素抵抗和代谢综合征。

体重指数是判定患病风险的另一个重要指标。要想确定体重指数，你只需要在表 7-1 中找到自己身高和体重的对应值，就可以得到体重指数。理想体重指数应 ≤ 24。对不吸烟且没有慢性病史的人来讲，如果体重指数 ≥ 30（被认定为肥胖），其早逝风险比体重指数 ≤ 24 的人要高出 2~3 倍。体重指数在 25~29 之间的人（超重）过早死亡风险依然比正常体重的人高 20%~40%。[20]

最后一个判定健康风险的指标是体脂率。你可以去医院和健康中心测量脂肪含量。虽然现在市面上有一些仪器可以测量体脂率，但我发现它们并不是很准确，因此不建议大家用。一些人体脂率（20%~28%）正常，但体重指数却高于 24，这种情况亦属正常，尤其是对运动员来讲，因为他们肌肉发达。

如果你的腰臀比、体重指数和体脂率都在正常范围内（见表 7-1），更年期时，你只需要调整生活方式，保证体重稳定和激素分泌正常就可以。如果上述三个指标超标，那你一定要想尽办法减少患病风险。1999 年哈佛大学医学院的一项研究发现，成年女性体重增加约 9 千克，会导致身体机能和活力下降，其危害甚至比吸烟引起的还要严重。2010 年的一项研究表明，与吸烟相比，肥胖对健康的威胁更大。在过去 15 年里，吸烟人数下降了 18.5%，而肥胖者的比例上升了 85%。[21] 根据美国疾病控制与预防中心的统计数据，20 岁以上的美国人中有 28% 的人肥胖，而且这个比例从 1997 年以来一直在稳步上升。根据哈佛大学的研究，不管你基础体重是多少，体重增加都会导致身体疼痛。因为，过量脂肪会分泌炎性物质，如细胞因子和白细胞介素-6，它们会导致组织损伤，带来疼痛。幸运的是，这一切都是可逆的。一旦体重开始下降，身体活力和健康状况则都会有所改善。[22] 这是个好消息，你并不一定要达到理想体重，而只需要减掉 2.5~5 千克，或者让自己的体重指数比当前的低一个数值，这样做都可以显著改善你的健康状况，降低血压，平衡激素水平。

表7-1 不同身高、体重对应的体重指数

身高（单位：英尺）

体重（单位：磅）	5′0″	5′1″	5′2″	5′3″	5′4″	5′5″	5′6″	5′7″	5′8″	5′9″	5′10″	5′11″	6′0″	6′1″	6′2″	6′3″	6′4″
100	20	19	18	18	17	17	16	16	15	15	14	14	14	13	13	12	12
105	21	20	19	19	18	17	17	16	16	16	15	15	14	14	13	13	13
110	21	21	20	19	19	18	18	17	17	16	16	15	15	15	14	14	13
115	22	22	21	20	20	19	19	18	17	17	17	16	16	15	15	14	14
120	23	23	22	21	21	20	19	19	18	18	17	17	16	16	15	15	15
125	24	24	23	22	21	21	20	20	19	18	18	17	17	16	16	15	15
130	25	25	24	23	22	22	21	20	20	19	19	18	18	17	17	16	16
135	26	26	25	24	23	22	22	21	21	20	19	19	18	18	17	17	16
140	27	26	26	25	24	23	23	22	21	21	20	20	19	18	18	17	17
145	28	27	27	26	25	24	23	23	22	21	21	20	20	19	19	18	18
150	29	28	27	27	26	25	24	23	23	22	22	21	20	20	19	19	18

身高（单位：英尺）

体重 （单位： 磅）	5′0″	5′1″	5′2″	5′3″	5′4″	5′5″	5′6″	5′7″	5′8″	5′9″	5′10″	5′11″	6′0″	6′1″	6′2″	6′3″	6′4″
155	30	29	28	27	27	26	25	24	24	23	22	22	21	20	20	19	19
160	31	30	29	28	27	27	26	25	24	24	23	22	22	21	21	20	19
165	32	31	30	29	28	27	27	26	25	24	24	23	22	22	21	21	20
170	33	32	31	30	29	28	27	27	26	25	24	24	23	22	22	21	21
175	34	33	32	31	30	29	28	27	27	26	25	24	24	23	22	22	21
180	35	34	33	32	31	30	29	28	27	27	26	25	24	24	23	22	22
185	36	35	34	33	32	31	30	29	28	27	27	26	25	24	24	23	23
190	37	36	35	34	33	32	31	30	29	28	27	26	26	25	24	24	23
195	38	37	36	35	34	33	32	31	30	29	28	27	26	26	25	24	24
200	39	38	37	36	35	34	33	32	31	30	29	28	27	26	26	25	24
205	40	39	37	36	35	34	33	32	31	30	29	29	28	27	26	26	25

身高（单位：英尺）

体重（单位：磅）	5′0″	5′1″	5′2″	5′3″	5′4″	5′5″	5′6″	5′7″	5′8″	5′9″	5′10″	5′11″	6′0″	6′1″	6′2″	6′3″	6′4″
210	41	40	38	37	36	35	34	33	32	31	30	29	28	28	27	26	26
215	42	41	39	38	37	36	35	34	33	32	31	30	29	28	28	27	26
220	43	42	40	39	38	37	36	34	33	32	32	31	30	29	28	27	27
225	44	43	41	40	39	37	36	35	34	33	32	31	31	30	29	28	27
230	45	43	42	41	39	38	37	36	35	34	33	32	31	30	30	29	28
235	46	44	43	42	40	39	38	37	36	35	34	33	32	31	30	29	29
240	47	45	44	43	41	40	39	38	36	35	34	33	33	32	31	30	29
245	48	46	45	43	42	41	40	38	37	36	35	34	33	32	31	31	30
250	49	47	46	44	43	42	40	39	38	37	36	35	34	33	32	31	30

体重过轻 □　　体重正常 ■　　超重 ■　　肥胖 ■

注：1英尺≈0.3米　1英寸≈2.5厘米　1磅≈0.45千克

第三步：查找代谢压力源

美国国立卫生研究院研究员帕梅拉·皮克在她的著作《年过四十防肥胖》（*Fight Fat After Forty*）一书中指出了"毒性压力"和"毒性体重增长"之间的关系。前者是指长期处于逆境之中，压力系统一直在运作，后者是指腰腹部脂肪堆积和增加女性早亡概率的体重增加。这种"毒性压力"可能源自日常的方方面面，但对 40 岁以上的女性来讲，其主要来自以下几个方面：童年创伤再现、追求完美、关系变化（如离婚和护理老人）、工作压力、急性或慢性疾病、节食以及绝经带来的影响。

看到这个解释，我恍然大悟，明白了自己在围绝经期初期，为什么生活一出现压力，体重就会增加。我体重开始重新攀升是在一个感恩节前夕。那年我大女儿刚上大一，放假回家过感恩节，我们第一次以单亲家庭的形式过节。整个假期，我的两个女儿轮流在我和她们父亲的家里度过。在此之前，我从未想过这样的事情会发生在我们身上。

当时，我每天还要花大部分时间去照顾我的一位朋友，因为她刚做了脊柱部位的一个大手术，正在康复阶段。我要为她准备一日三餐，努力照顾她的需求，看着她忍受麻醉过后疼痛的折磨，想办法给她安慰，帮助她痊愈。将近一个月时间，我几乎每天 24 小时随叫随到，偶尔才能获得片刻休息。现在回顾那段时光，难怪体重会增加。

回顾过往，认真想想，看看你是否也曾因为压力而体重增加。我们尤其要注意傍晚，因为这时缓解压力的主要激素（血清素和皮质醇）开始减少，我们会变得更加脆弱、情绪化。当让我们感觉良好的神经递质血清素被消耗殆尽时，我们倾向于吃任何看得见的东西，尤其是精制碳水化合物，以使其恢复正常。

压力对体重的影响不仅如此。我的一位同事，她是一名内科医生，她的孩子正在医学院读书。他们两个在一起参加一个精彩的医学会议后，共同游览了大峡谷。旅途中，她尝遍美食，想吃什么吃什么，但回来后，却瘦了将近 3 千克。她对我说："我觉得是因为我的皮质醇水平恢复了正常。在这 10 天中，我晚上睡眠很好，不用担心有急诊被叫醒。而且，会议中令人愉悦的交流，大峡谷中温暖的阳光，让我的血清素也增加了。"

第四步：锻炼

如果你还没有开始锻炼，现在就开始吧！肌肉组织充满了胰岛素受体。肌肉越发达，运动时消耗的热量就越多，体内糖分和脂肪消耗也就越多。锻炼还可以从多个方面增强骨骼并保护心脏，提高健康生活质量。（2008 年的一项研究甚至表明，与激素治疗相比，适度的体育活动更有助于中年女性身体健康，改善生活质量。）[23]

相关研究建议，我们每周需要进行 2.5 个小时的适度运动（如快走、水中有氧运动、跳舞、修剪花园），或 1 小时 15 分钟的剧烈运动（比如竞走、慢跑、游泳、跳绳、负重登山）。每周还需要有两天的肌肉强化活动，如举重训练、俯卧撑、仰卧起坐或繁重的园艺劳动。[24]

如果你一直保持锻炼，那么你需要调整一下日常生活。也许你和我一样，发现自己调整了饮食，并定期坚持锻炼，但新陈代谢还是出现了问题。出现这种情况很可能是因为你的身体已经适应了当前的活动量——每天 1 000 卡路里的热量就可以维持目前体重，为了适应身体的饥饿状态，身体的新陈代谢率已经降低了。

要想消除身体顽固脂肪，你可以尝试多种运动。不同运动锻炼的肌肉部位也不同。如果你平时通过走路锻炼，那你不妨试试爬楼梯、蹬椭圆机、力量训练或者速度滑雪。改变运动方式的目的是打破原有的新陈代谢模式。

我以前一直都在坚持走路锻炼，它对我已经没有什么挑战性，我走再远也不会出汗，因此不得不加大力量训练的时间和强度。虽然力量训练很辛苦，但坚持一段时间后，还是很见效的。现在，我除了定期做普拉提，还坚持走路和蹬椭圆机，很少再做力量锻炼了，因为普拉提可以很好地维持肌肉张力。（这个要因人而异，没有力量训练，我也很容易维持肌肉，但有一些人可能必须进行力量训练。）

如果你的体重依然没有变化，不要泄气。2010 年的一项研究对 34 000 多名健康女性进行了长达 15 年的跟踪调查，结果发现，只有体重指数正常的女性，才能通过日常锻炼预防体重增加，日常锻炼对体重指数高的女性并不起作用。[25] 对体重指数正常的女性来说，1 小时中等强度的体育锻炼足以帮助她们维持正常体重。坚持锻炼除了可以维持体重，还有很多其他好处。

2009 年的一项研究发现，坚持中等强度锻炼 1 年，可以有效改善慢性轻度炎症。慢性轻度炎症和很多健康问题有关，包括心脏病和某些癌症——但慢性轻度炎症的不良影响一般只针对肥胖女性，体重正常的女性一般没有这种担忧。[26] 如果你按照本章提供的建议减轻体重，坚持规律性锻炼，就很容易保持体重。

喜欢跳舞吗？探戈为王

毫无疑问，探戈是一种很棒的运动。跳舞肯定比仰卧起坐或者在跑步机上跑步有趣。但研究表明，在改善健康方面，阿根廷探戈可以说是舞蹈之王，不仅胜过其他锻炼方式，甚至还优于其他舞蹈种类。

圣路易斯华盛顿大学医学院的研究人员做了两项研究，教帕金森病患者跳探戈，并对他们进行观察。第一项研究将患者分为两组，一组学习跳阿根廷探戈，另一组参加常规力量锻炼课程。两组病人每周上 2 次课，每次 1 个小时，共 20 个课时。探戈培训课的重点是学习拉伸、平衡性、步法以及踩时间点，当然还包括跳探戈（有时有舞伴，有时没有）。常规锻炼课程重点学习站姿和坐姿，以及如何加强核心力量和拉伸。

研究结果显示，虽然两组都有所收获，但在平衡性、预防跌倒和步态方面，只有探戈组的人在明显改善。[27] 在研究结束时，探戈组病人对自己的平衡能力更自信了。更具说服力的是，研究结束后，探戈组中近一半的人希望继续参加探戈课程。因为提出需求的人很多，免费探戈培训课程继续开放教帕金森病患者和他们的伴侣跳舞。（常规锻炼课程组的病人也有一些后来参加了探戈培训班！）

第二项研究比较了探戈、华尔兹和太极对帕金森病患者的健康和相关生活质量的影响。每个小组都在 13 周的时间里上了 20 节课。结果是探戈组的人明显改善了灵活性和社会支持性，而其他舞蹈组（包括对照组）则没有这样的改善。[28]

探戈组的成功要归功于探戈舞的复杂动作，如动态平衡、转弯、向后移动，以及各种速度的探戈起始动作。此外，探戈是和舞伴一起跳的，研究人员认为这有助于人们学会共同克服困难。社会支持是保证情绪健康的重要方法。

后来，这些研究人员继续对坚持跳探戈的患者进行了为期一年的跟踪研究，这次他们是在社区中心跳舞，而不是上医院里举办的舞蹈课。这让参与者更能享受到跳舞的乐趣，而不是作为研究对象被迫学习。

和健康的人相比，帕金森病患者丧失了功能性活动能力。如果探戈能帮助他们改善活动能力，那么我们需要思考一下，探戈是否也有助于其他人改善活动能力呢？

第五步：检查甲状腺

大约 25% 的女性在进入围绝经期时会出现不同程度的甲状腺问题。围绝经期常见症状，如雌激素相对于黄体酮水平过高以及应激激素水平过高，都会降低甲状腺功能，新陈代谢缓慢也会降低甲状腺功能。如果你有疲劳、体重增加、手脚冰冷、头发稀疏、便秘等症状，请检查一下甲状腺。我在发现自己新陈代谢率下降时，去做了甲状腺检查，结果发现自己患有亚临床甲状腺功能减退症——患有这种病症时，仅有血清促甲状腺激素水平轻度升高，而血清甲状腺激素水平正常。除了体重增加，我没有出现其他症状。我尝试服用低剂量的甲状腺激素——T4 和 T3，大概服用了 2 年，甲状腺激素回到正常水平。（虽然大多数医生只推荐服用 T4，但很多女性同时服用 T3 和 T4，效果更好。）由于我在服药期间改变了运动模式，而且减少了精致碳水摄入，所以我维持住体重很难说是补充甲状腺激素的结果。而且，在假期结束后，我朋友恢复了健康，我不需要再照顾她，承受的压力也大大减少了。我最终停止服用甲状腺激素。许多妇女只要增加碘的摄入量，甲状腺功能就会恢复正常。

第六步：消除细胞炎症

引发细胞炎症（所有疾病都和炎症有关）的首要原因就是食用精加工的、升糖指数高的饮食。此类饮食结构一般具有如下特征：

- 食用过多的精制碳水化合物，导致胰岛素分泌过剩。过多胰岛素导致大量促炎物质生成，如前列腺素F2-α和细胞因子。

- 多元不饱和脂肪酸（即Ω-3脂肪酸）缺乏。Ω-3脂肪酸是人体内几乎每个细胞都必需的物质，对神经系统、大脑、眼睛以及免疫系统尤为不可或缺。Ω-3脂肪酸可以缓解细胞炎症。Ω-3脂肪酸中DHA对人体十分重要，但目前，美国女性体内DHA的平均水平比欧洲女性的低40%。

- 过多反式脂肪酸增加细胞炎症。反式脂肪酸主要来自人造黄油和起酥油。

- 缺乏对抗细胞炎症所必需的微量营养素。例如，维生素C、维生素B_6和镁的含量过低，都会导致促炎物质大量产生。

慢性压力也容易导致细胞炎症。持久性压力会导致肾上腺素和皮质醇（均属于应激激素）过量分泌，进而引发细胞炎症。人们经常喝咖啡缓解压力和疲劳，咖啡具有类似作用。后文我会为大家提供一个"激素平衡饮食"计划，我们通过饮食补充抗氧化营养素，以及冥想、放松，并坚持规律性锻炼，有意识释放压力，可以非常有效地消除细胞炎症。

HCG——顽固体重克星

一些女性因为下丘脑和垂体异常，无论做什么都无法减肥。好消息是，20世纪50年代，医学博士A. T. W. 西梅翁斯发明了一种饮食方法，可以帮助女性消除顽固体重。他发现，小剂量注射HCG（人绒毛膜促性腺激素），每天摄入热量控制在500卡路里，可以帮助那些顽固性超重的人快速、健康地减轻体重。虽然每天有严格的热量限制，但根据他的研究报告称，因为HCG会释放储存在身体里的脂肪，帮助身体从中获取能量，所以每日正常生活需求能够得到保证。

美国作家凯文·特鲁多根据西梅翁斯博士的方法创作了《"他们"不想让你知道的减肥方法》（*The Weight Loss Cure："They" Don't Want You to Know About*），该书虽然有的内容有些片面，但大体上还是很准确。

根据该方法，患者每天需向皮下脂肪注射少量的HCG，坚持至少26

天（最多 40 天），以帮助下丘脑功能恢复正常。如果患者在第一个疗程没有达到理想体重，可以继续第二个疗程。在 HCG 注射阶段结束后，继续坚持三周不吃谷物和精加工食品。所有疗程结束后，可以偶尔吃点甜点，但要想体重不反弹，就必须坚持食用健康、低糖、无添加剂的食物。

如果你不想每天注射 HCG，可以在药店购买 HCG 滴液，把它滴在舌头下面，具有同样的效果。[29] 如果你想采用，就一定要听取医生建议，不要自己照本宣科。

HCG 有助于恢复人体活力，我相信，少量 HCG 可以让机体和新陈代谢获得"重生"。HCG 是一种"妊娠激素"，只有怀孕期间体内才会分泌，如果你从未怀过孕，那么只有作为胚胎在你母亲子宫中发育时，你体内才有过这种激素。我追踪研究了一些坚持这个饮食方法的人，可以确定的是，HCG 能够有效改善女性的饮食习惯。很多人发现，在结束一个疗程后，吃得明显比以前少了，而且 HCG 似乎还具有排毒作用。另外，一些人还报告说，关节的活动性和灵活性变强了。虽然 HCG 饮食方法还没有得到 FDA 的批准，但比起旁路手术和"溜溜球"节食（指节食后体重减轻，但过一段时间体重又增加，陷入"瘦了胖、胖了瘦"的循环），HCG 饮食方法更安全。但需要提醒大家的是，采用 HCG 同样需要自律。如果你决定开始用 HCG 饮食方法，那我建议你将第二阶段不含谷物或淀粉的计划延长到 3 周，而不是 2 周，并且从那以后，每天坚持量体重。一旦你发现自己体重增加超过 1 千克，就要坚持一天低热量饮食。只有这样，你才能减重成功，并维持住。

激素平衡饮食计划

观察一下当今围绝经期女性的日常生活方式，就不难看出为什么她们体内胰岛素和雌激素会不平衡。这些激素不平衡会增加很多疾病的患病风险，如患心脏病、高血压、关节炎和乳腺癌的风险。幸运的是，如果你听从本书建议，合理安排自己的饮食计划，那么我相信，用不了多久，你的身体就会有所改善。一段时间后，你会发现自己睡眠质量提高了，体重减轻了，各种烦人症状开始消失，皮肤也恢复了健康光泽。与此同时，你患各种老年病的风险也大大降低了。

一天至少三餐

有些女性不吃早餐和午餐，只为了晚餐大吃一顿。这种生活方式的问题在于，人体新陈代谢在中午最活跃，然后开始逐渐减弱。因此，与早餐和午餐吃进的食物相比，晚餐吃的东西更有可能转化成多余的脂肪。这也是减重时我们不建议不吃饭的原因。众所周知，长时间采用"溜溜球"节食法和周期性饥饿方法减重，会降低基础代谢率，这会导致即使食用热量非常低的食物，体重也会保持不变。这就是我在中年时体重增加，没有采用控制热量的方法的原因。在十几、二十岁时，我多次节食减肥，甚至禁食。我的新陈代谢率一直相对较低，等到中年，又有所下降，因此我不可能再次冒险节食。而且，很显然，严格控制饮食只会导致对人体有益的肌肉组织减少，而不一定有效减少脂肪。这就意味着，严格控制饮食后，体脂率反而会增加。

大多数女性可以通过每天少食多餐的方法维持体内血糖稳定。下午 4 点左右，人体内血糖、情绪和血清素开始直线下降，我强烈建议大家在这个时候吃一些小点心。这些点心可以防止你晚饭吃得过多。如果你一直饿着，那么很可能一到家你就开始吃东西，然后一直不停嘴，直到上床才停止，以弥补这一天对自己的亏欠。

要想解决更年期代谢问题，你需要有耐心。同时，你也要反思自己的饮食结构是否合理。换句话说，要想加快新陈代谢，你需要改变生活方式和饮食习惯，不要妄想什么捷径。

注重摄入量，而不是热量

你与其计算卡路里，不如重视食物品质，少量食用高品质食物。双手相合呈杯状，就是你胃的容量。每餐或者在吃零食时，以此为标准，控制摄入量。不管什么食物，一般来说，只要吃多，就会导致胰岛素分泌过剩。总的来说，美国餐馆的食物分量比欧洲的大很多，这也是美国超重人数比欧洲多的原因之一（但目前，情况有所改变，肥胖已经成为全球性问题）。举例来说，在美国餐厅，我点的一份鸡肉餐里通常会有两块鸡肉，我一般只吃一块，另一块带回家当作另一顿饭吃。

为了保持体重，我不得不减少食物的总摄入量，大多数时候不吃谷类食品，几乎不吃甜点，戒掉所有含糖食物，午餐吃得尽量丰盛，晚餐清淡，同时增加锻炼时间。

每餐必有蛋白质

每餐必需包括鸡蛋、鱼、瘦肉、奶制品中的一种或几种，而素食主义者可以选择大豆蛋白、奶粉、大豆、豆腐或者豆豉。豌豆也含有蛋白，但又含有一定量的碳水化合物。虽然豌豆中碳水化合物的升糖指数很低，但对一些更年期女性来说，其中的碳水化合物含量可能过高。其他人可以用豌豆来补充蛋白质，但对更年期女性来讲，如果想要食用的话，需要注意摄入量。

蛋白质需求量因人而异，主要取决于你的体型和活动量。你长得越高大，活动量越大，所需蛋白质就越多。一般来讲，到了中年，你如果发现自己有长胖的趋势，就要注意饮食结构，最佳比例是 40% 的蛋白质、35% 升糖指数低的碳水化合物和 25% 的脂肪。不必每餐或每次品尝点心时都严格遵守这个比例，在每周内达到这个标准就可以。[30]

如果你有患任何疾病的风险，包括癌症、雌激素过剩等，就需要增加蛋白质摄入，因为蛋白质能够降低发病风险。其作用原理是：肝脏、脂肪和卵巢在代谢雌激素时，均需要一种被称为"细胞色素 P450"的酶代谢系统。饮食中富含蛋白质可以增加整个 P450 系统的活性，有助于保护人体免受雌激素的过度刺激。在一项研究中，参与者的饮食遵循了 44% 的蛋白质、35% 的碳水化合物以及 21% 的脂肪的结构，结果显示，这些参与者体内抑制过剩雌激素活性的能力明显提高了。[31]

减少精制、升糖指数高的碳水化合物和糖分的摄入，少喝酒

记住，不是所有碳水化合物都是一样的。蔗糖中 1 克碳水化合物和蓝莓中 1 克碳水化合物的代谢完全不同。保持血糖稳定，你会有如下体验：

- 精力更充沛

- 耐力增强

- 思路变得更清晰

- 容易生成肌肉

- 饥饿感减弱——食量和食欲得到控制

- 经前综合征减轻

- 皮肤变好

- 眼神明亮，没有浮肿和黑眼圈

- 深度睡眠

- 情绪稳定，变得更乐观

你需要做的是，食用升糖指数低的食物。升糖指数也被称为血糖生成指数，用来测量食用某种食物后血糖升高程度和速度，以白面包升糖指数为基准。白面包升糖指数是 100，以此为标准，玉米的升糖指数是 54，苹果是 38，鳄梨是 0。根据经验判断，白色食品和加工食品的升糖指数高，而天然食品和高蛋白食品的升糖指数通常很低。研究也已经证实了这一点。2010 年，丹麦大学在《新英格兰医学杂志》（*New England Journal of Medicine*）刊登的一篇研究报告指出，如果那些通过限制饮食热量减肥的人，坚持食用高蛋白、升糖指数低的食物，那么和那些遵循低蛋白、升糖指数高的饮食结构的人相比，前者更容易保持体重。[32]

尽可能减少精加工碳水化合物的摄入，意味着在饮食中减少由精制白面粉制成的食物，如松饼、面包卷、百吉饼、法式面包、苏打饼、椒盐卷饼。但，也有一些例外。世界著名血糖指数研究专家、悉尼大学的珍妮·布兰德-米勒（Jennie Brand-Miller）指出，意大利面的升糖指数非常低，因为它比其他大多数面食更难消化。有嚼劲的意大利面比软烂的升糖指数更低。发酵面包和粗麦面包升糖指数也不高，因为其面团是酸性的。（同样，如果你在菜中加入柠檬汁、酸橙汁或醋，升糖指数都会降低。）另外，你也要尽量少喝苏打水，实际上那就是糖水。美国市面上有一种苏打水，添加了甜菊糖（被公认为植物糖精），是一种无糖健康饮品，可替代其他苏打水。传统无糖饮品中的阿斯巴甜甜味剂对人体是有害的。

少糖也意味着减少各种酒的摄入，包括各种果酒、葡萄酒、啤酒和烈性酒。酒精只是糖的另一种表现形式，非常容易被吸收，大脑感受到它只需几分钟。酒精热量非常高，女性一旦戒酒，体重很快就会下降。也有一些女性发现，不喝酒后，潮热症状减轻了。这是因为酒精会严重干扰雌激素的代谢，导致激素失衡，即血液中雌激素水平明显高于黄体酮水平。

你还需要减少或不吃甜食，如糖果、曲奇饼、蛋糕和甜点。在某些特殊时候，你可能非常想要吃甜食，但当血糖稳定后，你会发现自己对甜食的渴望明显降低了，变得没有那么爱吃了。（顺便说一下，黑巧克力和全脂冰激凌升糖指数都很低，但也不要无限制食用。）

布兰特-米勒博士提醒大家，没有必要完全戒掉升糖指数高的食物，适量食用还是可以的。例如，偶尔吃一顿升糖指数高的食物，其他时候都食用升糖指数低的食物。

记住，只要你不吃或者少食用一些升糖指数高的碳水化合物，你的身体就会燃烧储存的脂肪，保持胰岛素和血糖水平正常。食用过多升糖指数高的碳水化合物，会导致血糖过量。过量的血糖会以脂肪的形式储存起来，不仅会堆积在腹部和臀部，其他地方也不能幸免，包括动脉、心脏和大脑。

糖的秘密

健身教练乔治·克鲁斯深入研究了糖对身体的影响，并有了很大的发现。他的著作《腹部脂肪治疗》（The Belly Fat Cure）专门探讨了糖的作用。克鲁斯指出，很多食物中都添加了糖，只是种类有所不同，如乳糖、蔗糖、果糖、葡萄糖等，有的即使添加了，也很难发现，甚至是升糖指数中低等的食物，也含有糖。根据克鲁斯和其他许多人的研究，纵观人类大部分历史，以前人类平均每天摄入的糖不超过15克。而如今，人类每天摄入糖的量为47茶匙，大约200克。

克鲁斯的健康减肥方法的核心是限制碳水交换系统，每天糖摄入量在15克以内，碳水化合物6份，每份5~20克，大约是一片面包或1/2茶杯米饭的量。任何不到5克的食物都不算在内。按照克鲁斯的方法，一旦你阅读食物标签，就会立刻发现，你曾以为健康的食物其实含糖量都很大。例如，我发现 1/2 杯意大利面酱中含有的糖量竟然高达 13 克。但是一片发芽小麦面包（以 Ezekiel 品牌的为例）根本不含糖，可以看作一份碳水化合物。

当我开始阅读标签确定糖含量时，我惊呆了。像酸奶，我一直认为是健康的，实际上却含有大量的糖。一把坚果或一个煮熟的鸡蛋则不含糖。你一旦开始限制饮食中糖的摄入量，专注于健康食物，就会发现自己睡眠质量越来越好。曾患有胃灼热的人症状也会消失。（这是因为过量血糖会提高胰岛素水平，从而改变胃黏液的化学成分，导致胃灼热。）

随着你饮食中糖分摄入的减少，你会发现，你适当提高健康脂肪的摄入后，也不会有任何不良影响。现在，在我的日常饮食中，芝士煎蛋卷、牛油果、坚果酱和椰子油已经成了重要组成部分。我发现，大多数人肥胖恰恰是因为低脂饮食导致的。低脂饮食对减肥没有好处。在过去的 30 多年里，正是因为我们饮食中隐藏的糖分越来越多，脂肪越来越少，人们才变得越来越胖。为了你自己的健康，请尽量减少糖的摄入，多食用健康脂肪。

美国政府给出的饮食指南也对此说法给予了肯定。2010 年，美国政府对饮食指南进行了更新，有史以来首次明确指出，是时候削减添加糖和固体脂肪（即室温下保持固态的脂肪，如氢化脂肪和饱和脂肪）摄入量了，它们加起来占美国人日常饮食的 35%，但却没有营养，对身体无益。该指南同时也建议美国人应避免——不是限制或适度——饮用含糖饮料。从现在起！

清楚了饮食中糖分的来源，在每天的饮食中，你就知道自己什么时候摄入量可以超过 15 克了。一些人发现，水果和蔬菜中的糖分根本不会导致体重增加，因为这些食物通常升糖指数相对较低。但并不是所有人都如此，这很大程度上是由于个人体质问题。

一定要记住：糖很容易让人上瘾。虽然多年来我一直遵循升糖指数低的饮食结构，但克鲁斯的研究无疑给我敲响了警钟——我应该注意自己糖的消耗量。为了防止体重反弹，我必须减少以前我认为是"健康"

糖类的摄入量。这对我和其他人来讲，都意义重大。

嗜吃碳水化合物

在酗酒或混乱的家庭中长大的女性，其大脑和身体中的化学物质，特别是神经化学物质血清素，可能对食物作用非常敏感。当你吃某些富含碳水化合物的食物时，如早餐时吃燕麦或饼干，大脑会迅速释放血清素进入血液。真正对碳水化合物上瘾的人在吃了几块饼干或薯片后会欲罢不能，似乎丧失了正常的饱腹感，这很可能是因为食物被用作药物来缓解情绪上的痛苦了。

慎食谷物

即使戒除了所有形式的精制谷物，只食用全麦、黑麦、燕麦或小米面，也依然存在一些麻烦。人们在进行大量研究后，发现一个非常有趣的结果：在农业大规模普及前，目前困扰人类的各种退行性疾病并不存在。一项对古代饮食的考古研究表明，许多古埃及人身体肥胖，且患有龋齿——经常食用谷物导致的，而古代靠狩猎、采集生活的人几乎不存在肥胖和龋齿。

很多对碳水化合物敏感的人发现，食用谷类食物很容易暴饮暴食。我曾经遇到过这种情况。过去，我认为糙米很健康，因此经常食用，但现在几乎不吃了。对其他几乎所有的全谷物产品我也都不再食用了，甚至包括未发酵的。（有人认为，酵母面包很难消化，因为酵母可能会在肠道内过度生长。未发酵的面包也只适合一部分人。对我来讲，午餐即使只吃一个全麦玉米饼三明治，也会让我感到身体浮肿和眩晕。）回首过去，我明白了，过去吃太多面包，给身体带来了很多不良影响，到了围绝经期，身体终于发话——"够了！"

此外，约有1/3的人无法忍受麸质——一种存在于谷物中的蛋白质，燕麦、普通小麦、卡穆小麦、黑麦和大麦中都有。很多食物都含有麸质，比如卷饼、面包、意大利面、比萨和面包卷。在美国，大约1%的人患有麸质过敏症（Celiac disease）。这是一种遗传性肠道疾病，患者身体无法消化吸收麸质。但这不仅仅是消化问题，患有麸质敏感症的人有更高的死亡风险，这主要是因为心脏病和癌症。2009 年公布的一项研究，对 3 万名患者进行了为期大约 50 年的跟踪调查，结果发现患有麸质过敏症的患者死亡风险增加了 39%，因麸质导致肠道炎症的患者死亡风险增加了 72%，即使是对麸质敏感但肠道活组织检查未呈阳性的患者，其死亡风险也增加了 35%。[33]

大多数麸质过敏症患者并不知道自己的情况。若想确定自己是否对麸质过敏，你可以通过血液检测，寻找特定抗谷蛋白抗体。一个比较简单的方法是，在 2~4 周内，停止食用任何含麸质的食物，然后再次食用。需要注意的是，很多食物中都有谷蛋白，如各种汤、沙拉酱、调味酱汁等。约瑟夫·莫克拉博士的《对谷物说"不"》（*The No-Grain Diet*）一书中，也有很多有用的建议。

多吃新鲜水果和蔬菜，保证品种多样

每天至少 5 餐，这很容易，尤其是在夏天，所以一定要保证进餐次数。记住，一定要少食多餐，每餐 100 克的食物为佳。五颜六色、颜色艳丽的水果和蔬菜最有助于健康，因为这些食物中的色素（如胡萝卜素或类胡萝卜素）具有非常强大的抗氧化作用。多吃西蓝花、彩椒、深绿色叶子的蔬菜（如羽衣甘蓝、菠菜）和西红柿。和其他水果、蔬菜相比，蓝莓富含花青素，是最有效的抗氧化剂。

有研究表明，身体组织中的类胡萝卜素含量很可能是决定（包括人类在内的）灵长类动物寿命的最重要的因素。[34] 虽然 β-胡萝卜素（在胡萝卜、其他橙黄色蔬菜和深绿色叶子的蔬菜中发现的维生素 A 前体）受到了最多的关注，也是复合维生素中最常见的，但含有维生素 A 活性很少或不含维生素 A 活性的胡萝卜素抗氧化能力更强。α-胡萝卜素（通常在与 β-胡萝卜素共存于相同的食物中）作为一种抗氧化剂，其效果强了约 38%，在抑制动物肝癌、皮肤癌和肺癌方面，其功效是 β-胡萝卜素的 10 倍。[35] 另一种具有强大抗氧化作用的是番茄红素，存在于西红柿中。有研究表明，在美国，大量食用西红柿的老人，其所有癌症的发病率降低了 50%。[36] 食物加工不会破坏番茄红素，所以番茄汁和罐装番茄制品依然具有强大的抗氧化作用。

多食用富含色素的食物，从中获取天然抗氧化剂，对我们的身体健康十分有益。这不仅有助于平衡激素，保护皮肤免受阳光伤害、保持皮肤光泽，让眼睛充满光彩，而且能够保护血管内壁，防止静脉曲张。同时，多吃果蔬还能增强身体免疫力，帮助身体抵抗癌症和其他退行性疾病。

另外，水果和蔬菜富含植物纤维，植物纤维不仅能够降低胆固醇水平，也是生成木酚素的良好来源。木酚素在体内代谢成植物激素，帮助平衡激素和代谢过多的雌激素。亚麻籽是木酚素最丰富的来源，其 Ω-3 脂肪酸含量也很丰富。

一些水果和蔬菜，如土豆、玉米和香蕉，虽然升糖指数高，而且抗氧化功效不如前面提到水果和蔬菜，但它们含有大量的营养成分，可适量食用。需要指出的是，加工程序越多，这些食物的升糖指数也就越高。烤土豆和炸薯条是完全不同的，前者更健康。新鲜、应季的玉米比罐装奶油玉米更健康，后者在加工中添加了玉米糖浆。虽然我们最好食用新鲜蔬菜和水果，但研究指出，罐装和冷冻食品也依然含有很多营养成分。

如何戒糖

很多女性发现，一旦血糖稳定下来，她们对糖的渴望就会消失或大大降低。要想实现这一目标，我们需要食用升糖指数低的食物，或者每天把糖摄入总量控制在 15 克以内。只需坚持几天，对糖的渴望就会大大降低。相信我，你会感觉非常棒。一些女性在戒糖过程中，通过补充L-谷氨酰胺（每天午餐时，食用 1 克）来遏制吃糖的渴望。有研究表明，L-谷氨酰胺有助于嗜酒者戒酒，并最终减少糖的摄入量。[37]

但我并不是说一点甜食也不碰。现在有很多非营养性甜味剂可供选择。我最喜欢的甜味剂是甜菊糖，它是一种天然甜味剂，从南美洲植物甜叶菊的叶子中提取出来的。这种植物很容易种植，可以种在自家花园里，叶子可以添加在冰茶或者柠檬水中。甜菊叶提取物现在被制成了各种形式的甜味剂，有液体的，也有粉末状的。例如 Truvia 甜菊糖，被用到了各种饮料中，如苏打水。有些甜菊糖制剂有苦味。甜菊糖作为调味剂还被用于咖啡和其他食物中，以增添风味。多项动物研究表明，肥胖小鼠在食用甜菊糖后，血脂水平得到明显降低。甜菊糖是否也对人类有这种益处，还有待确定。[38]

糖醇也是一种比较健康的甜味剂。它虽然叫作糖醇，但既不是糖，也不是酒精，而是一种不易吸收的碳水化合物。它既不会转化为能量储存起来，食用时也无须计算在碳水化合物的量中。糖醇也不会引起蛀牙。糖醇包括山梨糖醇、麦芽糖醇、木糖醇和赤藓糖醇。山梨糖醇和麦芽糖醇如果吃太多，会引起肠胃不适，包括腹胀。木糖醇和红糖醇则不会。

龙舌兰花蜜作为一种低糖甜味剂引起了很大关注。龙舌兰花蜜提取自墨西哥的一种植物，经过高度精加工，所含果糖量比高果糖玉米糖浆还多，但我没有用过。

所有常见人工甜味剂都对人体有害，主要是因为它们包括阿斯巴甜、糖精和三氯蔗糖。请尽量避免食用人工甜味剂。

每天食用健康脂肪

在过去 30 多年，健康专家一致倡导低脂饮食，认为这种饮食有助于降低心血管疾病患病风险。但事实上，这种说法大错特错。我并不是说吃大量猪油是健康的，猪油是应该尽量避免食用的。但在过去几十年里，美国人一心追捧的低脂或脱脂减肥饮食结构，对降低心脏病风险并没有什么显著作用。部分原因是食品制造商用反式脂肪代替了大部分饱和脂肪，我们现在知道，反式脂肪对健康十分不利。另一个原因是，美国人在减少脂肪摄入时，往往是通过增加精致碳水化合物摄入来代替。2010 年哈佛大学的一项元分析对 8 项试验进行了研究，这些试验总共追踪了 1.3 万多名参与者。分析发现，改变饮食结构，多吃多不饱和脂肪，而不是简单地减少脂肪摄入，可以降低 19% 的冠心病患病风险。[39] 这听起来很讽刺，但却是事实——低脂饮食实际上让美国人变胖了。

致使现代肥胖率达到前所未有的高度的一个主要原因是：专家一直建议我们吃错误的食物。食品工业成功迫使美国农业部把面包和谷物放在原始食物金字塔的底部，建议美国人每天吃 6~11 份，这显然毫无帮助。

减少脂肪摄入，除了会导致增重和患心脏病风险增加，还容易引起其他健康隐患。20 世纪 80 年代到 90 年代初，人们对低脂饮食的狂热追捧达到了顶峰，来找我咨询的人，症状都非常类似——皮肤暗沉无光泽、指甲脆弱易断、免疫力低、无法集中精力、容易疲劳。这些女性的饮食中都严重欠缺健康脂肪的摄入。所有人都犹如被洗脑了一样，认为所有脂肪都是敌人。但现在，我们知道根本不是这样的。

必需脂肪酸（EFA）是人类发育和保持健康必不可少的。我们的身体无法合成必需脂肪酸，所以需要从食物中摄取。它主要有两种类型：Ω-6 脂肪酸和 Ω-3 脂肪酸。我们所食用的食物中 Ω-6 脂肪酸含量相对非常丰富，但美国人的低脂饮食导致脂肪酸摄入严重不足。另外，因为现代农业的发展，鸡蛋和肉类脂肪中所含的 Ω-3 脂肪酸也远不及过去的水平。以前的动物放养，在自然界觅食，而现在大多是谷物饲养，显然，以前的动物更健康，健康脂肪也更多。现代动物和人一样，主要以谷物为食，因为人工饲养，缺乏运动，当然也就越来越胖。

我们应该喝什么？

答案是水，纯净水。很多女性拒绝喝水，因为她们错误地认为水喝多了会发胖。不喝水会导致脱水，从皮肤上就可以看出来。事实上，如果你想减肥，就需要大量喝水，因为大量水分有助于身体排除脂肪分解的产物。

如果你不愿意喝普通白水，那可以调制一些柠檬水或其他口味的水。冰茶也是一种健康饮品。我的冰箱里常备一大罐脱咖啡因绿茶。它富含抗氧化剂和植物激素。研究证明植物激素可以促进骨骼生长。我也喜欢喝新鲜碎荷叶泡水或者苏打水，喝苏打水时会加一些甜菊糖。

从胎儿开始我们常常就会出现 Ω-3 脂肪酸缺乏症状，胎儿 Ω-3 脂肪酸的唯一来源就是母体。如果母亲缺乏 Ω-3 脂肪酸，胎儿也不能幸免。在 Ω-3 脂肪酸中，尤其是一种叫作 DHA 的不饱和脂肪酸，在母乳中含量非常丰富，但美国和加拿大的婴儿奶粉配方中却没有。越来越多的研究表明，不管是儿童还是成人，缺乏 DHA 都容易导致注意力缺陷障碍。这也证明了为什么母乳喂养的孩子长大后普遍比奶粉喂大的孩子智商高。[40] 不管儿童还是成人，如果饮食中补充了 Ω-3 脂肪酸，他们的学习能力和情绪稳定性都会得到极大改善。

除了对神经系统和大脑的作用，Ω-3 脂肪酸还有助于促进 I 型和 III 型类二十烷酸物质分泌，抗击炎症细胞。这就难怪在饮食中增加 Ω-3 脂肪酸或者通过药物补充它，可以改善类二十烷酸失衡导致的各种症状了。关节炎、经前综合征、湿疹、乳房触痛、痤疮、糖尿病、指甲脆弱、头发稀疏易断、牛皮癣、皮肤干燥以及围绝经期常见的性激素失衡，都可以通过补充 Ω-3 脂肪酸进行调节。

Ω-3 脂肪酸的最佳来源包括南瓜籽、葵花籽、亚麻籽或亚麻籽油、大麻籽或大麻籽油、动物内脏、冷水鱼或鱼油，以及 DHA 补充剂。坚果也是 Ω-3 脂肪酸很好的来源之一。坚果可以作为零食，碳水化合物含量很低。我看电影一般会带一些坚果，而不是吃碳水化合物含量高的爆米花。相信你会喜欢它们，但食用时也要适量——每天一小把或两小把。

反式脂肪：脂肪界的"害群之马"

到目前为止，最危险的脂肪就是反式脂肪，这种部分氢化脂肪和油脂在自然界很难找到，只存在于起酥油和人造黄油中。反式脂肪是植物油通过高温高压部分氢化产生的。反式脂肪会直接导致促炎类二十烷酸的合成过量，因此被发现有促发癌症和心脏病的风险。

不幸的是，几乎每一种袋装烘焙食品中，都添加了反式脂肪，因为它们不像未加工的脂肪那样容易变质，可以延长食品存放时间。袋装烘焙食品也含有大量的精制碳水化合物，所以最好将它们从你的生活中剔除。（偶尔食用一次，也是可以的。）好消息是，现在食品制造商必须在标签上标明添加反式脂肪含量的信息。

饱和脂肪：危害被夸大

正如上面所提到的，饱和脂肪并不是导致人们罹患心脏病的罪魁祸首。重点在于，如果你的饮食能够维持血糖和胰岛素水平平衡，饱和脂肪就不是个问题。必须注意的是，在 20 世纪 40 年代之前，即在人造黄油和起酥油

（它们含的是反式脂肪，不是饱和脂肪）在人们生活中广泛应用之前，心脏病并没有这么常见。在此之前，即使人们广泛使用猪油和黄油，心脏病也很罕见。但一些女性对奶制品、鸡蛋和牛肉中含有的花生四烯酸油脂很敏感，吃了会导致细胞炎症，引发痛经和关节炎。如果她们不吃这些食物，就不会出现这些症状。但是，有些女性食用这些食物则没问题。还是那句话，不管吃什么，一定要适量，饱和脂肪也一样。

如果你正在控制碳水化合物的摄入，就无须计算脂肪摄入量了。因为如果胰岛素不过剩，通过食物摄入的脂肪不会以堆积的形式储存起来。但脂肪一旦和糖或淀粉结合在一起，如甜甜圈，吃了体重就会增加。

食用油和色拉油

大多数色拉油和食用油都含有 Ω-6 脂肪酸，由于过量的 Ω-6 脂肪酸会导致细胞中促炎化学物质过多，因此我们可以尽可能用亚麻籽油或橄榄油代替色拉油等。（橄榄油中主要含有单不饱和脂肪酸——Ω-9 脂肪酸，对平衡类二十烷酸代谢效用呈中性。）烹饪时，我们也可以使用融化了的黄油（即精炼奶油），因为它和普通黄油不一样，低温下不会燃烧。我做沙拉酱时，喜欢用一些香醋加高品质橄榄油，你可以尝试清淡的芝麻油或者坚果油。

重置计划

如果你想用快速、科学、合理的计划，帮你摆脱忽高忽低，像坐过山车一样的血糖水平，那我强烈推荐 USANA 公司的"重置计划"。该计划为期 5 天，采用高纤维饮食，不仅有助于减少组织炎症，消除血糖压力，还能改善新陈代谢。

下面是这个计划的具体内容：三餐喝奶昔，每次一杯，上午加餐营养棒，下午加餐点心，再加一份水果和蔬菜——可以选在一天任何时候食用。此外，每天需要喝 8~10 杯水，并适度锻炼。如走路 20~30 分钟。虽然，按照这个计划，有些女性觉得吃不饱，但大多数人不会感到饥饿，也不会再想加餐，因为奶昔和能量棒提供了优质蛋白质、脂肪和低糖碳水化合物，搭配均衡，很好地保持了血糖稳定。食用计划内的食物，或者其他任何升糖指数低的食物，都不会让你体重增加，因为此类食物中的脂肪不会堆积在体内。但如果你压力大，或者饮食过量，则另当别论，这两种情况都会导致胰岛素分泌过多。[41] 5 天内，平均体重会减轻大概 2.5 千克，这主要是胰岛素水平高的人其体内多余水分流失造成的。更妙的是，这种减肥效果在腹部最明显，而胰岛素抵抗的女性一般都是腹部肥胖。许多女性还发现，执行这个计划后，她们比平时更有活力了，而且不再嗜糖，血糖也变得稳定。

在坚持一个疗程后，你如果想继续减重，最好继续坚持这个计划。你可以每天两餐依然食用计划内的食物，喝代餐奶昔和吃营养棒，吃两次计划内的点心，选一餐吃自己喜欢的低糖食物和点心。一旦你实现了自己的减肥目标，也巩固一段时间，就可以每天一餐选择代餐奶昔和营养棒。一定要有耐心，一些女性可能需要 2~3 周才能看到效果！注意，这个"重置计划"适合大多数女性，但对少数人来说，即使是升糖指数低的奶昔和营养棒，其中的糖分也可能过多。Revival 牌的大豆奶昔和营养棒属于升糖指数低的食物，是一种非常不错的代餐选择，很多人都亲自体验过。在 2010 年的一项研究中，一组更年期身体肥胖的女性连续 3 个月每天喝一杯 Revival 牌大豆奶昔，研究结果显示，她们不仅腹部脂肪总量减少了 7.5%，皮下脂肪也减少了约 9%。而对照组在 3 个月内，腹部脂肪增加了 9%，皮下脂肪增加了 10%。[42]

抗氧化剂

越来越多的研究证明维生素和矿物质对人体健康有益，尤其是抗氧化剂。抗氧化剂可以对抗自由基对细胞的破坏，这种破坏是导致慢性疾病，如心脏病、白内障、视网膜黄斑病变和多种癌症的主要潜在原因之一。

自由基因为失去了一个电子而变得十分不稳定，化学反应活跃，所以积极寻找另一个电子，使自己变成稳定的物质。这个过程会对人体内所有器官造成损伤，从 DNA 到皮肤胶原蛋白层，无一幸免。人体无法完全摆脱自由基的伤害，因为它们是正常新陈代谢的副产品。在人体内，当脂肪分子与氧气发生反应时（类似铁生锈的过程），自由基就会形成。另外，臭氧、烟草烟雾、汽车尾气、新地毯释放出的化学物质和其他污染物，也是产生自由基的来源。暴露在辐射、杀虫剂和过多的阳光下也会导致自由基的形成。自由基损伤会导致细胞炎症，释放过多的"坏"二十烷酸物质——这些物质几乎和所有已知疾病的发生、恶化有关。

机体本身就有对抗自由基损伤的能力，其原理与免疫系统对抗病毒和细菌相同。机体对抗自由基的一种方法是，一旦发生自由基损伤，就立即进行修复。另一种机制就是在自由基对机体造成损伤前"清除"它们：为自由基提供所需电子，防止它们从脆弱组织中夺取电子。这就是抗氧化剂的作用。

2010年韩国的一项研究很好地证明了这一点。该研究观察了膳食补充剂对感染高风险HPV（人类乳头瘤病毒）和患宫颈癌的影响。研究人员发现，感染HPV的女性在同时服用了抗氧化剂维生素C、维生素E和维生素A（以及钙）后，宫颈发育不良（癌前病变）的风险降低了79%。[43]

抗氧化剂广泛存在于新鲜的水果和蔬菜中，尤其是颜色鲜艳的水果和蔬菜。水果、蔬菜和谷物中的抗氧化剂含量取决于其生长的土壤，蛋白质也含有抗氧化剂，其含量主要由蛋白质的食物来源决定。有机水果和蔬菜最好在成熟时采摘食用，那时抗氧化剂和矿物质含量最高。

食物是抗氧化剂的最佳来源。抗氧化剂具有协同作用，也就是说，自然状态下，多种抗氧化剂协同或者与其他营养素配合才会更有效。如果你无法保证每天吃5份蔬菜和水果，吃补充剂也会起到同样效果。

更年期营养补充计划

多年来，我见证了数以百计女性因为下面这个计划而受益匪浅。

遵循这个计划意味着你要放弃从一片药中获得一切所需的想法。你每天可能会服用10粒或更多的胶囊，请不要把它们当作补充剂，而是当作食物。

抗氧化剂

维生素C	1 000~5 000mg
维生素D_3	2 000~5 000IU
维生素A（β-胡萝卜素）	2 500IU
维生素E（混合生育酚）	200~800IU

谷胱甘肽	2~10mg
α-硫辛酸	10~100mg
辅酶 Q_{10}	10~100mg

Ω-3 脂肪酸

DHA	200~2 500mg
EPA	500~2 500mg
	（总计 1 000~5 000mg）

B 族维生素

维生素 B_1	8~100mg
维生素 B_2	9~50mg
维生素 B_3	20~100mg
维生素 B_5	15~400mg
维生素 B_6	10~100mg
维生素 B_{12}	20~250mcg
叶酸	1 000mcg
维生素 H	40~500mcg
肌醇	10~500mg
胆碱	10~100mg

矿物质

钙	500~1 200mg（具体量取决于饮食含钙量）
镁	400~1 000mg
锌	200~500mg
锰	6~50mg
硼	1~15mg
铜	1~2mg
铁	15~30mg
铬	100~400mcg
碘	3~12.5mg
硒	50~200mcg

钼	10~20mcg
钒	50~100mcg

注：微量元素通常源于海底矿物复合物。

改善中年消化问题

女性最常遇到的消化问题就是胀气。有人在中年会出现，有人则会晚些，要到六七十岁才会出现。我最近和我儿时的一位老师谈起此事，她已经90岁了，但依然工作，在敬老院教瑜伽。她身体目前最大的问题是便秘和胃灼热，除此之外，什么毛病都没有。

肠道反应区：消化和第三情绪中枢

要想治愈中年消化问题，你首先要做的就是巩固你的第三情绪中枢。第三情绪中枢位于腹腔神经丛区域，该区域的健康会对我们所有的消化器官产生影响，包括胃、肝、胆囊、胰腺、小肠和大肠上端。体重严重超标的女性，其第三情绪中枢都存在问题。

第三情绪中枢的健康取决于对自己的责任感以及对他人的责任感之间是否平衡，也取决于我们的自尊。不管我们是过于为他人着想，还是不想承担责任，都会对第三情绪中枢产生不良影响。格洛丽亚是我的一个病人，已经在我这里接受治疗好几年了。她的经历就是一个很好的例子。格洛丽亚家里有四个孩子，她是老大。她的母亲从小就告诉她，要对弟弟妹妹负责，因为她是大姐，应该懂事。无论什么时候，只要弟弟妹妹受了伤或者有了麻烦，她就会受到责备。由于她很小就被要求有责任感，所以每次遇到问题，她的肠道就会最先反应。她在一家大医院担任行政助理，因为很有责任心，工作表现十分出色。但每当工作上出现问题，她觉得自己有责任时，她就会消化不良。她曾告诉我，她似乎总是夹在老板和同事之间左右为难，而这种冲突直接影响了她的健康。她的血糖和体重都出现了问题。每当觉得自己工作没做好，感觉沮丧时，她就会大吃特吃。实际上，她已经比大多数人做得好多了，但依然觉得不够。

人到中年，我们的任务是学会照顾自己，而不是照顾别人。如果我们自己都不珍惜自己，很快就会知道别人也不会珍惜我们。但是当开始学会爱护自己时，我们往往又会感到内疚。如果我们不做，谁来做家里的事情或办公室里的工作呢？这种愧疚感正好作用在我们的腹腔神经丛区域，而这个区域又恰好与我们的自尊和个人能力相关。

自尊源于我们在这个世界上良好的自我感觉。在工作学习中获得成就感是自尊形成的最佳源泉——这就是很多高中毕业的中年女性在重返大学校园获得学位后，生活得到改善，消化问题也无药自愈的原因之一。第三情绪中枢也与我们对人际关系、身体状况、家庭和生活的感觉好坏有关。人到中年，如果我们能够找回自尊——学会接受自我，为自己喝彩，那么困扰我们半辈子的体重和自尊问题也都会迎刃而解。

如何解决腹胀

在围绝经期，激素水平发生变化，促使脂肪堆积的激素（皮质醇和胰岛素）水平升高，而促使脂肪运动的激素（雌激素和生长激素）水平下降。如果身体处于应激状态，这种变化会更加明显。此外，中年时，腹部脂肪细胞皮质醇受体增多，所以腰腹部常见肥胖，也容易出现液体潴留和腹胀气。[44] 下面这些方法希望有助于大家减少胀气。

- 减少升糖指数高的碳水化合物的摄入。细胞炎症和胰岛素过多会导致胃酸过多。少量碳水化合物、高脂肪和高蛋白质的饮食通常能彻底、快速地缓解胃灼热和消化不良症状。

- 每天少量进食 3~5 次。一次吃太多会导致胰岛素水平迅速升高，并且容易腹胀，即使吃健康食物也是这样。

- 确保每餐都包含蛋白质、健康脂肪和升糖指数低的碳水化合物，吃零食最好也包括这三者。但水果最好单独吃，很多女性把水果和脂肪类食物放在一起吃，这样容易出现胀气和消化不良。

- 至少坚持一周不吃面包或者烘焙食物，看看是否有什么不同。很多女性对麸质过敏。

- 大量饮水。喝水有助于身体排毒。

- 服用益生菌。抗生素会破坏正常的肠道菌群。随着时间的推移，过多的酵母会占据整个肠道，导致过敏和消化不良。另外，经常服用益生菌也有助于预防疾病（顺便说一下，酸奶因其所含益生菌量少，所以作用不大，除非是你自己做的）。

- 睡前至少 3 小时内不吃东西。吃饱就睡会引起胃酸倒流。

- 戒酒或者尽量少喝。酒精容易刺激胃。

- 服用肠溶薄荷。这有助于缓解消化不良，两餐之间服用 2~3 个胶囊，如果出现胃灼热症状，就减少用量。

- 服用消化酶。消化酶是天然催化剂，帮助身体代谢糖、淀粉、蛋白质和脂肪。摄入适当消化酶可以明显改善胀气，以及消化不良引起的一系列其他健康问题。

梅尔巴：压力和抗酸药

梅尔巴第一次来见我时，42 岁，正处于围绝经期。她在一家机车登记处工作了 10 年。每天早上，她都要面对一长串心怀不满的司机，他们在等着更新驾照、换新车牌等。这个工作仅做了几个月后她就开始感到腹痛、腹胀和消化不良。在一次常规检查后，医生建议她要放松，减轻压力，多吃高碳水、低脂肪的食物。但她的问题变得更严重了。一位同事向她介绍了抗酸药，很快，她就离不开抗酸药了，不管去哪里，包里都会带着一些。起初，她服用抗酸药后，症状立刻就会缓解，但过了一段时间，她服药频率开始加快，每天服药时间越来越早，从早上 9 点上班到晚上 5 点下班，她需要不停地服药。而且，随着时间推移，她发现自己变得虚弱，经常感觉疲累，而且没有胃口。另外，她排便开始变得不规律。当她第一次来找我做常规的妇科检查时，我怀疑她的症状与她的饮食习惯和过量服用抗酸药有关。听从我的建议，她减少了精制碳水和谷物食物的摄入，并学习了一些减压方法。一周后，她开始减少抗酸药用量，有时根本不需要服用抗酸药。

防止抗酸药成瘾

很多女性喜欢服用雷尼替丁（如Zantac）或者比较流行的质子泵抑制剂（如奥美拉唑、耐信和兰索拉唑）这类抗酸药，而且一些人已经上瘾。在过去几十年中，抗酸药对治疗消化不良很有效，甚至可以治疗食管反流和溃疡。抗酸药有很多种，但大多都是通过抑制胃酸产生发挥功效。传统的非处方抗酸药，如Tums和Rolaids，都含有氢氧化铝或氢氧化镁，二者都有副作用。氢氧化铝可以中和胃酸，但容易引起便秘。长期服用还会降低体内的磷酸盐水平，从而导致疲劳和食欲不振。除此之外，人们还怀疑铝很有可能会导致阿尔茨海默病，虽然目前尚无定论，但我们最好不要摄入。有些人服用氢氧化镁还容易腹泻。虽然有些抗酸药同时含有氢氧化铝和氢氧化镁，但仍可能存在问题。

有些的抗酸药的主要成分是碳酸钙，因此经常被作为预防骨质疏松的药物推荐给女性。虽然这些药物可以治疗消化不良，但长期服用会引起胃酸反激，过度分泌，因为过多的钙实际上会刺激其分泌。此外，长期过量摄入碳酸钙还会导致血液化学成分异常，即乳碱综合征，如血液中钙、磷酸盐、碳酸氢盐含量升高，以及其他异常。随着时间的推移，很可能还会导致肾结石甚至进行性肾病。[45] 许多人认为，消化不良和胃灼热是由于过多的胃酸引起的，因此一出现症状，他们首先想到的就是抗酸药，但实际上，慢性消化不良的部分原因不是胃酸过多，而是缺乏胃酸。质子泵抑制剂非常受欢迎，它主要是通过高效、快速抑制胃酸分泌和清除幽门螺杆菌来达到快速治愈溃疡的目的。这也就难怪人们在应用后经常出现腹泻和恶心症状，这是消化出现问题的典型症状。如果长期缺乏胃酸，就会导致维生素 B_{12} 等营养元素缺乏，久而久之就会导致慢性贫血和阿尔茨海默病。

如果你的饮食以精制碳水化合物为主，且摄入的蛋白质和碳水化合物不平衡，就很可能会引起胃酸分泌过少，炎症物质分泌过多，从而导致：（1）免疫系统抵抗力下降；（2）胃黏膜发炎风险增加；（3）胃部不适和其他疼痛概率增加。众所周知，高血糖会导致胃酸分泌减少，因此精制碳水化合物会导致消化不良也就不足为奇了。数以百计的人在调整饮食，选择升糖指数低的食物后发现，胃炎、反酸和消化不良的症状都消失了。对于这点，我有亲身体会。过去，我有时在晚饭后吃抗酸药，从没有想过胃病和我吃的面包有关，直到我不再吃面包、米饭还有小饼干，胃病也好了，我才恍然大悟。有研究已经证明，升糖指数低的饮食不仅可以增强胃黏膜保护性黏液的质量，还可以恢复胃部肌肉收缩力，有效防止反酸和胃痉挛。

如果你经常服用抗酸药，我有以下几条建议：

尽量不要服用抗酸药。 如果非用不可，建议选用不含氢氧化铝的药物，而且服用时间不宜过长。

服用抗氧化剂： 研究表明，胃液中维生素 C、维生素 E 和其他抗氧化因子水平低，会促进幽门螺杆菌的生长，这种细菌的过度生长会引发胃溃疡。高水平抗氧化剂能够阻止这些细菌的生长，也会促进肠胃黏膜的愈合。

尝试一下 DGL（去甘草酸甘草甜素）： DGL 同样可以减少幽门螺杆菌的产生，激发人体的自然防御功能。和抗酸药不同，DGL 不仅不会减少胃酸分泌，反而会促进对胃肠道黏膜有益物质的分泌，提高有益物质质量，进而延长肠道细胞的寿命，改善肠道内膜的血液供应。[46]

适当补充矿物质： 服用同时含有镁和维生素 D 的钙补充剂，因为它们可以促进钙的吸收和利用。

尝试 Seacure： Seacure 是一种多肽补充剂，从白鲑中提取加工，易消化，能够被肠道直接吸收，为肠壁提供营养。Seacure 吸收性好，只要你能吃东西，就可以服用，然后吸收。Seacure 帮助我的许多病人解决各种消化问题，包括慢性消化不良、肠易激综合征、溃疡性结肠炎，以及化疗的副作用。不爱吃鱼的人可以尝试一下，其作用等同于吃鱼。

服用消化酶。

最后的挑战：接受我们的身体

最后，大家需要明白的是，只有我们无条件接受我们自己的身体，消化、饮食和体重问题才会彻底解决。人到中年要想保持健康体魄，就必须重新接受并尊重身体及其生理变化——我们绝大多数人从青春期起就开始无视身体变化。接受我们的身体和生理变化，与我们想改变的想法非但不矛盾，还会促进改变。让我们一起来看下面的故事，希望可以激励大家尽己所能接受自己，最终下定决心治愈我们的第三情绪中枢。

特蕾西：人到中年，接受自己的身体

18岁，我刚上大学，却因为奉子成婚而不得不辍学，自此我开始厌恶我的身体。我憎恨怀孕——它让我每天都生活在愧疚和羞耻中，时刻提醒着我，全世界看到它都知道我未婚先孕。我从未抚摸过隆起的肚子，也从不按摩肿胀疼痛的双脚或后背，更从未体会过孕育新生命的神奇。我只看过一次自己大肚子后全裸的身体，而这带给我的只有羞耻和厌恶。

从那以后，特蕾西一直超重22.6~45千克。她一直在和自己的身体作对。过去她一直认为，肥胖的身体给她安全感，让她远离性生活，因为体型的原因，即使和亲密的人在一起，她也保持一定的距离。随着心理的成熟和自我认可，以及积极的治疗，特蕾西认识到自己不再需要这样的保护。现在，她47岁，正处于围绝经期，想法有了很大改变。她写道：

我还记得很多年前和心理医生的一次谈话。当我们谈论到我喜欢自己身体哪个部分时，说实话，我哪里都不喜欢。我说："嗯，看看我，我胖得像一个孕妇！"这是事实。自从怀孕后，我体重一直居高不下，看起来就像怀孕了一样，我讨厌这样的自己。现在，我开始慢慢接受自己的身体，这是我在怀孕时从未有过的体验，很遗憾在当时错过孕育新生命的喜悦。现在我爱我的灵魂，也很高兴拥有这样一个身体。我开始逐渐明白，因为有了身体，我的灵魂才能在这个世界存在。因此，我要为自己庆祝，庆祝我的灵魂和身体终于再次结合在一起，庆祝我的手和精神可以一起去创造，庆祝我的身体可以再次表达爱。

不管你的体形和身材是什么样的，也不管你的体脂率和体重指数是

多少，你和我，都和特蕾西一样，可以从现在起开始感谢我们的身体，感谢它为我们的灵魂提供家园，感谢它让我们此刻成为世界上独一无二的自己。要做到这些，最好的方法就是：站在镜子前，深情地看着自己的眼睛，对自己说"我爱你，你很漂亮"。日久天长，这必将重塑一个全新的你。

第八章

助力盆腔健康

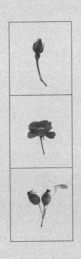

盆腔是我们身体创造能量的中心，主要负责孕育胎儿。另外，盆腔也是性能量（即生命力能量）所在地。我喜欢把盆腔想象成一个充满活力的蹦床，我们的生命力量从那里弹回我们的心脏和大脑，然后进入外部世界。围绝经期的到来给我们敲响了一个警钟，敦促我们重新评估如何利用我们的创造能量，因此在围绝经期女性容易出现盆腔问题，如月经量过多、子宫肌瘤和尿失禁等。而在这个时期，女性通常会采用子宫摘除手术或者其他外科手术治疗这些疾病。

虽然有很多方法可以帮助中年女性缓解盆腔疾病，但只有意识到症状背后的潜在原因，我们才能完全治愈。如此多的女性到了中年时出现盆腔问题，既有情绪原因，也有能量转变的原因。到中年，一方面，女性实现自我个性的需求日益高涨，另一方面她们急需走出关系困境，而这一切的身体表现往往集中在第二情绪中枢，包括生殖器、下部肠腔、下背部和膀胱。中年期的转变，常常会导致一些症状，令生命力受损，人会产生不安全感，因此会通过追求权力、性或者金钱来弥补。无论我们是否需要手术或其他治疗，围绝经期都是一个发展盆腔力量的关键时期。要想发展盆腔力量，我们需要找到自我，遵循内心需求，同时，充分发挥我们的创造力。

界定健康的个人界限

第二情绪中枢的健康与我们的创造力关系密切：我们身心是否平衡取决于我们在各种关系上投入时间和精力后，到底想要从这个世界获得什么。我前面曾说过，无论是从生理上还是文化上，年轻女性更倾向于把大量的创造性精力用来维持各种家庭关系，而男性则更多地把精力放在外部世界。在围绝经期，随着身体能量转换，女性开始将注意力转向世俗成就上，而男性到了中年，兴趣开始由外界转向各种关系和家庭上。

考虑到我们的文化传承以及创造力的变化，当我们开始追寻（很可能是第一次）我们真心渴望的东西时，往往会出现界限冲突，这很正常。此时，我们必须明确界定一个健康的个人界限，把力量和自主性掌控在我们自己手中。

贝蒂：未被满足的创作需求

贝蒂 42 岁，她第一次来找我看病是因为复发性尿路感染。当我问她生活近况，并询问是什么赋予了她生命的意义时，她似乎很惊讶，但很显然，她很乐于交流。

贝蒂大学毕业已有 20 多年了，在结婚前是一名自由撰稿人。她思维敏捷，胸怀大志。32 岁时，她遇见了她的丈夫拉尔夫，他人很好，也非常支持她写作。拉尔夫的梦想是开一家家庭餐馆。

在他们结婚的第一年，贝蒂一贯的写作日程被打乱了，写作时间越来越少，因为她丈夫需要有人帮忙面试工作人员。"能帮忙建立账本吗？只需要一个星期左右的时间。"她丈夫说。一开始是一周，慢慢变成了一个月，最终差不多成了贝蒂的全职工作。

尽管拉尔夫表示支持贝蒂写作，但和他的餐馆相比，贝蒂的写作就变得次要了。随着她经常不能按时交稿，她的工作机会也越来越少。于是，她更多的时间花在了餐厅上——现在，拉尔夫称之为"他们的"餐厅。莫名其妙地，"他的"梦想变成了"他们的"，而"贝蒂的"（写作事业）几乎被完全搁置了。

人到中年，我们有必要承担责任，不仅为现在的自己，也为过去的信念——从儿时就心存已久的渴望。当我问及贝蒂的家庭时，她告诉我，在她的成长过程中，父亲一直是一个非常严厉而且控制欲很强的人。家里每个人的生活他都要管，他恨不得贝蒂每分钟都听他的——"贝蒂，你现在应该做作业了。""你怎么还不去刷碗？""为什么不一到家就收好衣服？"

这种对第二情绪中枢的侵犯，在贝蒂儿时就已经深埋于她的身体。她从 8 岁开始就患有膀胱感染。此后感染断断续续地发作，一直到上大学才停止，之后大约 20 年没有再犯，但结婚 5 年后，再次复发。

贝蒂在讲述自己的故事时，逐渐意识到，膀胱感染其实是身体向她发出的警告，她的生活失去了平衡。儿时父亲过度管教，结婚后丈夫也同样在约束她。在给她做了一个泌尿系统的彻底检查后，我建议她是时候修补自己千疮百孔的健康界限了。

健康的个人界限

每个人都曾做过违背本性的事情——试图压制我们的所思所想、穿衣打扮、消费欲望，以及金钱和时间分配、创造力和职业理想。作为孩子，我们没有能力设置自己的界限，需要父母为我们做出选择。但随着年龄的增长，界限的设定应该越来越依赖于自己的选择，而不是父母了。人在 2~3 岁时，个性已经开始形成，这就是为什么蹒跚学步的小孩喜欢说"不"。但很多时候，这种个性化过程并未完成，所以我们的个人界限也就不太明确——我们很可能对此一无所知，直到围绝经期的到来。

不管过去如何，我们都应该学会尊重自己和他人的个人界限。这样做，有助于我们建立健康的第二情绪中枢。

了解界限问题

哪些事情会加重或减轻你的症状？你最后一次感觉身体无恙是什么时候？对贝蒂来说，她发现，在读大学期间，以及开始从事写作的那几年，尿路感染的症状完全消失了——在这些时候，她不需要为了满足爱人的需求而无视自己的创造力。

个人界限的侵蚀微妙而不易察觉。例如，我的一位病人，未经丈夫同意，就不会买鞋。当我谈及此事时，她说："哦，因为他付钱啊。"我告诉她，鞋是买给她穿的，不是她丈夫。请考虑一下下面的问题：

- 买衣服时，你必须询问父母或者伴侣的意见（或请求他们允许）吗？如果不问就买，你会感觉愧疚吗？
- 你是否曾未经配偶同意购买过贵重物品（如相机或者家用电器）？配偶购买贵重物品需要你的同意吗？
- 配偶有权否定你的决定吗？你拥有同样的否决权吗？
- 如果你买了一个东西，但你配偶不喜欢，你会退货吗？
- 选举的时候，你和你的配偶会共同协商、决定共同人选吗？如果意见不同，怎么解决？
- 在你自己的时间安排和金钱消费上，你会听配偶的吗？
- 为了配偶的事业发展和幸福，你会推迟自己事业发展的需要吗？
- 如果配偶的收入比你的高，是否就意味着，和你的工作相比，你应该更重视他的工作，给予更多的支持？
- 配偶和其他家人是否经常批评你的生活，经常对你的生活指手画脚？

有时，只要你意识到了，就能够建立健康的个人界限。如果你认为界限问题正在影响你的健康，这时向一个值得信任的朋友或心理医生讨论一下你的状况，会很有帮助。更重要的是，不管在当前存在的各种关系中，你是否可以建立健康的个人界限，他或她都可以帮助你弄清楚，在一段关系中，健康的界限是什么样子。

激素失衡：火上浇油

围绝经期激素失衡，主要是由细胞中激素水平失衡导致的——反过来，激素水平失衡又会反作用于细胞。这种激素失衡的特征是雌激素相对过多，黄体酮不足，通常胰岛素也会过多，而这一切又会导致雄激素的过量分泌。各种各样的压力——情绪上的，身体上的，或者营养上的——也会导致被称为类二十烷酸的细胞激素的不平衡，比如前列腺素和细胞因子。它们控制着细胞新陈代谢的每个环节，极易引发炎症。中年时期，此类代谢失衡会带来各种身体疾病，如子宫肌瘤、痛经、子宫内膜异位症、子宫腺肌症以及大出血，严重的话，有些女性会同时出现这些症状。

无论你的问题是没有明显症状的子宫肌瘤，还是大出血，你都要注意饮食和营养补充，二者都非常重要，因为雌激素优势和类二十烷酸失衡都与饮食结构有关。你的饮食结构，可以按照第七章内容来安排精制碳水、蛋白质、脂肪类型、必要维生素和矿物质的比例及用量。接下来，我们一起来探讨一些治疗盆腔问题的其他方法。

痛经和盆腔痛

约有 50% 的女性从十几岁月经来潮时就开始痛经。到了围绝经期，因为激素水平失衡和各种相关疾病，如子宫肌瘤和子宫内膜异位症，痛经可能会加重。我大约从 14 岁开始，每次来月经的前两天都会痛经，一直到我有了第一个孩子，情况才有所好转。痛经消失了几年后（这很常见，因为怀孕会让子宫发生变化），在我 35 岁左右时，又开始了。我通过调整饮食和针灸疗法，在 40 岁时彻底治好了痛经。

太多"坏"类二十烷酸

子宫肌肉和子宫内膜如果产生过多类二十烷酸，如前列腺素 E2 和 F2-α，就会导致痛经。当这些前列腺素被释放到血液中时（通常在月经开始后 1~2 小时内，有时发生在来月经前），你就会体验到这些激素导致的后果：子宫肌肉痉挛、出汗、潮热、忽冷忽热、腹泻，也可能会出现头晕。一种用于引产的凝胶就含有前列腺素 E2，使用后会产生和月经开始时一样的症状。痛经是由于女性体内类二十烷酸分泌失衡，与饮食以及应激状态有很大关系。

痛经的"智慧"

痛经是否在提醒你，你需要放慢脚步，休息一下，调整自我？放缓生活节奏，休息一下，有助于保持类二十烷酸的平衡。在你心中，月经是什么？你仅仅把它视为一个给你带来生理不便的麻烦事，还是会把它看作人生智慧的一部分？

经期是女性休息和重新恢复的自然期，此时，女性需要放慢脚步，为下一周期身体循环补充足够的物质，这符合自然规律。很多古代文化，甚至一些当代文化（在印度部分地区），都认为女性在经期应该休息。但在美国文化中，我们所有人都被教导要努力做到高效、乐观，时时刻刻保持百分之百的精力。这也就难怪身体的智慧会向我们发出警告，试图引起我们的注意。女性生理周期受月球影响。我们的身体和能量与月相变化息息相关。尽管痛经被认为是女性软弱的标志，但一旦你开始倾听自己的身体，就会发现周期性能量变化是灵感的来源。如果我们在二三十岁时不注意聆听身体的声音，那么到了围绝经期，痛经就会变得更加严重，健康的警报声也会更加尖锐。正如我的一位处于围绝经期的病人所说："只要我放下工作，洗个澡，精心照顾自己，就很少痛经。但是当我不顾自己的需求，一心扑在工作上时，痛经就会出现——我的身体试图通过痛经提醒我。"

在月经前和月经期间，如果你学会放慢生活的脚步，则不仅痛经的程度会减轻，你的直觉也会变得十分敏锐。你也因此更容易洞察世事，并对这一特殊时期充满期待。

请记住：无论什么时候，绝大多数人——其中大部分是女性——都认为女性遭受痛经实属正常，但相信我，这是因为这些人不了解事实。醒醒吧！认清事实，明白痛经是身体的智慧，是身体向我们发出的警告！

治疗盆腔痛和痛经

本章稍后会详细介绍"创建盆腔健康计划"，在这里先为大家介绍其他方法，供大家选择：

• 非甾体类消炎药：在此类药物中，布洛芬、萘普生钠和酮洛芬可以部分抑制身体产生的前列腺素 F2-α。（阿司匹林和醋氨酚也有类似的作用，但作用机制略有不同。）要想得到最佳效果，最好在不舒服前服用，如果疼痛后服用，作用不大，因为此时前列腺素已经在血液中了。这类药物能抑制前列腺素 F2-α 的产生，但无法阻止释放的前列腺素对细胞的不良作用。

• 避孕药：避孕药中的合成激素在人体内人为营造一种稳定状态，天然激素周期停止，所有盆腔问题也都会减轻。如果有需要，建议服用最小剂量的避孕药。吸烟者忌服避孕药。

经期初期严重出血

在绝经前几年，许多女性都会出现严重、不规律的阴道出血，这主要是因为雌激素过多导致子宫内膜过度生长。各种应激状态，不管是情绪上的、饮食上的，还是身体上的（包括睡眠不足），都会加重出血。与每个月正常的子宫内膜的堆积和脱落不同，子宫内膜组织过多堆积，并且脱落不规律，会容易导致淋漓出血或严重出血。

严重出血是什么意思？很多女性在经期的头一两天出血很多，感觉不适，但我认为这是正常的，试试上面提到的方法就可以减少出血量，这些方法都比较温和。但是，如果每个月至少有两天，你因为出血过多必须待在家里，正常生活和工作受到影响，或者经常一连换了几次卫生巾而每次都被浸透，弄脏衣服，又或者被诊断为缺铁性贫血，那么你就需要采取行动了。

出血的智慧：生命力量在流失？

遇到有严重出血症状的病人时，我经常问她们，是否把自己的血液倾注在完全没有希望的工作中，或无视满足她们需求的关系？是否付出多于回报？是否有什么正像吸血鬼一样消耗她们的能量？然后建议她们，独自一人，坐在地上，闭上双眼，默默地希望得到指导和能量提升。

月经量过多的生理原因

除了激素失调，身体疾病也会阻碍正常的子宫收缩，而子宫收缩有助于阻止每月的经血流动。

月经量过多最常见的生理原因是子宫肌瘤，但不是所有子宫肌瘤都会引发大出血，这主要取决于子宫肌瘤在子宫壁的位置。子宫黏膜下的子宫肌瘤最容易引发大出血。

导致出血量过多的另一个疾病是子宫腺肌症。当子宫内膜腺体生长到子宫肌肉（子宫肌层）时，就会形成子宫腺肌症，致使血液无法排除，在子宫壁形成一个很小的血液池。一段时间后，子宫变大，表面坑坑洼洼呈海绵状、充满血液，扰乱正常的子宫收缩，造成异常出血。

子宫肌瘤和子宫腺肌症都与雌激素过高、黄体酮过低、前列腺素 F2-α 过高以及胰岛素过低有关，这些生理疾病和激素失衡一般会同时存在。

经期出血过多的预防和治疗

如果在过去一年内，你做了体检和宫颈刮片检查，排除了重大疾病风险，但仍需要帮助，那么你可以考虑考虑以下选择：

• **非甾体类消炎药**：从月经前的 1~2 天开始，每天服用一粒非甾体类抗炎药，如布洛芬、萘普生钠和酮洛芬，直到过量出血止住。建议服用最低有效剂量。非甾体类消炎药已经被证实能够减少月经量，因为它可以抑制前列腺素 F2-α 激素的过度合成。

• **氨甲环酸片**：这是一种全新非激素疗法，在 2010 年由 Ferring 制药公司推出，已有研究证明，连续服用 3~6 个周期后，患者可以减少 40% 的出血量。[1]女性在服用第一个疗程后，就可以看到明显改善。月经时大量出血与血凝块异常高的破裂率有关。氨甲环酸能够抑制血块破裂，因此有很好的效果。

• **人工合成黄体酮**：当天然黄体酮不起作用时，有时需要使用强效的人工合成黄体酮，如安宫黄体酮（Provera，这是我唯一推荐的人工合成黄体酮）。如果你有子宫肌瘤出血，而其他温和的方法无效，那么我建议你使用这种药物，效果很好。虽然安宫黄体酮有副作用，但和失去子宫相比，还是可以接受的。

- **避孕药**：很多女性出血量过多，月经不规律，是因为子宫肌瘤、排卵不足、雌激素优势而黄体酮不足，或者是这几种因素共同导致的，这样的话服用避孕药效果很好。虽然避孕药不能真正治愈疾病，但和手术相比，它是个不错的选择。
- **刮宫术**：这是治疗大出血的标准手术方法，包括刮除子宫内膜和去除多余组织。手术后一般症状会减轻，但无法根治。这种方法常用来诊断引发出血的具体病因。
- **子宫内膜切除手术**：该手术通过激光或灼烧的方法切除子宫内膜。切除子宫内膜，会导致不来月经，或者即使来了，量也很少。任何有生育需求的女性禁用。

子宫内膜切除手术对于各种顽固性出血非常有效。我推荐了一些女性进行这个手术，对一些人效果很好。我的一位病人写信给我说："三个月前，我接受了子宫内膜切除术和输卵管结扎手术。44岁时，对这两种方法节育，我心怀感激，因为它们治愈了我连续数周的出血和血块症状。现在，我没有月经了！"虽然我不喜欢"节育"这个词所代表的意义，但我为她高兴。

玛莎：顽固性大出血

玛莎写信给我，讲述了她中年遭遇的大出血问题。

我今年42岁，经常锻炼，身体比较健康，但因为天生骨架大，所以体重有86千克。我的问题是出血严重。我已经看过几个医生了，他们给我开了双倍剂量的避孕药，我吃了4个月，但都没有效果。我做了子宫内膜活组织切片检查，结果呈阴性。子宫颈刮片检查我也做了，结果也正常。

我的月经持续时间多达12天，出血量很大，还有许多血块。两次月经之间也总是有出血。我咨询了一位中医，他认为因为我超重18千克，所以脂肪细胞产生过量的雌激素，这也就是我口服避孕药和使用黄体酮膏剂都无法治好持续出血的原因。

我看了苏珊·威德的著作，她建议使用顺势疗法。我经常饮用覆盆子叶茶，食用荠菜。因为缺铁，我服用铁补充剂，此外，我还补充嗜酸乳杆菌、钙、镁和多种维生素。

　　出血依然没有止住。我已经厌倦了这一切，你可以想象，我性欲很低，因为我必须一直垫着卫生巾。这次出血已经连续 4 个月了，对此你有什么好的建议，可以帮到我吗？

　　我建议她立刻找一位针灸医生，继续服用铁补充剂，并向她推荐了一种中国产的中成药——云南白药。该药对于治疗出血效果非常好，1~2 周就可以见效。我还建议她减肥 4.5~9 千克，这有助于显著减少她体内的雌激素分泌。

　　玛莎可能患有黏膜下子宫肌瘤，可以通过超声波、磁共振成像（MRI）或者子宫输卵管造影等手段确诊是否患病。子宫输卵管造影是向子宫腔内注入一种造影剂，然后在 X 线透视下了解宫腔内情况的一种方法。如果确诊，她可能需要手术，如子宫内膜切除术或者经由阴道摘除肌瘤。我见过和她症状相同的病人，在做了刮宫手术后恢复得很好。

　　需要注意的是，在围绝经期，有很多方法治疗严重出血症状。对于每一个病例，都最好不要做子宫切除手术，尽量寻找可替代的方法。每个在围绝经期有大出血症状的女性都应该知道，有很多安全有效的治疗方法可供选择。切除子宫，意味着杀死来自身体内部的信使，不到最后最好不要这样做。

了解子宫肌瘤

　　在美国，10%~20% 的女性患有子宫良性肌瘤，在 35 岁以上的女性中，这一比例高达 20%~40%。对此，所有种族和文化背景的女性无一幸免，但在非裔美国人和加勒比海地区后裔的女性中更常见。子宫肌瘤主要是由子宫平滑肌细胞增生而成，其中有少量纤维结缔组织。虽然一二十岁女性也可能患有子宫肌瘤，但它多发于三四十岁女性身上。[2]

　　大部分子宫肌瘤不会引发任何症状（见图 8-1）。换句话说，它只是长在那里。有些子宫肌瘤，你甚至可以摸到。它就像下腹部的一个平滑包块，就在耻骨上方。因为女性的盆腔可以容纳新生儿的成长发育，所以很明显，小的子宫肌瘤，或者很大的子宫肌瘤，都不一定会导致任何问题。也就是说，除非你做盆腔检查，或者盆腔超声波，否则你可能都不知道自己长了子宫肌瘤。你的月经可能也没有任何异常，不痛经，也没有其他症状。在围绝经期，因为雌激素优势，子宫肌瘤可能会快速生长（雌激素刺激它生长），但在绝经后肌瘤又会再次急剧缩小——这是一个自然过程。

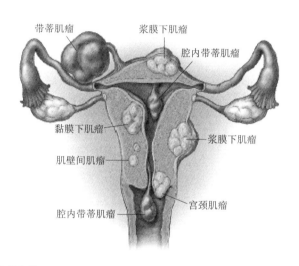

图 8-1　子宫肌瘤类型

子宫肌瘤传递的智慧之音

　　虽然很多女性患子宫肌瘤有饮食和激素方面的原因，但从根本上来讲，导致子宫肌瘤的能量模式与第二情绪中枢的能量阻滞有关。女性把创造力投入令人绝望的关系中时，就容易长子宫肌瘤或者患其他盆腔疾病。以我为例，42 岁时，当我发现自己得了子宫肌瘤时，我就知道，这一定程度上是因为我用了太多时间来直接接诊病人，这个时间远远超过了我原本的计划。如果我不能经常参与手术和全面诊疗过程，就担心被人觉得我"不堪"称为一个真正的医生。虽然我渴望把自己的创造力更多地投入写作和教学中去，但我也担心同事们会因为我的分心而对我不满。这就是典型的第二情绪中枢的窘境——进退两难。我们希望实现理想，同时又渴望得到爱和认可，二者在我们体内的创造中枢形成僵局，在一定环境作用下，最终演变成了子宫肌瘤。

埃伦：激发创造力

埃伦，38岁，已婚，有两个孩子，在当地一所大学做助理研究员。她热爱工作中的一切，从研究课题到每天一起共事的同事，她都喜欢。同事在项目上遇到困难，都会找她帮忙，她为此感到骄傲。但慢慢地，埃伦发现自己越来越喜欢独自工作。不幸的是，由于她太"必不可少"了，在别人找她时，她很难拒绝，也就因此没办法独立搞研究了。就是在这时，她被诊断患有子宫肌瘤。

她既想满足自己独立研究的需求，又不想让同事失望，还要满足丈夫和孩子的需求。在随后的几年中，这些需求之间的矛盾愈演愈烈，而她的子宫肌瘤也越长越大。在一次就诊过程中，她问我手术治疗子宫肌瘤的可能性，我请她考虑一下是什么让她"流失"了能量。她说，她的自我认同感和自豪感很大一部分源于她对别人的帮助。她告诉我，如果离开去独立工作，她担心自己会觉得自己没用——别人也会认为她很自私。随着我们讨论的深入，她逐渐意识到必须调整自己的时间表和优先事项列表——早就应该这样做了。然后，埃伦告诉我，她要给自己六个月的时间，然后再考虑手术的问题。

我再次见到埃伦时，她的子宫肌瘤没有长大，反而变小了一些。但更重要的是，埃伦明确告诉她的同事，她有自己的工作，不可能随时为他们提供帮助，同时她也在自己的研究项目上取得了一些重大进展。也就是说，她开始孕育自己的创造力了。

如果你现在，或者曾经长过子宫肌瘤，请问问自己如下问题：在离开这个世界前，我想留下些什么？如果凡事皆有可能，我的生活会是什么样子？如果生命只剩六个月，我会立刻放弃什么，会把更多的时间和精力放在哪里？哪些事情有益于我的成长？哪些事情只是在消耗我的精力？回答这些问题，写下你的答案，与好友谈谈。认真审视自己，你会得到你需要的答案。请倾听内心的声音。

子宫肌瘤治疗

"创建盆腔健康计划"对于子宫肌瘤治疗有很大帮助，本章稍后会详细讨论。首先，你需要知道的是，子宫肌瘤很多时候不需要治疗，很多病例只需要定期检查，观察变化就可以了。如果子宫肌瘤没有影响你的生活，没有给你带来健康问题，几年之内你可能都不需要治疗。在此期间，可能让你最困扰的就是你知道了它的存在。对盆腔器官传统观念上的错误认知可能比子宫肌瘤本身对女性健康的危害更大。

如何看待子宫肌瘤？对女性来讲，放松心情很重要。在确诊患有子宫肌瘤的时候，你通常不知道是什么导致了你的第二情绪中枢失衡。你需要回顾过往，才有可能了解。不管你采取什么治疗方法，在回顾中，都要吸取经验教训。

一个重要的经验就是不要一味自责。总觉得是因为自己"做错了什么"才得病的，这种想法毫无益处。如果你提前知道自己会得什么病，就不会给它机会显现出来。所有身体状况都是遗传、饮食、环境和情感因素共同作用的结果。

当然，你也可能想要治疗子宫肌瘤。尽管大多数肌瘤在绝经后都会缩小，但你可能不希望在此之前，因为子宫肌瘤过大，自己形同孕妇。如果你像我一样，必须挑选衣服掩盖子宫肌瘤，或者距离绝经还有 6 年，甚至更长时间，那你可能需要采取行动。当然，如果你有症状，如腹部疼痛、大出血、痛经或背痛，就肯定需要治疗以缓解症状。庆幸的是，子宫肌瘤的治疗方法有很多。

非手术治疗

• **口服避孕药**：避孕药是一种由合成雌激素和黄体酮组成的复合制剂，可以消除雌激素优势，正是这种雌激素优势常常导致肌瘤生长并引发各种症状。因为避孕药是由合成激素组成的，我建议仅在一些自然疗法如食疗、针灸、草药治疗无效，或者你不愿、不能采用自然疗法时，再去服用。

• ELLAONE：2010 年，FDA 批准将醋酸乌利司他（商品名 ellaOne）作为"晨用"紧急避孕药物，该药物也被证明具有收缩肌瘤和减少月经大出血的功效。醋酸乌利司他是一种选择性黄体酮受体调节剂，可以阻断黄体酮分泌，进而抑制或延迟排卵，防止怀孕。因为黄体酮会滋养肌瘤，让肌瘤变大，所以它也能让肌瘤萎缩。这就意味着 ellaOne 在治疗子宫肌瘤的同时仍能保有女性的生育能力。

• **促性腺激素释放激素拮抗剂**：促性腺激素释放激素拮抗剂（如那法瑞林或亮丙瑞林）作用于垂体，使机体进入人工绝经状态。这样可以降低雌激素水平，让子宫肌瘤变小。服用后，产生的症状和围绝经期晚期的症状类似，包括骨质疏松、潮热、阴道干涩。但少量服用一些激素，可以有效地治疗上述症状，而且不会导致肌瘤的生长。

手术治疗

• **子宫肌瘤切除术**：子宫肌瘤一般都可以通过手术切除。子宫肌瘤的大小和位置决定了手术路径。例如，如果肌瘤位于子宫腔内深处，子宫黏膜下方，就可以经阴道摘除。其他的可以通过腹腔镜手术摘除。如果子宫肌瘤过大，就和我当初一样，那就需要开腹手术治疗。

如果你决定通过手术切除子宫肌瘤，则应该找一位有经验的外科医生，尽一切可能保留子宫。在我手术时，我的医生对我说："我很高兴地告诉你，你现在拥有了完全健康和正常的盆腔器官。手术只摘除了子宫肌瘤，其他都完好无损。"这也正是我想听到的。

切除子宫肌瘤是一次非常有益的体验。我的一位病人曾向我写信描述了她的经历：

摘除子宫肌瘤后，我生活中一切的不快似乎也随之消失了。真是太棒了！我头不疼了，也不痛经了，背也不痛了。通过调整饮食，我整个人现在变得积极、健康，心情轻松。我心中充满感激。我的生活发生了很大变化。我的身体正在恢复健康，在 40 岁时，我再次获得新生。

• **子宫切除术**：子宫切除术应该是子宫肌瘤治疗的最后手段，除了子宫肌瘤，如果你还存在顽固性出血或疼痛问题，选择切除子宫不失为一个办法，因为这可以大大改善你的生活质量。

其他子宫肌瘤治疗方法

• **子宫肌瘤动脉内栓塞治疗**：子宫动脉栓塞术是将一种物质（通常是聚乙烯醇颗粒）注入子宫动脉，阻断子宫肌瘤血供，从而使子宫肌瘤逐渐缩小。这个过程需由专业医生完成，从股动脉插管穿刺至子宫动脉，然后进行手术。这种方法治疗效果良好，成功率约为85%，对各种因子宫肌瘤引发的症状，如大量或不规律出血、子宫增大，以及尿频等子宫肌瘤造成的压迫症状，都有很大的改善。

术后六个月左右，子宫肌瘤的体积平均可以缩小40%~60%，即使是子宫肌瘤没有缩小的女性，其各种症状（如严重出血）也有所改善。虽然目前还没有长期的随访数据，但与子宫肌瘤切除术或子宫切除术相比，子宫动脉栓塞术的并发症风险较低。但也有病人出现了一些严重的并发症，如肾功能衰竭或凝血剂过敏反应。[3]

• **EXABLATE**：ExAblate 是一种磁共振成像引导下的聚焦超声治疗系统，医生可以结合磁共振成像绘制子宫肌瘤，并利用高强度的聚焦超声来加热和破坏肌瘤组织。因为肌瘤中的血管会帮助身体散发在这个过程中产生的多余热量，所以它特别适合治疗肌瘤。治疗时，病人需要在磁共振成像扫描仪中，腹部向下俯卧三个小时。可能产生的副作用有腹部皮肤长水泡、抽筋、恶心和疼痛（吃一些常见止痛药即可缓解）。

大约70%的患者报告说，这种治疗成功地减轻了她们的肌瘤症状，但有20%的患者需要在一年内再次进行治疗。FDA 报告说，尽管 ExAblate 治疗可以减轻大多数女性的症状，但这些症状和肌瘤可能会复发（因此，我建议所有患有子宫肌瘤的女性通过改变生活方式和激素代谢状况，自然地减少子宫肌瘤的症状）。尽管如此，我依然觉得 ExAblate 是一项令人兴奋的技术应用，代表了医学科技的重大进步。说实话，如果在我得子宫肌瘤（非常大）的时候就有这种疗法，我肯定会考虑采用。注意：想要怀孕的女性不要采用 ExAblate，因为目前还没有足够的数据表明，手术后子宫壁和子宫内膜不会受到损害。

卡罗尔：选择放弃

卡罗尔第一次来找我看病时 46 岁，想咨询她是否需要进行第二次手术。卡罗尔患有多发性子宫肌瘤，导致她每月大量出血，因此她患有慢性贫血，且容易疲劳。在过去的四年里，她一直竭尽全力保全自己的子宫，希望有朝一日能有自己的孩子。但她的情况越来越严重，保留子宫已经成了她的心病。事实上，她因为经常看医生，总请假，甚至丢了工作，而且严重出血也让她无法正常工作。尽管她尝试各种方法治疗出血，包括口服避孕药、吃合成激素，甚至多次进行刮宫手术，但都无济于事。她的情况非常严重，针灸或食疗也根本行不通。我建议她，为了身体健康，最好做子宫切除术（如果是现在，我会建议她选择子宫肌瘤动脉内栓塞治疗或者采用 ExAblate）。

卡罗尔的子宫肌瘤已经严重影响了她的正常生活。她陷入僵局不能自拔，沉迷在毫无希望的梦想中，浪费自己的血液（她真的在血流不止）。像所有中年人一样，卡罗尔应该放弃自己过去不切实际的梦想（有自己的亲生孩子），彻底释放自己的悲痛，然后开始新生活。这虽然做起来很难，但有时却是最有效的选择。

最后的选择：侵入式手术

如果你是自己主动选择子宫动脉栓塞术、ExAblate 或其他手术，并真正了解自己的选择时，就会觉得自己不是受害者，而是参与者，这种心态转变有助于后期恢复。培养自己的参与感，你可以读读佩吉·赫德尔斯顿医生的两本著作：《术前准备》（*Prepare for Surgery*）和《快速痊愈：身心康复技术指南》（*Heal Faster: A Guide of Mind-Body Techniques*）。佩吉是我的同事，她写这两本书是为了帮助病人能够积极、健康地应对手术。临床研究已经证实，她的愈合建议和手术准备步骤可以帮助病人减少失血，缓解疼痛（23%~50%），而且有助于术后恢复。我在做子宫肌瘤手术前，也曾阅读过这两本书。

另一位同事的著作《冥想：助你手术成功》（*Meditations to Promote Successful Surgery*）以及美国门罗研究所（monroe institute）的"手术支持"（Surgical Support）系列丛书都对手术成功很有帮助，它们介绍了术前冥想的方法和手术中应该听什么音乐。

子宫摘除需谨慎

如果有人建议你摘除子宫，千万不要立即决定，再咨询一下其他人，也许还有其他选择。

1. "你应该在肌瘤变大前做手术。不然肌瘤越长越大，将来做手术风险会增加。"

如果肌瘤很小，除非导致了顽固性出血或生育问题，否则不要切除。并不是所有的子宫肌瘤都会长大，即使长大了，研究也表明，那时摘除风险也不会增加。如果有必要，可以摘除子宫肌瘤，切记一旦决定手术，最好不要影响子宫和卵巢供血。

2. "你的肌瘤可能会癌变"，或者"如果不切除，我们无法确定是否发生了癌变。"

子宫肌瘤癌变的概率非常低，不到千分之一。如果一个子宫肌瘤真的癌变，就会被称为子宫肉瘤。目前，这种情况的预后非常差，这就意味着即使手术确诊了，也不会增加你的生存概率。事实上，虽然死于子宫切除术并发症的概率很小，但据统计，它依然比患子宫肉瘤的概率要高一些。

3. "超声波检查看不见卵巢。"

如果你做超声检查（甚至磁共振成像），被诊断患有子宫肌瘤，有一个卵巢看不见很可能是因为它隐藏在子宫肌瘤的后面。这时，医生为防止卵巢有问题（如果确实存在，他们需要承担责任），可能会建议手术，以确定你卵巢没问题。

但如果你认为自己卵巢没问题，你可以直接和医生沟通。记住：超声波检查看不见卵巢并不意味着卵巢一定存在问题——仅仅意味着目前技术有限。在这种情况下，一些女性希望通过腹腔镜手术，对子宫和卵巢进行活检，已确定是否存在问题。有些人只有确定没有问题才会安心。总之，不管怎么做，自己安心最关键。

应该切除子宫吗？

有子宫肌瘤和大量、不规律出血是多数中年女性选择切除子宫最常见的原因。虽然有的女性有时不得不选择切除子宫，但有太多的女性原本可以通过更容易、更自然的方法（包括应用新技术，如子宫动脉栓塞术）来缓解症状，却进行了子宫切除。如果有可能，请不要做手术，保持盆腔器官完整对身体最有益（盆腔器官以及周围支持肌肉见图 8-2 ）。

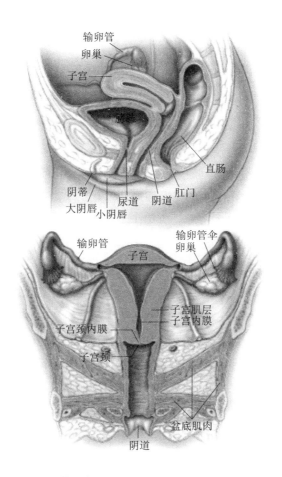

图 8-2　盆腔器官以及周围支持肌肉

事实上，每位女性从小就应该被告知盆腔器官的重要性。男性器官研究一直被重视，女性盆腔器官的研究应该被一视同仁。缓解疼痛和大量出血应该首选安全、有效的自然疗法，子宫切除（不管是否切除卵巢）应该是最后的选择，即其他方法都无效时才会被考虑的选择。男性器官的治疗一直秉持的就是这种观念，虽然睾丸切除术对治疗前列腺癌非常有效，但不到万不得已，没有男性会选择切除。切除阴茎更是闻所未闻，即使是在阴茎癌的病例中。

不幸的是，一直以来，女性各种疾病几乎都和子宫、卵巢相关，以致很多女性对盆腔器官的恐惧根深蒂固。在一次聚会上，我曾无意中听到一个叫简的女性和她的朋友谈论她即将进行子宫切除手术。她的子宫肌瘤只有小橘子大小，而且没有任何症状。但她解释说："我已经50岁了，子宫迟早要出问题，现在切除最好。"另外，许多医生的做法加重了女性的这种恐惧。一位病人曾向我咨询，看看她是否可以不切除子宫，因为她的妇科医生告诉她（几个月前，她刚刚生下一个健康的女孩），她的子宫"不是的她朋友"。

在古代，希腊单词"hystera"（子宫）被用来描述女性遭受的各种痛苦——不管是心理上的还是生理上的，人们都认为是由子宫引起的。19世纪初麻醉术出现后，子宫切除术被广泛应用于治疗女性的各种疾病，只要她的丈夫、父亲或者医生认为她有病，如暴饮暴食、痛经、精神失常，尤其是手淫、滥交或其他引起性欲的问题，就会想到摘除子宫。

如今，虽然人们的观念已经发生了改变，但子宫切除术依然是美国最常见的手术之一——医生和病人一直以来接受的教育都是：这些器官十分危险，最好切除。在美国，1/3的女性在60岁前摘除了子宫，这个比例高得惊人。医生妻子摘除子宫的比例更高，也就没什么好奇怪的了。为了防止得卵巢癌，大约55%的女性在摘除子宫的同时切除了卵巢。而事实是，绝大多数人永远不会得卵巢癌，相反，卵巢产生的激素对女性的好处不可替代。

保留子宫、宫颈和卵巢的绝佳理由

- 子宫、子宫颈和卵巢协同工作，终生为你的身体提供激素支持。它们有着大致相同的血供。子宫摘除后，即使保留卵巢，卵巢的功能也会受影响。多达 50% 的女性在摘除子宫后，出现卵巢早衰症状——绝经期提前，而这会增加患心脏病和骨质疏松的风险。[4]

• 女性卵巢能够分泌微量雄激素，有助于维持正常性冲动。有研究表明，近 25% 的女性在切除卵巢后性欲降低。事实上，在医学文献中，摘除卵巢被称为女性阉割。[5]

• 在经历性高潮时，子宫会有节奏的收缩，有助于性高潮。很多女性在性爱过程中都有过体会。一些摘除子宫的女性抱怨说，再也没有体会过令人满意的性高潮了。

• 摘除子宫和卵巢会减少信息素的分泌，从而降低女性的性吸引力。幸运的是，信息素制剂可以弥补这一点。[6]（详见第九章）

• 在卵巢和子宫完整的情况下，自然绝经是一个正常的生理过程，一般需要 6~13 年的时间。当卵巢功能逐渐衰退时，肾上腺会自然而然地代替卵巢分泌相应激素，进行弥补，身体脂肪也一样。女性在切除子宫，或者子宫和卵巢都切除后，会立刻绝经，身体整体激素平衡被打乱。

• 宫颈（位于子宫下部，下端深入阴道）位于盆腔底部，帮助支撑膀胱，膀胱神经与宫颈紧密相连。如果切除宫颈，这些神经可能会被破坏，进而增加患尿失禁的风险。[7]

• 只有 10% 的子宫切除术是因为癌症。这意味着，90% 的子宫切除术是因为良性病变——这些疾病，一般不做手术通过其他方法也可以治愈。

卵巢的重要性

许多医生在给病人做子宫切除手术的同时，为了预防未来可能患卵巢癌，即使患者的卵巢完全健康，一般也会例行性地摘除卵巢。目前，在所有接受子宫切除手术的美国女性中，有 55% 的人接受了双侧卵巢切除手术（即摘除两个卵巢）。这意味着美国每年大约要进行 30 万例预防性卵巢切除手术。[8]如果一个女人有很高的卵巢癌遗传风险，这可能是一个合理的决定。但绝大多数女性不会得卵巢癌，常规切除正常卵巢作为预防，这个代价未免太大了。

2009 年一项历时 24 年的追踪调查显示，29 000 多名女性在 45 岁前摘除了卵巢。事实上，最近关于双侧卵巢切除术的统计数据令人不安，更不容忽视。[9] 该研究和其他很多研究指出，摘除卵巢会引发如下问题：

- 患肺癌风险增加 1 倍——即使不抽烟 [10]
- 冠心病和中风风险增加 [11]
- 因各种癌症去世风险增加（虽然患乳腺癌和卵巢癌风险降低）[12]
- 因神经或精神疾病的死亡风险增加 5 倍 [13]
- 患帕金森病的风险增加 [14]
- 产生认知障碍和痴呆的风险增加 [15]
- 髋部骨折的风险增加 [16]
- 术后易产生抑郁和焦虑情绪 [17]

虽然摘除卵巢后接受激素治疗可以预防上述病症，但研究表明，即使长期服药也不足以弥补手术后激素缺乏导致的影响。[18] 请注意：不确定是否会得癌症时，不要轻易摘除卵巢。

走出子宫切除的传统误区

多年来，我发现女性一旦潜意识中认准了某些观点，即使这些观点腐朽且毫无根据，其他任何教育和想法也很难撼动她们的看法。家族传统观念的影响最大，尤其在对女性盆腔的看法上，错误观念会延续几代人而不被发现。下面几个问题，希望能够帮你走出子宫切除术的误区。

在你的家中，有谁做过子宫切除手术吗？为什么？你知道她们当时的生活都发生了什么吗？你知道她们的诊断结果以及有哪些症状吗？有可能找到答案？你是否觉得不应该问这些问题，因为太私人了？你的家人是否都认为"手术会改善生活"？

我的一个病人在 40 多岁时想要做子宫切除术，因为"我所有姐妹在那个时候都摘除了子宫"。因此，到了中年时，她过度关注她的盆腔器官，每次来月经时都十分注意是否不规律，出血量是否过多，是否有阵痛。最终，她的心态影响到了她的身体，再加上不健康的生活方式，各种症状真的出现了。她真的需要手术摘除子宫来"缓解症状"了。

在如实回答了上述问题后，如果你仍然相信子宫切除术是最好的解决方案，那么它很可能就是。

如果你已经摘除了子宫

如果你不知道有其他方法，已经摘除了子宫，那么你一旦听说手术不是最佳选择时，可能会非常不安。我的一位读者写信给我说：

> 在读了您关于保留子宫和卵巢的好处的文章后，我哭了。我45岁时因为子宫肌瘤摘除了子宫，但其实我没有任何症状。同时，我的卵巢也被摘除了。那是20年前的事情了，我当时并不知道还有其他选择。我也意识到，我从来没有为失去子宫和卵巢而伤心过。现在，都结束了，我终于可以放下，继续前进了。

切除子宫后，术后康复的第一步是要感激手术带来的所有好处。缅因州一项重要研究发现，在绝大多数情况下，因非癌性子宫病变（如出血和疼痛）而进行子宫切除术的女性，术后能够极大地改善生活质量。[19] 需要指出的是，在这个特定研究中，所有女性都有权选择手术或者不手术。我推荐很多女性参与这项研究，甚至亲自参与了一些女性的子宫切除手术。许多选择做手术的女性相信，摘除子宫后生活会变好。有些患者多年来一直患有盆腔疾病或严重出血，但手术后都痊愈了。还有一些人术后性生活质量有了改善。需要明确的是：若运用恰当，子宫切除术是非常有效的疾病治疗方法。

没错，子宫和卵巢很重要，但你是一个完整的人，不仅仅是器官的组合体。你的灵性体——环绕并滋养你肉体的能量磁场——是个完整体。不管你的肉体发生了什么，你都不能破坏你的灵性体。

如果你饮食健康、运动规律、使用最接近天然激素的生物同质性激素替代疗法，你的身体就有能力平衡激素，保持健康。

如果你做了子宫切除术，但现在后悔了，你要想想，在当时的情况下，你可能做出了最好的决定。你要相信自己的选择。医疗体系和它的信念仅仅反映了我们所属的文化，在某种程度上我们会不由自主地被这些信念影响。如果你知道得多一些，可能就不会摘除子宫，但实际上你并不知道。把与此有关的所有情绪都宣泄出来，即使是不愉快的情绪也不要憋着。（我的一个病人经常幻想伤害或者杀死给她做手术的医生。当她充分感受了这些极端的复仇情绪并大声喊出来后，她得到了解脱，从过去走出来，继续生活，最终原谅了自己，也原谅了那个医生。）

没有什么创伤是不能痊愈的，即使是对你生活产生重大影响的事情，如摘除子宫等。当你痊愈后，你的故事能够帮助其他人走向健康。此时此刻，为了改善你的健康，你最应该做的就是回顾一下，是什么导致你切除了子宫，看看自己的个人界限和创造力是否存在问题。做好这一切，会让你获得力量，进而更加感激身体传达的智慧之音。同时也要记住，虽然子宫摘除了，但你的第二情绪中枢的力量和激情并没有随之移除，它们还在。

创建盆腔健康计划

下面这个计划非常有效，能够改善很多盆腔问题，包括激素失衡、痛经、盆腔疼痛、盆底功能失调（包括泌尿系统问题，稍后本章会详细讨论）。任何饮食调整或替代方案，例如本计划（主要是为了平衡多余雌激素或改善盆腔中气的流动），一般都是为了治疗子宫肌瘤和严重出血。但我必须重申的是，在你开始治疗大出血之前，如果你一年之内没有做过此类检查，那我建议你做一个身体检查和子宫颈刮片检查。虽然绝大多数大出血的病例都是良性的，可以通过下面的方案进行治疗，但你要确定没有其他原因导致你大出血。

饮食调整、补充营养剂和服用草药
- 遵循激素平衡饮食计划。（详见第七章）

• 如果你有痛经问题，请在两个月内杜绝所有乳制品（奶酪、冰激凌、奶油、牛奶、酸奶），也不要吃任何红肉。虽然目前没有统计数据证实这一点，但我见证了很多女性在戒除奶制品后，彻底摆脱了痛经（即使是严重的子宫内膜异位症导致的）。有些人在经期前的两周内不吃乳制品，就不会痛经。在围绝经期时，如果你月经经常不规律，可以停止食用乳制品几个月，切身感受一下好处。

红肉，和乳制品一样，富含类二十烷酸前体，即花生四烯酸，这种物质会导致易感人群出现痛经和关节炎等症状。在饮食中去除红肉，可以减少类二十烷酸的摄入，进而缓解痛经和子宫内膜异位引发的疼痛。

• **额外服用补充剂。**按照前面介绍的补充剂计划服用，同时特别注意以下成分：

镁：研究表明，在感到疼痛时，每两小时服用一定量的镁，有助于放松平滑肌组织，缓解疼痛。切记，每天服用量不宜超过 1 000 毫克，否则容易腹泻。

Ω-3 脂肪酸：Ω-3 脂肪酸是 1 型和 3 型类二十烷酸前体。你可以服用鱼油（DHA 和 EPA）；每周食用 3~4 次多脂鱼，每次 100 克左右；食用 4 大勺现磨有机亚麻籽粉或者 1 大勺新鲜亚麻籽油。

维生素 C：建议每天服用 1 000~5 000 毫克。痛经时建议加大维生素 C 剂量，达到几近导致腹泻的量（当组织中维生素 C 含量饱和时，就容易导致腹泻）。

复合维生素 B 和维生素 A、维生素 C、维生素 E：这些维生素对盆腔健康尤其重要，不仅有助于增强血管壁的弹性，还能中和多余的雌激素。

维生素 D：美国国家健康与营养检验调查指出[20]，女性服用维生素 D 有助于降低患盆底疾病的风险。研究人员报告说，如果一名女性体内的维生素 D 水平明显偏低，那么她不管是哪个年龄段的，都至少患有一种盆底疾病，最常见的是尿失禁。此外，年龄在 50 岁以上的女性，如果体内维生素 D 水平超过 30ng/mL，那么尿失禁的风险就会大大降低。

铁剂：许多大出血的女性极容易疲劳，这主要是缺铁性贫血引起的。检查一下红细胞计数，如果偏低，则一定要补铁。建议每天服用 15 毫克铁补充剂，但在红细胞计数恢复前，你可能需要增加 3~4 倍的剂量。已有研究表明，铁补充剂可以减少一些女性的月经量。

• 减少咖啡因摄入：咖啡因对膀胱有刺激作用，如果你有泌尿问题，请尽量少食用。戒除咖啡因 2 周，然后再次摄入，看看泌尿方面的问题是否会再次复发（即使脱咖啡因的咖啡和茶叶，也含有少量咖啡因）。

• 多喝水和蔓越莓汁，吃蔓越莓胶囊：如果你经常尿路感染，当感到膀胱有任何症状时，喝大量的水或不加糖（或人工甜味剂）的蔓越莓汁是非常有帮助的。大量液体有助于促进频繁排尿，冲走潜伏在泌尿系统中的各种细菌，而蔓越莓含有一种物质，可以防止细黏附在膀胱壁上，从而降低复发感染的风险。你也可以选择吃蔓越莓胶囊，按说明书服用即可。

• 定期服用益生菌有助于提高肠道有益菌群。从解剖学上看，肛门和尿道非常接近，因此肠道有益菌群增加也会改善尿道环境。大量研究表明，有两种益生菌株（鼠李糖乳杆菌 GR-1 和罗伊氏乳杆菌 RC-14）作为口服膳食补充剂时，对预防和治疗泌尿生殖系统感染效果显著。[21]

上述方法都非常值得一试，我的一位读者来信描述了她的亲身经历：

我患有多发性子宫肌瘤已经有很多年了，子宫壁上有 25~30 个子宫肌瘤。每个月有两周的时间，我都疼痛难忍，饱受煎熬。我睡不着觉，蜷成一团，疼得满身是汗。我做过两次腹腔镜手术，激光切除了三四个较大的肌瘤。后来我有机会读了你的书，开始严格按照的你的建议，停止食用乳制品，摄入复合维生素 B 和 800 毫克的镁。我的疼痛全消失了。对此我深表感谢。我已经有了做手术的计划，但你的建议让我改变了主意。我感觉自己像换了一个人——获得了新生，充满力量和活力。

针灸和中药

科学已经证明，针灸可以缓解痛经和盆腔疼痛。[22] 我在实践中，见证了针灸带来的无数好处。40出头时，我还亲身体验了一次——针灸治好了我的严重痛经。我还服用了一年的中药。如果你附近找不到一位有经验的中医，那我建议你试试一种中药制剂——逍遥丸。这种药已经获得专利，很容易买到，我的很多病人服用后状况都有很大改善。大概两三个月就可以完全消除痛经。云南白药针对月经大出血有奇效，1~2周就会见效，可能更快。该药对于治疗复发性尿路感染也很有效。

局部外用药

• **顺势疗法**：例如用 Menastil，其活性成分是金盏花油———一种从金盏花花瓣中提取的精油。FDA 以及《美国顺势疗法药典》（HPUS）都确认，这种单方精油可以暂时缓解痛经。Menastil 是一种纯天然的产品，涂抹于腹部，可以放松子宫肌肉，增加血液和氧气的流动，从而减轻疼痛。

• **蓖麻油包**：躺在床上，把蓖麻油包放在下腹部60分钟，每周2~4次，有助于治疗、预防痛经和盆腔疼痛。20世纪初美国著名先知埃德加·凯斯曾指出，这种方法可以改善免疫系统功能，适用于各种症状。注意：如果该方法致使疼痛加剧或出血增多，请立刻停止使用。

• **黄体酮软膏**：黄体酮皮肤软膏有助于对抗雌激素优势，可以有效改善大出血等症状。2% 黄体酮软膏可以在药店买到。每次约20毫克涂抹在手掌或者皮肤柔软部位，每天1~2次，连续涂抹三周，然后休息一周。如果你经期规律，可以把休息周安排在经期，非经期时间涂抹软膏。如果你经期不规律，我建议软膏涂抹周期可和月相保持一致，因为每个人的生活都和月相关系密切。在新月时不要涂抹软膏——在人工照明发明前，这个时间段女性最容易来月经。有些女性最好每天涂抹软膏，中间不停药。

对一些女性来讲，2% 黄体酮软膏无法平衡其雌激素优势。这个时候，你可以请医生开具高浓度天然黄体酮处方，然后去药店购买，或者请医生开具高浓度阴道凝胶处方（浓度一般为4% 或者8%）。如果软膏无效，可以尝试服用黄体酮胶囊。口服制剂须由肝脏代谢，由此产生的分解产物可能会导致易受影响的女性出现过度嗜睡甚至抑郁的状况，因此一些女性更喜欢软膏，因为软膏可以直接被血液吸收。

强化盆底

与盆底沟通是一件令人十分愉悦的事情。记住，盆底是生命力和性能量的所在地。因为能量追随意识，只需把意识集中到骨盆就可以会改变你对这个区域的体验——你会感受到令人愉悦的酸麻感。毕竟，除了盆腔器官和盆底，盆腔内还有大量勃起性组织。所以，当你做盆腔强化练习时，要尽可能让这个过程生动有趣。

了解盆底，并经常锻炼，如凯格尔运动利用阴道压力仪或者翡翠蛋锻炼，这不仅能够加强盆底力量，还可以加强阴道、膀胱和尿道血供，增加肌肉组织弹性，进而大大改善你的性生活和你的膀胱控制能力。

凯格尔运动很有效，但也可能起反作用。该运动短期内的确对强化盆底很有效，但最近研究发现，长时间做凯格尔运动实际上会使盆底肌肉变弱，除非你也加强了臀肌锻炼。这符合加利福尼亚州文图拉市康复锻炼研究所主任、生物力学科学家凯蒂·鲍曼提出的骨盆强化计划的中心思想。她指出，凯格尔运动的作用一直被过度夸大了，同时提出，不管男性还是女性，要想有一个强健的盆底，必须加强臀大肌锻炼。虽然她的解释和几十年来大多数专家所宣扬的背道而驰，但对我来说意义重大。

鲍曼同时也是"身体正位"（Aligned and Well）计划的创始人，她博客上关于身体正位的内容非常受欢迎。在鲍曼看来，做完凯格尔运动后，盆底肌肉变得又短又紧，这只会削弱盆底肌肉，而不是增强。原因在于：做大量的凯格尔运动在短期内会拉紧盆底肌肉，但随着时间的推移，也会拉着你的骶骨（位于脊柱底部的大三角骨）向前，脱离它的自然排列（她指出，最明显的迹象就是腰部没有曲线，也就是你的下背部没有曲线）。结果就是盆底（从尾骨到耻骨）肌肉松弛。坚持做凯格尔运动会收紧松弛的盆底，但因为你的尾骨仍然蜷曲在下面，所以实际上紧绷的盆底肌肉现在变短了。肌肉变短，力量就会变弱，因为它们的运动范围变小了。

为了说明这一点，鲍曼指出，这和锻炼二头肌的力量类似。如果你一开始弯曲手肘，然后保持弯曲姿势，微微放下再抬起，基本达不到什么锻炼效果。正确的姿势是，手臂下垂，伸直，然后弯曲手臂，用力抬起。盆底肌肉锻炼也是一样——要想让肌肉结实，就必须让它伸展和放松，而不是保持紧绷。肌肉强健需要力量和长度。

此外，臀肌强大（你蹲下时使用的臀部肌肉）有助于尾骨保持在自然位置，以及盆底肌肉的纤长、结实。这样，盆底才能够更好地支撑盆腔器官。盆底肌肉结实可以防止尿漏。鲍曼认为，加强臀大肌最有效、最自然的方法是每天做2~3组蹲举，而且一定要保证姿势正确（蹲举其实对臀部和膝盖也有好处）。

鲍曼还指出，第三世界国家许多人使用蹲式厕所，而不是座便，因此他们的臀肌比较强健。这也就难怪，来自这些国家的女性很多都拥有更强壮的盆底肌肉，生孩子也更容易一些——主要是因为她们尾骨没有出现合拢错位，内部生育空间更大，盆底所受压力较小，进而降低了肌肉和肌腱撕裂、韧带损伤的风险。

下蹲和大多数运动一样，一定要掌握正确方法，方法错误则有害无益。掌握正确方法需要长时间练习。

有一点需要说明，鲍曼并没有完全否定凯格尔运动。她强调，健康、正位的盆腔本身就需要维持平衡。如果你进行盆腔肌肉缩放练习时，只锻炼臀大肌，不练习凯格尔运动，那么你的盆底肌肉会变长且虚弱，依然达不到强健盆腔的目的。同时鲍曼也指出，你没必要每天做几百次凯格尔运动。要想通过做凯格尔运动保持盆腔肌肉平衡，鲍曼建议采用下蹲姿势，下蹲时维持轴心对称，温柔收缩盆底肌肉，然后完全释放，连续10次。

鲍曼强调，肌肉放松是做凯格尔运动的关键。肌肉放松程度应仅略小于小便时的放松强度，否则，你的盆底肌肉无法完全伸展，依然短小紧绷，从而容易导致盆腔健康问题。

保证盆腔健康正位也需要注意控制体态，特别是你的骨盆。例如，穿高跟鞋时，为了保持平衡，骨盆会前倾，进而导致盆底功能障碍（但偶尔穿高跟鞋并不会造成很大的伤害）。如果你是鲍曼所说的那类弯腰驼背的人，那么你正在让你的尾骨错位，削弱盆腔健康。所以，忘记妈妈曾说的"不要翘屁股"的话。鲍曼指出，女性坐着时，常用的姿势就是弓背含胸。她建议，当你一次久坐超过两小时时，放一条卷起的毛巾在屁股下面，让你的髋骨向前倾斜，以使你的背部保持健康的腰部曲线。（她同时指出，这个姿势也很适合做凯格尔练习。）

通过加强盆底和尿道的肌肉，许多妇女可以改善盆腔肌肉张力，增强性快感，并解决或大大改善她们的尿失禁问题。强健的盆底不仅可以承受更多腹内压力且不衰竭，还可以增强血液流动和对盆腔器官的神经支配。这正是1948年医学博士阿诺德·凯格尔提出的理念，他建议他的病人进行阴道收缩练习，为分娩做准备。理论上，每个孕妇在产前和产后都应该定期做凯格尔运动，这样这些肌肉就会足够强健，能够承受分娩的严酷考验。做凯格尔运动，如果姿势正确，并能够持续练习，则会收到很好的效果。凯格尔运动实际上是在调节耻尾肌（也称 PC 肌），提高性冲动。该运动也可以增加性器官血供，增强性高潮能力和阴道润滑液分泌。有研究报告显示，高达75%的女性仅通过做凯格尔运动就治好了压力性尿失禁。[23]

必须重申的是，做凯格尔运动要想达到效果，必须每天做三次蹲坐，以确保骨盆不收拢，培养强健的臀大肌。不幸的是，绝大多数女性在做凯格尔运动时没有得到正确的指导，而且也没有坚持下去——这也是很多女性觉得这个运动无效，而又有人觉得有效的原因。很多女性更偏爱阴道锥体训练法和玉蛋法锻炼盆底肌肉。

锻炼PC肌肉，增强骨盆力量（凯格尔运动）

1. 找到 PC 肌

坐在座便上，双腿分开。在大腿、腹部和臀部肌肉保持不动的情况，看看是否可以停止小便。让小便停止的肌肉就是 PC 肌。你如果在收缩 PC 肌的同时收缩大腿、腹部和臀部肌肉，那么就达不到锻炼 PC 肌的效果。你可以做个自我检查，在 PC 肌收缩时，把两个手指放入阴道，你会感觉到手指周围肌肉收紧。

2. 练习方法

缓慢收紧：收缩 PC 肌，保持一小段时间，慢数 3 个数。练习几周后，坚持 10 个数。虽然数数时没有必要屏住呼吸，但一开始屏住呼吸，有助于集中精力。然后放松、呼气。

快速收缩：快速收缩 PC 肌，每秒一次。

推挤：紧绷 PC 肌，然后向外推挤，就好像正在用力排便一样。坚持住，数 3~10 个数。注意：当你推挤 PC 肌时，腹肌和肛门会收缩。

3. 循序渐进锻炼 PC 肌

一开始，每天 3~5 组，每次缓慢收缩、快速收缩和推挤各 10 次。一周之后，每个动作各增加 5 次，即 15 次，每天依然做 3~5 组动作。随后一周，每个动作再增加 5 次，即各 20 次。

坚持每天做 3~5 组动作，有助于保持最佳的盆腔张力、控尿能力，改善性功能。只需坚持一周，你就会发现 PC 肌力量得到增强——如果你姿势正确，尾骨分开，臀肌也会得到锻炼。3~4 周后，泌尿系统症状也会得到改善。如果你在做凯格尔运动和臀大肌运动时，方法正确，几周之内，你会感受自己性反应增强了。注意：凯格尔运动随时随地都可以做——开车、看电视、做饭、坐在浴缸里，甚至乘坐滑雪升降梯时。

当开始训练你的 PC 肌时，你可能会发现，自己很难在 10 秒内完全保持 PC 肌收缩状态，快速收缩也不容易。那是因为 PC 肌没有力量，所以请不要担心。如有必要，在一套动作完成后稍微休息一下，但一定要坚持完成。和所有的肌肉一样，PC 肌对阻力训练的反应非常好。如果你能够坚持住，很快就会收到成效。而且，每次练习时，一定要提醒自己，告诉自己有足够的力量去创造和保持健康。（所有这一切都能提高你性生活质量——还有比这更好的事吗？）

做凯格尔运动时，还有一种简单方法，既不需要数 10 个数，也不需要留意肌肉收缩。这种方法源自古中国，把一个锥形物或者玉蛋放进阴道，停留至少 5 分钟，每天 2 次，之后慢慢增加时间，每次 15 分钟。一开始锥形物重量以一分钟承受的重量为准，然后慢慢增加重量（锥形物重量一般为 15~100 克）。保持锥形物在体内不掉落的肌肉，就是所要锻炼的肌肉。很多年来，我一直向病人推荐这个方法，一般情况下，如果病人没有感染、神经损伤、使用利尿剂或咖啡因等，应用后病情都有了很大改善。70% 的女性在连续锻炼 4~6 周后症状改善或者痊愈了。[24]

泌尿系统健康

中年时期，由于阴道和下尿路失去激素支持，盆底肌肉张力开始减弱，许多女性会出现尿路问题，例如咳嗽或打喷嚏时尿失禁、复发性尿路感染，甚至子宫脱垂（这种疾病一般具有遗传因素，在中年时恶化）。患有尿路疾病的女性人数近年来迅速增加。专家估计，到 2050 年，将会有 1/3 女性出现盆底健康问题。患有泌尿系统疾病的女性预计将增加 55%（2010 年 1 830 万，到 2050 年可能激增到 2 840 万），而盆腔器官脱垂的人数估计将增长 46%。[25]

保持干燥：保持或恢复膀胱控制能力

尿失禁，即尿液不自主泄漏，在美国已经成一个影响健康的主要问题，大约 1 300 万人受到影响。10%~30% 的女性在 15~64 岁之间曾有过尿失禁的经历，随着年龄增加，尿失禁频率也会提高。在围绝经期情况可能会更严重，但其实在此之前，女性有很多方法可以进行预防。当女性过了 65 岁，尿失禁的比例会上升到 15%~35%。[26]

虽然男性也存在这个问题，但女性尿失禁发病率是男性的 5 倍。许多女性因为难为情，不愿意为此去看医生，错过了很多新的、有效的治疗方法。而更糟糕的是，很多医生也对新的治疗方法一无所知。在《美国医学会杂志》（*Journal of the American Medical Association*）的一篇文章中，尼尔·M. 雷斯尼克博士写道："很多医生几乎没有接受过有关尿失禁的教育，无法准确诊断尿失禁，因此治愈也就无从谈起了。"[27]

但这并不意味着你应该默默忍受。尿失禁是很容易诊断的，而且也比较容易治愈。下面我列举了一些治疗方法，供你选择。你可以和医生讨论一下。如果可能的话，可以向女性泌尿系统问题的专家咨询，做进一步确诊。判断自己是哪种尿失禁类型，会有助于你制定个性化治疗方案。现在，许多妇科医生都接受过妇科泌尿学知识的培训，你可以定期去看医生进行诊断。

压力性尿失禁是尿失禁最常见的类型。当腹压突然增加（如大笑、快速站立或运动），尿道括约肌无法及时闭合，导致尿液不自主流出时，你就会被诊断为患有压力性尿失禁。这可能是因为括约肌功能障碍，也可能是尿道角度发生变化，即尿道过度移动，导致功能失常。在围绝经期出现的很多症状也会引发下列情况：

- 盆底肌肉松弛。除非你经常锻炼盆底肌肉，否则它们就会像肱二头肌一样，不锻炼就会变得松弛无力。
- 因为雌激素缺乏，所以外尿道区域的组织变薄。
- 分娩、盆腔大手术、放疗史、吸烟或腹部脂肪过多导致小便时压迫尿道等，都会引起神经损伤。尿道括约肌的支配神经也随年龄增长而退化，但年龄增长本身并不一定会导致功能退化。（研究表明，围绝经期女性该区域的神经密度差异很大。）[28]
- 潜在的神经系统疾病，如多发性硬化症，可导致其他类型的尿失禁。

不管病情起因是什么，治疗尿失禁的方法有很多，而且效果显著，你不必担心后半生穿成人尿不湿。

非手术疗法

•做记录。 做记录有助于你和你的医生了解是什么原因导致你尿失禁。记录内容包括尿失禁频率，哪种活动导致尿失禁，失禁尿量，事先是否有预兆，晚上是否会因为尿失禁醒来，是否会因为某些特定食物、饮料或药物引发尿失禁。有时，你只需要知道何时发生，为何发生，就可以找到解决方法。

许多女性在月经第一天排尿量增多，因为身体需要排除经期前潴留的水分。经期时，压力性尿失禁可能会加重，因为膀胱比平时充盈得更快。

•减少或者戒除含咖啡因饮料。许多女性只有当喝咖啡或茶排尿量增多时，才会出现压力性尿失禁，即使脱咖啡因的咖啡也有利尿作用。天冷也会容易导致尿失禁，（如果我打算去滑雪，那我早上一定不会喝咖啡，否则我会不停地去卫生间。）咖啡已经被证实会刺激膀胱。我帮助很多女性解决了尿失禁问题，仅仅是因为我告诉了她们这个信息。

•药物治疗。由于单纯压力性尿失禁和急迫性尿失禁之间有很多重合，所以不管是哪种情况，许多女性都需要服用药物松弛膀胱肌肉。

• **雌激素乳膏**。尿道和阴道外 1/3 处都是雌激素敏感区。女性如果在围绝经期前后出现压力性尿失禁，在阴道外 1/3 处涂抹雌激素软膏，有助于增强尿道神经功能和血供，进而增强该处肌肉的张力。约 50% 的女性尿失禁与雌激素缺乏有关，她们一般都可以通过涂抹雌激素软膏治愈或改善，如果女性能够同时进行盆底肌肉锻炼，治愈率会大大增加。

虽然系统的激素替代疗法可以缓解各种泌尿症状，但在治疗泌尿问题时，我建议用雌三醇乳膏。该药物局部应用效果显著，而且几乎不会被血液吸收。这对担心雌激素风险的女性（如有乳腺癌病史或者有患乳腺癌风险）来说，无疑是一个好消息。雌三醇乳膏可凭处方在药店购买，常用浓度为 0.5 mg/g。（妇女健康倡议研究表明，女性服用倍美力或倍美安实际上会提高压力性尿失禁的频率。但让人不解的是，雌激素对盆腔又有支持作用。如果你选择了激素替代疗法，我建议你不要服用倍美力或者倍美安。）

• **加强盆底锻炼**。见前面的 "创建骨盆健康计划"。

• **利用高科技复现盆底**。高科技辅助行为治疗提供即时的音频和视觉反馈，以加强你对盆腔肌肉的控制。这种方法治疗效果显著，一般 6~8 周后，症状会大大改善，改善程度从 50%~89% 不等。已有研究表明，在治疗尿失禁上，这种方法比药物有效，一般需要经过专门训练的物理治疗师进行操作。[29] 缺点是需要辅助使用直肠探针或者阴道探针。

• **尿道内置辅助器具**。FemSoft（来自 Rochester Medical 公司）是一种软硅胶管，一端为球形端，另一端为法兰盘。胶管外的鞘管内装有矿物油。使用专用的敷贴器，将 FemSoft 插入尿道。鞘管内矿物油流进膀胱形状的球形尖端，封住膀胱口，防止尿液泄露。要排尿，抓住留在尿道外面的法兰盘端，将器具取出。排尿后，放入一个新的胶管。该装置只能凭处方购买。

• **尿道修补装置**：尿道修补装置能够有效治疗因尿道高度活动导致的压力性尿失禁。尿道角度发生变化，即尿道过度移动，导致功能失常。这些装置主要通过稳定膀胱基部和重建膀胱与尿道之间的正常角度来发挥作用（你可能已经注意到，使用卫生棉条会导致排尿困难，因为卫生棉条会抬高膀胱颈。子宫帽也会增加排尿难度）。尿道修补装置基本上对身体没有危害，可根据自身需要使用。它尤其适合那些在某些特定的活动中（如打高尔夫球或做健美操）会出现尿失禁的女性。如果你正在锻炼盆底肌肉，也可以暂时使用这种装置。许多女性在使用之后说，她们不仅活动得更自由，也增强了自信。

• **维持最佳维生素 D 水平。**详见本章前面的"创建骨盆健康计划"。

手术治疗膀胱疾病

如果你已经尽了最大努力增强 PC 肌，但仍然有尿失禁的问题，那么外科手术可能会对你有所帮助。

• **常规外科修复手术。**治疗压力性尿失禁的外科手术各种各样，技术都已经很成熟，但要保证长期治愈率达到 80%~95%，关键在于手术的医生。所有方法均是通过缝合尿道附近组织，抬高膀胱颈，恢复尿道正常功能。这类方法的缺点是需要开腹做手术，且术后恢复期较长。[30]

• **微创修复手术。**为了永久性恢复膀胱颈位置，恢复尿道功能，很多新技术被研发出来。腹腔镜手术门诊就可以完成，短期效果良好，治愈率约 82%，长期效果还不清楚。[31] 现在，有些技术可以悬浮子宫，如子宫悬吊术——治疗子宫脱垂，不摘除子宫。到 2012 年这项技术的评价毁誉参半。[32]

• **注射填充：**很多材料（包括体脂或牛骨胶原蛋白）可在局部麻醉下注射于尿道周围。注射填充物增加了尿道组织的体积，使其能够正常闭合，在腹内压力增加，如咳嗽、大笑或改变体位等时，防止尿液流出。这种方法见效快。在手术前四周，需进行皮肤测试，以防材料过敏。通常需要填充 2~3 次才能达到理想效果，但可能需要重复填充。改善或治愈率为 82%~96%，取决于尿失禁的类型。[33]

• **可调尿控疗法（ACT）：**这是一种通过微创手术治疗压力性尿失禁的方法，即在膀胱颈两侧放置两个球囊，球囊内注满生理盐水，通过盐水挤压尿道，防止尿液渗漏。球囊放置好后，可以通过阴唇皮肤下的接入口增减液体，调整压力。这个方法最初由美国研发，其效果不如其他疗法。研究指出，它只是被视为最后的手段。[34] 美国研究人员在进行新的临床试验，希望提高该方法的治愈率。

• **干细胞疗法。**这是一种全新方法，最有希望治疗压力性尿失禁。在治疗中，采用的是穿刺活检方法，医生从病人的大腿肌肉穿刺提取细胞，然后送往实验室将其提炼、培养成干细胞。4~6周后，医生把培养出来的干细胞注射进患者的膀胱括约肌。这些细胞有助于增强控制排尿的肌肉。活检和注射过程，不到半个小时就可以完成。一项为期一年的小型随访研究（首次在北美进行）的初步数据显示，8名女性中有5人的情况有所改善，其中一人膀胱症状被彻底治愈。一般在注射3~8个月后，症状开始改善，且没有明显副作用。[35] 这个方法有很大前景，感兴趣的可以关注相关新闻。

膀胱刺激征：急迫性尿失禁

有些尿失禁是由膀胱肌（逼尿肌）不由自主地收缩引起的。这种不受意识控制的收缩会导致强烈的、突然想要排尿的冲动，让人感觉要尿裤子了——有时的确会发生。膀胱肌过度活跃，严重影响了女性正常活动，因为她们要不停地去卫生间，这也导致了她们担心找不到卫生间。

急迫性尿失禁通常需要服药治疗，如托特罗定，它可以抑制膀胱肌收缩，但该药副作用明显，如头痛、口干、眼干、便秘和消化不良。还有一种药物效果也不错，即奥昔布宁。该药需凭处方购买，有两种形式，经皮贴剂和经皮凝胶。除了药物，还有其他方法可以治疗急迫性尿失禁。

有时，在围绝经期和绝经期出现膀胱刺激征是因为膀胱和尿道区域局部缺乏雌激素，通过局部或全身应用雌激素可以解决问题。咖啡因也会刺激膀胱，一天1杯咖啡对有些人来讲也会刺激膀胱。在20世纪90年代后期，骶神经刺激器出现，帮助治疗女性急迫性尿失禁。该装置类似心脏起搏器，通过外科手术被植入下背部皮肤表层下，通过向骶神经传递轻微的电脉冲，改善膀胱功能，增强控制力。

经皮胫神经刺激是一种全新治疗方法，比骶神经刺激器侵入性小，其灵感源于针灸。治疗中，医生在患者踝关节内插入一根细针状电极，向胫神经输送低频电流，刺激与胫神经相连的骶神经，进而调节膀胱收缩。每次治疗持续大约半个小时，就像针灸一样，基本上是无痛的。一般需要连续治疗3个月，每周一次，如有需要，可延长治疗时间。研究人员称，治愈效果高达60%~80%。[36]

治疗急迫性尿失禁，将A型肉毒杆菌毒素（通常为保妥适）注射到膀胱和膀胱的感觉通路中也是一种方法。研究表明，随着肉毒杆菌的消退，患者需要再次注射（可能在初次治疗的 3~9 个月后），但更令人担忧的是，许多女性在注射后出现了尿潴留症状。[37] 梅奥医学中心（Mayo Clinic）进行了一项试验，向膀胱内注射含有保妥适和二甲基亚砜的溶液（至 2012 年 FDA 只批准用于间质性膀胱炎的治疗），结果良好，没有副作用。[38]

膀胱刺激征也可能与精神紧张有关，如面对考试、工作评级，生活遇到困难等。许多围绝经期女性发现，当她们因为慢性焦虑失眠时，就会在夜间不停地起来小便。通过我自己的经历，我发现，大脑中负责焦虑和肥胖的区域与膀胱有着微妙的联系。令人高兴的是，我们每个人都能够有意识地和大脑这个区域互动，并与之合作。

高科技辅助行为训练已被证明可以缓解大约 80% 的急迫性尿失禁症状（药物治疗有效率为 68%）。[39] 在一项对照研究中，女性被要求写一个排尿日记，记录一天中尿急的时间，以及当时她们的活动，以便研究人员清晰了解她们的排尿模式和当时的周围环境。研究人员告诉她们如何识别盆腔肌肉，以及在保持腹肌放松的同时，如何控制盆腔肌肉收缩和放松（与凯格尔运动相同）——每次做一套动作即可。随后，研究人员告诉这些女性，出现尿急症状时，停止动作，如可能的话，坐下来，放松全身，然后反复收缩盆腔肌肉缓解尿急，抑制膀胱肌的感觉，防止尿失禁。当尿急的感觉消退后，她们可以正常去厕所。研究人员鼓励女性在家里练习盆腔肌肉收缩，可以采取各种姿势，在做一些容易导致急迫性尿失禁的活动时，也可以练习。最后，研究人员建议大家在小便过程中，中断或者减缓尿流，每天一次。

我强烈建议有尿失禁问题的女性（已经认真锻炼强化盆底肌肉，并认真了解了上面提供的资讯）咨询医生。不管你是想咨询各种膀胱问题，还是咨询相关治疗和手术，受过这方面专业培训的医生都是最好的选择。

莉亚娜：解决长期泌尿问题

成功治疗尿失禁需要考虑多方面因素，有生理的，也有心理的。我朋友莉亚娜的故事就是一个很好的例子，她运用身心结合的方法，彻底解决了长期困扰她的泌尿方面的问题。莉亚娜的泌尿健康问题可以追溯到她读二年级时，当时她因为不愿意使用学校的洗手间而反复出现尿路感染（当时她所在学校厕所隔间的锁被取了下来，她非常害怕自己正在上厕所时会有人闯进来，所以不去厕所，一直憋到放学回家）。莉亚娜甚至还住院接受过一次特殊测试，测试包括插入导尿管。她回忆说："那次让我印象最深刻的就是，在导尿管插进我体内后，我小便时会有火辣辣的刺痛感。"

在40岁生完孩子后，莉亚娜的症状开始恶化，出现膀胱脱垂，导致她经常漏尿。她希望通过外科手术来治疗，但事与愿违，手术最终导致了尿失禁和慢性盆腔疼痛。

她也因此无法进行正常的性生活，但她并不想就此放弃。"在忍受了7年的慢性盆腔疼痛后，"她告诉我，"我开始研究神圣的性行为，希望能够找到一种方法，让我再次体验完整的性爱。但不到一个月，我骨盆深处开始出现灼热的疼痛，这感觉就像有人用一把烧红的剑在刺我，但医生却查不出任何问题。有时疼得厉害，会持续好几个小时，简直不可思议。"

我给她提出了几点建议：首先，找一位专业医生修复她的膀胱，然后去咨询多丽丝·科恩博士。多丽丝·科恩博士是一名临床心理治疗师、直觉大师。后来，莉亚娜向我讲述了她的故事：

科恩医生把我目前的盆腔疼痛与我过去的生活联系了起来。在我三岁时，母亲死于难产。我那时叫阿米莉亚。我们家和其他人的家离得很远，父亲因为母亲的去世而悲痛欲绝，精神失常，开始每天晚上用壁炉里滚烫的拨火棍虐待我。在科恩医生的引导下，当回忆起这一切时，我整个身体开始发抖。我知道这都是真的。这一切都在告诉我，阿米莉娅的创伤正在我的身体里重演。科恩博士说，要想治愈我的盆腔疼痛，我必须面对当年的创伤。

科恩医生让我做一个练习，坚持40天。每天，我要深呼吸四次，想象一个神奇的花园。在花园里，有一个宁静的湖泊，有树，有花，有蝴蝶，有天使，以及阿米莉亚（任何年龄的都可以）。我要以成年莉亚娜的身份进入花园，安慰阿米莉亚，让她安心，告诉她花园是一个安全的地方，有很多天使会照顾她。然后我需要和阿米莉亚说再见，回到现实中成年的自己。在一开始练习时，出现的阿米莉亚是一个年轻女性。但随着我每天进入花园，阿米莉亚也越变越小，直到她4岁。

与此同时，我找到了一位同意为我做膀胱修复手术的医生。在一次术前测试中，护士给我插入导尿管，并且在阴道插入了电极片，虽然我既不害怕也不冷，但我的腿还是开始不由自主地颤抖起来。我立刻知道小阿米莉亚再次出现了，所以我闭上眼睛，深深地吸了一口气，然后去花园见她。我发现她像野兽一样跑来跑去，一边拼命拉扯头发，一边大声尖叫："住手！让他们住手！"她不让我接近她，所以我叫了花园里的天使来帮忙。突然，一个天然温泉出现了，天使们哄着阿米莉亚进入了温泉。他们梳理她的头发，安慰她，她终于开始放松下来。她一平静下来，我的腿就不抖了。我离开了阿米莉娅，让她和天使们在一起，自己回到了现实，顺利完成了测试，再没有出现任何不适感。

在术前做准备时，我继续坚持做"魔法花园"练习。为了确保手术成功，我还观看了蓓儿罗丝·纳柏丝蒂的视频——"冥想助力手术成功"（A Medition on Promote Successful Surger）。结果十分令人震惊。手术醒来几个小时后，当排尿时，我不再有任何痛感。我很快痊愈，疼痛也消失了。重要的是，一年后，我没再出现任何漏尿症状，而且疼痛也没再出现。所有症状全都消失了！我终于可以享受完整的性爱，没有任何痛苦地和丈夫亲密接触了。

莉亚娜的故事说明了疾病的治疗是复杂而又神秘的。在我看来，过去的生活对现在健康的影响是真实存在的，这点毋庸置疑。著名的精神病学家、布赖恩·韦斯博士的研究证实了这一点。其他许多人在作品中也都谈及了过去对现在的影响，包括著名的先知埃德加·凯西。

复发性尿路感染

复发性尿路感染通常会导致尿急和尿频。首先要做个检查，确定感染不是解剖方面的因素（身体形态结构因素）导致的；其次确定尿道外 1/3 处对雌激素是否依然敏感。医生通过盆腔检查可以确认这一点，因为尿道在阴道上方，很容易触诊和观察。如果发现外尿道壁变薄，可以用一些雌激素乳膏。低剂量倍美力阴道软膏一周涂抹 2 次，很快就会见效，而且不会影响子宫内膜。[40]

同时，你也可以参考本章前面介绍的"创造骨盆健康计划"，调整饮食，增加补充剂摄入，尝试针灸和中草药。

以上是本章所有内容，希望这些信息对你有帮助，希望你能够找到合适的方法，改善、加强你的泌尿系统和盆腔健康。治疗方法这么多，你不用担心后半辈子离不开成人尿不湿。你并不是一个人——尿失禁比糖尿病更常见，也更容易治疗。你必须迈出第一步，那就是勇于寻求帮助。

第九章

性和绝经：
传闻和事实

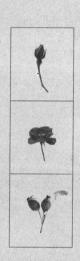

很多女性在围绝经期性欲下降，这已经不是什么秘密了。然而，很少有人知道性欲减退（这种下降并不是永久性的）背后隐藏的智慧。如前所述，在更年期时，女性把所有的关系（包括与自我的关系）都放到显微镜下观察。围绝经期的转变迫使我们重新评估所有的关系，并重新定位，其中就包括性关系。

更年期时，性欲就如同树木的汁液，秋冬时节，汁液会深入到树根处，在那里等待着春天的到来。冬天，树上没有叶子，看起来好像什么也没有发生。但事实上。树木内里正在休养生息，等待迎接另一个生长周期。在更年期时，很多女性的性欲如同树木汁液一样，深入内里，滋养灵魂，助其成长，而这些外人是看不到的。这就意味着如果一个女人的性关系需要更新，她没有得到她想要的温柔和照顾，或者说她和她的伴侣之间存在还没有解决的问题，那么在更年期，这些都会显现出来。

这种性冲动的改变通常与激素水平无关，而与女性内心深处未被满足的欲望有关，现在这些欲望逐渐复苏。我们胸腔中跳动着一颗心，可以叫作"高心"；女性还有另外一颗心，包括子宫和生殖器，我称之为"低心"。"高心"和"低心"能量相同。到了中年，我们掌控"高心"欲望的需求越来越迫切，我们的"低心"对那些与"高心"和内心深处渴望无关的性生活不再感兴趣。

很多女性，在发现自己的需求没有得到满足，并采取措施满足后，性欲就会恢复（我建议大家登陆马歇尔·卢森堡博士的网站 www.cnvc.org，卢森堡博士是非暴力交流中心的创始人，在他的网站中，你会发现一份人类需求清单以及当这些需求得不到满足时的情绪信号清单）。列出我们的需求和欲望，相信我们有能力满足这些需求和欲望，是我们重获性欲的第一步。在中年，我们的任务是加深对性能量概念的理解，并把它视作一种与性本身无关的生命力。在我们的文化中，大量书籍、电影和媒体所宣扬的是，爱和性，即便不是唯一途径，也是通往幸福的主要途径。这道出了一部分事实。当我们对最初创造宇宙的能量完全开放的时候，换句话说，当我们爱上自己的生命时，我们就有能力融入并成为无所不在的宇宙生命力（存在于我们周围和我们自身）的一部分。这种生命力无处不在——存在于自然的美景中，对信仰的追求中，以及我们的创造实践中。无论我们是否有性伴侣，生活本身就会带给我们无限激情。

换句话说，如果我们从更广泛的角度理解性能量——把它看作是生命力量，或者是能量来源，那么我们就会明白：性的健康和活力与我们生活的健康和活力有着不可分割的联系。

剖析欲望

人到中年，都面临的挑战是，除了向他人寻求满足感，还必须寻找其他方式获取生命的力量或激情。这就要求我们每个人尽己所能靠近生命力量源泉。

许多正在努力做出转变的女性发现，要想直接开发自己的能量源泉，就首先必须暂时脱离外部世界，回归自我，重新评估自己的目标、界限和关系。在专注内在心灵的过程中，许多人的性欲会暂时减弱。

中年时期，虽然因绝经导致相关激素缺乏被认为是性欲减退的罪魁祸首，但关于中年性功能的研究（女性研究者越来越多）发现，从本质上来讲，导致性欲减退的因素有很多，但大多数都和绝经无关。事实是，中年女性，不仅性爱频率比以往高，而且也比以往任何时候都更享受性爱。在2007年的美国老年学学会会议上，一项正在进行的关于中年的研究称，与10年前同龄的女性相比，现在55岁及以上的美国女性更享受性爱，更乐于在性爱上花费心思和精力。[1]更令人欣慰的是，研究中这方面增长明显的是65~75岁的女性。研究人员指出，与10年前的同龄女性相比，现在的女性看起来更年轻，对自己的性需求更开放，也更关注自身健康，并补充说，在今天的中年女性看来，健康的性生活是健康生活方式的重要组成部分。

同年，《新英格兰医学杂志》的一篇报告支持了这一结果。该报告指出，中年男女每周性生活平均为2~3次——和年轻人频率相同。更令人鼓舞的是，在调查的老年人中，年龄在75~85岁的，依然有25%的人有性生活。

不出所料，调查进一步显示，那些健康状况不佳的人性生活很少，而健康的人性生活频率较高。研究人员总结称，性生活是否和谐与年龄关系不大，主要和你的健康状况有关。[2]

虽然一些女性报告称，她们欲望减少，性欲减退，感受不到性高潮，但对不吸烟、健康、有伴侣的女性研究表明，她们的性满意度、性交频率没有什么变化，而且在获得性高潮上也没有困难。[3]

研究人员还指出，女性对绝经期的认知也会影响她们的性功能，尤其是当她坚信自己不应该有性生活时。长期以来，女性被灌输了这样的错误观念：一到更年期，她们就不再有性吸引力。认为自己不再有魅力，这种想法本身就会影响性欲，也必然会影响女性的身体形象和自尊。早期对那些寻求帮助的更年期女性的研究进一步强化了这种文化偏见。大量文献资料表明，在更年期女性中，和那些没有寻求治疗的女性相比，寻医治疗更年期病症的女性面对了更多的生活压力，而且临床研究显示，她们遭受的抑郁和焦虑情绪更严重。毫无疑问，这些问题都会影响到性功能。

揭秘性功能和更年期的关系

性功能是一种错综复杂的现象，它不仅反映了卵巢和激素的健康与平衡，也反映了心血管系统、大脑、脊髓和神经的健康与平衡。此外，每一个影响性功能的因素都包括潜在的心理、生理、社会文化和人际关系的影响。令人高兴的是，目前对女性和性的研究终于考虑了女性性唤起的真实性和复杂性。因此，所谓的女性性功能障碍观念也随之发生了改变。越来越多的新研究（研究者多为女性）揭示了心理状态对生物反应的巨大影响。一些研究开始证实很多女性已知的事实：女性的性唤起更多的是受思想和情感的影响，而不是生殖器的刺激。换句话说，女性要想在性行为中获得满足，她的情感和思想必须同步获得满足。[4] 这是个好消息。一旦你改变了自己的想法，你的性功能也就恢复了。

• 事实是，女性对伴侣关系的满意度，对性、年龄、阴道干涩、文化的态度都会严重影响女性性功能，女性性功能和更年期本身关系不大。[5]

• 通常所说的女性性功能"障碍"实际上是性欲减退。这通常和过去不愉快的体验、性交痛、疲劳、抑郁或者药物副作用有关——也可能是因为和伴侣没有感情了。[6] 2008 年哈佛大学对 32 000 名 18 岁及 18 岁以上的女性进行了调查研究。研究发现，43% 的女性报告有过性问题，但只有 12% 的女性说她们为此感到心烦意乱。[7] 别具讽刺意味的是，这项研究是由 Boehringer Ingelheim 公司资助的，该公司是女性性功能障碍药物氟班色林（flibanserin）的生产商。（有趣的是，该药物并未通过 FDA 审批，原因是没有证据显示该药物好处大于副作用，值得服用。[8] 虽然制药公司为了利益，不会停下研究的脚步，但女性的性行为太复杂了，无法像男性性欲药物那样轻松解决问题。从本质上来讲，女性性功能障碍是对我们性文化思维的一种反应，目前还没有药物可以治愈！）

• 从本质上讲，对健康快乐的中年女性来说，更年期的转变并不会导致性欲下降。事实上，更年期女性恢复性活力最有效方法就是换一个新的性伴侣，这对那些和前伴侣关系存在性问题的女性亦有效。[9]

• 绝经前和绝经后，女性的性器官在反应方面无显著性差异。[10]

• 男性性功能问题也会影响女性性生活，例如勃起障碍。很多中年男性都有这样的问题，大多数人不愿意谈论它，但也愿意寻求治疗。最近，一位

50多岁的女性告诉我，自从她丈夫接受早期前列腺癌治疗后，就再也没有碰过她。她说："他甚至不愿意谈论这件事。我爱这个男人，不会坐视不管。一定会有办法的。"幸运的是，办法的确有。例如，我认识一些男性，他们在切除前列腺后完全恢复了性功能，不仅健康状况得到改善，还学会了敞开心扉。

如何避免前列腺癌治疗引发的性副作用

亚伦·卡茨博士是纽约市哥伦比亚大学医学中心整体泌尿外科中心的主任，最近我有幸见到了他。卡茨博士指出，前列腺癌发展缓慢，太多的男性因过度治疗而引发了性功能问题。为此，他设立了一个项目，帮助那些因为手术和辐射而产生性功能障碍的人。该计划包括有氧运动，调整饮食，补充抗氧化剂、维生素D，以及活性己糖相关化合物（AHCC）——一种增强免疫力的营养补充品，从几种蘑菇中提取。事实上，在日本AHCC被认为是一种先进的癌症治疗方法。这个项目不仅让许多男性避免了前列腺癌治疗引发的性功能障碍，还极大地改善了他们的健康状况。无疑，卡茨博士的工作让我很感兴趣。

• 和更年期症状相比，女性整体身心健状况对性功能影响更大。

• 吸烟也比更年期对女性性功能影响大。吸烟会降低人体对生殖器和其他性器官的血供。香烟中的有害物质也会毒害卵巢，扰乱激素分泌。

• 女性到了中年容易出现阴道干涩症状，这主要是因为阴道雌激素减少。因此，和年轻女性相比，如果没有充分唤醒或者润滑，中年女性在性交中更容易感觉疼痛。

• 更年期女性在种族和文化上差异明显。研究表明，和白人女性相比，非洲女性性爱频率较高，西班牙裔女性较难体验到愉悦感和兴奋，而中国和日本女性容易感到疼痛，兴奋感低。[11]

• 中年女性性取向也可能会发生改变。我的几个病人告诉我，绝经后，她们虽然一直认为自己是异性恋，但开始对同性产生兴趣。研究表明，女性的性取向比我们以前所知道的要灵活得多，所以这也不是没有道理的。[12]

• 诚然，虽然性高潮并不应该成为性交的"目的"，但值得注意的是，性高潮确实从多个方面证明了身体健康远超你的想象。催产素可以促进人与人之间的关系，并有助于预防高血压[13]，以及缓解糖瘾、烟瘾、酒瘾的上瘾症状。2010 年，有研究表明，催产素可以减少受损心脏的细胞死亡，减少阻碍愈合的炎症因子。[14] 研究发现，有配偶的人通常比单身的人活得更长；在他人支持下，人们更容易戒除各种上瘾症或者与慢性病做斗争；养宠物的人比不养宠物的人得病后恢复得更快。这一切的背后因素很可能就是催产素。触摸（包括按摩）会促进催产素分泌，因此有助于疾病治疗。

解决现有关系中存在的问题，也会改善你的性生活，其影响不亚于有一个新伴侣—— 当一个女人决定和她爱的男人（或女人）在一起时，她不仅可以享受更多的乐趣和愉悦，还会体验到生命能量的提升，即性能量的提升。此外，如果抓着过去的愤怒和怨恨不放，自然也不会产生性欲。

特雷莎：激情复燃

57 岁时，特蕾莎丈夫去世，她觉得自己再也不会爱上其他人了。当结婚 30 年的丈夫被诊断出癌症时，她一直陪伴在他的身边。随着丈夫身体开始慢慢衰弱，特蕾莎觉得她的整个世界也随之坍塌了。他是她一生的挚爱，她无法想象没有他的日子。

丈夫离世后，特蕾莎非常难过。她有朋友、有工作，但依然总是感觉失落。60 岁那年的夏天，特蕾莎决定完成自己一个未完成的梦想——去意大利旅游两周。她请她最好的朋友玛戈陪她一起去。

到达两天后，两个人在几乎无人居住的索伦托附近闲逛。在一家咖啡馆，她们遇到了 49 岁的艺术家安东尼奥，大家交谈愉快。他充满温情的眼睛和爽朗的笑声赢得了两人的好感。安东尼奥也是一名赛车手，当他谈到赛车时，她们可以看出这是一个真正热爱生活的男人。

安东尼奥主动提出当天开车带她们四处转转，欣赏周围的美景，她们欣然同意了。立刻，他们就动身一起前往一座古希腊神庙，路上大家高兴地大声歌唱着弗兰克·西纳特拉的歌曲。特蕾莎已经很长时间没这么开心了。

安东尼奥经常和她们一起旅行。他一路不停地和特蕾莎调情，而特蕾莎接受了。同时，玛戈也努力促成他们两个，找借口让特蕾莎和安东尼奥单独在一起，这样他们可以更好地了解对方。

几周后，特蕾莎和玛戈飞回了纽约的家。特蕾莎和安东尼奥通过电话和短信交流，继续保持联系。第二年秋天，特蕾莎回到索伦托看望安东尼奥，和他一起度过了一个月。安东尼奥也经常飞到纽约去看她，甚至和她一起过圣诞节。

值得一提的是，特蕾莎和安东尼奥在一起后，他们有时一天做爱 4 次——仅仅当安东尼奥碰触她的乳头时，她就会达到高潮。特蕾莎以一种她从未想过的方式再次活了过来。事实上，她比自己 20 岁的时候更有激情，更性感。她不需要通过补充激素焕发激情——事实上，她从未接受过任何激素疗法。让她重获新生的不仅是一段新恋情，还有她让自己重新成为一个女人。

积极而快乐的性生活对生命力有惊人的恢复作用。迪亚娜·霍佩是我的同事，同时也是一名妇产科医生，她在自己的著作《健康的性爱，健康的你》（*Healthy Sex Drive, Healthy You*）中，详细介绍了很多研究。这些研究都表明，健康的性欲对女性身体健康有明显好处，不仅可以增强免疫系统功能，促进心血管健康，减轻压力，还能延长寿命。

一氧化氮：生命力量和快乐分子

在对本书做修订时，我在书架上发现了《ESO：延长性高潮》（*ESO: Extended Sexual Orgasm*）这本书（出版于 1983 年）。我去了亚马逊网站，看看是否有最新版本。我没找到，但找到了另一本书——《如何延长性高潮》（*The Illustrated Guide to Extended Massive Orgasm*），作者是史帝夫·博丹斯基博士和薇拉·博丹斯基博士。我发现，这本书比我想找的那本更全面详细。亚马逊网站同时推荐了芮奇纳·托马斯哈利（又名玛玛·吉纳）的一本书。我不知道它们之间有什么联系，于是都买了。博丹斯基夫妇的这本书可以当作工具书，非常有用，个人和夫妻都能从中学到很多，感受更多的快乐，而且插图精美。令我惊讶的是，我发现第二本书和博丹斯基夫妇的书的理念基本相似。后来我才知道芮奇纳和博丹斯基夫妇是好朋友兼同事，他们已经合作很多年。他们的作品给我留下深刻的印象。不久后，我就开始在玛玛·吉纳女子艺术学校开始任教。

参加过几次培训课程和讲座后，我发现许多女性在参加完玛玛·吉纳的项目后，似乎都变得更快乐了。我有一种预感，她们的健康状况也应该在好转。我请身体康复或健康状况改善的女性站起来，站成一排，她们一个接一个，队伍一直延伸到教室的后面。她们向我讲述了她们如何从慢性盆腔疼痛、异常的巴氏涂片检查、卵巢囊肿，甚至狼疮的症状中痊愈。因此，我开始把快乐作为一种健康策略来研究。

大约就在那个时候，我经人介绍开始为弗里德·穆拉德博士工作。弗里德·穆拉德因为在一氧化氮方面的研究于1998年获得诺贝尔生理/医学奖。他和他的同事、医学博士爱德华·陶布合著了一本书，介绍了一氧化氮的作用，该书提出了一氧化氮给人带来快乐的可能性。治疗勃起障碍的药物原理就是通过增加阴茎血液中的一氧化氮来增加血液流动，促进勃起。

根据我在玛玛·吉纳女子艺术学校的观察以及我自己的研究，我很快就清楚地认识到，不管是对男性还是女性，一氧化氮都有助于提高性交快感。在芮奇纳举办的"男人之夜"活动中，我更是清楚地意识到了这一点。在活动中，男士们被邀请在一个非常愉悦的氛围中了解有关女性的一切。其中一位男性70多岁了，在他的妻子参加玛玛·吉纳大师课程之前，他们每次做爱都需要药物帮忙。但现在他们不需要了，因为他的妻子热衷于寻求快乐，充满了生活激情，连带着他也重燃激情，不再需要药物帮助。

一氧化氮是一种气体，由人体血管内皮细胞分泌产生。在锻炼、服用抗氧化维生素、大笑或者做爱时，人体感受到健康、快乐，就会分泌一氧化氮。事实上，性高潮可以看作是一氧化氮大爆炸。穆拉德和陶布称一氧化氮分子为"活力之泉"。一氧化氮不仅能促进血液循环，还是一种非常重要的神经递质，能平衡所有其他神经递质，包括血清素、多巴胺和内啡肽的水平。此外，它还有助于抑制细胞炎症——大多数慢性退行性疾病的根源。

一氧化氮让我着迷，为此，我、穆拉德教授以及陶布教授一起写了一本小册子《更年期的隐秘快乐》（*The Secret Pleasures of Menopause*）。这本小册子详细介绍了一氧化氮的作用，后来我们又出版了《更年期快乐秘籍》（*The Secret Pleasures of Menopause Playbook*），它为女性提供了各种各样的办法，倡导女性通过刻意追求生活中的快乐来提高她们的一氧化氮水平。

对性能量和生命能量联系的最佳诠释就是性欲的恢复，而性欲只有在充分释放时才会治愈。琳达·萨维奇博士在《重塑女性性欲》（*Reclaiming Goddess Sexuality: The Power of the Feminine Way*）一书中讲述了自己从克罗恩病中恢复的经历。这是一种慢性肠道炎症疾病，可能会导致体重下降、便血、血性腹泻，并增加患肠癌的风险。她的体重一度降到了 36 千克。后来，她遇到了一位男士，两人开始交往，仅仅几周，她所有的症状就都消失了。她认为自己能够痊愈要归功于性的治愈之力，这恰恰是生命力的表现形式之一。

我并不是建议大家通过性爱治疗疾病。只有当你感受到无条件的爱时，即你的身体、灵魂、精神都被他人或自己珍爱时，性能量才能成为治愈疾病的力量。请记住，你没有必要非去找一个伴侣体验自己的性活力。你只需从现在开始，把自己想象成一个性感的女性！

同时需要记住的是，女性在经历更年期各种转变，以及体验变化的过程中，因为要重新规划生活，调整日常生活状态，能量已被消耗殆尽，所以可能会有一段时间性欲减退。这是生命能量的正常转换，是一种会带来丰厚回报的投资，而且只是暂时性的。更年期女性会永远失去性欲的说法毫无道理。

中年性功能变化

以下所有的性功能变化都与更年期有关。阅读后，你很快会意识到变化本身是常态，而不是变化的性质。

- 性欲增加

- 性取向改变

- 性活动减少

- 阴道干涩、缺乏弹性

- 性交时疼痛或出现灼烧感

- 阴蒂敏感度降低

- 阴蒂敏感度提高

- 性反应能力降低

- 性反应能力提高

- 性高潮次数和满意度都降低

- 性高潮次数增加，性欲苏醒

传统文化下更年期性爱观

不管你喜不喜欢，在男性主宰的文化中，双重标准的性爱观根深蒂固，并将持续下去。曾经畅销的关于如何延缓衰老的书，重点探讨了男性性生活质量，其对男性健康的影响完全由男性每年性高潮的次数决定——每年超过300次被认为最有利于健康。当谈到女性时，作者既没有列表，也没有给出具体数字来说明每年多少次性高潮可以延长寿命，只简单提了一句女性性高潮"满足感源于次数，快感源于质量"。好消息是，现在关于女性性爱的研究越来越多。

这种明显双重标准的另一个例证是：男性可以在无数个网站随意购买提高性欲的药物，无须看医生，而女性则没有这样的条件。电视上甚至有专门针对勃起功能障碍男性（据称 1/3 男性有此类症状）的广告，告诉他们可以通过一种方法完美治愈：一粒药帮你再次勃起，安全有效，不会对心脏有任何副作用。显而易见，这种药最明显的副作用就是心脏骤停。

受男性药物的启发，我读了一篇关于倍美力乳膏的研究报告。这种乳膏被当作提高女性性欲的药物推荐给了一些女性（她们的丈夫服用了提高男性性欲的药物）。推荐的理由是女性在中年由于阴道壁变薄和阴道干涩，性欲减退。研究人员推断，使用阴道乳膏有助于女性阴道再次雌性化，让女性（我们觉得是那些伴侣使用了提高男性性欲药物的女性）在性生活中感觉更舒服。这种做法似乎是把女性阴道和性欲看作是同一个跑道，它需要除冰，飞机才能够顺利起飞。对绝大多数女性来说，性欲减退不仅仅和阴道雌激素状态有关（尽管雌激素软膏的确对一些女性有帮助）。[15]

需要说明的是，Vagina（阴道）一词源于拉丁文，意思是"剑鞘"。看来，自古罗马以来，我们就在这方面并没有什么进步。时至今日，依然有太多女性认为女性的性行为仅是为了满足男性的需求和欲望，而不是自己。这种态度以及相关信念渗透我们生活中的方方面面，包括与女性健康相关的医疗研究。

在《宫颈癌患者阴道改变和性生活》这篇文章中，作者指出女性在宫颈癌治疗过程中，阴道解剖结构和功能会产生变化，进而对性功能造成负面影响，如阴道润滑度差，弹性降低，在兴奋时生殖器隆起不明显。作者说，有这种经历的女性说她们很"沮丧"，下面是他的观察：

> 虽然大量研究表明，失去乳房会让女性痛苦，但阴道变化同样会让女性痛苦，这方面往往被忽略了。1998 年，在一次文献检索中，我分别以"癌症""乳房"和"痛苦"为关键词，共检索出 197 篇文献。与之相比，在另一次检索中，我用"阴道"代替"乳房"进行搜索，结果显示只有 2 篇文献。有人认为，阴道变化对性功能的影响和失去乳房是一样的。科研对乳房更感兴趣的一个原因是，在发展中国家，乳腺癌比女性生殖器官癌症更常见。但是，对阴道变化的研究欠缺值得关注，这可能不仅仅是科研因素导致的。对男性而言，女性乳房不仅具有性价值，还具有审美价值，而在男性占主导的调查研究中，这可能会影响医学学术的研究方向。[16]

唤醒女性生理欲望

女性天生容易从性爱中获得快感，不管什么年龄，都能够享受性高潮——

这颠覆了我们已有的认知。我们拥有的性勃起组织和男性一样多，只不过大部分在体内。不幸的是，相关解剖结构以及如何刺激这些组织都是未知的，甚至大多数妇科医生也不清楚。我衷心感谢注册护士和助产士谢里·温斯顿，她的著作《女性性解剖》（*Women's Anatomy of Arousal*）唤醒了女性，让女性充分发挥自己的性潜能。唤醒性潜能的第一步就是知道它在哪里。

让我们从阴蒂开始。这个器官有 8 000 个神经末梢，它们唯一的功能就是带来快乐（阴蒂结构见图 9-1）。通过遍布骨盆的丰富的神经网络，阴蒂和所谓的"G 点"（Grafenberg Spot）相连。我喜欢把阴蒂想象成北极，把 G 点想象成南极。你可以同时刺激两者。但需要注意的是，如果一个女人有过性虐待的经历，那么一开始刺激 G 点很可能会让她感觉非常痛苦，或者毫无反应，是麻木的。女性可以唤醒这个区域，并通过伴侣或她自己的爱抚、按摩来消除疼痛。慢慢地，疼痛和麻木感就会消失，愉悦感产生。

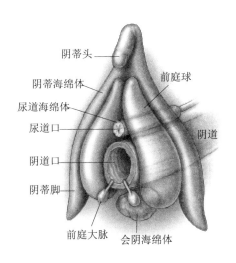

图9-1 阴蒂结构

另外，我们还需要知道的是，通过性交，只有 25% 的女性能够达到高潮，大多数人需要其他形式的刺激。但我们的文化，包括流行电影，几乎从不反映这些。重燃女人性欲最可靠的方法之一就是让她们知道，她们是性感和值得被爱的。在《女性性解剖》一书中，温斯顿给情侣们提出了很多建议。我强烈推荐这本书（以及博丹斯基夫妇合著的《如何延长性高潮》，前文曾提到过），它非常有助于夫妻提升性生活质量。

消除文化障碍：唤醒沉睡性欲第一步

虽然我们的传统文化对女性和性的态度已经有所转变，但其进展缓慢，很多女性并不觉得她们有权按照自己的方式来探索自己的性能力。在《重塑女性性欲》一书中，萨维奇写道：

> 比起性交本身，（女性）更喜欢性接触所营造的美好氛围。她们想要对方缓慢、充满爱欲地抚触她们的身体。她们希望伴侣因自己激情四溢，失去控制，从而表明伴侣非常需要她，而不只是简单的性欲发泄。总之，女性需要的是被珍爱的感觉。[17]

事实上，当代女性的这种需求并没有完全得到满足。这推动了价值数百万美元的爱情小说产业的发展——这些书的内容越来越色情露骨。许多女性完全沉迷于这些故事（我的一个朋友称之为"文学"），无法自拔，因为这些故事无一例外地都描述了女性因为自身而被珍视和爱护，而不仅仅是她们的身体。小说家伊莎贝尔·阿连德写道："女性G点就在她们的耳朵里，无须去其他地方寻找。"我完全同意，女性在恋爱中喜欢听甜言蜜语。

洛丽：为爱奉献

一年年下来，洛丽逐渐意识到，在她和丈夫罗伊的性生活中，她的需求从未被满足过。"从来没有什么拥抱、爱抚，从来不会做什么让我进入状态。他每天至少要做一次——工作越辛苦，他的需求就越旺盛。对他来讲，这是一种舒缓紧张的方法。但对我来讲，这已经成为一种机械性运动，毫无满足感可言。"在婚姻顾问的帮助下，罗伊意识到洛丽的需要，两个人学习性爱技巧，进入了一个全新的世界。"性爱变得很美妙。"洛丽写道。但罗伊通过性爱释放工作压力的习惯并没有改变，这种性爱让洛丽觉得是一种倒退。"坦白讲，这让我很愤怒，"洛丽说，"我想尖叫，难道你听不见吗？"他们的咨询师，在随后的几次咨询中，使洛丽明白了在一个公平的伴侣关系中，她也必须愿意满足罗伊的需要。

总的来说，罗伊的顾问没错。伴侣之间应该学会相互妥协，以满足彼此的需求，性的需求与其他任何领域的需求没有什么不同。我第一次见到洛丽时，她45岁，开始步入更年期，找我咨询激素替代疗法。她的故事引起了我的关注。

我要确定的是，洛丽心中并不想把性爱看作工具，每天用自己的身体为丈夫释放工作压力。首先，我肯定了她的愤怒，并且告诉她，这是一种征兆，预示着确实存在问题，需要及时解决。其次，我建议说，当一个人需要那么多的性爱来缓解他（或她）的压力时，他（或她）的生活一定出了问题。我问他们的治疗师是否曾建议罗伊审视一下自己的生活、工作和压力水平。洛丽说，她在治疗中提到了这个问题，但咨询师说这是一个私人问题，不是夫妻之间的问题。由于罗伊拒绝接受个体治疗，在后来的治疗中，她也就没有再提起了。

这个例子完美诠释了夫妻疗法出错时可能存在的问题。在接受夫妻疗法的案例中（包括异性恋恋爱关系的人），有96%是由女性提出来的，她们把这看作是挽救婚姻的最后一根稻草。男性会参与治疗，但一般很不情愿，而且经常觉得"这是她的问题，我已经在配合了"。他们不能或不愿意理解，他自己的问题也是夫妻关系的一部分。

坦率地说，许多治疗师告诉我，如果直接指出男性的问题，他们会感到非常不舒服，而且很可能会彻底终止治疗。所以，治疗师都会努力让男性参与所谓的夫妻问题。很多时候，女性个人需求会让步于"夫妻"需求。这种治疗可以持续数年，以便缓解夫妻之间紧张的关系，使婚姻得以继续维系，但夫妻关系中的根本权力动态并没有改变，因为关键的个人行为一直没有改变。如果一直这样，就根本无法真正改善夫妻关系。

要想建立真正的伴侣关系，罗伊需要知道，在性爱中，他把洛丽当作缓解工作压力的"鸦片"了。只要罗伊依然把缓解压力当作做爱的主要动机，那么洛丽在和罗伊做爱时就不会真正融入，也不会有被珍视的感觉。虽然对他们来说，偶尔互相退让的性爱无可厚非，但在我看来，罗伊每天用性生活来缓解压力，很像是性上瘾和性功能障碍，这无疑会让洛丽对他们的性爱关系感到不满。罗伊要为自己的压力负责，寻找其他方法缓解压力，例如锻炼、冥想，甚至是自慰。虽然，几个世纪以来，女性以这种方式尽"妻子的义务"，其中有习惯使然，同时也因为女性害怕伴侣会去其他地方"满足需求"而默许，但如果一对夫妻在中年时依然想要有愉快的交流，那么这种想法就要不得。

在第二次年度体检中，洛丽告诉我，罗伊意识到，如果他不想步他父亲的后尘，就必须换工作。罗伊的父亲一直不喜欢自己的工作，但一直干到退休，在退休第二年，年仅60岁就去世了。他还找到了其他方法缓解压力，包括每周上两次瑜伽课，参加一个篮球队。做出这些改变后，罗伊的血压和胆固醇水平都恢复了正常，他感觉开始变好，也意识到自己可以控制自己的生活。通过这些改变，他不会重复他父亲早逝的悲剧。随着罗伊恢复精神，变得越来越独立，他在洛丽眼中也越来越性感有魅力——正是这一点，真正引起了洛丽的兴趣。

性欲药物引发问题

万艾可（Viagra）[①]以及大量相关宣传足以体现我们的文化价值观。毫无疑问，对因男性勃起功能障碍导致夫妻性生活不和谐的问题上，万艾可和希爱力（Cialis）等相关药物可以大大改善夫妻生活（但请注意，这些药物可能会增加缺血性视神经病变风险，进而引起视力下降。2005年10月，公众向FDA请愿，要求在三种勃起功能障碍药物的标签上立即印上黑框警告。如果你的伴侣正在服用此类药物，你也不要担心——有各种各样的方法可以治疗勃起功能障碍，如补充营养、服用中草药和增加锻炼）。而且，除了性交，还有很多方法可以让人享受性爱的快乐。通过服药治疗男性生殖器功能

---

① 万艾可，俗称"伟哥"，一种治疗男性勃起功能障碍的药物。——编者注

障碍，并不能挽救因缺失爱和关注而走向终结的关系。

我们的文化已经忘了性功能的本质，忘记了当一对伴侣因心意相通而结合时，性爱是多么美妙而强大的体验。已有大量文献表明，如果男女之间在结合时真心相爱，那么性高潮的时间和强度都会延长，男女双方都能够体验到更多的快感和满足感。要想有这样的感受，第一步就是要相信，这种体验确实存在，而且有益健康。[18] 在中年，许多夫妻发现他们愿意花时间，也渴望增进彼此的感情，交流思想，因此他们能够体验到生命中最美好的性生活。这在一定程度上是因为年纪较大、经验更丰富的女性往往不像年轻时那样拘谨，她们更了解自己的身体。我无数次地听到来我办公室的女性讲述类似的故事。但是，也有人把性爱看作一项不得不完成的任务。性爱治疗师帕特里夏·洛夫这样写道：

> 性快感——长时间肌肤相亲带来的身心愉悦体验——在很多婚姻中已不复存在……太多夫妻做爱时心烦意乱、感觉麻木，性爱变成了本能地机械运动。但他们却幻想从 15 分钟的运动中达到高潮，这和要求车速瞬间从 0 加速到 60 公里每小时没什么不同。[19]

这就导致了性爱治疗师所说的"旁观心态"，即在性爱过程中精神剥离，心思不在伴侣身上，而是想着工作或家务。对男性来说，这可能意味着勃起困难；对女性来说，其很难达到高潮。那些出现问题首先想到借助药物来拯救自己的男人，可能低估了与爱人建立更深层次联系的重要性。如果一个女人和一个男人在一起时，发现他精神性阳痿，需要药物的帮助，那她最好问问自己，他们这段关系到底怎么了。如果这两个人放任这些问题不管或羞于启齿，那么这些问题可能会阻碍勃起和性高潮，也可能会影响他们其他方面的健康。

金妮：维克多和万艾可

金妮和维克多已经结婚 30 年了，关系很好。维克多很以自己的性能力为傲，多年来，他们的性生活一直很美好，每周做爱 3 次。然而，当维克多55岁时，他发现自己勃起不像以前那么有力，有时甚至需要很长时间才能勃起。他还发现，自己有时勃起时间很短，以致无法让金妮达到高潮。他和金妮做爱次数逐渐减少到了每两周一次。这对金妮没什么影响，尤其是因为她正忙着创办自己的新餐厅——她一直以来的梦想。珍妮的生意蒸蒸日上，而且现在最小的孩子也离家上大学了，她的生活不再需要时刻关注丈夫和孩子们的需求。但维克多对自己的生活并不满意，他原打算一两年后退休，但似乎就在他开始放慢脚步的时候，金妮开始奔向了外面的世界。

维克多去咨询医生，医生给他开了万艾可。维克多对服药结果很满意，但金妮却不是。万艾可让他们之间的性生活变成了一种机械性运动，而这在以前是无法想象的。维克多吃药后，金妮一点也不想和他做爱。于是，金妮在家的时间越来越少，这一方面是因为她喜欢自己的工作，另一方面是因为她不想"按需"过性生活。当被问及对万艾可的态度时，金妮回答："我觉得没有万艾可我们会更好。我爱维克多。做爱时，他需要更长时间才能勃起，我并不觉得困扰，也知道该怎么配合。可现在我觉得我们做爱不是因为爱，而是因为一个药丸了。"

他们的情况并不少见。维克多性功能减退，在一定程度上与他即将退休，对外部世界的力量减弱有关，尽管是他自己选择退休的。虽然在一段时间内，万艾可对他来说可能是一种相对安全的解决方法，但他最好也找一个新的生活目标，倾注自己的精力。否则，不管是在卧室还是在其他地方，不借助药物，他都无法跟上他妻子的脚步。这并不是说万艾可没有适用的症状，相反，必须指出的是，万艾可更适用于那些和勃起大小、持续时间有关的性功能障碍。此外，还有很多其他方法帮助男性改善他们的健康，提高血液循环和改善勃起功能。运动、减少炎症的饮食以及补充维生素等，都是不错的选择。

更年期关系调整和更新

在本书第一版出版前，我在创作时，从没想过关系问题会发生在自己身上。同样，你们很多人可能也会有这样的想法，"这很有趣，但是我和他关系很好"。可能你是对的。对我们很多人来说，多年来用心维持的关系美满幸福，彼此都享受其中，甚至充满激情。但当步入中年，经历转变时，你就有必要重新审视夫妻之间的关系。不论这段感情有多好，"以前"的生活多么美满，十有八九都需要更新，以便为将来的你服务。

关系需要调整的一个显而易见的原因就是女性性欲逐渐减弱。野生动物在被捕后因环境改变，会拒绝繁殖后代，但如果适应了环境，问题就会解决。同样，如果女性和她的配偶的关系出现了问题，需要调整和更新时，那么他们的性生活也很可能会出现问题。而且，更年期时，女性渴望改变，而这种改变通常从改变自我开始。

正如我们所见的，为了维持和养育家庭，女性往往会牺牲自己的事业和个人成长，即使她是一位职场女性。女性会以家庭为先，操持家务、养育子女、支持爱人，这不仅是社会文化的沿袭，还因为女性体内分泌的激素。进入更年期，女性经历了一系列的变化，这些变化以能量变化为基础，不仅引发了生理机能的变化，还引发了女性感知、直觉、神经通路、情感、创造力和整体注意力的变化，激素只是其中的一部分。女性的前半生为孩子、为他人而活，更年期的转变则意味着，后半生女性要开始为自己而活，重塑自我。

通过自我转变的镜头，如果你发现自己并不喜欢现在的生活，那么你的性欲可能会受到影响。同样地，如果你发现自己对婚姻关系不满意，性欲就也会减弱。性欲减退可能是第一个信号，标志着你们之间爱的消退——生命能量的减弱。只有当你和你的伴侣能够直面关系中出现的问题，并愿意一起努力调整和更新时，你才能打开通往生命能量的大门，让生活重新焕发活力，再次点燃自己的激情、性欲和其他方面。治愈需要双方努力——要想恢复和重建你们的关系，你和你的伴侣都必须愿意提出一些困难的问题，并倾听这些问题的答案。

过劳后果：身心交瘁和性欲减退

有人在网上匿名给我发了一个帖子，其中总结了很多中年女性会遇到的问题，以及她们和丈夫之间生活的差异。

爸爸和妈妈都在看电视，这时妈妈说："我累了，太晚了，我要睡了。"然后她走进厨房，开始准备第二天午餐要吃的三明治，洗装过爆米花的碗，把第二天晚餐要吃的肉拿出来解冻，检查是否还有麦片，把糖罐装满，在桌子上摆好勺子和碗，准备好第二天一早煮咖啡的用具。她开始把湿衣服放进烘干机，把一大堆脏衣服放进洗衣机，随后又熨烫了一件衬衫，顺手缝好扣子。她捡起满地的报纸和桌子上散落的一些玩具，把电话簿放回抽屉里。她给植物浇水，倒了垃圾，又把毛巾挂起来。她不停地打哈欠，伸了个懒腰，走向卧室。在路过课桌时，她停了下来，开始给老师写便条，拿出一些钱给孩子作为实地考察的费用，又从椅子下捡起一本课本。她给朋友写了一张生日贺卡，填好地址粘上邮票，又列了一张超市购物清单，把它装进钱包。最后她开始刷牙、洗脸、涂保湿霜，并剪了指甲。这时，爸爸喊道："我以为你去睡了。"

"马上就来。"她说。她往狗盆里倒了些水，又把猫放了出去，然后确定门锁好了。她又去看了看每个孩子，关掉了床头灯，挂起了一件衬衫，把脏袜子扔进了洗衣篮里，并和还在学习的孩子聊了几句。回到自己的房间后，她定好闹钟，准备好第二天要穿的衣服，又整理了下鞋架，并在第二天购物清单上添加了三样东西。

这时爸爸关掉电视，什么也没说，去睡觉了。

玛丽：过度疲惫导致性欲减退

玛丽是一名注册护士，出生于一个爱尔兰天主教家庭。在家里的五个孩子中，她是老大，总是被期望照顾父母和弟弟妹妹。当她母亲突然去世后，父亲开始酗酒，并有早期痴呆症状，于是搬来玛丽家住。玛丽的丈夫杰夫是一名警官。虽然还有四个弟弟妹妹，但玛丽从未质疑过自己应该照顾父亲的事情。但随着更年期的到来，玛丽对独处时间的需求日益增加，这不仅让她完全失去了性欲，还让她出现了情绪倦怠。她最近被诊断出患有甲状腺功能减退症，并出现了体重增加、抑郁、没精打采、疲劳、皮肤干燥和嗜睡等症状。虽然针对她的甲状腺功能减退症，医生采用了甲状腺激素替代疗法，但症状并没有明显改善。她的雌激素、黄体酮和睾酮水平正常，但依然没什么性欲。

长期照顾他人，没有喘息的机会，对女性身体消耗极大，女性往往有被掏空的感觉。此时，玛丽可能缺乏许多营养物质，如维生素B和镁，这二者缺乏容易导致疲惫。长期处于压力之下，肾上腺会分泌过多肾上腺素或者皮质醇；或者，在年复一年的压力下，因为得不到很好的休息，皮质醇会走向衰竭。不管是哪一种情况，最终的结果都是体力透支，像玛丽那样，嗜睡、缺乏性欲。而有趣的是，睡眠是恢复激素平衡的最佳方法。

我给玛丽制订了一个康复计划，帮助她由内而外地恢复活力。我告诉她，她每周至少需要休息2天。她还需要改善饮食习惯，减少蛋糕、糖果和饼干等精制碳水化合物的摄入，增加蛋白质、必需脂肪酸、新鲜水果及蔬菜的摄入量。同时，她最好服用高效的复合维生素，每天晚上10点前上床睡觉，睡8~10个小时更好！玛丽一直都知道她的生活需要改变，她告诉我，在获得医学的肯定后，她明白了，如果想要恢复最佳身体机能，包括重新点燃性欲，就必须做出改变，这让她松了一口气。如果她得不到足够的休息、锻炼和营养，以防止生命力的进一步衰竭，那么不仅她的性欲，甚至还包括其他方面的健康，都将为此付出代价。令人遗憾的是，有太多女性因为长期照顾他人而耗尽精力，她们都需要医生为其量身制订计划，重获生命活力和健康。

影响性欲的其他因素

我的一位同事在48岁时接受了子宫切除手术（切除子宫，保留了左侧卵巢）。因为手术影响了卵巢的血液供应，所以雌激素和睾酮水平明显下降，这也解释了为什么很多女性切除子宫后性欲会减退。但是我的同事，她在手术前刚开始了一段新的恋情，手术后迫不及待地想要离开医院，和她的爱人过性生活。她告诉我："当你知道有人在等你，而你又疯狂地爱着他时，相信我，绝对不会存在性欲减退、润滑或其他方面的问题。"很多研究都证明了这一点。相反，如果多年来，在你和你的伴侣相处中，你对做爱几乎或者根本没有兴趣（也许是因为你不知道如何满足你的性需求），但却不得不忍受它，相信我，你的身体会本能地阻止你获得高潮。有大量研究表明，性爱关系不和谐时，性欲减退的女性几乎体验不到性唤醒和性高潮。性欲旺盛的女性性唤醒和性高潮频率都高，而且对性爱和婚姻关系的满意度也高。[20]

性冲动和性欲在一定程度上是由大脑的额叶控制的，任何影响额叶兴奋性的变化都会影响性欲。大脑额叶主要帮助人们选择和引导意识思维。额叶也可以抑制无节制的欲望，引导并使其符合社会行为规范。额叶功能障碍导致抑郁症时，性欲往往也会减退，但当额叶功能障碍引发痴呆时，性冲动则会变得特别容易产生，常常引发社会不能容忍的行为。曾经我有一个病人是一名修女，她热衷于自慰，已经达到了不可控制的地步。虽然她自己不觉得如何，但周围人无法忍受。最终在一位神经学家的治疗下，她痊愈了，而她之所以这样是因为痴呆。

当然，性欲的变化可能是由激素水平下降引起的，尤其是对那些因为药物或外科手术导致绝经的女性而言。[21] 然而，以我的专业经验来看，生命能量的减弱同样可能是性欲减退的根源。在对性欲的潜在影响因素中，有两个经常被忽视：女性与其伴侣的关系，以及她对生活全身心的热爱。有趣的是，这两个因素都有可能改变身体的激素水平。[22]

一位女性，如果她生命力旺盛，热爱生活，性感迷人，知道如何点燃自己的激情，则不管激素水平如何，她的性欲永远不会减退。有一项研究证实了这一点。该研究指出，更年期激素水平变化本身并不会导致性欲下降。事实上，激素水平和性欲之间的关系可能是一个"先有鸡还是先有蛋"的问题。生命能量减弱是性生活减少的结果，而不是原因，这样说似乎也很合理。

性爱治疗师吉娜·奥格登博士在关于性的调查中表明，性不仅仅是身体上的，甚至大部分和身体无关。这个调查把性爱和精神相结合，具有里程碑意义。奥格登博士说，在调查中，当女性描述性快乐和性幻想时，她们使用了大约 5 000 个情感和精神领域的词语（比如爱或联系），而只提到生殖器 23 次。她还指出，另一项研究发现，性研究者一直在问错误的问题。奥格登博士报认为，47% 的女性说她们在性高潮中感受到了上帝，67% 的人说精神上获得了满足，才会有身体上的高潮。这并不奇怪，因为女性大脑中有许多区域在性高潮时表现活跃。

因此，我希望每一位女性在评估自己当前阶段的性生活，以及是否需要接受帮助时，除了关注常规的激素问题，还要关注与自己生命息息相关的健康和活力，即本源能量。同时，我也希望每一位女性能够改变对自己性吸引力的看法。即使你现在没有恋爱，也不要否定自己的性感和迷人。记住，我们对自己的看法会影响周围人对我们的看法，并与之产生共振，在我们周围创造一个磁场，吸引他人的注意力。一位女性如果能够利用本源能量，就完全有能力改变对自己的看法，进而改变身心灵以及性体验。

性欲次级要素：雌激素和黄体酮

综上所述，在绝经期间和绝经之后，女性即使有相爱的伴侣，彼此相互支持，性爱不存在问题，性欲也可能会下降。如果一位女性热爱生活，如果她的生命能量——性能量存储库——自由奔放，充满活力，那其性欲减弱很可能是由次级因素——雌激素和黄体酮问题导致的。子宫切除、卵巢切除（或卵巢功能减退）、过早（40 岁前）绝经等因素都有可能对激素平衡产生不利影响。[23]

随着我们对雌激素和黄体酮在维持机体功能（如循环、神经传递和细胞分裂）中的作用了解得越多，就越清楚这些激素水平的下降会影响一些女性性欲。[24]

• 整个神经系统周围遍布对雌激素敏感的细胞。[25] 显然，在性爱活动中，对一些女性来讲，雌二醇水平降低会抑制神经传导。研究发现，雌激素缺乏会导致周围神经实质性病变——一种神经功能障碍，致使女性对触摸和振动变得不敏感。雌二醇替代疗法可以恢复其敏感性，达到那些仍处于月经期的女性的水平。

• 雌二醇和黄体酮水平下降会对女性性冲动、敏感性、感觉和性高潮产生潜在不良影响，因为在最佳水平下，这些激素会增加流向性敏感区域的血流量。换句话说，由于性敏感区血供的速度和流量降低，女性身体对性刺激的反应可能会变慢，也就不太可能出现性高潮。如果神经功能障碍是由雌激素缺乏引起的，那么可能不管如何刺激，女性都不如以前敏感。[26] 但女性也可以有意识地学习，花些时间，刺激生殖器愉悦自己，尽量激发这些区域的敏感性。

• 雌激素水平过低会导致生殖系统细胞萎缩，致使阴道和尿道组织变薄，引发性交疼痛。女性缺乏雌激素也可能会出现尿路问题，如反复性尿路感染，甚至压力性尿失禁。

• 在性冲动和性爱过程中，阴道润滑液的分泌也依赖于雌激素。如果雌激素水平过低，阴道润滑液分泌就会减少，进而导致阴道干涩和性交痛。因为女性性冲动水平一般是根据阴道润滑程度判断的，所以阴道分泌液少往往被认定为性冲动减少。虽然害怕疼痛也会影响性冲动，但这并不代表性欲减退。由于身心的联系密切，一些女性可以自己调动情绪，让自己兴奋，达到润滑的效果。

• 和雌激素相比，针对黄体酮对性爱影响的研究还没有引起广泛注意，但它也十分重要。黄体酮对女性保持性欲有着重要价值。此外，作为雌激素和睾酮的前体，黄体酮在保持这些激素最佳水平，以获得最佳性快感方面，发挥了重要作用。黄体酮水平平衡时，还可以作为一种情绪稳定剂，保证甲状腺功能正常，从而在情绪和代谢方面提高性欲。

总之，雌激素、黄体酮的缺乏会降低女性的性欲，减少女性在性爱中的愉悦感。阴道干涩和阴道壁变薄会导致性交疼痛，而阴道肌肉痉挛也会引发疼痛。神经功能的改变会使原本敏感的身体部位变麻木，血液循环变慢同样会降低身体对刺激的反应，使女性性高潮变得更加困难。

研究表明，当血液中雌二醇（人体生物学上最有效的天然雌激素）的浓度低于 50 pmol/L，或者唾液中雌二醇水平低于 1 pg/mL 时，女性最有可能出现性欲减退的情况。[27] 当雌二醇水平回归正常后，外阴和阴道血流显著增加，女性通常足以恢复性反应。在医生帮助下，雌二醇水平很容易恢复。不同个体可以有针对性地选择经皮吸收的雌二醇贴片或者口服雌二醇药物，就足以恢复正常水平。在围绝经期早期，许多女性在黄体酮水平下降，但雌激素水平仍在正常范围内时，可以用天然黄体酮乳霜按摩手部或身体皮肤柔软处，恢复性欲。

> **珍妮特：我的性欲去哪儿了？**
>
> "我和戴夫过去经常吵架，"珍妮特说，"但随着年龄增长，我觉得我们现在关系真的很好——比以往任何时候都好。现在的问题是，我不想和戴夫做爱。我很爱戴夫，真的很爱，也无法忍受以后的生活中没有性生活。"
>
> 珍妮特现年45岁，已经注意到了自己围绝经期的一些迹象。她虽然没有潮热或者阴道干涩症状，但她的月经（过去像时钟报时一样准时）变得非常不规律，她还怀疑自己出现了夜间盗汗（也可能是因为她睡觉时盖多了）。
>
> 激素测试显示，珍妮特的雌激素水平仍在正常范围内，但她的黄体酮水平较低，睾酮水平明显低于同龄女性的正常水平。经过一番讨论，为了提高黄体酮水平，我们决定给她用2%天然黄体酮软膏，按摩手和手腕。而在补充睾酮时，珍妮特选择口服睾酮药。她所用药物都是凭处方在药店购买的。"我的人生彻底发生了变化，"珍妮特说，"我发现自己现在很容易进入状态，即使在没有心情的时候，也比以前更容易兴奋。"

睾酮：欲望激素

尽管在大众媒体的宣传下，睾酮被认为是性动力，但在导致女性性欲下降的因素中，它排在第四位，位于关系亲密度、黄体酮、雌激素之后。睾酮之所以受到如此多的关注，不仅因为它是一种公认的男性激素，还因为睾酮具有特殊作用。虽然雌激素和黄体酮可以有效支持女性健康性欲，但不管男性还是女性，如果睾酮水平低导致性欲减退，那么补充睾酮都可以快速、有效地改善性欲。

与人们的普遍认知相反，女性睾酮水平在绝经后并没有明显下降。事实上，对大多数女性来讲，绝经后，卵巢分泌的睾酮反而更多了。但有些女性的睾酮水平确实会逐渐下降，从二十八九岁开始，一直持续到中年，有可能会降低到影响性欲的水平。

睾酮分泌减少，有时会导致性欲突然减弱，这一般发生在卵巢切除、卵巢功能丧失，或者肾上腺功能衰竭时（详见第四章），因为卵巢和肾上腺（以及肝脏和脂肪）都会产生统称为雄激素的类固醇激素，其中之一就是睾酮。如果你在化疗、放疗或手术后，卵巢功能突然下降，那么你可能会发现你的性欲也会急剧下降，因为你的身体没有时间适应快速的变化，并产生雄激素。遇到这种问题的女性通常会抱怨："感觉不像自己了……不知怎么地，似乎生命能量都不见了。"她们也失去了性欲——她们的性能量。并不是所有切除卵巢的女性都会出现这种问题，一些女性机体适应快，身体其他区域可以分泌雄激素，从而不会影响到激素供应。如果机体无法快速适应，女性应该补充激素。

如果女性睾酮水平明显降低，那么不管出于什么原因，补充睾酮对提高性欲都有积极的影响。外用睾酮药物（包括皮肤贴剂和经皮凝胶）对绝经后女性的性欲改善尤其有效。虽然这种药物似乎是安全的，但它的长期安全性还有待研究。此外，补充睾酮还伴随着一些显著的副作用，包括不必要的毛发生长、痤疮，有时还会导致声音低沉。有研究表明，补充睾酮后，65% 睾酮水平下降的绝经期女性在性欲、性反应、性生活频率、性幻想和敏感区的敏感性方面都有很大改善。[28]

然而，根据我的经验，只有当一个女人对自己和性有一个积极的看法，并且和伴侣关系健康美满时，才会享受到和谐、美好的性爱。人到中年尤为如此，因为此时女性不再愿意委曲求全。如果她和伴侣之间的关系出了问题，补充再多睾酮对性欲刺激的作用也不大。

当然，如果你认为性欲下降可能与睾酮或其他雄激素水平下降有关，你可以检查游离（自由）睾酮、脱氢表雄酮的水平。这可以通过血液或唾液测试来完成。

如果你睾酮水平很低，医生会给你开天然睾酮处方，你可以在药店购买并进行补充。天然睾酮包括胶囊和阴道膏剂两种形式。经皮睾酮也是一个选择。2008年的一项研究，对814名女性进行了调查，结果显示这种方法确实提高了性满意度，尽管研究小组中近一半的人最终因为不想毛发生长过于旺盛和声音变低沉而退出，其中4人患上了乳腺癌。[29] 对于那些想要尝试经皮睾酮的女性，我建议一开始每天剂量不要超过300微克，可以用贴片，也可以用护肤霜。另一种选择是服用非处方补充剂脱氢表雄酮。脱氢表雄酮作为睾酮前体，部分女性通过补充这种激素就可以提高睾酮水平，提高性冲动。该领域的研究很重要，大量研究正在进行中。

润滑的作用

一些女性到了中年发现，虽然她们性欲没问题，但阴道容易干涩，体液减少。这很容易解决。很多润滑液不需要处方就可以买到。但也有一些女性，需要阴道给药补充雌激素，才能达到最佳效果。这也不是什么难题。

娜塔莉：保护性爱

娜塔莉在52岁时第一次来找我看病。她丈夫布拉德陪她一起来的。娜塔莉身体健康，但存在性交问题。她在性爱前无法达到足够润滑，这让做爱变得很困难。有时她还感觉尿道有灼烧感，并出现尿路感染。

我从布拉德和娜塔利的互动中看到，很明显，虽然布拉德不愿意谈论这个话题，但他真的很关心他的妻子。他不想伤害她，但不明白他们的性爱出了什么问题。两个人都有些担心性爱不和谐最终会让彼此疏远。我给娜塔莉做了盆腔检查，发现她的阴道壁十分薄，弹性较差，对刺激敏感，因此对性爱过程中不可避免的摩擦和张力感到不舒服。她正是因为阴道壁变薄才患了尿路感染，阴道壁变薄与尿道外1/3处变薄和敏感有关。娜塔莉的检查结果也显示阴道分泌液明显缺乏，达不到润滑效果。这不仅让她痛苦，也让她的伴侣毫无快感。考虑到娜塔莉可能进入了围绝经期，我把其阴道样本送去实验室检测"成熟指数"以测试细胞雌激素化数量。我还对她的雌激素、黄体酮和睾酮水平进行了测试。她的睾酮水平在正常范围内，但雌激素和黄体酮水平较低。"成熟指数"检测结果显示，她患有萎缩性阴道炎，简单来讲就是，阴道壁雌激素缺乏，导致阴道壁变薄、发炎。

我向娜塔莉介绍了治疗方法，最终给她开了阴道雌三醇乳膏以及黄体酮软膏（可以涂抹在身体各处）。在3个月治疗期间，我根据她的个人感受，调整了剂量并让她再次做了检测，然后针对娜塔莉的年龄，设置了最理想的雌激素和黄体酮基线水准。在一个月后的回访中，娜塔莉说他们的性生活完全恢复了正常——与我所预料的一样。阴道干涩和阴道壁变薄如果真的是围绝经期变化引起的，治疗起来非常容易，而且方法安全有效。

格蕾丝：开始新恋情

格蕾丝来找我看病时55岁，她丈夫5年前去世了。她和丈夫相濡以沫地走过了20年，他们的婚姻幸福美满。在丈夫去世后，格蕾丝并不是很愿意再找一位伴侣。她很享受当下的生活，忙碌而充实，教教网球课，做些园艺，经常出去旅行。但后来，她遇到了高中时的男朋友，他们已经多年未见。他也一个人——他的妻子多年前去世了。因为他住在犹他州，而格蕾丝住在缅因州，所以他们通过写信和打电话保持联系。格蕾丝来找我是因为他邀请她去他的农场住几周。他告诉格蕾丝，希望她可以嫁给他。虽然她不确定两个人在一起时是否会发生性行为，但她希望有所准备。和很多女性一样，格蕾丝担心自己因为多年没有性生活而致使阴道"枯萎"。我告诉她，阴道会在女性一生中都保持正常功能，当然，多年禁欲后可能在开始时需要一些帮助。（并不是所有人都需要，经常通过道具插入愉悦自己的女性，其阴道功能都没有问题。当然，也有许多女性可以不通过道具达到高潮。）

格蕾丝已绝经5年了，她不想接受激素替代疗法，因为她的骨密度很好，而且她不想增加患乳腺癌的风险。

但盆腔检查显示，格蕾丝的阴道有一点发红，而且阴道黏膜似乎也有点薄。这种情况可能会导致性交疼痛，也可能不会——视个人情况而定。当女性完全被唤醒时，无须激素帮助，阴道完全可以自行达到最佳润滑效果。格蕾丝可能在性爱时没有任何问题，但考虑到她的新恋情，我觉得最好还是做一些准备。格蕾丝也同意了。虽然在过去 10 年，她没有过任何阴道干涩或者不舒服的感觉，但她还是想要确定自己能在性爱中获得愉悦和舒适。

我给她提供了三个选择：阴道雌三醇软膏、Estring 阴道环以及安全有效的非激素润滑剂。格蕾丝选择了阴道雌三醇软膏，因为她 3 周后要去犹他州，激素软膏见效快，到时她的阴道组织就能够很好地雌激素化并且增厚。她希望离开前复诊，了解自己的恢复进度。雌三醇是一种天然雌激素，不像其他雌激素（雌酮和雌二醇）会强烈刺激乳房或子宫组织增生。不管是口服还是局部应用，它都可以有效缓解阴道干涩。雌三醇软膏仅局部应用在阴道，所以即使你曾经患过乳腺癌、子宫癌或卵巢癌，也可以安全使用，不用担心患上和雌激素相关的疾病。雌三醇软膏局部应用对阴道雌激素敏感组织作用显著。其他雌激素软膏，如倍美力和 Estrace，同样对阴道干涩和阴道壁变薄有效，但可能会导致乳腺和尿道组织增生，如果你的这些器官曾经癌变，那用药时就尤其要注意，但低剂量应用一般不会有太大问题。和雌三醇软膏一样，这些软膏对治疗雌激素缺乏导致的尿失禁也很有效。

我让她第一周每天使用软膏，修复阴道上皮角质层，以后每周涂抹 3 次，这样即可保持阴道组织的柔软、弹性和湿润。我同时告诉她，如果她性生活规律，那么阴道血供也会增加。反复刺激并牵拉阴蒂可帮助她逐渐减少药物用量——恢复得好的话，她最后可以完全不用药，只需要用一点润滑液就可以。

顺便说一下，对那些因放射治疗导致阴道干涩和阴道壁变窄的女性来讲，雌三醇软膏改善效果也很明显。因为人体组织具有可塑性，定期运用可使其差不多恢复正常功能，其间如果使用雌三醇软膏会加速恢复。

如果你选择了雌激素软膏，不要梦想一夜见效。大概需要 1 周的时间阴道组织才会有所改善，恢复到最佳状态需要时间更长一些。要想保证骨盆血供充足，最佳方法是利用多种途径刺激阴蒂。

润滑液

即使不用雌三醇软膏，也有很多其他方法可以缓解阴道干涩，达到润滑的效果。美国较为常见的 K-Y 润滑剂比较容易买到，但这种水溶性润滑剂对某些人来说效果不理想，并且有一些令人讨厌的残留物。其他效果很好的润滑剂包括 Albolene 和 Emerita 公司生产的 Personal Moisturizer，它含有舒缓功效的草药提取物（如金盏花）。很多草药成分都可以帮助阴道恢复润滑，如野葛根、当归、圣洁莓等。维生素 E 栓剂效果也很不错。很多女性发现，当她们开始定期食用全大豆食品时，阴道弹性和湿润度都会有所恢复。每天摄入的异黄酮量越高，效果越好。（油类润滑剂容易让乳胶避孕套或者子宫帽变质，作用降低。）

另一个保证盆底健康的方法是，经常做凯格尔运动，刺激、加强盆底肌肉力量。该运动简单易行，你可以在任何时间、任何地点练习，没有人会看出你在做什么。研究表明，该运动不仅可以增加血供（使阴道壁增厚并润滑），还可以改善性欲，增加阴蒂肿胀和敏感性，进而带来更大的高潮。而且，凯格尔运动还可以帮助预防和抑制尿失禁。

正确认识性生活

到了中年，越来越多的女性能够坦然地向自己和他人讲述自己的性生活。以下这些方面，你可能需要重新评估一下。

• **正视自己的性需求。** 人天生具有性爱需求，它是人性的重要组成部分。在睡眠期间女性阴道会润滑，男性会勃起。但是，你在清醒的时候，选择如何表达你的性取向取决于很多因素，包括你的成长经历、激素水平、总体健康状况，以及你对性伴侣的满意度（如果你目前有一个性伴侣的话）。对所有女性来讲，我觉得最重要的事情是转变思维，利用感情，学会如何让自己兴奋起来，提高自己的性欲。这种转变本身就是革命性的。

• **不要计算性生活次数**。什么是正常的性生活？只有你自己能回答这个问题。为了帮助你找到这个问题的真相，我需要提醒你的是，在我们的社会中，经常把数量和质量混为一谈，即使是医务人员也经常把性爱质量等同于性交次数。这对任何一对伴侣来说都是巨大的伤害，很多人不可避免地会觉得自己不合格。最近芝加哥大学的一项研究指出，对人们来讲，每月3次非常满足的性爱是很正常的，看到这个，你可能会倍感安慰。问问你自己下面的问题，然后诚实地回答：如果你的生活很完美，那么你一周愿意花多少时间自慰或者和伴侣做爱？只要愿意，你总能找到方法改善性生活。

• **重视性欲中的遗传因素**。性爱治疗学家帕特里夏·洛夫博士指出，说到天生性欲，我们可以把人分成三类：高、中、低。[30] 就个人而言，睾酮水平高的人往往性欲更强烈，而那些睾酮水平低的人往往在蜜月过后性欲会减弱，需要花费很多精力才能够再次唤醒性欲。因为经常有睾酮水平高的人被睾酮水平低的人吸引，所以一对夫妻的性欲不时发生变化也是有可能的，这并不意味着有人"错了"或"不正常"。

虽然我们的文化告诉我们，如果我们不能让我们的性生活保持在最初的狂热状态，那么我们就出现了问题，但事实是，一段全新的恋爱关系，在最初情感和身体的高度兴奋过后，取而代之的是精心创造和经营的更为复杂的热情和亲密关系。

• **进行安全性行为**。对20世纪70年代的更年期女性来讲，有过多个性伴侣是很正常的。20世纪80年代，艾滋病流行的时候，很多人已经结婚，或者有了固定的伴侣。如果你在那时离婚了或者寡居，那么你可能不太了解无保护性行为的危险性。你需要知道的是，新感染HIV（人类免疫缺陷病毒，又称艾滋病病毒）的人中有11%是50岁以上的人，从1991年到1996年，这一人群中感染HIV的增长速度是年轻人的2倍多。[31]

通常人们都不认为自己的伴侣会感染HIV。你可能看人很准，但你的性伴侣是否安全和她/他曾有过的伴侣有关。同时我们也要注意其他通过性传播的疾病，如生殖器疱疹、生殖器疣和乙型肝炎等。[32] 围绝经期和绝经后女性比年轻女性在性交中更容易感染疾病，而且因为阴道润滑度差，阴道壁变薄，在性交时更容易产生阴道轻微撕裂，给细菌和病毒可乘之机。

安全性行为意味着，你在确定你伴侣是安全的之前，在性爱中需要将伴侣的体液排除在阴道、肛门和口腔之外。体液包括精液、阴道分泌物、血液和其他性传播疾病创面排出物（如疱疹性溃疡）。尽管大多数人将安全性行为简单定义为使用避孕套，但实际上远非如此。它包括与不知是否患有性传播疾病的人发生性行为而又不做任何保护措施时，你可能面对的风险，同时也包括在发生性关系前，了解你未来的性伴侣，彼此可以详细讨论你们的性经历，使用避孕套，进行血样检测。虽然这样的谈话并不容易，但它可能是对亲密关系的一个很好的测试。

• **如果需要，应采取避孕措施。**很多中年女性都认为自己不会怀孕，并认为纸尿布和婴儿车早已远离她们的生活，但事实是，她们可能会怀孕。即使经期不规律，你仍可能排卵。安全起见，在最后一次月经周期结束后的一年内，继续采取避孕措施。不到一年的时间，谁都不确定会不会怀孕。

十步重新点燃你的性欲

精神病学家海伦·辛格·卡普兰是人类性学领域的先驱，发明了"hot monogamy"（激情夫妻）一词。它指一夫一妻关系中，彼此忠诚，并长期保持性激情的夫妻。要想保持这种激情状态，洛夫博士指出有 10 个因素非常重要。她指出，这些因素之间关系密切，其中一个改善必然会对其他的带来有益影响。[33]

1. **交流。**如果直到现在，你和你的伴侣都不太交流你们的性关系，那么轻松谈论性变化将变得越来越重要。沟通的第一步是，你只需要告诉你的伴侣你的现状，这会为随后要做的调整奠定基础。

2. **情绪。**到了中年，因为性欲可能不再像以前那么容易被激发，所以女性要负责让自己进入状态。一位 56 岁的同事和我说："变老意味着要主动过性生活，而不再只是被动接受。"好消息是，激发自己的性欲是一个选择，由大脑决定。记住，能量跟着意识走。意识取决于你是否愿意集中注意力。

3. **亲密。**多花些时间联系情感，没有什么比定期与伴侣分享想法和感受更有益于健康性生活的了。中年的好处之一就是，和以前相比，我们有更多的时间和伴侣在一起。我们可以把这看成第二次蜜月。我的一位男同事和他的妻子去欧洲度了一次长假——这是他们在四个孩子出生后的第一次重要休假。当我问他这次旅行如何时，他说："我们又重新认识了彼此，我想起了自己当初为什么娶她。"另一位病人向我描述了在孩子离家后，他们之间的性爱是多么激情四射，她大笑着和我说："我们可以很大声。"

4. **技巧和意识。**我说过，女人很容易高潮，即女性天生能够体验多次高潮，感受无穷快乐。大多数女性甚至还没有开始充分发挥她们的快乐潜能。因为某些原因，如宗教的羞耻、性虐待、缺少一个体贴的伴侣，或者仅仅是缺乏信息，很多女性甚至从未体验过极致的快乐。中年是改变这一切的最佳时机。通过掌握一些技巧，我们每个人都能唤醒自己。记住，能量跟随意识而来。首先，你需要清楚自己的敏感带，用心体会兴奋、刺激感或者血液流动加速的感受。然后，有意识地做凯格尔运动，感受每一次的血液快速流动。博丹斯基夫妇在《如何延长性高潮》中告诉我们"享受每一次悸动"，同时指出，高潮开始于耻尾肌（即所谓的"爱肌"）的第一次无意识收缩。该肌肉也就是你在凯格尔运动中收缩的肌肉群。

《如何延长性高潮》堪称一本身体反馈指南。从书中你可以掌握快速让自己投入性爱状态的技巧。没错，就是通过你的意识训练你的身体，去感受更多。做这个练习最好不要用振动器。我对这些小道具没有任何意见，但如果你不知道其他唤醒性欲的途径，振动器会让你感觉迟钝——随着时间的推移，你需要更多刺激才能有感觉。你的目的是让自己变得更加敏感，一个简单抚摸就会唤醒性欲。要知道，有些女性仅仅通过刺激乳头或亲吻耳垂就能达到高潮。你可以开始自己的练习了。事实上，仅凭自己也完全可以拥有美好的性生活。更重要的是，唤醒你自己的性欲会提高你对潜在伴侣的吸引力——如果这是你的愿望的话。

在性爱中，学会愉悦自己，感受自己身体中的性敏感点，非常重要，因为你知道哪里会让自己兴奋，哪里不会，而且也可以教给伴侣。相信我，男人并不是生来就比你知道的多。中年时如果你想成为一个合格性伴侣，首先就要知道如何唤醒自己的性欲。

5. **多彩性生活**。你和你的伴侣应积极主动探索，为你们的性爱增添花样、乐趣和新奇感。同时，也可以参加一些研讨会、在线课程或培训，帮助自己恢复活力。

6. **浪漫**。你和你的伴侣需要学会通过具体行为表达爱意，鲜花、卡片、特别的夜生活等，都有助于保持浪漫的生活。

7. **身体意象**。洛夫博士认为，身体意象是"外在自我的内心意象"。许多女性对自己的身材不太满意，因为我们经常拿自己和媒体上那些被美化过的完美模特相比，尤其是当我们步入中年，身材开始变形后。当对自己的身体不满意时，我们就很难全身心投入性爱。好消息是，男人并不像你想象的那么在意女性身材。我问过很多男性，他们都说，他们想要一个喜欢他并且有趣的女性。如果身体意象对你来说是个问题，那么连续30天里，请每天两次站在镜子前，径直看着自己的眼睛，大声说："现在我无条件地接受自己。"花点时间对着镜子自我欣赏——可以在房间里点上蜡烛，在烛光烘托下这个练习效果更好。练得越多，自我感觉就会越好。这听起来有点傻，但很有效。而且，通过这个练习，你也会明白自己哪些时候需要爱和陪伴。你越享受自己的身体，就越会感觉性感。性感和魅力源于你内心的想法和信念。

8. **感官享受**。要想增强性欲，你必须愿意放松，全身心投入性爱。不要一心想着达到高潮的"目标"，什么都不要想，全身心去享受。所谓感官享受就是把一切都交给身体。

视觉。卧室应该是一个休息和放松的地方，而不是用来付账单或看电视的地方。同时，卧室也是性爱场所。和你的伴侣一起选择墙壁和床单颜色，有助于增加环境的浪漫色彩。

很多夫妻喜欢一起看性爱电影。大多数女性，包括我在内，都认为一部好的性爱片，配音、情节和灯光缺一不可。个人认为，《艾曼妞》《情迷维纳斯》和《两个月亮》(*Two Moon Junction*)很不错。也有许多女性喜欢情色文学，感觉文字往往比图像给人更多想象空间。就我而言，我比较喜欢朗尼·巴巴赫的系列作品，如《快乐》(*Pleasures*)和《性爱边缘》(*The Erotic Edge*)。

阿娜伊斯·宁（Anaïs Nin）的作品也值得一读，如《情迷维纳斯》和《小鸟》（Little Birds）。另外，爱情浪漫小说对进入性爱状态也有帮助。有两本小说，我非常喜欢，一本是琼·奥尔的《野马河谷》，另一本是戴安娜·加瓦尔东的《外乡人》（Outlander），这两本里面都有很精彩的性爱场景描写。注意：选择性爱作品时，不管是电影还是书籍，都要确保里面没有任何侮辱、贬低女性的内容。没有比这更让人扫兴的了。性爱应该是一项能增进双方幸福和提升自尊的活动。如果你现在的伴侣在性爱中羞辱你，你就要寻求帮助。

气味。和男性相比，女性对气味更敏感，也更喜欢闻不同的气味。你对伴侣应该坦诚，不喜欢哪些气味，如汗味、口臭等，要告诉对方。使用香薰是很好的选择，但前提是双方要就香味达成一致。与气味相关的信息素科学虽然还处于起步阶段，但已经引起了很大关注。温妮弗雷德·卡特勒博士和其他人的研究已经证明，信息素是重要的性吸引分子，由腋窝和阴部的腺体分泌。女性在排卵期会分泌一种信息素，增加她们对男性的吸引力。男人也会分泌信息素，让他们更性感。女性摘除子宫后，信息素分泌可能会减少，不再排卵的中年女性也可能会出现同样的情况。但好消息是，现在，有些香水中添加有信息素，而且也有专门涂抹在皮肤上的信息素用品。虽然还有待做进一步证实研究，但有很多关于信息素有效性的信息和轶事证据，所以我毫不犹豫地尝试了一下，看看对性生活和性吸引力有什么影响。

抚摸。互相抚摸对方的脚和肩膀，学会接受彼此。令人惊讶的是，安静地躺下来，享受这样的爱抚，对很多女性来讲非常困难。通过抚摸，你的伴侣会知道哪些地方让你舒服，哪些地方不会。注意，抚摸越轻柔，感觉越舒服，请赞美每一次悸动的感觉。不要忘了抚摸阴蒂。75%的女性在性交中无法享受性高潮，可以试试口交或者手交，或者采用女上男下的体位。

味道。如果你喜欢味道刺激，有很多选择，如调味油、巧克力、鲜奶油、蜂蜜等。

声音。因为很多原因，我们在做爱时被要求保持沉默。但发出声音、张开嘴和放松喉咙，可以极大地增强快感。不管你是一个人还是和伴侣一起，都可以发出各种不同的声音。性爱中，给予对方积极反馈也很重要。博丹斯基夫妇总结了一张清单，列举很多在性爱中当对方做对了时给予肯定的词句，如"没错""还要""感觉太棒了!"等。男性希望得到认可。在性爱中，他们希望得到积极的反馈。

浪漫的音乐也能够营造氛围。打开音乐，关掉电话，锁好门，以防有人突然闯入。对女性来讲，性爱中，最容易让她们分心的就是担心孩子会随时闯进来。

9. 激情。洛夫博士认为一个人和不认识的人产生激情是不可能的。在她看来，激情"结合了强烈兴奋感和对伴侣的爱"。无论我们离这种状态有多么远，这都是我们心之所向——中年时，性能量从我们心中升起，性爱不再仅仅是身体上的结合，更多的是身心的融合。

10. 挖掘快乐的力量。下定决心感受快乐、享受生活，需要勇气和自律。人很容易让自己悲伤、沮丧和不快乐，这是人之常情，但不是必然。大脑是人体最大的性器官。到了中年，一个人重新唤醒性欲的最大同盟就是：你选择如何看待性和各种快乐。女性的渴望——让自己兴奋的能力，是世界上最有效的方法之一。有趣、性感的女性也会让他人兴奋。最终，让人们在一起的并不是爱，而是愉悦感。人到中年，学着让自己快乐。一个令人无法抗拒的性感女人有能力让自己兴奋起来，从而享受一个更快乐的生活。她的生命力和激情具有感染力。如果你现在没有伴侣，也可以自己愉悦自己。你变得越性感、越有吸引力，你就会越快乐、越健康。

愤怒和自我怀疑会阻碍我们追求各种快乐的本能欲望，包括性快乐。人到中年时，我们前半生所有未完成的事情都会浮现出来，等待解决，我们需要很大的勇气来控制我们的愤怒，还要化悲愤为力量，燃尽多年来束缚我们的自我怀疑和自我限制——无论是性方面还是其他方面的。认为自己魅力无穷、性感、漂亮、值得拥有快乐，本身就是一种力量行为。无怒无恨，心平气和地告诉伴侣自己的需求，也是一种力量行为。这些力量源于内心，我们无须白衣骑士拯救，也无须一份新工作或者整容。我们需要知道，我们必须坚信，自己值得生活给予我们最好的东西，只要我们花时间，全身心投入让自己快乐，我们就有能力得到最好的一切。绝经期是一个非常理想的考验时间，我们燃烧掉自我怀疑和愤怒。只有这样，我们才能够真正重新唤醒性欲，即生命能量。在《女性性解剖》中有一个章节叫作"成为一名性爱大师"，读到这里时，我突然有所顿悟，没错，我的身体也是这么想的。几乎我见过的每一位女性，在内心深处都想像希拉·凯利[①]所说的那样，"是一个天生的性感尤物"。我们渴望充分展示内心的性爱女神。对很多女性来讲，童年和青春期都在沉默中度过了。但现在，到了中年，我们有技巧且自律，性生活和谐，人也健康快乐，而这种快乐也带给周围人幸福和快乐。我们不再是不负责任的青少年了。所以，请给自己足够的空间、时间和注意力，唤醒全部性爱潜能。这样做可以增强血液循环，提高一氧化氮水平，平衡激素，让你更有吸引力和活力。

---

① 希拉·凯利，S形钢管舞创始人，此种舞蹈专门为女性锻炼而设计。

第十章

养护你的大脑：
睡眠、情绪和记忆

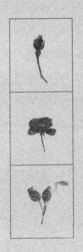

中年时期，女性大脑发生的变化，为我们迎接更加智慧、更有意义的生活奠定了基础。从月经来潮到绝经，一路走来，人到中年，全新的智慧在我们大脑中形成。在这个自然调整的过程中，我们经常被一些症状困扰，如失眠、抑郁、健忘等。传统观点认为，这种变化意味着我们即将开始漫长而缓慢地走向衰老和抑郁，但事实并非如此。要知道，大脑变化是正常的——是通向智慧之路的短暂颠簸，是内在智慧向我们传递的信息。没有任何研究表明，绝经本身会增加一个人患任何精神疾病的风险，无论是抑郁、健忘还是焦虑，除非我们已经有这种倾向了。围绝经期"强化"了我们的大脑和思维模式，特别是那些需要支持和改变的区域。

试图通过否认、药物，甚至过度依赖心理技巧（如冥想）来对抗或控制精神方面的症状，最终注定会失败。相反，我们需要关注症状背后的信息，用可靠的信息充分武装自己，并在必要时积极采取行动，调整生活模式。

改变不是一朝一夕的事，需要耐心的同时，还需要勇气和信心。很多女性在做决定前，不得不经历精神上的痛苦折磨。

普鲁登丝：焦虑警报

普鲁登丝是一位公司律师，她丈夫是一位大学教授。她第一次来找我看病是在她 34 岁怀第一个孩子的时候。普鲁登丝和她丈夫看起来天生一对，过着人人称羡的生活。普鲁登丝在怀孕和生产时都很正常，但产后她陷入了中度抑郁状态，长达6个月。在此期间，她看过心理医生，并服用了大约一年的抗抑郁药物。后来，她的状态一直比较稳定，但从月经周期的中期一直到来月经的第一天，她的经前综合征非常严重，如焦虑、情绪波动大和嗜吃甜食等。普鲁登丝通过用黄体酮软膏、调整饮食和锻炼，很好地控制了症状。我从来没有要求她弄清楚是什么引发了她的经前期综合征。她的治疗奏效了，她很满意。我有一种直觉，普鲁登丝并不想深入剖析自己的生活或心理。但在围绝经期到来时，一切都变了。

在45岁时，普鲁登丝的月经开始变得不规律，她似乎无法控制自己的经前综合征。她不知道黄体酮软膏应用的确切时间，饮食变得无节制，也不像以前那样有规律地锻炼了。除此之外，她发现自己晚上经常无法入睡，而且还经常担心一些不必要的事情：每次月经不准时，她都担心自己会怀孕。自从他们第一个孩子出生，她丈夫就做了输精管结扎手术。我想她的生活一定发生了什么。

我问普鲁登丝，是否有什么事让她备感压力，她承认她和她的一位同事有了婚外情。她说："我不知道自己怎么了。我从没想过自己会做这样的事。但我发现自己被迷住了，当我和大卫在一起时，我感觉自己很年轻，充满激情——似乎一个未知的我被激活了。我生平第一次对性感的黑色内衣感兴趣。我坐在办公桌前，看着法律文件，心里却幻想着下一次和他一起出差。和他在一起，或者仅仅一想到他，我就感到特别快乐。当我必须回家，不能和他见面时，我就会感觉很崩溃，焦虑、沮丧，甚至无法入睡。"

一开始，普鲁登丝只是想问我避孕方法，以及她是否应该重新服用抗抑郁药或安眠药。她还想知道，这些药物对她重新燃烧的性欲有什么影响。虽然我觉得某些药物可以改善她的症状，但我更想让她明白，她的围绝经期症状和她目前的生活之间的关系。

这个时候，她为什么会有外遇？一开始，她跟我说，她的婚姻很好，丈夫是个好人。但几分钟后，她哭了起来，并告诉我，他在他的大学没有获得终身教职，在过去的一年左右的时间里，变得越来越难以相处。如果是这样，那普鲁登丝的丈夫也正在经历中年危机。而他不愿意谈论这件事，这让普鲁登丝非常难做，尤其是她自己的事业发展得越来越好。事实上，由于她丈夫越来越沮丧、抑郁，她也越来越不愿意回家，宁愿待在公司。

我问普鲁登丝，这段婚外情对她有什么好处。她想了一会儿回答："它让我觉得自己又充满了活力，变得性感有魅力，这是我以前从未有过的感觉。"普鲁登丝这段婚外情打开了她的大脑额叶——这个区域可能在十几、二十年前就封闭了，但正如我们所看到的，在围绝经期，这个区域变得越来越活越。颞叶与狂喜、性欲和创造力有关。这些信息一直都在，但通常被颞叶封闭住了。额叶位于大脑中心部位，与习俗、规则和传统道德息息相关。

到了中年，我们的身体和大脑迫切需要平衡，来自灵魂的指令越来越难以忽略。过分理智和自制的人，需要打破束缚，放松自己，顺从天性，而那些及时行乐，过于放纵自己的人如果想要保证健康，则需要约束自己，需要自律。

我不建议中年有婚外情，但我必须承认，对普鲁登丝这样的中年女性而言，一段超出控制的婚外情的确具有一定治疗作用。（梅丽尔·斯特里普和亚历克·鲍德温主演的电影《爱很复杂》很好地诠释了这一点。）婚外情虽然让她在中年重新感受到了快乐和狂喜，但也只是让她有了放纵自己的机会。有时，虽然婚外情会让你获得快乐，但你也只能通过性和不可告人的隐秘行为获得。而人到中年，我们应该学会在健康、可持续发展的环境中营造快乐和幸福，并使之成为我们日常生活的一部分。

我建议普鲁登丝花几个月的时间思考以下问题，可以单独思考，也可以去咨询专业医生或向其他人寻求帮助：她还爱丈夫吗？她是否想继续维持他们的婚姻，想和他一起生活到老？是什么导致了她的婚外情？对此，她产生了什么样的感情？生活中是否还有其他事情和婚外情一样，可以带给她狂喜？这段恋情是否重要到她可以冒险失去和丈夫共同建立的生活？她愿意了解这些症状和生活之间的关系吗？

普鲁登丝告诉我，她会认真考虑我的问题。后来因为焦虑、抑郁和失眠问题，她去看了心理医生。在随后两年里，她接受了一系列的药物治疗，但效果都不持久，而且副作用明显。她先后服用过百忧解、西酞普兰、怡诺思、阿普唑仑、安定、阿米替林和曲唑酮等处方药，最终选择苯乙肼——一种单胺氧化酶抑制剂，服用时对饮食有特殊要求。她试图通过各种药片消除症状，但效果甚微。

直到两年半后，普鲁登丝才再次造访我的办公室。她告诉我，她的恋情结束了，她没有离婚。我问她她丈夫现在在做什么时，她告诉我，他已经找到了另一份教学工作，但似乎也只是在耗时间，等着退休。快要离开时，普鲁登丝哭了，说："我感觉自己的身体完全失去了控制，我越想控制自己的症状，情况就越糟。我不知道接下来要做什么。"我告诉她，她正从"黑暗走向黎明"——此刻虽然很痛苦，但却是走向幸福生活的第一步，同时提醒了普鲁登丝一个事实：要相信自己可以痊愈。

普鲁登丝后来看了心理医生，探讨生活中需要解决的问题。普鲁登丝的身体和心灵把她带入了两难的境地，这不是加强控制或者掌握更多信息就可以解决的。她终于投降了，也明白了，自己必须珍惜当下健康的生活。

中年教会我们这样一个道理：我们生活的许多方面，包括我们的伴侣、家庭、孩子以及我们的工作，都不是我们能够控制的。真正的心理健康应该是在确定和模糊之间取得平衡。早些年，我们喜欢确定性，喜欢掌控一切，这的确让我们受益良多，但人到中年，必须换一种生活方式了。我们必须相信我们的内在智慧——它确实存在，即使我们看不到、尝不到、摸不着，也无法衡量，更不用说控制了。

提高睡眠质量

和年轻时不一样，到了中年，女性经常出现睡眠障碍。有人比以前觉多，有人失眠，还有人睡眠质量变差，醒来后无法恢复精神。

中年过渡期原本就不易，不幸的是，失眠让情况更加糟糕。睡眠不足会增加皮质醇、儿茶酚胺的分泌，让人长期处于有压力、紧张的状态，导致激素水平失衡，降低免疫系统功能。研究表明，20%~40%的女性有睡眠障碍，而且女性在35岁以后比同龄男性更容易失眠。[1] 围绝经期女性通常比同龄男性需要更多的睡眠。[2]

睡眠可以恢复体力和精力。实验表明，小动物如果被剥夺睡眠，就会死亡。睡眠不足会让人明显感到精神萎靡、疲劳和烦躁不安。睡眠不足还会导致注意力下降，办事效率低，工作积极性下降，判断能力减弱。这就是美国联邦航空管理局对机组人员的睡眠要求有严格规定的原因。当我们睡眠不足时，很容易引发事故，因为我们的大脑会进入"微睡眠"状态，降低对周围环境的感知，但周围人很难看出来。另外，研究表明，良好的睡眠对保持健康的血压也很重要。[3]

充足的睡眠有助于保持健康体重。我想很多人都发现了，一夜安眠后，体重会下降1~1.5千克，甚至更多。充足的睡眠的确会让你看起来更年轻，你自己也会有这样的感觉。哥伦比亚大学2005年的一项研究表明，睡眠越少的人越容易肥胖。[4] 和每晚睡够7~9个小时的人相比，每天睡眠不足4个小时的人肥胖率高出73%，睡5个小时的人肥胖率高50%，睡6个小时的人肥胖率高23%。研究人员认为，当睡眠不足时，身体分泌的瘦素会减少（瘦素正常，标志你身体能量储备充足），饥饿激素会增多，提醒你身体处于饥饿状态，让你感觉饥饿和难受。

失眠：身体警报

在更年期，失眠和疲倦通常是由一些不良情绪导致的，如愤怒、悲伤或焦虑，它们往往伴随着巨大的中年变化。更年期女性大脑中影响睡眠的化学物质会发生变化，这种变化会影响我们的心情。

例如，在与配偶吵架后，你的心情糟糕，那么即使早睡10个小时，你也会感到疲倦。我的一个病人，她的女儿似乎一直未找到合适的工作，她很担心，因此她觉得自己的失眠可能与此有关。当她决定不再催促女儿，允许

23 岁的她住在家里，不需要交生活费时，她的睡眠问题得到了解决。她坚信她的女儿可以找到一份工作，学会如何在社会中自食其力。

我的一位更年期病人不明白自己为什么会失眠。她说她没有出现潮热或盗汗症状，不喝咖啡，也没有什么压力。我问她是不是和丈夫不在一张床上时睡得更好。她回答："是的，我已经注意到了。"我告诉她，这是她内心智慧发出的警报。她说："那我该怎么办？我不能一直和我丈夫分开睡。"我告诉她，我不知道该怎么帮她解决睡眠安排的问题，但还是提醒她，要注意失眠和睡眠安排之间的关系。她可以考虑分开睡一段时间，但要和她丈夫聊一下，看他对这件事的反应。暂时分房睡可能会让他们重新找回感觉，增加亲密感。

睡眠，多少为佳？

现代生活的快节奏不仅改变了我们固有的生理节奏，也影响了我们的交感神经系统，让我们时刻处于警戒状态。灯泡发明的时间并不长，因此，从进化的角度讲，熬夜并不符合我们的生理需求，我们也还未进化到可以通宵达旦的地步。但在我们的文化中，经常打盹，在沉闷的早上睡个懒觉，或者天黑就躺下睡觉，常常为人所不齿；反而那些一天工作 16 个小时，极度活跃，并且时常夸耀自己几乎不需睡觉的人，备受推崇。

在医学院读书时，尤其是午饭后坐在教室里，听老师慢条斯理讲课时，我总是幻想着能有一张床可以让我睡一觉。我之所以这么疲惫，有时是因为血糖低，有时是因为吃了太多碳水化合物。但即使再合理的饮食，也不可能让我在一个晚上只睡五六个小时的情况下保持清醒。每当睡得太少时，早上起来我就会感觉昏昏沉沉的，什么都不想做。当身体提出额外要求时，正视这种需求很重要。不管你信不信，身心俱疲时，我们真正需要的是上床睡觉，激活副交感神经系统，恢复我们的活力。备受非议的午觉可以让你彻底恢复活力。一些公司甚至发现，允许员工午睡可以提高他们的工作效率。睡眠是不可或缺的，与呼吸和饮食一样重要。睡眠是人体代谢过量应激激素和炎症性化学物质最有效的方式。长期睡眠不足，最终会导致很多慢性退行性疾病，如高血压、关节炎和癌症。睡眠对身体休息、巩固学习和记忆，以及整理白天所学和所经历的事情，都至关重要。你可能已经注意到，良好睡眠有助于你整合信息，甚至是新的身体技能，比如锻炼或舞蹈动作——原本前一天做不好的动作，第二天就有了很大进步。遇到无法解决的事情时，睡一觉，醒来后你会发现，问题突然就迎刃而解了，这是因为你在睡梦中建立起了以前无法建立起来的联系。

研究表明，要想达到最佳休息效果，睡眠应遵循人体生物节奏，对一些人来说，这意味着在太阳升起时起床，在晚上 9 点到 10 点之间早早上床睡觉。这需要自律，也不一定符合你的生理节奏。回想一下：你什么时候最清醒？什么时候休息得最好？你都什么时候起床，什么时候睡觉？换句话说，你的日常作息要和你的生物钟保持一致。

许多更年期女性发现，和一两年前相比，她们的睡眠时间并没有减少，但总感觉不够，这让她们感到沮丧。我也发现，到了更年期，我比几年前更需要睡眠。考虑到这个时期身体经历的巨大变化，我知道这是身体自我恢复的方法。在青春期和更年期，我们比其他时候需要更多的睡眠，这是生理需求。对一个女人来说，认识到这一点并尊重这个事实，尽量保证充足休息非常重要。对很多人来说，这意味着每晚需要 8~10 个小时的睡眠。

改善睡眠小贴士

更年期，如何改善睡眠？对他人有效的方法，可能对你有效，也可能无效，你要勇于尝试。你可以尝试着用冥想、深度放松、听舒缓的音乐或喝一杯热茶来帮助睡眠。不管你有什么习惯，都不要"表现得很焦虑"——不要想着，如果你不能马上入睡，就休息不了几个小时了；不要总看表；最重要的是，不要想着明天要做的事情让大脑活跃起来。长期熬夜，最终会形成习惯，改起来会非常困难。

• **缓解潮热症状**。潮热和盗汗是绝经期睡眠不足的主要原因。如果白天没法儿小睡补充精力，那么你最好先解决潮热症状，不然你晚上很难得到充足休息。

如前所述，潮热和盗汗是由大脑中神经递质变化引起的，这种变化部分是由于雌激素水平变化或雌激素水平和黄体酮水平之间的巨大偏差造成的（即使整体激素水平正常）。除了维持激素平衡，黄体酮还对中枢神经系统有镇静作用，尤其是对大脑。[5] 结果就是，激素不平衡刺激大脑，如同肾上腺素一样对机体产生影响。

单独或联合使用天然黄体酮软膏、雌激素替代疗法、针灸或草药疗法，都有助于女性改善激素失衡，解决睡眠障碍。但请记住，激素失衡并不是导致睡眠障碍的唯一原因。潜在未解决的压力和焦虑，或者心里存着事儿，都容易引发潮热，加重失眠症状。

• **给潮热降温**。有时，冷却潮热只需要一个凉枕。Chillow 是一种泡沫枕头，里面装水后，能够吸收你的身体热量，然后散发出来，让你感到自然凉爽。我是 Chillow 的超级粉丝。枕在上面，脸部一整晚都会很凉爽，可以有效防止因潮热而醒来。

• **吃得好，才能睡得好**。高血糖和高胰岛素通常都会导致睡眠质量差，因为它们会导致包括大脑在内的全身细胞炎症。根据第七章建议调整饮食（同时，添加富含植物雌激素的食物，如大豆；或者服用补充剂，如葛根），有助于改善睡眠。最重要的一点是，睡前不要吃得太饱。吃饱后，胃部饱胀，平躺会导致反流，此时，胃容物造成的压力超过食管下段括约肌承受的压力，食物（或胃酸）就会反流食管，进而引发胃灼热、胃酸、口腔异味，还可能引发类似哮喘的症状。最好吃完饭后 3 个小时再上床睡觉（或躺在沙发上）。

另外，如果睡前吃夜宵，也要慎重选择。最好选择高蛋白、低碳水或含有丰富复合（非精制）碳水化合物的食物，如新鲜水果、奶酪、糙米、烤土豆、瘦肉、豆腐或白干酪。切记，夜宵不要食用下列食物：奶油巧克力蛋糕、饼干、吃剩的派、布朗尼蛋糕、比萨、冰激凌、薯片。精加工过的食物不仅无助于你的休息、放松，也无法储备充足能量，增强身体健康，保证你第二天恢复活力。

每天服用两次抗氧化补充剂也有助于改善睡眠。

• **戒除咖啡因**。即使早上喝一杯咖啡，也有可能影响当天晚上的睡眠。和男性相比，女性身体代谢咖啡因要慢一些。咖啡因（尤其是咖啡中的）不仅会影响中枢神经系统，还会刺激膀胱，让你夜间频繁起夜小便。

• **戒酒**。酒精具有镇静作用，但也会破坏脑干睡眠机制，导致反复性失眠——这意味着你在夜里更容易睡不着，因为你的身体需要更多的镇静剂才能入睡。

• **经常锻炼**。经常锻炼身体有很多好处，其中之一就是改善睡眠质量。但睡前 3~6 个小时内，不要做剧烈运动，否则可能会适得其反。剧烈运动会促进新陈代谢，刺激中枢神经系统，让人更难以入睡。相反，放松练习，比如瑜伽和冥想，对睡眠十分有帮助。亲身体验一下，便会发现睡前运动的好处。一般在睡前 1~2 个小时内运动最好。

• **在黑暗中睡觉**。电灯、过路汽车的前灯，甚至从窗户照进来的月光，都会影响你的睡眠。如果不能保证卧室足够暗，那请确保让自己看不见钟表。如果你有失眠倾向，看时间则会让人更焦虑。另外，房间不够黑，也可以戴眼罩，就如我一样，还可以用一些薰衣草精油来助眠。

与地面接触，释放电磁污染

微波炉、手机、电视、电脑和其他日常家用电器等，产生的电磁频率过量就会引起电磁污染。当这些频率与我们身体自身的低频生物能量场冲突，且过度暴露时，就会损害我们的健康。事实上，这种电磁污染是导致失眠的主要原因。对一些易感人群，它甚至会引发头痛、关节疼痛、焦虑以及心律不齐。儿童、老人和免疫能力低的人，面临的危险更大。

赤脚踩在地面上可以释放体内电磁。地球表面包含自由流动的电子，这些电子不断地被太阳辐射和闪电补充。这种微弱电子信号对健康十分有益，能够帮助我们的身体维持生物能量平衡。现代生活中，因为橡胶和塑料鞋底，我们的脚不再直接接触地面；另外，我们不再像祖先那样直接睡在地面上。因此，这种平衡可能会被打破，而电磁污染加剧了这种失衡。但这容易补救，赤脚在泥土、沙子或草地上行走，有助于维持身体生物能量平衡。如果你失眠，请在晚上尽量关掉手机、断开电视和其他电器（甚至台灯）的电源。

• **晚上，遮住卧室内的镜子，或者把它搬出去**。如果你的卧室里有镜子，而且躺下时可以看到，它会妨碍睡眠。镜子中的影像会让你紧张不安。镜子可以让房间充满活力，增加房间内的能量流动。但是，这样的地方不适合睡觉和放松。一个解决方法就是，给镜子罩一个帘，白天拉开，晚上拉上。

• **养成良好睡眠习惯。** 虽然褪黑素、缬草和其他自然疗法偶尔可以缓解失眠症状，但你需要养成一种良好的睡眠习惯，并坚持下去，医学上把这称为"睡眠卫生健康习惯"。

首先，根据自己的起床时间往前倒推，确定一个能够让自己得到充足休息的睡觉时长。每天都在这个时间上床睡觉，即使周末也一样，这样才能建立自己的生物钟。

其次，在睡觉前半小时换上舒服的衣服（或者睡衣），给你的身体一个信号：是时候放松了。同时，洗漱，包括刷牙、洗脸、沐浴，以及服用睡前药物，都在睡前半小时完成，这样你就可以直接上床睡觉，不用担心躺下后再起来了。

• **安排好睡前活动。** 睡前不要上网、阅读、看电视，或者看任何可能干扰你的东西（尤其是晚上 11 点的新闻），因为这能激活你的交感神经系统，抑制副交感神经系统的休息和功能恢复。（几年前，我和孩子们一起看电影《泰坦尼克号》，那天晚上我一直无法入睡，脑中一直出现被冻死的溺水者。）另外，不要在卧室放电视，虽然有时候看电视会让我们暂时远离时间和一切烦恼。如今，很多人睡前喜欢玩社交媒体直到凌晨，这已经成为新的睡眠障碍。我们都渴望听到或看到来自朋友和孩子的最新消息，但一定要在睡前一小时左右断开连接，这样你才能真正放松下来。

• **睡前避免谈论不开心的事情或者打电话。** 但对一些人来讲，如果和爱人之间有事没解决，会更加睡不着。关键在于你自己，你要清楚怎么做对你更有利。

• **摆脱大脑中的"仓鼠滚轮"。** 导致睡眠不佳的一个常见原因是"仓鼠滚轮"症，即精神处于紧张状态，担心没做的事、没说的话或者明天的工作安排。当陷入这种状态时，我就会起床，服用两种草药酊剂，然后洗个热水澡，找喜欢的书看。然后，当我有睡意时，我会有意识地感谢自己。半个小时后，回到床上，不要看表。

• 把烦恼留在床上。另一个摆脱烦恼的方法是：关灯前，写下所有让你烦恼的事情。想象着有一股神奇力量会在睡梦中指引你寻找解决方法，想象着第二天早上醒来，眼前豁然开朗，自己完全有能力找到方法，改变现状。

• 改善睡眠条件。许多人试图用多年前就没有支撑力的床垫睡个好觉。人一生中大约有 1/3 的时间在睡觉。自己出钱，买张好床垫吧。我建议每 10 年换一次床垫，最好每 5 年换一次。

慎用安眠药

服用安眠药需谨慎。许多医生经常开一些安眠药以及一些安定类（苯二氮䓬类）药物。这些药物会与大脑中的 GABA（γ-氨基丁酸）受体结合，产生镇静效果。这类药物容易上瘾，服用时间长后，人体容易产生耐受性，药效减弱，要想睡着，就需要加大服用剂量。我见过很多上了年纪的女性，她们在围绝经期服用安眠药治疗焦虑和失眠，而在随后的 30 年间再也没有离开过这些药物。这些药物有其作用，但连续使用时间不要超过 7~10 天。（对那些在飞机上睡不着的人来讲，乘坐夜间航班时可以尝试一下，很有用。）

另外，一些抗抑郁的药物，如 SSRI（选择性 5-羟色胺再摄取抑制剂），在最初服用时也可以帮助治疗失眠，如百忧解。与苯二氮䓬类药物一样，这些药物长时间服用效果也会减弱。

非处方安眠药，如苯海拉明，会干扰大脑中与记忆有关的非常重要的化学物质乙酰胆碱的产生。长期服用会导致记忆障碍和混乱。

天然药物助眠法

天然黄体酮：睡前涂抹 20~40 毫克 2% 天然黄体酮软膏。天然黄体酮也可以和大脑中的 GABA 受体结合，产生镇静作用，有报道称其会使人上瘾，但非常罕见。在 20 多年的实践中，我只在一个病人身上见过这种情况。

Amantilla 和 Babuna：这两种都是天然药物，分别来自缬草和甘菊。在一项针对这两种草药的双盲、随机、安慰剂对照多中心研究中，患者在睡前 30 分钟分别滴 15 滴或同时滴 15 滴这两种药物。Amantilla 的助眠率为 82.5%，Babuna 帮助患者睡眠的有效率为 68.8%。[6] 就我个人而言，在因紧张或焦虑而睡不着觉时，我会在睡前30分钟使用Babuna（15滴），然后在关灯前再使用Amantilla（15滴）。这些药物没有副作用，因此，我很喜欢。

缬草： 在助眠和预防半夜惊醒上，缬草与小剂量的苯二氮䓬类药物和巴比妥类药物疗效相似，但缬草不会让人在早上昏昏沉沉。[7] 缬草的口感很差，所以我建议服用胶囊。

褪黑素： 这种激素由大脑的松果体分泌，会让人产生睡意，含量和昼夜循环有关。褪黑素也是一种抗氧化剂，水平足够时有助于预防退化性疾病。抑郁、轮班工作、季节性情绪紊乱和时差都会影响人体褪黑素分泌。反过来，补充褪黑素可以解决因这些问题导致的睡眠问题。如果你经常轮班，可以在睡前一小时服用褪黑素，来保持正常的睡眠模式，即使中午上床睡觉也没问题。如果你不得不调整睡眠，那么褪黑素有助于你建立新的生物钟。

5-HTP（5-羟色胺）：5-HTP是褪黑素的前体分子，研究发现，其对治疗睡眠障碍、经前综合征和季节性情感障碍非常有效，因安全而被广泛应用。

注意： 即使是缬草和天然黄体酮这样的天然物质，时间久了也会失效，因为它们与处方安眠药在大脑中的作用相同。不要经常服用药物，最好先尝试其他方法，如果其他方法没有效果，再尝试服药。[8]

抑郁：成长的机会

25%的女性一生中至少会经历一次严重的抑郁症。数百万人患有轻度焦虑或轻度到中度抑郁症。大多数女性服用处方药缓解抑郁，如阿米替林和百忧解。

但与大众的看法以及过去医学观点不同的是，相对于其他年龄段，中年女性抑郁症患病率偏低。[9] 尽管如此，仍有相当数量的女性在步入中年时出现抑郁现象或抑郁情绪加重。格拉迪丝·麦克盖瑞博士是一名家庭医生，同时也是我的朋友，她从医已经超过60年。她告诉我，在激素替代疗法和抗抑郁药物治疗出现之前，为了应对这样的变化，一些女性会待在家里，闭门不出，或者用睡觉度过这段时间，把日常生活琐事都留给家人来处理。几个月后，有些人就会不药而愈，恢复活力，积极应对后半生的生活。当然，到那时，家人对她们的作用和义务的期望也发生了变化。

幸运的是，现在，有许多方法可以帮助女性度过中年抑郁症。如果你感觉抑郁，关键是要采取行动，寻求帮助。抑郁症不仅让你无法体会成功的喜悦，也会让你失去行动的动力。同时，抑郁症也是导致冠状动脉疾病和骨质疏松症的独立、高危因素。[10]

记住，抑郁、悲伤或愤怒通常伴随着情绪爆发。有时，只要知道这一点，就能让你度过那些黑暗的日子。有时，你可能需要寻求外部帮助，如调整饮食，服用中草药甚至抗抑郁药物。在决定采取何种方法前，你需要问自己几个问题：

我抑郁吗？（抑郁症常伴有一些不明原因的症状，如慢性疼痛、便秘、头痛、情绪波动大或背痛。）

我的抑郁和什么有关？

药物对我有帮助吗？

接下来的内容将有助于你回答这些问题。

剖析抑郁症

抑郁症的表现形式多种多样，如可自愈的情绪低落，失去亲人后的正常悲痛，以及更持久、更危险的精神紊乱。根据精神病学的定义，重度抑郁症患者不仅情绪低落，而且在外表、行为、言语、感知和思想方面也会发生变化。当你抑郁时，你的洞察力和判断力会受到影响，你的工作能力、自我照顾能力和社会功能也会受到影响。抑郁症患者或表情悲伤，或面无表情。有一些抑郁症患者有明显不当行为，而且不注意仪表。他们可能无法感受日常生活的乐趣，也会开始抱怨身体出现疼痛（以前从未有过的疼痛）。数据显示，高达90%的慢性疼痛患者是因为情绪压力，比如因抑郁而产生疼痛。[11]抑郁症常伴有睡眠障碍，如嗜睡、失眠以及早醒。抑郁症也会引发食欲障碍——暴饮暴食或食欲不振，导致体重激增或骤减。思维也会受影响，很难集中精力或健忘。（许多中年女性将记忆衰退归咎于年龄的增长，而实际上很可能是由抑郁引起的。）[12] 患有抑郁症的人容易胡思乱想，经常会陷入内疚、自责、绝望、无助等消极情绪中，自我价值感降低，感觉自己无用。抑郁症加重时，患者甚至会出现自杀的想法。

如果你有上述问题，建议你立即去看医生或心理专家。他们会帮你评估你的抑郁症是否严重，是否需要药物治疗，是否需要专业帮助来帮你解决导致抑郁症未解决的情感问题。现在，是时候满足你一直未解决的需求了。治疗抑郁症可以挽救生命——特别是如果你也患有焦虑症，许多患有抑郁症的女性都有这种情况。2009 年荷兰的一项研究，对 5 000 多名健康中年女性进行了调查，结果显示，患有焦虑症的女性早死风险增加了 77%。[13] 抑郁症也是引发心脏病和骨质疏松症的危险因素。这可能是因为抑郁症与应激激素水平升高有关，应激激素对身体健康影响很大。

抑郁症和激素疗法

所有的性激素，包括黄体酮、雌激素和雄激素，都会对情绪、记忆和认知产生影响。这些激素相互联系，受体遍布整个大脑和神经系统，神经组织本身也能产生这些激素。例如，已有研究表明，在月经周期的前半段占主导地位的雌激素，可以增加绝经期女性和经期女性 β-内啡肽（可改善心情）的分泌。[14] 研究还表明，它还能提高血清素和乙酰胆碱的水平，以及与积极情绪和正常记忆相关的神经激素的分泌。[15] 虽然雄激素（如睾酮）的研究不如雌激素广泛，但它也和情绪以及精力改善有关。[16] 因此，许多女性称在接受激素疗法后症状得到改善，也就不足为奇了。我的一位同事告诉我，她只需要少量的雌激素（每周两次不到一毫克的雌二醇）就可以有效防止抑郁。然而，当雌激素或雄激素的剂量过高时，就会影响中枢神经系统，如出现头痛和焦虑加重等。人工合成黄体酮常与女性抑郁有关。生物同质性黄体酮则很少出现这种副作用。根据妇女健康倡议研究结果，普遍观点是，由于数据不足，激素疗法还不能作为抑郁症的主要治疗手段。但就我个人而言，我觉得对很多患抑郁症的女性来讲，这不失为一个好方法。

艾瑞斯：乌云笼罩

我第一次见艾瑞斯是在她 51 岁的时候。她当时已经停经 6 个月了。艾瑞斯身材苗条，性感迷人，身体健康。她经常锻炼，吃营养补充剂，还有一份令人满意的工作。她告诉我，从一年前开始，她的心情就如同乌云笼罩，怎么都无法摆脱。她自己也不知道到底是什么导致了她情绪低落。由于她的雌激素水平和黄体酮水平较低，她决定尝试用天然黄体酮。

两个月后，艾瑞斯再次就诊时，就好像换了一个人。她说："在服用雌激素和黄体酮几天后，我就感觉自己整个心情都明亮起来了。"

在接下来的两年里，艾瑞斯的病情持续好转。但后来，尽管坚持激素疗法，她的抑郁症还是复发了。艾瑞斯告诉我，她开始回忆起童年时被性虐待的情景。在回忆中，她发现自己是到了更年期这些记忆才浮现出来的。她努力想要忘掉这一切，继续自己的生活，但还是感觉极度沮丧。最初她用雌激素和黄体酮能够平息抑郁，但现在不管用了。她知道，"唯一的办法就是彻底了解这件事"。她必须敞开心扉，让自己的身体去感受，让大脑认识到童年发生了什么，这样才能够彻底释放折磨她一生的痛苦。

艾瑞斯咨询了一位经验丰富的治疗专家。专家帮助她通过梦和创造性想家治疗童年的阴影。她每周还做一次全身按摩，帮助缓解肌肉紧张。后来，她告诉我："我很惊讶，当按摩师第一次给我按摩时，我竟然哭了。我感觉很安全。她非常清楚哪些手法和动作是我身体所需要的。我只需要躺在那里，感受这一切，让眼泪自由流淌。"

6 个月后，艾瑞斯的抑郁症完全好了，再没有复发。她继续接受激素治疗，因为她感觉很好。很多时候，女性的抑郁源于愤怒，这种愤怒已经潜伏了很多年，可能一直被"美好事物"所掩盖，此时，女性要想消除抑郁，就必须彻底释放怒气。相较而言，愤怒比抑郁更受欢迎，因为愤怒能调动我们的积极性，带来改变。释放怒气只是一个过程，而不是目的，但无疑，这个过程可以解放生命，赋予生命活力。

抗抑郁药物

一直以来，抗抑郁药物是女性治疗抑郁症的首选方法，主要为 SSRI。该类药物主要通过增加大脑中的神经递质血清素发挥作用。常见的药物有百忧解、西酞普兰、依他普仑、帕罗西汀以及舍曲林，还有一类处方药物是TCA（三环类抗抑郁药），包括丙咪嗪和阿米替林。

虽然这些药物有一定作用，但请慎重服用。首先，2009 年妇女健康倡议研究公布的研究数据显示，在对 136 000 多名女性的调查中发现，服用 SSRI 和 TCA 会增加死亡风险，SSRI 还会增加更年期女性中风风险。[17]虽然这种风险很小，但很多研究夸大了抗抑郁药物的好处，因此一定要慎重服用。例如，2008 年，FDA 前精神病学家埃里克·特纳博士在《新英格兰医学杂志》上发表了一篇文章，指出 94% 的研究表明 SSRI 可以缓解抑郁症状，只有 14% 的研究表明没有效果或效果不明显。[18]根据文献综述，特纳博士发现，SSRI 对重度抑郁症患者的帮助大于对轻度至中度抑郁症患者的帮助，但有一点必须说明的是，对大多数抑郁症患者来说，它们并不比安慰剂更有效。2010 年，《美国医学学会杂志》证实了特纳博士对 SSRI 的发现，但同时也指出，轻度至中度抑郁症患者使用 TCA 和使用安慰剂效果差不多。[19]

你应该清楚，这些药物有很大的副作用。百忧解和其他 SSRI 可能会引起恶心、食欲不振、头痛、紧张、失眠、下肢不宁综合征（RLS）、性欲减退和性功能障碍等。TCA 会导致视力模糊、头晕、口干、心律失常、便秘和记忆障碍。对服用这些药物，不管是药物种类还是剂量，我都建议你多进行尝试，以便找到适合自己的。

抗抑郁药物，和其他任何改变大脑化学物质的药物一样，长期使用都容易产生不良副作用。如今市场上许多流行的精神类药物上市时间都不长，长期服用的安全性并未得到权威保证。科学家坎达丝·珀特博士在人脑中发现了很多与情绪有关的重要化学物质的受体部位，她说：

> 25 年前，我和约翰斯·霍普金斯大学的神经科学家所罗门·斯奈德发现了药物受体简单结合法，由此创造出了一个庞大怪物，对此我悔不当初。长期服用百忧解和其他 SSRI，虽然是临床上普遍采用的方法，

但缺乏安全性研究，对一些易感人群来说，可能会导致心血管问题。

由于医生们过分简化了 SSRI 的作用，只强调了其对大脑的作用而忽视了其对身体的作用，似乎这些只作用于大脑，致使公众对这些药物的准确作用产生了误解。[20]

我非常同意上述看法，尤其是考虑到此类药物改头换面，被当作一种经前症候群药物大力推销给女性时。如 Sarafem，这种药物实际上就是换了个名称，并增添了新的适应症，而这会误导女性对其身体智慧产生怀疑。

如果你的抑郁症很严重，需要服用处方药，那你一开始最好以 6 个月为期，进行试验，以确保让药物发挥作用。在服药 3 个月后停药的人中，有一半抑郁症再次复发（在治疗时，最好同时进行后面介绍的"情绪改善计划"）。理想的情况是，吃了药后抑郁症好转，你可以恢复精力，充分调动自身能量，积极改变生活。你可以把这些药物看作是一座帮你跨过激流的桥梁，但不要一辈子都依赖它。要想彻底治愈抑郁症，你需要学习充分表达情绪的技巧，然后积极采取行动。

许多专家认为抑郁症是一种反复发作的疾病。重度抑郁症患者中，50%~85% 的人在治愈后会再次复发。研究表明，大约 80% 服用抗抑郁药的人在停止用药 3 年后会复发。[21] 尽管这些数据令人担忧，但如果我们愿意认真了解一下抑郁症现状，就可以理解这样的数据。

治疗抑郁症，现在采用的方法往往就只是服用抗抑郁药，似乎抑郁症就是"百忧解缺乏症"。但抑郁症并不只是简单的、突如其来的化学性疾病。抑郁症不是一种自然的人类疾病。研究表明，许多土著民族里实际上不存在抑郁症。抑郁症是我们生活方式的结果。要想治好抑郁症，我们必须愿意做出一些改变，以支持健康的大脑生化过程，否则抑郁症很可能会复发。仅服用抗抑郁药物并不一定可以获得治愈效果，他人帮助也很重要。当你觉得自己得到了帮助，你的身体自然会好起来。我从来不会主动给病人开抗抑郁药，除非病人有这方面的需求，希望获得帮助，改善生活需要解决的问题。不管是作为社会的一分子，还是个人，我们都应该明白，即使对症的药物也并不一定就能够治愈抑郁症。

像所有其他的症状一样，抑郁症是你身体内在智慧在告诉你，你生活中有些事情失衡了。这是在提醒你，你的一部分已经停止成长，或者停滞不前；或者是，你已经失去了对生活正常的激情。这也可能是一个暗示，你因某人而愤怒，但却无法直接发泄。抑郁症也可能源于与爱人分离或因爱人离世导致的无法释怀的巨大悲痛。

据我所知，治疗抑郁症的最好方法就是坦诚面对自己所有的情感，尤其是那些你一直被告知不应拥有的感觉，比如嫉妒、愤怒、内疚、悲伤。所有这些都是人类情感的组成部分，只要你承认它们，恰当地表达它们，接受它们——明白自己出现这些情感是有原因的，它们就不会伤害你。当你觉得自己的需求没有得到满足时，所谓的负面情绪就会出现，不管这些需求是为了寻求亲密感，还是获得认可，或者其他。一旦你确定了自己未被满足的需求，就可以更好地采取行动去满足它们。不采取任何措施而抑郁症自行消失，这种情况我从未见过。哪怕只是在动物收容所做志愿者，都可能会对治疗抑郁症有帮助。

个人认为，不管是工作还是一段关系，一旦陷入死胡同，走到尽头，就最好放手。如果继续纠缠，则很容易陷入抑郁。这是导致女性慢性抑郁的主要因素。如果你感到抑郁，毫无生气，而且已经持续至少 6 个月时间，这很可能是爱人离开带来的难以释怀的伤痛、一份毫无前途的工作或一段陷入僵局的关系等，导致内心深处的需求无法被满足，从而引发了愤怒和仇恨情绪。到了中年，女性终于有了足够的自我调节能力、生活技能以及经济基础，有能力应对、感受并宣泄过去未被承认的痛苦。如果你愿意这样处理，抑郁症状很快就会消失。对上述问题，虽然药物、补充剂、运动或中草药都无法帮你解决，但它们能够有效预防进一步恶化。

如果你有以下症状，我建议你考虑服用抗抑郁药物。

- 抑郁症发作超过 3 次。
- 生活中一直有轻度抑郁症状，而且有过一次重度抑郁症发作经历。
- 早期一个疗程的抗抑郁药治疗后，症状没有完全消失。
- 抑郁症第一次发作是在中年或以后。

情绪改善计划

我的建议是，调整生活方式。不管你是想要治疗抑郁，还是想养生，抑或是不想服用精神类药物，都可以尝试一下。

·戒酒。喝酒会延长抑郁持续时间。部分原因是酒精本身就是一种抑制剂，容易让人消沉。此外，女性经常喝酒，只会越喝越郁闷。

·**定期进行锻炼**。运动会改变大脑化学物质分泌，增加内啡肽和单胺分泌，减少儿茶酚胺分泌。研究表明，有氧运动和无氧运动都对轻度到中度抑郁症患者有帮助。（在一些研究中，50%的抑郁症患者仅通过运动就痊愈了。）[22] 每天锻炼20~30分钟，每周锻炼4~5次，可以明显改善情绪。2008年苏格兰的一项研究表明，做什么运动不重要，即使是在房间里听着音乐跳舞也有帮助，时间越长，强度越大，效果越好。[23]

哈佛医学院精神病学临床副教授约翰·瑞迪博士认为，我们能够为大脑做的，最好的也是唯一的一件事，就是运动。在治疗抑郁症上，运动的效果即使不比药物的好，也不会差太多。在他的著作《运动改造大脑》中，瑞迪博士解释说，锻炼有助于大脑保持年轻、活力和弹性，不仅可以促进新脑细胞的形成，提高记忆力和学习新事物的能力，还可以改善运动功能和听觉注意力等。

·**经常去户外晒太阳**。这有助于对抗季节性情感障碍，自然地提高大脑的血清素水平。在冬天，你可能需要一个灯箱或全光谱灯泡来获得足够的光线。

·**摄入丰富维生素，满足大脑和身体需求，尽量吃好**。吃好，保持营养均衡，有助于你大脑中血清素、必要的脂肪酸（特别是 Ω-3 脂肪酸）和葡萄糖实现平衡。尽量不要食用精制碳水化合物，每天至少3次摄入蛋白质，并保证饮食中有足够的 Ω-3 脂肪酸。饮食均衡才可以为身体提供充足的色氨酸以合成血清素。

·**少喝含咖啡因的饮料，少吃精制糖**。有证据表明，它们可能会导致抑郁症复发。

如果你只是轻度抑郁、焦虑，而你已经在服用优质的复合维生素、Ω-3脂肪酸和镁，那么我建议再加一剂圣约翰草。人类应用该药草已有数百年历史，很安全。如果两个月后你没有发现任何变化，那么换服5-HTP。研究显示，5-HTP对有体重问题、失眠和抑郁症的人效果显著。获得药物要选取可靠来源，因为它有可能受到污染。如果你还患有恐慌症、强迫症或焦虑加抑郁的症状，那么我建议你进行肌醇检测。

记住，上面的每一条建议可能对某些人有效，对某些人无效。无论你是选择药物治疗、运动治疗、心理治疗、营养补充还是其他方法，要想找到适合自己的方法，你需要积极尝试。如果你患有焦虑、抑郁、情绪或记忆问题，我强烈建议你阅读詹姆斯·戈登博士的著作《抑郁症的非药物疗法》。戈登博士是我的同事，同时也是一名全科精神病专家。

抗抑郁补充剂

研究已经证明，有些维生素、草药和其他补充剂对缓解抑郁症非常有用，如果能够结合前文提到的生活方式小贴士，对女性来讲，效果会更好。注意：如果你正在服用治疗抑郁症的处方药，在没有咨询医生的情况下，不要将药物治疗与这些补充剂联合使用。

维生素和其他营养素：缺乏生物素、叶酸、维生素 B_6、维生素 B_{12} 和维生素 C 都有可能导致抑郁症。例如，维生素 B_6 缺乏已被证明会降低血清素的水平。维生素 B_6 在单胺神经递质的合成中有重要作用，而单胺神经递质对稳定情绪至关重要。钙、铜、镁和 Ω-6 脂肪酸的缺乏也可能会导致抑郁症。

鱼油对于抗抑郁尤其有帮助。2009 年进行的一项大型临床试验表明，鱼油可能让一半中度至重度抑郁症患者受益（但对伴有焦虑的抑郁症患者无效）。[24] 鱼油中含有的丰富的 Ω-3 脂肪酸有助于血清素分泌，稳定情绪。大量研究表明，Ω-3 脂肪酸不仅可以降低患各种精神疾病的风险，还可以帮助减轻压力。

下列营养补充剂对于预防、治疗抑郁症有一定作用，可以尝试一下 [25]：

维生素 B_6：推荐剂量为每天 50~500 毫克。最好和其他复合 B 族维生素一起服用。

维生素 C：推荐剂量为每天 1 000 毫克。

Ω-3 脂肪酸：EPA 和 DHA，每天 2 次，每次 1 000~2 000 毫克。

镁：对许多女性而言，缺乏镁会引发焦虑。每天服用 400~1 000 毫克的镁，症状会得到明显改善。强烈建议同时服用多种维生素和 Ω-3 脂肪酸。

圣约翰草：这种药草含有金丝桃素、贯叶金丝桃素等活性成分，已被广泛研究。有研究表明，在治疗轻中度抑郁症时，它和百忧解一样有效。

缬草：如果你抑郁时伴有焦虑，可以在圣约翰草基础上添加缬草。

银杏：如果你不仅有抑郁症，还出现了注意力和记忆力障碍，年龄又过了50岁，那么你可以在圣约翰草基础上加入银杏精华胶囊（Ginkgo biloba）。

肌醇：肌醇补充剂属于非处方抗抑郁药，但效果显著。[26] 其确切作用机制尚不清楚，似乎与血清素系统有关，与 TCA 和 SSRI 对大脑化学物质影响途径相似，但无副作用。我给几个病人开过肌醇的处方药，她们的耐受性很好。其中一个病人有非常严重的家族抑郁症病史，在失去爱人后服用了肌醇补充剂。她说："过去没有服用时，遇到类似的事情，我悲痛欲绝，犹如掉进了无底深渊。这一次，我仍然能深切地感受到所有的情感，但我成功克服了，不再感到抑郁。"

5-HTP：5-HTP 是人体内由色氨酸自然产生的化合物，是血清素的重要前体。虽然很多食物中都含有色氨酸，但要想通过饮食中的色氨酸来治愈血清素缺乏是很困难的。5-HTP 作为营养补充剂，可以从植物中提取。在欧洲，它被批准用于治疗抑郁症和睡眠问题已经几十年了。个别人服用后会感觉恶心，但肠溶制剂可以减少这种症状。

SAM-E（S-腺苷甲硫氨酸）：SAM-E 具有促进细胞生长和修复的作用。在分子水平上，它有助于关键神经递质的形成，这是它稳定情绪和促进头脑清醒的基础。此外，SAM-E 还具有抗氧化和消炎的特性，从而支持免疫功能和保证关节健康、灵活以及舒适。[27]

更年期记忆力减退：阿尔茨海默病？

许多女性在更年期会出现"思维模糊"或"脑子像糨糊"的现象，经常抱怨自己忘记名字，把东西放错地方，或者弄不清楚自己的账单。这并不是阿尔茨海默病的前兆。相反，这是注意力从外部世界转移到内心世界的结果。我们的内心正试图指引我们关注自己和内心世界，而不是外部世界。当我们的激素水平发生改变，大脑重新调整连接，思维模糊则属于正常反应。一些需要保持思维敏捷的女性感觉害怕和恐慌——这种反应只会使问题变得更糟。另一些人在得知这是正常现象，是更年期智慧的一部分后，会引导自己把注意力集中于内在，很愿意相信这个过程。女性在月经前期和产后也会出现同样的变化。

中年时，在有限时间内你的许多外部需求会造成临时性超负荷，也会导致记忆问题。如果你不能立刻想起某事，那就放松一下，暂时做点别的事情，给自己一点时间、空间和尊重，让你的大脑重新想起储存的信息。焦虑和否定自己只会让问题更糟糕。

脑细胞会减少吗？

女性大脑容量在 20 岁左右时达到最大，随后逐渐减小。如果脑容量越大越好，那就意味着我们的智慧和智力也会在 20 岁时达到顶峰，但事实显然不是这样的。

事实上，研究表明，在我们的一生中，当我们从天真成长到充满智慧，我们的大脑功能会受到经验的影响。大脑就像一棵树，如果要获得最佳的形状、大小和功能，就需要定期修剪。随着年龄的增长而减少的脑细胞，就像树木被剪掉的不必要的分枝。此外，虽然神经元的数量可能会减少，但神经元之间的联系却不断在增加。由树突和轴突分支产生的连接实际上是在随着年龄的增长而增加，因为我们制造复杂联系的能力也在增强。简而言之，你越老越有经验，你的大脑也是越老越高效、越有经验。值得一提的是，2009 年一项研究对 2000 多名女性进行了调查，发现女性学习能力虽然在围绝经期下降，但之后会反弹到绝经前的水平。[28] 还有研究表明，在人的一生中，在与记忆有关的海马体中，新的脑细胞会不断形成。[29]

各种类型的痴呆症，包括阿尔茨海默病，都与自由基对脑组织的损害有关。炎症细胞分泌过量产生自由基，最终导致脑细胞损伤或死亡。情绪、身体和环境的各种压力源对我们身体的每一个组织（包括我们的大脑）都有负面影响，最终引发自由基损伤和组织炎症。[30]

研究表明，那些受过良好教育、身体健康、经济稳定、智力和社会地位高于平均水平的人，以及随着年龄增长，积极追求自己兴趣的人，即使年龄增长，也会保持良好的记忆。事实上，不管她们是否使用雌激素，记忆力都有可能会改善。[31]另外，根据2010年的一项研究，那些对生活有强烈目标感的人患阿尔茨海默病的概率要低2.5倍。[32]该研究还表明，生活目标明确还可以降低产生认知障碍（与阿尔茨海默病无关）的风险。

腰椎穿刺测试（也称脊椎抽液）可以检查脊髓周围的液体，找出两种不同蛋白质——β-淀粉样蛋白（会形成与阿尔茨海默病相关的斑块）和tau蛋白（导致神经原纤维缠结）——异常发育的证据。研究表明，已经患有阿尔茨海默病的人这两种蛋白质100%呈阳性。[33]根据这个结果，预测轻度认知障碍的患者未来是否会发展为阿尔茨海默病还为时尚早，但研究人员怀疑情况可能确实如此。

但如果研究无法提供具体方法预防疾病，这种预测就毫无意义。事实是，鉴于很多因素会影响大脑，如有意义的生活、营养、锻炼、社交、学习、适应，所以保护大脑的计划一定要考虑全面。神经学家戴维·珀尔马特博士专门研究营养对神经紊乱的影响，他认为，像腰椎穿刺这样的预测性研究，从根本上来讲，就是希望对那些被认定有可能患有阿尔茨海默病的人进行药物治疗。"实际上，我们所有人都有危险，"珀尔马特博士指出，"这种风险是相当大的，到我们85岁的时候风险率接近50%。因此，实施预防计划意义更大——这样做不仅仅对大脑健康有益。"我相信，这种整体的方法是我们未来的研究方向。

预防阿尔茨海默病：来自修女研究的启示

虽然我们已知更年期思维和注意力变化是很正常的，但仍然有许多女性担心老了以后会因为痴呆而无法独立生活。2012年美国大约有530万人患有阿尔茨海默病，其中510万人年龄在65岁以上。在美国，每隔70秒就会有人患阿尔茨海默病，专家估计，到2050年，这个时间会缩短到33秒。[34]

毋庸置疑，这是老年人无法独居和住养老院的主要原因。女性比男性发病年龄要早，报告的病例中有 2/3 是女性——可能是因为女性寿命更长。根据"老龄化、人口统计和记忆"研究（ADAMS）的估计，71 岁以上的人中有14% 患有痴呆症。[35] 了解了这些数据后，我们每个人都应想尽一切办法，在记忆力产生问题或痴呆症发生之前，即更年期前，尽可能地保护和增强大脑功能。

阿尔茨海默病是以德国神经病理学家爱罗斯·阿尔茨海默的名字命名的。1906 年，他在显微镜下观察了一位 55 岁女性患者脑组织结构，这位女性最后几年因为偏执和暴怒倾向，一直住在精神病院。通过观察，阿尔茨海默发现，在她的大脑中有两种与疾病有关的物质：一种是由脑细胞外 β - 淀粉样蛋白斑块，另一种是神经细胞内部的纤维缠结。这些斑块和纤维缠结是否是阿尔茨海默病的起因还存在争议。但我们知道，由脑血管功能不全和中风引起的痴呆症，与大脑中出现斑块和缠结的阿尔茨海默病有很多相似之处。

阿尔茨海默病受遗传因素影响。[36] 但并不是说家族中有人得过，你就一定会患病。影响大脑功能的因素多种多样，我们生活中的很多方面都会对大脑功能产生影响，从我们所食用的富含抗氧化剂的蔬菜的数量到我们所受的教育程度。另外，从童年到老年，我们所经历的事件和行为方式也会对大脑产生影响。这就是没有哪种激素或特效药能一生都保护我们的大脑的原因。但可以肯定的是，你可以通过生活方式的选择来影响大脑健康。

这一点在一项著名的研究中得到了最有力的证明。圣母修女学校的几百名修女在死后捐献了她们的大脑以供研究。[37] 这些修女大部分时间都按部就班地生活，因此每个人都是一个丰富的数据库，跨度达几十年。该研究有了一个令人惊讶的发现，早年复杂思维能力（即思维密度）的强弱与晚年患阿尔茨海默病的可能性相关。每位修女进入修道院时（通常 20 出头），都被要求写一份自传。多年后，语言学专家对这些自传进行分析时发现，修女的语言能力与患阿尔茨海默病之间竟然具有相关性。思维密度越低，患阿尔茨海默病的风险就越高。

在这项研究中另一个有趣发现是，大脑中出现的斑块和缠结并不能准确预测一个人的精神状态。其中一位修女在 80 多岁去世前精神状态一直都非常好，但研究人员尸检时发现，她的大脑中神经元缺失严重，而且有多个淀粉样蛋白缠结。这个证据说明了一个道理：身体和精神是紧密相连的。和这位修女一样积极、乐观、充满活力的人，其生理结构缺陷并不会导致精神残疾。2010年一项针对1 157人的研究报告了类似的发现。该研究表明，精神刺激活动可以延缓痴呆症的发作，但如果症状最终出现，恶化速度就会比正常情况更快。[38] 大脑活动似乎强大到足以掩盖身体变化的迹象，并会尽可能地延迟发作。这意味着那些精神活跃的人一生中保持精神健康的时间会更长，即使他们最终可能会患上痴呆症。

此外，这项对修女的研究还表明，小血管疾病（如小中风）是患痴呆症的明显征兆。慢性抑郁症似乎也与阿尔茨海默病有关。如果我们截断身体某部分的血液循环，我们就是在消耗生命力，同样，抑郁是我们内在的生命力的消耗。研究人员发现，心脏指数（由心脏泵出的与体重身高相关的血液量）和脑容量之间存在直接关系。弗雷明汉心脏研究所的研究人员发现，心脏指数较低的人，甚至是心脏指数刚达到正常水平的人，大脑容量都较小。[39] 即使是身体其他方面都健康，没有心脏病的人，也是如此。大脑容量越大，就越健康，所以你为保持心脏和循环系统健康所做的越多，大脑必然也就越健康。

当然，阿尔茨海默病带来的另一个严重问题是，它给那些照顾患者的人带来巨大的情感损耗。2010年，玛丽亚·施莱弗与美国阿尔茨海默病协会合作发布了一份报告，即《施莱弗报告：全国阿尔茨海默病女性护理者》。报告明确指出，在美国1 120万阿尔茨海默病和痴呆症患者的护理者中，女性占60%（约670万）。在这些女性护理者中，1/3的人一周7天，一天24小时"值班"，60%的人说，之所以是她们看护，是因为没有其他家庭成员来承担这个责任。大约1/3的女性护理者不仅要照顾病人，还要照顾不满18岁的孩子或者孙辈。

激素和阿尔茨海默病

大量的研究表明，雌激素可以延缓甚至预防阿尔茨海默病。[40] 这和2006

年妇女健康倡议研究的结果相悖，该研究显示使用倍美安会增加患阿尔茨海默病的风险。但雌激素（以及黄体酮和睾酮）已经被其他研究证明可以促进受损神经元的再生。雌激素似乎还能增加神经递质乙酰胆碱的分泌——乙酰胆碱可调节记忆、学习和其他认知功能。事实上，雌二醇可以与大脑中和记忆有关的区域结合：皮质、海马体和基底前脑。雌激素也被证明能增强神经细胞分支。[41] 有研究显示，内源性雌二醇水平最高的女性患阿尔茨海默病的风险最低。[42]

虽然妇女健康倡议研究的结果如此，但仍有大量可靠证据表明，激素——不仅仅是雌激素，都对大脑功能有益。[43] 例如，在第八章我们提到过，梅奥医学中心 2009 年的一项研究结果显示，在 45 岁之前摘除卵巢的女性，因神经或精神疾病死亡的风险会增加 5 倍，而在此后的生活中，患帕金森病、认知障碍和痴呆症的风险也会增加。[44] 有证据表明，一定量的雌激素对于某些记忆功能是必不可少的。许多女性体内可以分泌足够的雌激素，有些则不能。芭芭拉·舍温博士的研究表明，女性切除卵巢和子宫后，语言记忆能力会下降，但在接受激素治疗后会恢复正常。[45] 舍温博士只应用了雌激素，但其他研究证实了黄体酮和雄激素的作用。[46] 根据 2009 年埃墨里大学医学院的一项研究表明，雌二醇即使仅经皮给药，并且如果在绝经后不久就开始服用，也能对阿尔茨海默病起到一定的预防作用。[47]

卵巢激素也能够与大脑中负责情绪调节的重要区域相结合。这也解释了为什么雌激素具有显著的抗抑郁作用，而黄体酮可以减少焦虑并改善睡眠。虽然关于雌激素和记忆的关系还有待进一步研究，但是少量生物同质性雌激素以及黄体酮或睾丸激素确实有助于维护某些女性的大脑功能。如果你已经摘除了卵巢，并且自身无法合成类固醇激素，但还想维护大脑功能，那你可能需要补充一些激素。

保护大脑的非激素方法

下列方法有助于增强大脑功能，大家可以尝试一下。

• 给大脑补充营养。含有高精制糖和部分氢化脂肪的饮食会导致许多营养物质被消耗掉，而这些营养物质是保持大脑最佳功能所必需的。为了保护大脑健康，我们应采用低脂饮食，多吃蔬菜、水果和粗粮。研究表明，与精神功能正常的人相比，精神错乱和抑郁症患者的锌、B 族维生素（尤其是维生素 B_1）、硒以及抗氧化剂（维生素 E 和维生素 C）等水平往往不足。

例如，锌是人体必要元素之一，在把维生素 B 输送到脑脊液的过程中有着重要作用。脑脊液可以滋养大脑和脊髓。在日常饮食中，很多女性无法摄入足够的锌。[48] 在一项对重度抑郁症患者的研究中，10 名患者连续两个月补充维生素，而对照组则不服用。一个月后，服用维生素患者的记忆力得到改善。[49] 一些权威人士还认为，阿尔茨海默病与一些老年人无法从食物中吸收足够的矿物质、维生素和必要的微量元素有关。[50] 在将这些营养物质从血液输送到大脑方面，他们也可能存在问题。既然补充营养可以改善已经精神错乱的人的记忆力，那么想象一下，给予大脑营养一定也可以起到预防作用。

• 清除自由基对脑组织的损害。自由基严重损害大脑健康。抗氧化剂可以对抗自由基，因此一定要重视，确保饮食中富含维生素 C、维生素 E、维生素 B（包括叶酸）和硒。[51] 另一类强抗氧化剂是原花青素，常见于松树皮和葡萄核中。研究表明，每天吃至少 5 份水果和蔬菜的女性中风的风险非常低。显然，保护大脑是吃大量营养丰富的食物的又一个原因。

• 提高维生素 D 水平。研究人员发现，维生素 D 水平与帕金森病之间存在联系。2010 年，一项对 3 000 多名芬兰人进行了长达 29 年的跟踪调查发现，受试者的维生素 D 水平越高，患病风险越低。[52]

• 戒烟，避免过量饮酒。众所周知，吸烟会导致心血管疾病和小血管病变，从而减少大脑和其他区域的供氧量。过量饮酒会影响大脑的基底前脑区，而该区域与记忆有关。

• 运动。瑞典卡罗林斯卡学院老龄化研究中心发现，每周至少锻炼 2 次的人患痴呆症的风险降低了至少 50%，患阿尔茨海默病的风险降低了 60%。这项研究首次表明了体育锻炼和阿尔茨海默病之间的长期关系。调查共覆盖了 1 449 名中年人，在首次调查后的 21 年，受试者分别在 65 岁和 79 岁时再次接受了调查。在随访检查中，117 人有痴呆的迹象，76 人患有阿尔茨海默病。但那些调整了生活方式，经常锻炼的人患痴呆症和阿尔茨海默病的风险大大降低了。那些因遗传因素易患痴呆症和阿尔茨海默病的人获益最大。[53]有几项研究证实了这些发现，其中一些研究显示，仅仅通过6周的适度有氧运动，认知功能就会有显著改善。[54]锻炼会启动整个身体机制，不仅有助于保持大脑健康，还能促进血液流动。[55]任何增加心率和出汗的活动都会起作用。

• 提高大脑乙酰胆碱水平。许多因素能影响你的乙酰胆碱水平，进而影响你的记忆。如果你已经在使用雌激素或者其他激素来治疗其他症状，那么请坚持下去——虽然我不建议只用激素来预防阿尔茨海默病，但它们确实有助于提高你的乙酰胆碱水平。忌服已知的会降低乙酰胆碱水平的药物。[56]这类药物的数量多到让你惊讶，而且很少有医生意识到它们对大脑功能的不利影响。检查一下治疗睡眠、感冒或过敏的药物的标签，看是否含有苯海拉明。止咳药右美沙芬不仅会影响乙酰胆碱水平，还有其他损害记忆的抗胆碱副作用。在很多其他止咳和感冒药中也都有类似的发现。

• 提高脱氢表雄酮水平。研究表明，脱氢表雄酮（以及相关激素黄体酮和孕烯醇酮）在大脑中充当神经递质，和雌激素一样，可以促进脑细胞间树突和轴突分支的形成。提高脱氢表雄酮水平的最佳方法可参考前面的"肾上腺康复计划"。

其他健脑补品选择

已有研究表明，下列食品有助于增强记忆。一次尝试一种，看看是否适合你。一开始，你可以凭借直觉选，第一感觉往往没有错。

积雪草：这是一种公认的"记忆草"，能够增强大脑血循环。注意：积雪草容易让人兴奋，避免睡前服用。

Ω-3脂肪酸：全身的神经纤维外都包裹着一层脂肪，即髓磷脂。为了维护大脑和神经的正常功能，在日常饮食中，你需要摄入少量的高质量（不是部分氢化）脂肪。有两项对大鼠和一项对小鼠的研究表明，饮食中添加Ω-3脂肪酸DHA可以显著提高记忆力。在对小鼠的研究中，仅仅4天后，情况就有了显著改善。[57]荷兰研究人员对1 600多名年龄在45~70岁的中老年人进行了长达 6 年的跟踪调查，结果发现，那些经常食用 Ω-3 脂肪酸的人在一系列大脑健康测试中得分更高（包括记忆力得分）。[58] 我建议你经常补充亚麻籽粉或鱼油，或者食用富含脂肪的鱼类，如鲑鱼或沙丁鱼。油类补充剂首选从藻类提取的 DHA，尤其是对素食主义者而言。有的鱼油不含汞，如伏莎娜（USANA）活力深海色油胶囊和阿拉斯加鲑鱼鱼油。

植物营养素：许多植物性食物都富含植物营养素。植物营养素具有抗氧化作用，对血管内壁有好处。事实上，研究表明，女性每天多吃水果和蔬菜，中风的风险就会降低。伦敦大学的研究人员在《柳叶刀》上发表了一项荟萃分析。研究发现，每天至少吃 5 份水果和蔬菜的人，中风的风险会降低 25%。[59] 由于小血管疾病和中风有着不可分割的联系，显然富含多种有益物质的植物性食物可以帮助我们保持良好的大脑功能。

日本的大豆消费量远高于美国，日本的阿尔茨海默病和其他痴呆症的发病率也远低于美国。2003 年，维克森林大学医学院因研究用大豆预防阿尔茨海默病而获得一项专利。[60] 初步研究表明，大豆植物雌激素对大脑的影响与雌二醇类似，但要温和得多。[61] 大豆异黄酮在大脑中也起到抗氧化剂的作用。[62] 一些研究表明，大豆可以帮助提高记忆力，日常饮食中添加大豆食品，6 周后就可以见到效果。[63] 绝经女性连续 6 周每天摄入 60 毫克大豆异黄酮，可以提高她们的非言语短期记忆力、思维灵活性和计划能力。[64] 另一项对绝经女性的研究表明，食用大豆异黄酮可增强人的语言记忆力。[65] 大豆不仅有助于心血管系统健康，也可能有助于预防中风（痴呆症常伴有中风）。

大脑不需要的物质

铝：研究人员在阿尔茨海默病患者的大脑中发现了铝，这预示着此病很可能与组织中铝含量增高、锌和硒的含量降低有关。虽然这种联系的性质尚不清楚，但有证据表明，铝确实是一种脑毒素，会诱导具有阿尔茨海默病遗传倾向的个体发生大脑组织病变。如果你的家人中有阿尔茨海默病患者，你们家最好不要使用铝炊具、含铝的止汗剂、铝罐苏打水和含铝的泡打粉。[66]

神经毒素：阿斯巴甜是一种兴奋毒素，会导致神经细胞过度兴奋。在易感人群中，这可能会导致脑细胞死亡。一些女性会因阿斯巴甜而引发多发性硬化症。[67] 对易感人群来讲，饮用无糖可乐，其中的阿斯巴甜可能会引起严重的问题。

许多女性对无糖可乐上瘾，每天喝好几升，而其他营养摄入很少。如果是易感人群，这会引发多种症状，如头痛、头晕、焦虑、健忘、口齿不清、麻木、肌肉痉挛、情绪波动、严重抑郁、性格改变、经前综合征、失眠、疲劳、亢进、心悸、心律不齐、胸痛、听力丧失、耳鸣、视力模糊、味觉减退、皮肤损伤、恶心、消化不良、水潴留和癫痫发作等。如果你曾有类似问题，就请远离这种人工甜味剂，特别是无糖可乐（停止摄入阿斯巴甜后，其引起的症状就会消失）。甜菊是一种安全的甜味剂。味精（主要成分是谷氨酸钠）也是一种刺激性毒素，不仅对大脑有害，而且添加到垃圾食品中可以刺激食欲，请慎用。

选择性雌激素受体调节剂： 考虑到卵巢激素在大脑功能中的作用，人们有理由担心，长期服用抗雌激素药物，如他莫昔芬（预防乳腺癌）和雷洛昔芬（预防骨质疏松），会导致雌激素缺乏，进而对全身健康产生影响。他莫昔芬能够阻断雌激素对乳房的作用，同样，也有可靠证据表明，它也阻止了雌激素对大脑的作用。[68] 雷洛昔芬在帮助女性预防骨质疏松的同时，也会影响大脑。这就是潮热（由下丘脑介导）被列为选择性雌激素受体调节剂的副作用之一的原因。使用选择性雌激素受体调节剂也有可能会引发抑郁症。虽然这些药物有其自身价值，可能确实适合一些高危患者，但它们真正潜在的缺点却没有引起足够的重视。

如果你正在服用他莫昔芬或雷洛昔芬，那么遵循上述建议来保护你的大脑功能就显得尤为重要。许多女性说，大量食用大豆后，因他莫昔芬导致的抑郁症得到了缓解。这很可能是因为大豆的激素效应。

充分利用中年智慧

大脑和肌肉一样，如果你想让它保持在巅峰状态，就必须经常使用它。我们对生活的期望和态度也会对大脑的功能产生重大影响。虽然不存在什么药方能够治愈衰老，但我们可以做很多事情维持大脑的活力。

第一步：不要无论发生什么，都以"衰老"为借口。例如，如果你忘了某事，不要说"我年纪大了"。事实上，这不仅是一种年龄歧视，也是一种自我暗示。永远不要对自己说"我太老了，不适合做这个"。说这种话的女性多数都是三十几岁！我母亲告诉我，当她60岁的时候，她的邮箱里塞满了各种保健用品的广告，从纸尿布到助听器，应有尽有，而她就把这些信息都扔进了邮局的回收箱。2009年，84岁的她和我姐姐佩妮一起徒步到达尼泊尔，登上了海拔约5 486米的珠穆朗玛峰大本营。她们长途跋涉，走过了世界上最崎岖的道路。几年前，我母亲曾在冰上跌倒，背部受伤，随后用了一年左右的时间恢复正常。她告诉我，要想恢复如初，再次活力满满，最大的障碍不是在身体上，而是在思想上。

希望大家能够从我母亲身上得到一些启示，从现在开始，保持年轻的心态，不要被媒体宣传的老龄化问题困扰。当我使用运动器械时，我从来都是以40岁为标准来计划。虽然"认为自己年轻"看起来过于简单，但这是你可以采取的极重要的健康行为之一。事实上，持有衰老的负面刻板印象，比如随着年龄的增长，你会变得无用——年少时经常会有的想法，实际上会增加过早死亡的风险。

耶鲁大学研究员贝卡·莱维博士对600名50岁及50岁以上的人进行了一项研究。研究发现，与对衰老持消极看法的人相比，那些从年轻时就对衰老持积极看法的人其平均寿命多7.5年——这是在考虑了诸如年龄、性别、社会经济地位、孤独感和整体健康等变量之后得出的结果。低血压和低胆固醇分别可以延长4年寿命，低体脂数、不吸烟和经常锻炼分别可以延长3年寿命，但显然受试者如何看待老龄化的因素对其寿命的影响更大。"我们的研究传递了两个信息，"研究人员称，"令人沮丧的是，消极的自我认知会减少预期寿命；令人高兴的是，积极的自我认知可以延长预期寿命。"[69]

就我来讲，对于让思维保持年轻有活力，我的常用方法就是自我肯定。以下是我最喜欢的几句话（每天早上，在椭圆机上锻炼时，我都会大声说出来）：

现在的我，身体健康、美丽、柔韧、年轻有活力。

感谢我的身体、思想、精神和行为，让我能够轻松地保持理想的身材和体重。

第二步：保持思想活跃和社会交往。经常接触新思想、新朋友、新环境，对保持精神健康非常必要，就像体育锻炼对保持心脏、肌肉和骨骼健康一样。[70]记住，即使是对老年人的大脑，学习也会促进新神经元的生长。[71]请走出舒适区，和不同年龄的人交朋友，建立广泛的个人社交网络，以及和朋友聚会，学习新知识、新技能，掌握一项新运动，开始一份新的职业或生意，参加志愿者工作。每天用新想法、新联系和新思维来增强你的脑细胞和神经通路。我从2008年开始上阿根廷探戈课，课上我谁也不认识，作为一个初学者，我感到非常害怕。这是一次令我自尊心受挫的经历，坚持下来需要极大的勇气。但是现在，经过2年的定期练舞，我不仅有了一个全新的朋友圈，而且我的臀部和四肢也变得更加灵活。

我发现，一些女性在面对新面孔或者进入不熟悉的环境时，会感觉茫然无措。在自己家里时，她们的交流没有任何问题，但一到新的环境，似乎就跟不上谈话的节奏。她们安于熟悉的一切，害怕新事物和变化，日复一日地过着同样的生活，失去了适应变化的能力。看着这些曾经充满活力的人开始陷入沉寂，目睹她们的脸、身体和思想上所发生的一切，令人备感伤心。

著名的大脑研究者玛丽安·戴蒙德博士说："关于大脑，有一条非常简单的原则，即要么使用它，要么失去它。"我们的神经系统接收不到新刺激时，就会萎缩。研究已经充分证实了这一点。戴蒙德博士就老鼠的衰老情况做了一个研究。老鼠被分成两组，一组拥有新玩具和其他新奇物品，创造了一个新环境，而另一组待在它们熟悉的环境中。研究结果显示，新环境中的老鼠比熟悉环境中的老鼠拥有更多的脑皮质组织。有趣的是，甚至是寿命已经过了75%的老鼠，在新环境中，大脑也发生了类似的变化。[72]

第三步：生活积极乐观。我在多伦多参加过一个由 Hay House 出版社赞助的会议，会议的主题是"我能行！"这次会议是由露易丝·海亲自主持的，她已经84岁了，但看上去比她80岁生日时更有生命力和活力。她对大家说："在 80 岁时，我决定下一个十年将是我一生中最好的十年。到目前为止，确实如此。"她的话让我大受启发。

乐观主义——把装一半水的杯子看成是半满的而不是半空的——是天然的抗抑郁剂。另外，大量研究表明，乐观主义者更健康、更长寿。例如，在一项对无心脏病风险因素的个体研究中，抑郁症患者得心脏病的概率是乐观、不抑郁者的 4 倍。从心脏病和痴呆症的联系中，我们也不难看出健康心态和健康大脑之间的关系。

第四步： 积极采取行动，转变思维，调整某些性格，如敌意、悲观、不愿与人交往和自我封闭等，这些都有可能导致过早死亡或精神障碍。如有必要，可以咨询心理医生。认知行为疗法（CBT）可以让你清楚地认识到消极、自我限制的想法，并帮助你找到解决方法，引导你形成积极健康的思维模式。但这并不意味着否认生活中的困难，认知行为疗法会教你如何接受并正确看待你的处境，以及如何采取建设性方法以应对，进而知道如何减轻焦虑感。

第五步：培养健康的幽默感。 学习"幽默风趣"，你可以观看洛蕾塔·拉罗什的视频"How Serious Is This？"或者阅读她的著作《抓狂不管用》（*Relax——You May Only Have a Few Minutes Left*），也可以回看多年前看过的喜剧节目。我最近开始重温史蒂夫·马丁和梅尔·布鲁克斯的老电影。喜剧天才都有自己的风格，从不会过时。

第六步：饮食健康，经常锻炼。 如前所述，大量的研究已经证明，从某种程度上来讲，几乎所有的痴呆症都是由大脑中小血管病变引起的。小血管病变的首要原因是饮食不合理，缺乏锻炼。我们每天都要运动，可以散步、做有氧运动、打球、游泳或举重。运动有助于全身血液流动，包括你的大脑，并给身体组织输送更多的氧气和营养。如果你愿意，可以找同样热爱运动，但不计较输赢的人一起运动，这可以同时满足你的运动和社交需求。

第七步：学会充分表达情绪，治愈生活。 压抑情绪——不管是积极的还是消极的，都会导致心脏病和动脉硬化。我一位处于更年期的病人曾经和我说：

> 从小家里人就告诉我，不要有激烈情绪，对任何事都不要有极端

情绪——好坏都不可以。如果我想哭，就被要求去地下室，把脸埋在枕头里哭，以免打扰其他人。如果我取得好成绩或者赢了比赛，高兴得大喊大叫，就会被训斥"不要得意忘形"。结果就是，我不相信所有的情绪——基本上只剩下令人乏味的淡淡的愉悦感。因此，不出所料，在我们家，很多人患有痴呆症、抑郁症和心脏病。到了中年后，我觉得自己似乎必须重新学习如何去感受。很多时候，我不得不用心体会身体症状，然后坐在那里，等着与之相关的情绪出现。

大量实例研究也证实了这一点，阿尔茨海默病的缠结和病变往往会"袭击"大脑中与痛苦记忆相关的区域。同样，2010 年的一项研究表明，从伊拉克和阿富汗归来的老兵中，与没有创伤后应激综合征的人相比，患有这种疾病的老兵患痴呆症的风险增加了 2 倍。[73] 旧金山退伍军人医疗中心的研究人员对 181 093 名年龄在 55 岁及以上的退伍军人进行了研究，他们指出，压力可能会损害海马体，或者导致神经递质和激素水平发生变化，从而增加患病风险。在我看来，这些曾有过极端痛苦记忆的人，他们的身体试图通过让他们完全忘记来保护自己。

我的一个病人给我讲述过一个令人心酸的故事。她的父亲因恋童癖被定罪，但是她的母亲在他入狱前很早就知道这件事，这意味着她母亲在和她父亲住在一起的这么多年里，完全知道他的变态性行为。她母亲最终得了阿尔茨海默病。父亲去世后，母亲立即打电话给她，她把母亲带回家，在家里住了很长一段时间。"我妈妈做的第一件事就是连续睡了将近两天，"她对我说，"当她醒来时，她的病好了——就好像从未得过痴呆症一样。我们坐在一起聊了大约 10 个小时。她完全明白父亲的行为意味着什么，以及她自己在其中扮演的帮凶角色。然后，她告诉我'她不能留下来，必须再次离开'。她又睡了一觉，醒来又回到了痴呆状态。"从那一刻起，她母亲的痴呆症变得越来越严重，最终去世。多年来，我一直无法忘记这个故事，因为它指出了灵魂和人类意志在痴呆症中的作用。

因此，不管出现了什么情绪，你都要充分去感受它，这一点至关重要。你会发现，慢慢地它就会自己消失。但如果你试图掩盖，并且因为不良情绪而责备自己，那么这些情绪就会积郁体内，最终演变成疾病。

另外，敌意是一种根深蒂固的慢性不良情绪。长时间处于敌意状态无异于自毁。战胜敌意最好的办法就是对你所处的每一种情况都心存感激——不管它有多小，直到感激取代敌意，成为你的精神和情感模式。

第八步：永远不要退休。 不要一到中年就考虑退休，虽然很多人都是这么做的。相反，应该像多莉·帕顿一样，找一份自己喜欢的工作，那么人生中的每一天都会快乐。你可能希望退休，不想再为一家公司或一个人工作，但你需要有一些你感兴趣的事情——不管有没有报酬，充实自己的每一天。

接下来，看一下一个实验。波士顿贝斯以色列女执事医院（Beth Israel Deaconess Hospital）老年学专家杰弗瑞·豪斯多夫博士和贝卡·莱维做了一项著名研究，测试潜意识信念对行走速度的影响。行走速度往往会随着年龄的增长而下降，再加上平衡和协调能力的问题以及药物治疗等其他因素的影响，人就会产生一种典型的老年动作，即"拖着脚走路"。研究人员对年龄在63~82岁的健康人群进行了测试，首先让他们穿过一个长廊，长度相当于足球场的长度，其次测量了走路速度和脚离开地面的时间。之后，参与者玩了一个电脑小游戏。其中1/2人的电脑屏幕上闪现了"成功""明智""机敏"等乐观的词，出现时间足以让人下意识地记住。剩下人的屏幕上会闪过一些消极的词，比如"老迈""依赖""患病"。在看过之后，所有受试者再次走过相同的长廊。这一次，看到积极词汇的人走路速度加快了9%，脚离地的时间也更快，而且拖沓时间变短。受消极词汇影响的人情况并没有变得更糟，这可能是因为他们日常生活中经常听到这些词，已经是老生常谈了。[74]

这项研究无疑在警告我们，我们对衰老的看法会对身体产生重大影响。太多的女性从30岁就觉得自己身体开始衰老了。想必大家在朋友40岁的生日宴上，听朋友开玩笑说过"我老了"这样的话。

埃伦·兰格是哈佛大学的心理学家，其著作《专念》十分经典。她写道："我们后半生所见证的有规律的、不可逆的衰老周期，可能是某些关于如何变老的假设的产物。如果我们能够打破这些思想局限，那么在人生后半段，我们很可能有机会再次找到目标，获得成长，而不是走向衰老。"[75]

第十一章

从花蕾到果实:
培养中年魅力

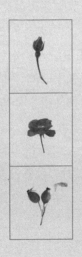

我至今还记得我的竖琴老师、已逝的艾丽斯·夏利福女士最后一次向我借竖琴的事情。她借竖琴是为了给位于缅因州卡姆登的竖琴夏令营上课，她在那里教学60多年，我14岁时的第一节竖琴课也是在那里上的。

　　虽然她从不注意饮食、锻炼和营养，但她的皮肤红润、清爽、光滑，双眼有神，她从未生病，幽默风趣，总能带给人快乐。我们最后一次见面时，她眼睛明亮，告诉我她那年夏天减少了教学时间，每周只有36小时的课程，大概是以前的一半。在我看来，她一生都活得十分精彩，堪称女性典范，在中年后（即我所说的果实阶段），不管走到哪里，她都播撒智慧的种子，激励他人。她有趣的灵魂感染着周围每个人，脸上一直洋溢着青春的气息。当时艾丽斯女士92岁，一直到100岁去世时，她都没变。

　　没有人会否认，四季中的每一季都充满了独特的美丽和智慧。生命亦是如此。我们大多数人都认识或至少见过一个像艾丽斯这样的女性，用实际行动证明了人生四季美丽永存——一切全看我们如何生活。

　　更年期女性就如夏末秋初盛开的玫瑰，开始结出鲜艳多汁的玫瑰果——里面含有大量玫瑰籽，能够孕育无数新玫瑰。每年秋天，在缅因州海岸，到处都是多汁、美味的玫瑰果。但一直以来，在我们的文化中，我们只看到了玫瑰花蕾的绽放，而对玫瑰果的美丽视而不见。曾经激素疗法的广告标志也是沾满露珠的玫瑰花蕾，言外之意显而易见：如果你接受激素疗法，那么余生都会和玫瑰花一样美丽，不会经历成熟、凋谢的过程，也不会结果，即使玫瑰果柔韧且充满力量。但，事实并非如此。

即将成熟的玫瑰果不会再次变回花蕾，虽然我们的文化常常迫使我们这样做。人到中年，如果你想过得充实、圆满，感受最美好的自己，那么学会如何充分发挥"多汁玫瑰果"的韧性和力量是绝对有必要的。记住，如果你已经成熟为"玫瑰果"，则任何妄想回到花蕾阶段的努力都是徒劳而可笑的。这就像试着把秋天的落叶重新贴到树上，并涂上绿色，假装它是春天的树叶一样，是根本不会有效的。相反，我们应该珍惜当下，欣赏当季的美丽和力量，而不是渴望那些不可能再拥有的东西。

如果在更年期前，你已经习惯了在任何时候都用美貌来吸引男人的注意，那么进入"玫瑰果"阶段对你来说，可能是一件十分困难的事情。如果真是如此，那么可能从青春期开始，你就本能地了解女性外在美的力量，并一直在利用它。如果你多年来一直靠美貌吸引别人的眼光，那么和其他人相比，你更难成为"玫瑰果"，因为其他人可能在很小的时候就不得不向内寻找自己的价值和美感。我认识的一个人就是如此。45岁时她经常哀叹，每当到一个地方时，她不能再吸引男士的目光，因为她所有的影响力和金钱都来自她的外貌和被她外貌吸引的男人。对她来讲，变成"玫瑰果"犹如拉响了一个刺耳的警报，让她觉得曾经无往而不利的外貌不管用了，无法再靠美貌过后半生了。她从前都在浅水区游泳，现在她面临的问题是走向深水区。一个从未体验过美貌力量的人可能更容易进入"玫瑰果"阶段。事实上，如果你和我一样，你会很高兴地发现自己第一次对服装、护肤和化妆感兴趣。而且，你还会发现，你前半生努力所带来的自信和自尊，已经为你的自我接受打下了坚实的基础，此时，你觉得自己比以往任何时候都更有力量。

但无论我们曾经是否是迷人的美女，都希望自己不管在哪个年龄看起来都是最好的。在更年期，我们听从内心的召唤，追求真实的自我，找到内心的智慧和闪光点。我们发现，虽然我们可能永远不会再成为玫瑰花蕾，但通过皮肤护理和身体保健，我们依然可以保持自己的吸引力。我们有时甚至想做整形手术。在"玫瑰果"阶段，我们比以往有了更多的选择。

坦然面对皮肤衰老

对许多女性来说，中年最痛苦的就是看到自己的皮肤开始松弛，变得"皱巴巴"。在快到40岁时，我开始注意到皮肤的变化——不仅变得干燥，而且眼睛周围出现了细纹。第一次看到这些细纹时，我就决定喜欢它们，因为它们让我想起了父亲的眼睛——那总是满含笑意、布满细纹的双眼。但随着时间的推移，我也不想让它们变得越来越深，越来越难看，因此想尽一切办法避免皱纹加深。

我的一位读者十分形象地向我描述了中年皮肤变化以及对她情绪的影响：

> 我今年48岁，标准体重，身体非常健康。我经常锻炼，也做负重练习，热爱旅行，一有机会就去远足。突然之间，我的皮肤变得非常松弛。走路时，低头的话我会看到大腿上的肉随着走动在颤动。我觉得这是因为常年日晒损伤，以及体重反复增减导致的。我该怎么办呢？现在，我每次出门都涂防晒霜，从不暴露在阳光下，努力维持体重稳定。必须得穿长袖衣服吗？需要补充维生素吗？有什么东西可以恢复胶原蛋白吗？手术有帮助吗？结婚27年，如今我正在办理离婚。我当然在意我的外表。如果你能给我一些建议，我将不胜感激。

幸运的是，有很多方法可以保护中年皮肤健康，甚至治愈一些已有的损伤。我们一定要努力维持健康，但皮肤松弛、身体衰老是不可避免的，所以不管怎样，我们都应该勇敢面对，积极、快乐、充实地生活。从我的实践经验和自身经历中，我知道如果一位女性正在离婚或失去生活伴侣，则会感觉生活更加艰难。

有一点必须要说的是，许多女性虽然有一些晒伤和皮肤松弛，但在中年及以后依然找到了爱情和幸福。我洞察到这一点非常有戏剧性。在一次活动中，我有幸和两位完全不同的女性进行了谈话。其中一位美女，虽然年近40，但皮肤无瑕，身材近乎完美，事业有成——她是一位非常成功的女商人。

她抱怨自己找不到一个可以带给她幸福的男人。大约半个小时后，我遇到了另一位女性，55岁左右，相貌平平，但充满活力。她没有化妆，体重超重15~20千克。在谈到一些医学话题时，她告诉我，几年前她做了乳房切除手术，导致乳房变形。在交谈中，她对我说："我们小瞧了男人，对吧？他们确实很可爱。"原来她和三个不同的男性约会过，并决定和其中一位结婚，觉得他是自己命中注定要嫁的人。这位女性心灵美，幽默风趣，和她聊天我感觉很开心。当我把她的活力和心态与我之前见过那位美女相比时，我意识到，如果没有美丽的内在和有趣的灵魂，仅仅靠外在美是很难给人留下深刻印象的。此后，我看到过很多类似的情况：很多中年女性在网上或其他地方找到了美好的人生伴侣，仅仅是因为她们幽默、智慧的内在。

社会文化和许多媒体认为，女人过了35岁就开始走下坡路，最好的岁月已经一去不复返，没有人会再爱我们了，因为我们不再是25岁。这个观点错误至极。每当你被这种观点困扰时，请想想上面的事例。事实上，许多男人告诉我，他们认为最吸引他们的是女人对生活的热情、对自我的接纳和幽默感。

皮肤：外在的神经系统

要想防止皮肤出现不必要的老化，如暗沉、蜡黄、色斑、干燥和皱纹等，你首先需要了解皮肤的作用，以及它是如何发挥作用的。

皮肤来源于胚层，即神经外胚层，大脑和周围神经系统也源于此层。皮肤的作用相当于外部大脑，通过感知压力、温度、快乐和痛苦来收集外部环境信息。皮肤也是免疫系统最大和最重要的部分。

蒂法尼·菲尔德博士的研究表明，按摩可以显著改善免疫系统功能，这充分证明了皮肤与我们健康的各个方面（从情绪到营养摄入）都息息相关，并受我们健康状况影响。准确来说，皮肤是我们机体和环境的分界线，也是我们抵御变幻莫测的环境的第一道防线，包括细菌、病毒、来自太阳的过量紫外线辐射、风、空气污染和二手烟。皮肤不仅容易受到外部环境的影响，也容易被内部环境影响，包括情绪和营养。

你的皮肤状况，在很大程度上反映了你对当前环境的适应程度以及是否得到了环境支撑。生活幸福美满的女性会散发耀眼的光芒，这是多少整容手术都做不到的。这种光芒源于本源能量。在某些环境中，不管是因为什么，当你感觉好像不安全或者违背自己的想法时，可能你还没有明确意识到，皮肤问题就已经显现出来了。这就是为什么皮肤科医生都知道，病人要想获得最好的治疗效果，在治疗皮肤的同时最好接受心理和情绪治疗。例如，众所周知，皮炎和荨麻疹是由心理和生理因素共同引起的，而像牛皮癣、脱发和湿疹等疾病也受心理因素的影响。几乎每个人都有过这样的经历：想在一次大型社交活动上精彩亮相时，脸上显眼的地方突然冒出了一个很大的青春痘；外出约会前，突然出现口腔疱疹；在找到一份新工作或者搬到一个新城市时起了荨麻疹，浑身发痒。不管是谁，我相信脸上都长过青春痘。

解剖皮肤

　　皮肤分为三层，分别为外层表皮、中层真皮，以及在这两层下面的脂肪层（见图 11–1）。表皮薄如纸，是由死皮细胞构成的保护层，作用是保持水分和油脂。表皮脱屑是因为不断有新鲜细胞由内向外逐渐移行，取代外层细胞。随着年龄的增长，脱屑过程变慢，皮肤也就逐渐失去"生机"。

　　表皮的底部是基底细胞，其包含黑色素细胞，可以产生黑色素。黑色素的数量和类型决定了肤色深浅——这主要遗传自你的父母。

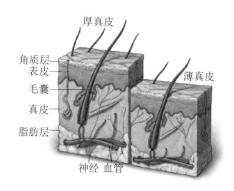

图11-1　解剖皮肤

　　真皮层约占皮肤的 90%，含有神经感受器、血管、汗腺和皮脂腺。皮脂腺分泌油脂，与毛囊相连。毛囊根部的皮脂腺导管堵塞，就会产生黑头和粉刺。真皮层分泌的汗液和油脂形成了一个酸性保护层，保护皮肤免受感染，但是保护层容易被强去污剂或者 pH 值不平衡的肥皂破坏。

真皮层还包括胶原纤维和弹性纤维，因为它们，皮肤才有了弹性和柔韧性。从 20 多岁开始，人体胶原蛋白产量开始以每年 1% 的速度减少。到了中年，胶原蛋白失去最多可达 20%，虽然不同个体之间存在差异，但失去不可避免。肤色越深，胶原纤维和弹性纤维就越多，因此黑人女性的皮肤和骨骼比白人女性更能抵抗衰老带来的损伤。而且黑人女性和棕色人种女性比白人女性更不容易长皱纹。电视明星琼斯曾说过这样的话，"黑人没有皱纹"，而黄色人种女性介于黑人女性和棕色人种女性两者之间。

随着年龄的增长，皮肤的胶原蛋白层会变薄，皮脂腺分泌油脂减少，导致皮肤变干燥。到了大约 50 岁的时候，皮肤自我修复能力开始下降，原因尚不完全清楚，可能与自由基损伤有关。

自由基和皮肤老化

如果你看一下自己臀部和下背部的皮肤，就会注意到，由于没有受到环境污染和阳光照射，与身体其他部位皮肤相比，这两处的皮肤更光滑，而且皱纹也少。这意味着皮肤老化不仅仅与年龄有关，还与我们身体内外的环境有关。

皮肤的过早老化，与身体其他细胞过早老化一样，都与自由基的产生有关。在基础代谢过程中（如呼吸和消化），氧分子在和其他分子结合的过程中会失去电子，从而变得不稳定，进入游离状态，形成自由基。阳光直射皮肤，反复发作的高血糖和高胰岛素（应激性血糖升高），以及各种毒素，包括香烟和空气污染物，都会产生自由基。情绪紧张也会引起自由基损伤，其危害仅次于由皮质醇和肾上腺素水平过高引起的自由基损伤。这些不稳定的自由基在人体内四处活动，可以附着在任何组织的细胞膜上，以便利用该组织的电子稳定自己，从而损害了身体组织。例如，如果自由基从我们皮肤的胶原蛋白中获取额外的电子，就会损害胶原蛋白。慢慢地皮肤就会变得僵硬、失色、没有弹性。这个过程就像把铁放在露天中生锈一样。

皱纹是由于皮肤深层的弹性纤维和胶原纤维断裂导致的。因为有弹性纤维和胶原纤维，所以皮肤有弹性，能够伸缩自如。胶原纤维断裂，皮肤就会松弛，产生皱纹。

　　自由基损伤也会损害、分解细胞和细胞膜内的脂肪，以及细胞的 DNA——遗传密码所在。慢慢地，细胞膜会失去弹性和灵活性。毫无疑问，自由基损伤是导致衰老的主要原因之一，包括皮肤皱纹，以及老年常见病，如心脏病、阿尔茨海默病、关节炎等。少吃精制食品，因为精制食品升糖指数高，容易导致过早衰老。

　　日常生活中，自由基的产生不可避免，因此身体自有一套防御系统对抗自由基，这很正常。该系统的基础是抗氧化分子。我们可以从如下几个方面获得抗氧化分子：食物中维生素 C 和维生素 E 以及身体产生的其他维生素，如谷胱甘肽、过氧化氢酶和超氧化物歧化酶。抗氧化物通过将电子提供给不稳定的自由基来防止它们与其他分子结合损害我们的组织。

　　既然有防御系统，我们为什么还会变老？和其他食物一样，这是一个平衡问题。虽然我们的身体中含有抗氧化剂，我们也能从食物和补充剂中摄取，但我们依然缺少抗氧化剂，吸烟、空气污染、日晒、饮食中含有大量反式脂肪或其他不健康东西、高血糖和各种情绪压力，都有可能导致自由基的产生，这种在我们体内造成的自由基损伤被称为"氧化应激"。无数研究表明，摄取抗氧化剂、使用含有抗氧化剂的产品、避免环境毒素、食用低血糖指数饮食，以及保持情绪平衡，都可以将体内的氧化应激降至最低。

吸烟有害皮肤

　　到了中年，吸烟对皮肤的危害开始变得明显。和不吸烟的女性相比，吸烟过多的女性皮肤苍白，皱纹多。其中一个原因就是尼古丁会减缓皮肤中的血液循环，进而导致皮肤营养物供给不足，而且细胞代谢中，皮肤释放有毒废物的能力也会随之下降。最终结果就是，皮肤再生能力和活力下降。

　　此外，吸烟会直接毒害卵巢，导致雌激素水平下降，而雌激素是维持弹性纤维和胶原纤维所必需的。

紫外线对皮肤的危害

据估计，随着年龄的增长，70% 的皮肤老化是真皮层胶原纤维受损导致的。晒伤对皮肤弹性的损害尤为明显。[1]当皮肤长期暴露在阳光下，而体内的抗氧化剂水平无法对抗这种情况时，就会致使皮肤一直处于轻度炎症的状态。虽然我们从小就觉得，晒得黝黑会让我们看起来更年轻、更健康（有证据显示，某些年轻人使用室内日光浴实际上会上瘾），但其实这只是一种假象：日晒导致皮肤出现轻微的炎症和红肿，让皮肤看起来丰满，皱纹暂时减少了，让人看起来更年轻。[2]但一旦你不再做日光浴，皱纹就会重现，这时皮肤的正常结构也被破坏了。

过度暴露在紫外线辐射下会导致组织炎症，首先是自由基损害皮肤细胞膜，随后有害炎性化学物质分泌过多，最终破坏胶原纤维和弹性蛋白纤维，使皮肤失去弹性和水分，变得僵硬。皮肤胶原纤维的老化过程，就像是把富有弹性的、透明的蛋清放到煎锅上煎：蛋白中的液体蛋白被转化为变性蛋白——一种紧密、坚硬、没有韧性的蛋白。紫外线辐射还会损害皮肤中的血管，从而减少流向皮肤的血液和其他营养物质。这是脸颊和鼻子上血管扩张的原因之一。随着年龄增长，因为免疫系统功能和细胞复制能力的下降，所以皮肤会变厚，变粗糙，出现色斑。这些症状一般都是由各种压力引发的 DNA 损伤和氧化应激造成的，特别是来自太阳的紫外线损伤，但这些因素不是不可避免的。

高血糖和不健康饮食对皮肤的损害

毫无疑问，营养丰富的水果、蔬菜、瘦肉蛋白、健康脂肪和足够的纤维都对健康有益。大多数人不知道的是，预防糖尿病和心脏病的饮食也能让人容光焕发。在第一次美国国家健康与营养调查中，对 4 025 名中年女性的研究显示，少食用高碳水化合物、多吃富含维生素 C 和亚油酸（一种 Ω-6 必需脂肪酸）食物的女性其皱纹少，皮肤不干燥，也不容易变薄。[3]道理很简单，因为精制碳水化合物含量过高的饮食会迅速提高血糖，血糖高会导致糖基化反应——糖与血液和身体（包括皮肤）中的蛋白质结合。此时，胶原纤维就会变得僵硬和不灵活，就像我之前提到的煎熟的蛋清一样。

健康的皮肤始于健康的血管。但是当成纤维细胞（制造胶原蛋白的细胞）没有得到所需营养时，胶原蛋白就会被糖基化破坏，皮肤自然看起来就不会好。另外，适量补充 Ω-3 脂肪酸也有助于皮肤健康。升糖指数低、营养丰富的饮食有助于减少皱纹。

预防及治理皱纹

在更年期，保持皮肤健康年轻的关键是不要吸烟，避免过度暴露在阳光下（越早越好），遵循血糖指数低的饮食，并使用抗氧化剂（包括局部和内部应用）。免疫系统功能和细胞复制能力下降的直接后果就是皮肤变厚，变粗糙，出现色斑。有些女性，由于基因遗传的影响，即使上了年纪皮肤也光滑、有弹性，很少有皱纹，而且也不怕太阳晒。但大多数人要想在中年保持或改善皮肤健康，还是要听取一些有用的建议。

在过去的十多年里，人们对抗氧化剂在预防甚至消除自由基损伤和组织炎症方面的作用进行了大量的研究，结果显示，自由基损伤和组织炎症是导致皮肤老化的根本原因。过度暴露在阳光下、不健康的饮食以及过多的压力，进一步加剧了女性在更年期的皮肤衰老和其他各种问题。但这些不是不可以解决的，治疗得当，甚至可以扭转已经造成的大量损伤。

中年护肤法

• **定期深层清洁皮肤**。皮肤被称为"第三个肾"，因为每天通过皮肤从体内排出的废物几乎和肾脏一样多。如果你是干性皮肤，就需要每天彻底清洗一次。如果你是油性肌肤，一天至少要清洁两次，每天晚上都需要卸妆。护肤时，不要忘了脖子——这是最先暴露你年龄的地方。彻底清洁皮肤可以打开毛孔，让肌肤在睡眠时有效清除体内的废物，而夜间正是皮肤修复的最佳时间。使用清洁乳液或肥皂清洁，有助于保护皮肤表面的酸性物质。酸性物质是皮肤抵御外界感染和伤害的天然屏障之一，在购买肥皂或洗面奶时，注意选取"pH 平衡"的产品。有许多品牌可供选择。

如果你是油性皮肤，避免过度使用收敛剂，收敛剂通常含有酒精。长期使用不仅会让皮肤更油，还会损害皮肤。

· **清洁后收缩毛孔**。洁面后使用爽肤水来收缩毛孔，尤其是油性皮肤的人，或者简单地用冷水收缩毛孔——适合所有类型皮肤。

· **去角质，局部应用抗氧化剂**。中年时，皮肤开始显得暗淡和衰老的原因之一就是皮肤生长和细胞更替的速度减慢了。那些让你容光焕发的新皮肤细胞隐藏在皮肤表面之下。要想去除皮肤表面死皮，打开毛孔，加速新皮肤的生长，你需要定期去角质。去角质的方法很多，你可以用机械性方法，如用毛巾，或者用含有果酸的产品，包括 α-羟基、β-羟基和乙醇酸。

不要使用研磨性洁面剂，比如坚果壳做的洁面剂。使用它们就像用砂纸清洁皮肤一样，容易导致毛细血管破裂和皮肤微擦伤，增加皮肤感染甚至生痤疮的风险。

如果你是油性皮肤，则可以在毛巾上加一点温和的洁面剂，每晚用它去角质。干净的毛巾可以减少皮肤接触到的细菌数量。然后，使用温和的 α-羟基、β-羟基和乙醇酸产品。现在市场上的许多产品都含有抗氧化剂和果酸。如果你是干性皮肤或者敏感肌，就不要用毛巾，直接用果酸或抗氧化剂去角质。

· **每天面部、颈部和手部都要涂抹防晒霜**。养成习惯，每天早上在你的面部、颈部和手部涂 SPF15 或 SPF（防晒指数）更高的防晒霜，但清晨或傍晚时可以不用，这个时候晒晒太阳，最有助于维持维生素 D 的最佳水平。最近有很多人担心市场夸大了防晒霜 SPF 值的作用，甚至更令人不安的是，防晒霜可能含有有害成分。EWG（美国环境工作组）每年对防晒霜进行评级，并在其网站（www.ewg.org）上发布年度指南。目前，EWG 评出的顶级产品都含有锌或钛，均不含有氢苯甲酮（oxybenzone）或维生素 A。最令人担忧的是棕榈酸视黄酯，它是维生素 A 的一种衍生物，涂抹在皮肤上后，经阳光照射会增加患皮肤癌的风险。EWG 估计，美国市面上 40% 以上的防晒霜都含有这种成分。

· **保湿**。如果你的去角质产品、抗氧化剂或防晒霜没有保湿功能，那么在日常护肤中，你一定要增加保湿产品。白天可以用轻度保湿霜，晚上使用高效保湿霜。这有助于皮肤细胞保持所需的水分，处于饱满状态。

去角质剂和抗氧化剂

果酸： α-羟基和其他果酸具有去角质和抗氧化的双重功效，而且也可以提高其他护肤品中抗氧化剂的功效。果酸主要通过以下三种途径发挥作用：

1. 有助于溶解使死皮细胞聚集在一起的"胶水"，因此使用它更容易去除死皮，让新生的更丰满的细胞到达皮肤表面。

2. 有助于促进糖胺聚糖（GAG）的合成，增加胶原基质间隙的水合作用，从而增加皮肤的水分，减少细纹和皱纹。[4]

3. 促进皮肤弹性蛋白和胶原蛋白的修复，甚至略微增加皮肤厚度。

护肤品中通常含有 5%~10% 的果酸，浓度较低，适用于各类皮肤。但在使用护肤品前，你最好在手肘内侧或下巴上测试一下，看看是否过敏。如果你皮肤敏感，从浓度为 5% 的产品开始使用，适应后，可以将浓度逐渐增加到 10%~12%。一开始使用的时候，可能会有轻微刺痛感。高强度 α-羟基（浓度达 70%）可以增加皮肤光泽，深层去角质，但只能在专业美容师或医生的指导下使用。

不管你是干性皮肤还是油性皮肤，果酸都有助于皮肤恢复正常。如果你是油性皮肤，果酸可以去除最上面的死皮细胞，便于油脂从毛囊排除，在清除面部油脂的同时锁住水分。如果你是干性皮肤，果酸可以去除干燥死皮，刺激细胞更新。

使用果酸护肤，一般需要两周左右的时间才能明显看到效果，它不仅可以减少皱纹，还可以改善面部粗糙、暗黄和色斑（色素沉着的浓度低至 5%~8%）。[5] 大多数人一开始都是在晚上使用果酸产品，但看到功效后，常常一天使用两次。

作为抗氧化剂，果酸还可以减轻一些因阳光暴晒和空气中的污染物而产生的自由基损伤。

抗氧化维生素和草药： 研究发现，在帮助皮肤抵抗自由基损伤和炎症时，很多天然植物、维生素和草药都可以直接应用，其中许多还可以帮助逆转衰老过程。多种抗氧化剂协同作用效果最好[6]，例如，维生素 C 和维生素 E 一起使用在防治晒伤方面效果更好。[7]

不同类型的抗氧化剂发挥抗氧化作用的途径不同。非酶促抗氧化剂（如维生素 C 和维生素 E）在清除自由基时自己也会耗尽，因此我们必须经常补充，特别是在自由基过高的情况下，例如情绪压力过重或者经历长期暴晒。最好早上使用至少一种产品防晒，晚上使用另一种产品补充水分和对抗自由基的伤害。合理制定抗氧化护肤方案，不仅可以改善皮肤循环、减轻水肿和浮肿（包括眼部），以及减少细纹和皱纹，还有助于收缩毛孔，减少血丝，恢复皮肤健康和自然的光泽。

抗氧化剂有很多，下面这几种被研究的最为透彻。

维生素 C：研究表明，维生素 C 是一种非常强大的抗氧化剂，而且非常常见。合理补充维生素 C 可以让皮肤变得光滑、有弹性和有光泽。第一次美国国家健康与营养调查研究数据显示，饮食中摄入大量维生素 C 的女性不容易长皱纹。[8] 维生素 C 可以延缓身体各个器官的衰老，保护皮肤只是其中一个方面。维生素 C 是皮肤合成和修复胶原蛋白所必需的。维生素 C 还有助于治疗炎症，可以阻止一些炎症化学物质的产生。

天然维生素 C 具有很强的酸性，局部使用会刺激皮肤。维生素 C 易溶于水，分解迅速，会在 24 小时内失去效力，这就是大多数含有传统维生素 C 的产品都没有效果的原因。但维生素 C 可以与某些物质结合，提高生物利用性，从而既可以变成非酸性，同时还保持其抗氧化性和增强胶原蛋白的特性。结合后的维生素 C 能够被细胞吸收，穿透细胞表面薄膜对抗自由基，最大限度保护细胞膜。研究表明，脂溶性维生素 C 吸收得更快，通过皮肤吸收的量比天然维生素 C（抗坏血酸）高出 10 倍。以四己基癸醇抗坏血酸酯形式存在的脂溶性维生素 C 比较稳定，添加到乳霜和乳液后，效果可保持数月。

维生素 C 面霜有助于治疗晒伤。因为脂溶性维生素 C 化合物有助于刺激成纤维细胞的生长，而成纤维细胞有助于皮肤中的胶原蛋白和弹性蛋白的合成。胶原蛋白和弹性蛋白已被证明不仅可以减少细纹和皱纹，防止皮肤下垂，紧致皮肤，还能治疗各种炎症，让皮肤健康有光泽。

生育三烯酚和维生素 E：30 多年来，α-生育酚被广泛应用于化妆品和其他产品中。科学家认为生育三烯酚，尤其是 D-α-生育酚，是维生素 E 复合物中最有效的部分。α-生育酚通常以酯形式用于化妆品中，因为人们认为皮肤中的酶解过程会使其恢复活性。但事实并非如此，因为虽然皮肤角质层最需要维生素 E 的抗氧化防御作用，但参与酯转化的酶活性非常低。结果就是，大量维生素 E 产品在很大程度上仍然是无效的。

外用时，维生素 E 的理想形式是生育酚和生育三烯酚的天然混合物。生育三烯酚比 α-生育酚能更有效地抑制过氧化物产生，这种抑制作用可以用于评估自由基损伤，同时还能更好地提高各种皮肤酶的水平，保护皮肤免受紫外线伤害。事实上，研究表明，生育三烯酚的功效是其他形式维生素 E 的 40~50 倍。[9] 这种相对新型的高效维生素 E 是从米糠油或棕榈油中按特殊提取工艺制成的，提取的液体很容易与乳霜、乳液、洗发水或其他化妆品融合。局部应用生育三烯酚对干燥、受损的头发，严重干燥的皮肤，以及易脆的指甲都有一定的作用。如欲购买，查看商品说明中是否有"高效能维生素 E"或"HPE"字样，以确保买到正确的产品。

局部应用时，生育三烯酚和生育酚都能迅速渗透皮肤，并集中在角质层表面，而这正是紫外线伤害最大的地方。[10] 和维生素 C 一样，维生素 E 也被发现能抑制胶原酶——胶原酶在紫外线照射下会分解胶原蛋白。

辅酶 Q_{10} 或者泛醌（Ubiquinone）：一种非常强大的抗氧化剂，因为可以帮助细胞线粒体产生能量，所以对整个心血管系统的健康至关重要，它的抗氧化作用也有助于抑制胶原酶。[11] 在德国的一项研究中，涂抹含有辅酶 Q_{10} 的面霜可以减少 23% 的面部细纹。[12]

姜黄提取物：姜黄是咖喱的主要成分，具有强大的抗氧化和抗炎特性，可以让皮肤变年轻（在印度传统婚礼中，新娘会在全身涂抹姜黄提取物的原因，就是这个）。目前，它因为有强烈的气味和皮肤色素，所以还不能用于护肤霜。2010 年美国皮肤学会会议上公布的两项研究结果显示，一种含有精炼姜黄提取物（白色而非橙色）的新型保湿霜能显著改善面部斑点、细纹和皱纹。[13]

褪黑素：褪黑素显著的功效在于治疗失眠和调整时差，但同时它也是一种有效的抗氧化剂。研究表明，局部应用褪黑素可以抑制紫外线引起的红肿，具有强大的消炎作用。[14]

原花青素：原花青素是多酚类化合物的总称，广泛存在于植物中，对人体有许多益处。例如，绿茶中的多酚对血管内壁有好处。在葡萄籽、绿茶、青苹果以及其他来源中发现的原花青素，都具有很大的抗氧化活性。[15]

其他护肤物质

微胶原蛋白：成纤维细胞是皮肤的主要细胞成分，可以产生大量的胶原蛋白。随着年龄的增长，这些细胞产生的胶原蛋白越来越少，原因尚不清楚。但老化的成纤维细胞被置于细胞培养液中，当被生长因子刺激时，依然可以产生大量的胶原蛋白，显然，它们并不是没有能力。[16]

刺激成纤维细胞产生胶原蛋白的因素之一在于胶原分子中的五胜肽。[17]研究人员发现，五胜肽可以有效促进胶原蛋白和纤连蛋白的合成——这两种蛋白是皮肤细胞周围间质基质的重要组成部分。[18]研究对 35 名受试者进行为期 6 个月的五胜肽（3% 浓度）测试，结果显示，与安慰剂软膏和浓度为 5% 的维生素 C 产品相比，五胜肽对皮肤有更明显的好处。[19]

脂质体：脂质体是一种微型泡囊体，外面有一层薄膜，大小大约为人体细胞的 1/300，具有很强的皮肤穿透作用，可以穿透皮肤保护屏障。脂质体外层是以卵磷脂为基础的脂质膜，膜内是细胞所需的特定内容物。当应用于皮肤时，因为脂质体与细胞的结构相似，且很小，所以可以轻易地渗透皮肤的不同层次。

当脂质体接触到皮肤细胞时，脂质体的膜会与细胞膜融合，在 6~8 个小时内，脂质体的内容物就可以释放到细胞的细胞质中。因此，如果护肤品配方添加了脂质体，脂质体就可以显著提高护肤品活性成分的有效性，护肤效果比不用脂质体的护肤品提高了约 10 倍。[20]

如何评估护肤品配方

药妆——一种护肤品类别，其有效成分对皮肤的结构和功能有药理作用。FDA 将这些产品视为化妆品，并对其进行监管。

对此，有两点必须注意。第一，化妆品制造商不得宣传某种产品或成分具有永久性改变皮肤的能力（即使是真的）。这在很大程度上限制了制造商向消费者说明相关产品的作用或成分，也让消费者无从判别好坏。第二，制造商虽然在标签上必须列出产品的所有成分，但并不需要披露成分的数量或百分比。这意味着消费者不清楚一种产品有效成分的含量（如临床研究显示的有效的数量和百分比）。相关标签说明规定要求，对于占总量1%或以上的成分，制造商需按从多到少的顺序排列，对含量不足1%的成分可以按任何顺序列出。因此，在确定低含量成分有效性方面，标签说明作用有限。例如，含有1%褪黑激素的产品与含有0.001%的产品是无法区分的，一种产品也可能只包含一种有效成分的几个分子，这有利于宣传营销，但产品效果可能一般。因此，消费者不得不从科学文献的评论或对个别产品的独立测评中寻找依据。

另外，请注意，化妆品行业仍然在口红和其他化妆品中添加铅等成分。虽然人们已经意识到护肤霜中一些化学成分的不良影响，但检查成分还是很重要的。

防腐剂困境

法律规定，为了防止有害细菌或真菌的过度生长，化妆品必须防腐保存（有人曾因睫毛膏被假单胞菌污染而致盲）。大多数公司添加的都是传统的苯甲酸酯类和甲醛释出型防腐剂（检查产品标签以下内容：乙内酰脲、重氮烷基脲、季铵盐-15、苯扎氯铵、苯扎溴铵、氯己定、氯化十六烷基吡啶以及噻汞撒）。虽然防腐剂很有效，而且能延长产品的保质期，但它们本身并不完全安全，尤其是在皮肤上长期使用时。

有些化学物质药性不强，制造商常常需要使用一种以上的防腐剂来提高产品杀菌能力。时间长了，苯甲酸酯还会刺激皮肤，引发过敏，还有可能作为环境毒素在身体组织，包括乳房中积累。研究人员有必要做进一步研究，评估长期使用苯甲酸酯类和甲醛释出型防腐剂的风险有多大。

你可能看到过"天然防腐剂"的说法，它一般指的是精油，如茶树油或葡萄柚籽油。但这些天然防腐剂并不适合所有产品配方。换句话说，它们的作用有限，有时作为防腐剂或抗菌剂的有效性也值得怀疑。使用化妆品时，最保险的做法就是尽可能使用不含有害防腐剂的产品，减少接触有害化学物质的时间。

护肤处方药

如果你能遵循第七章中推荐的饮食计划，并根据上述方法进行皮肤护理，再选择一种好的抗氧化剂产品，对皮肤护理而言，这些就足够了。尽管如此，了解一下市面上流行的护肤处方药还是有价值的，它们主要分为两种：视黄酸衍生品和含激素的产品。

视黄酸：维A酸的一种形式，有助于预防、减少细纹和皱纹，修复太阳晒伤和治疗痤疮。

视黄酸具有很强的抗氧化性，经常服用可以减少细纹和皱纹，刺激皮肤的血液循环，消除色素沉着，预防、减少细纹和皱纹。

视黄酸并不适合所有人。有些人会产生不良反应，如皮肤发红、干燥、发痒和对阳光敏感度增加。如果你不采取其他方法，只使用此类产品，则需要2~6个月才能看到真正效果，同时必须使用防晒霜。

在发现其他更有效的护肤产品之前，我曾使用过Retin-A（一款维A酸乳膏），很多女性向我推荐它。虽然Retin-A有效而且没有刺激性，但使用后我皮肤脱屑严重，最严重的地方是脸颊和下颌处，而令我最烦的是，经常在出门前照镜子时发现脱屑。并不是所有人都会出现脱屑症状，但我发现当我局部外用Retin-A，同时服用抗氧化剂时，皮肤得到了很大改善。

局部激素替代疗法：皮肤含有激素受体。已有充分证据表明，雌激素也具有抗氧化作用，有助于保护皮肤的胶原蛋白层。在更年期，女性胶原层变薄的一个主要原因是激素水平下降。许多因手术或药物人工绝经的女性，在雌激素水平降低几个月后，如果不采取激素疗法或者补充植物激素，那么皮肤就会出现衰老变化。

研究表明，外用雌激素可以增加胶原蛋白厚度，缩小毛孔，帮助皮肤保持水分。在欧洲，医生经常开雌激素作为护肤美容药。你也可以外用雌激素护肤。

如果你正在接受同质性激素治疗，就可以请医生给你开处方，请正规药剂师帮你调配添加到乳液中。据我所知，大多数女性都很喜欢用这种方法来改善皮肤状况，补充皮肤水分。和所有激素疗法一样，使用时最好用最低剂量，使用量过高可能会导致油脂分泌过多、生痤疮，甚至面部毛发过度生长。

局部应用雌激素：如果你没有接受激素治疗，但想尝试雌激素对皮肤的好处，那你可以请医生开少量的雌激素。药剂师可以在酊剂和面霜中加入少量的雌二醇。使用这种乳霜安全有效，它不会因为雌激素过多而引发副作用。1996 年的一项研究发现，雌激素稀释后外用可以显著改善皮肤的弹性和紧致度，增加皮肤水分，缩小毛孔，减轻皱纹。研究中使用的剂量是 1 克中有 0.01% 的雌二醇和 0.3% 的雌二醇的乳霜，参试者每天将其涂抹在颈部和面部，同时每月检测血液中的激素水平。结果显示，使用稀释后的乳膏后，参试者血液中雌二醇、卵泡刺激素和催乳素的水平并没有显著改变。[21]

局部外用黄体酮：我的许多病人在外用 2% 天然黄体酮霜后，皮肤得到明显改善，包括中年粉刺减少，水分增加，老年斑变淡。如果你不想用雌激素软膏，可以试试黄体酮霜。

由内而外滋养皮肤：注意饮食和营养

保养皮肤不能只靠"外在"功夫。皮肤就像一面镜子，既可以反映外在健康，也能反映内在健康。服用抗氧化维生素时，每天还应至少吃 5 份水果和蔬菜。食物中含有大量营养物质，例如，西红柿中含有番茄红素，深绿色和黄色蔬菜中含有叶黄素，浆果中含有抗氧化剂。临床研究已经证明，这些营养物质有助于预防和治愈阳光对皮肤的伤害。由于抗氧化剂具有协同作用，因此吃的水果和蔬菜种类越多，越对身体有益。

我前面推荐的胰岛素健康饮食计划不仅可以平衡中年激素水平，而且有助于保持皮肤良好状态。请限制咖啡因的摄入，尽量少吃升糖指数高的食物，如饼干、糖果、馅饼、蛋糕和非全谷物面包，这些食物不仅会引起胰岛素分泌过多而导致液体潴留，而且缺乏对皮肤有营养的维生素和矿物质，会被迅速分解成糖，使胶原蛋白失去弹性。（糖尿病患者如果不严格控制血糖，就容易患白内障，其中一个原因就是眼睛富含的胶原纤维因为血糖而失去弹性。另外，他们一旦受伤，伤口也难以愈合，原因也是如此。口服抗氧化剂可以减轻糖尿病的一些副作用。）

纤维素：保证摄入足够的纤维素。长期便秘对皮肤危害最大。我见过很多痤疮病人，他们一旦恢复正常排便，痤疮也就消失了。最有效的一个方法就是每天吃亚麻籽粉。除了纤维素，亚麻籽粉还富含 Ω-3 脂肪酸和植物雌激素，有助于美容养颜。水果和蔬菜也富含纤维。你也可以食用纤维补充剂，如车前草。

水：每天喝 8 杯水，也有助于改善肤质。喝水有助于防止便秘。

鱼：尤其是鲑鱼、沙丁鱼，它们富含 Ω-3 脂肪酸，对全身构造健康细胞膜有着重要作用。

大豆：很多女性发现，在饮食中补充大量的大豆蛋白（每天 100~160 毫克的大豆异黄酮）几个月后，她们的肤色、头发和指甲都得到了改善。在一项研究中，40 名绝经后女性经常食用大豆，93% 的人皮肤有显著改善，连续食用 3 个月后，皮肤脱屑减少，色斑变淡，6 个月后皱纹减轻。这些女性还说，不仅头发毛糙、暗淡、容易打结等问题得到了解决，指甲糙度、起脊、剥落、开裂等症状也有了很大改善，而且整个指甲都变漂亮了。[22] 一位食用了 Revival 大豆补充剂的女性写信给我说："和以前相比，饮用这款豆浆 2 个月后，我的指甲变得更坚硬、有弹性，头发变多了，皮肤也变得饱满有光泽。我太高兴了！"大豆含有的植物雌激素有助于增强身体各处的胶原蛋白，如面部、阴道组织和骨骼等地方，而大豆异黄酮可以作为抗氧化剂保护皮肤免受自由基的伤害。[23] 大豆蛋白属于优质蛋白，有助于骨骼肌蛋白的维持和合成。

亚油酸：一种 Ω-6 脂肪酸，存在于坚果、全谷物、大多数植物油、鸡蛋和家禽中。临床研究表明，它可以预防皮肤干燥和变薄。

皮肤营养剂：虽然对于中年保养皮肤，我推荐了很多种有效的补充剂，但其中最重要的要数抗氧化剂，如辅酶 Q_{10}、维生素 C、维生素 E 和生育三烯酚，以及原花青素。

研究表明，从松树皮或葡萄核中提取的原花青素有助于保护皮肤免受过多紫外线辐射的损害，而且这种强抗氧化剂可以防止紫外线激活皮肤细胞核的某个区域，预防皮肤晒后发炎。[24] 很多人说，摄入原花青素后，她们的皮肤、指甲和头发都变得更健康了。

辅酶 Q_{10} 是一种脂溶性抗氧化剂，存在于人体的每个细胞中，主要位于细胞质膜中，能保护细胞免受自由基的伤害。当皮肤暴露在紫外线辐射和其他有害环境中时，这种抗氧化剂就会被消耗掉，因此需要通过饮食或者局部应用补充剂进行补充。红肉、鲑鱼和坚果也含有辅酶 Q_{10}。辅酶 Q_{10} 能够促进细胞新陈代谢。

研究证明，维生素 E 和维生素 C 可以保护皮肤免受因紫外线产生的自由基损伤的影响。自由基对皮肤损害很大。补充维生素 C 每天只需 200 毫克，维生素 E 是每天 1 000 IU。[25] 根据效果，研究发现新型、强效维生素 E 生育三烯酚的作用更明显。根据第七章推荐的办法补充营养，完全可以满足滋养皮肤所需。

野葛根： 野葛根含丰富的天然雌激素——葛雌素，研究证明它也可以改善皮肤。它含有的异黄酮和大豆异黄酮类似。

冰箱护肤

有时间的话，你可以利用冰箱里的东西，每周 1~2 次，为你的面部提供健康剂量的抗氧化剂、果酸和植物激素。挑选食物时，选择自己喜欢的味道。宜人的气味不仅闻着舒服，对你的皮肤也有直接的好处。把原味酸奶涂在脸上，做一个滋养面膜，其中的乳酸不仅会滋养皮肤，还具有保湿补水的功效。你也可以在酸奶中加一些新鲜果泥。（不要使用加糖酸奶，糖对皮肤有害。）

我喜欢在眼睑和脸颊上贴薄薄的黄瓜片，这不仅有助于放松身心，而且有助于睡眠。在眼睛上敷湿润的绿茶包，不仅可以抗氧化，而且可以舒缓疲劳。你可以把苹果和新鲜燕麦磨碎混合，做营养面膜。苹果也可以换成欧芹、新鲜的罗勒、迷迭香或百里香。记住，皮肤会在 15 分钟内吸收完食物中的营养，所以面膜不要敷太长时间。

中年痤疮

任何损害免疫系统的因素，无论是情绪压力还是缺乏营养，都有可能加剧痤疮的形成。激素失衡，雄激素分泌过多，也容易产生痤疮。处于压力状态下，皮质醇和胰岛素水平紊乱，也会影响皮肤，以及身体其他部分。和青春期一样，女性围绝经期情绪容易出现剧烈波动，激素失衡会让情绪风暴加剧，所以这个阶段出现痤疮也就不足为奇了。

个性化护肤方案——敏感肌肤

青春期和中年都是我们人生发展的关键时期，也是个性形成和定义自己与他人关系的重要时期。皮肤是母亲和婴儿的第一个接触面，在我们的整个生命中，它代表着我们和他人的边界。一些研究人员认为，皮肤病实际上是一种试探，确定我们在与他人交往中的地位以及彼此之间的健康界限。[26] 对这种观点，我完全赞同。在 30 出头时，我的激素水平相对稳定，皮肤处于最佳状态，但我长了一种非常麻烦的痤疮。我花了很长时间才明白这是怎么回事儿。即使十几岁时，我的皮肤也很少出问题，而且我经常锻炼，服用维生素，营养均衡，对我来说，在这个年纪突然长痤疮似乎很奇怪。事实是，当时在工作中，我关于营养、情感和身心联系的观点并不被接受。对此，我经常以自嘲和幽默的口吻谈论自己的看法，而且为了能够和大家融为一体，不发生冲突，尽我所能地压抑自己的想法。我极度渴望得到同事的认可，但因为太好面子，所以总是试图先发制人，阻止别人对我的想法和观点提出批评。终于，在 35 岁的时候，我意识到不能再继续下去了。为了获得认可，我耗费了太多精力，所以经过一番深刻的自我反省后，勇敢走了出来，离开"女性连线"健康中心。随后，困扰我 4 年的皮肤问题在三个月内就消失了，而且再也没有复发过，甚至在中年激素水平变化时，也没有出现。

痤疮形成过程

1. 雄激素（如脱氢表雄酮和睾酮）迅速增加，促进皮脂腺发育，产生大量皮脂。

2. 皮脂导致皮肤较硬的外层（即角质层）角化过度，致使死皮细胞和油脂堵塞毛孔和毛囊。

3. 皮肤细菌（痤疮丙酸杆菌）以皮脂为食，并将其分解为游离脂肪酸。

4.游离脂肪酸吸引免疫系统中的白细胞和其他炎症分子（类二十烷酸）。

5.结果就是，产生粉刺。

激素和中年痤疮

大量研究表明，脱氢表雄酮和睾酮等雄激素会增加皮脂腺活性，而雌激素或摘除卵巢后雄激素水平下降，都会减缓皮脂腺发育。[27] 这就是避孕药可消除痤疮的原因。但是，激素水平高是否会导致痤疮因人而异。如果一位女性痤疮特别严重，那她一般具有皮肤对雄激素敏感的遗传倾向，即使激素水平正常，也容易长痘。

皮脂腺很少时（如儿童和老年人），人不容易生痤疮。普通人首次生痤疮一般都在青春期，这时皮脂腺开始发育。痤疮一般长在面部、背部和胸部。一直以来，内分泌学家都认为痤疮是一种内分泌疾病，由雄激素分泌异常引起的。毛囊和皮脂腺含有一种特殊酶，即 5α-还原酶，它可以将雌激素转化为雄激素睾酮。因此，有些女性在围绝经期或者接受激素疗法，雌激素水平上升时，痤疮就会加重。但是，即使两个女性采用同样的激素疗法，饮食完全相同，生活方式也一样，她们的皮肤状况也可能不同。因此，所有的治疗，包括处方药，都应该因人而异。

痤疮的自然疗法

如果你的痤疮是轻微或中度的，你可以试试下面的自然治疗方案。如果你的痤疮很严重，那你可以尝试接下来我要介绍的药物，或者听取皮肤科医生的建议。

• **饮食健康**：请遵循第七章建议的高纤维、低胰岛素饮食，因为食用过多升糖指数高的食物，会导致胰岛素水平升高，进而促使雄激素分泌过多。对很多女性来讲，合理饮食就可以消除痤疮。

• **服用补充剂**：每天补充维生素和矿物质。研究证明，锌、维生素 C 和维生素 B 对维持皮肤健康功能至关重要。许多女性注意到，在服用补充剂后，她们头发和皮肤的状况都有显著改善。

• **减去体内多余脂肪**：请把体脂率控制在健康范围内。身体脂肪过多会导致雄激素水平增高。即使是减少 2.5~5 千克的脂肪，也会对胰岛素和雄激素产生显著影响，进而影响皮脂腺。

• **坚持前文介绍的中年皮肤护理方案**：记住，果酸本身就对治疗痤疮有很好的效果。一个好的抗氧化皮肤护理通常有助于减少或完全消除痤疮疤痕。强脉冲光（IPL）疗法对去除痤疮留下的旧疤痕有神奇效果。

• **家庭疗法治粉刺**：如果你发现脸上有痘痘，但它还没有长出来，晚上可以用一些茶树油抹在上面。茶树油具有抗菌特性，因此粉刺第二天早上会消失。有些女性每天都用茶树油。小苏打和柠檬汁混合，调成糊状，敷在痘痘上，也可以有效祛痘。如果你皮肤不敏感，可以用小苏打去死皮。

• **去黑头**：每月一次，进行专业面部护理与去黑头，直到你的皮肤变干净。随后，你可以使用去黑头贴，如碧柔去黑头贴。每周使用一次，避免造成皮肤干燥。

治疗痤疮的药物

• **维生素 A 衍生物**：维 A 酸（外用）和异维 A 酸（口服），可以促进皮肤细胞更新，使皮脂更容易释放而不被堵塞。异维 A 酸不仅可以有效抑制皮脂分泌，对引起痤疮的细菌的生长也有很强的抑制作用。如果痤疮严重，且其他方法无效时，这种药物效果最好，但该药刺激性太强，备孕女性和孕妇禁用，因为它会导致胎儿先天缺陷。[28]

• **过氧化二苯甲酰和含硫黄产品**：乳液、面霜或凝胶中若含有过氧化二苯甲酰或硫黄，则具有抗菌和干燥特性。过氧化二苯甲酰穿透毛囊，产生氧气，从而抑制引起痤疮的细菌的生长。（这些细菌在无氧环境中会生长旺盛。）虽然此类产品效果显著，但对皮肤刺激性很大。如果想用，可以根据自身情况调节过氧化二苯甲酰和其他有效的抗痤疮制剂的剂量，最大程度地减少刺激，得到最显著疗效。

• **抗生素**：四环素或红霉素能够阻止痤疮细菌将皮脂分解成游离脂肪酸，进而抑制痤疮产生。但我不建议使用抗生素，因为它们会杀死肠道内正常菌群，导致人体营养吸收不足、腹泻和反复的酵母菌感染。使用抗生素还容易导致抗生素耐药性。

• **避孕药：**口服避孕药可以减少皮脂分泌，这主要通过减少大脑传递给卵巢分泌激素的信号发挥作用。如果你不是别无选择，也不是不愿意或不能控制饮食以及外用药物，则最好不要使用这些人工合成激素。

红斑痤疮

红斑痤疮是一种中年（四五十岁）人的常见皮肤病，男女比例基本持平。红斑痤疮本质上是一种面部血管神经紊乱、反应过度的症状，主要表现为面部和上胸部血管扩张，导致面部发红或有烧灼感，并出现丘疹和脓疱。红斑痤疮清楚表明了情绪和皮肤健康之间的密切关系，当女性情绪波动大，压力重时，症状就会加重。心理学研究表明红斑痤疮与脸红时反应紊乱有关。虽然在兴奋、羞愧或尴尬等时候，人们脸红是正常反应，但对红斑痤疮患者来说，身体反应远远超过了正常范围，出现得过于频繁和持久。研究表明，有这种障碍倾向的人可能是完美主义者，有强烈的取悦他人的欲望，还容易产生强烈的负罪感和羞耻感。[29]红斑痤疮的诱因有很多，包括温度变化、某些食物、压力、情绪变化、锻炼和护肤品。大多数红斑痤疮患者年龄都在30~60岁，但也有人在青春期时就出现了，儿童很少有患红斑痤疮的。

谢丽尔：红斑痤疮和羞愧感

第一次见到谢丽尔时，她42岁，找我咨询月经不规律的问题。当时，她鼻子和脸颊周围的皮肤持续发红，医生诊断为红斑痤疮。虽然她外敷了各种抗生素，但症状一点儿也没改善。每次来月经前，问题就会加重，但因为她月经不规律，有时两周就来一次，所以她也不清楚自己皮肤什么时候看起来好一些，什么时候会发红。

在随后一年的治疗中，我发现，她的皮肤状况就像她情绪的晴雨表。在谢丽尔第一次出现红斑痤疮的那一年，她和一个已婚人士发生了婚外情——就在那个人的办公室里。后来，她发现自己并不是唯一一个和这个男人发生性关系的女人。当发现这一点时，她感到非常羞愧。这勾起了她童年被父亲乱伦侵害的记忆，多年来她一直将它深埋在心底。但谢丽尔非常勇敢，她开始参加乱伦受害者组织，并接受治疗。与此同时，她也积极、全面地改善自己的饮食和生活方式。在随后的几年里，谢丽尔变得非常坚强和独立。最后，她终于有勇气原谅自己当初和一个无耻的男人交往的事情。谢丽尔在听从内心智慧，卸下思想包袱后，调整饮食，积极锻炼，她的红斑痤疮也慢慢消失了。现在，谢丽尔只有在回忆起不堪的过往时，红斑痤疮才会偶尔出现。但现在，她知道自己有能力也有足够的自信可以解决一切。

治疗方法

红斑痤疮的常规治疗方式包括使用口服和外用皆可的抗炎药物，以及仅外用甲硝唑类抗炎药物。治疗时间一般持续 4~6 个月，直到红斑痤疮得到控制。（通常情况下，抗生素作用不大——没有证据表明红斑痤疮是由异常的皮肤细菌引起的。）之后，需要继续局部涂抹药物。口服抗生素存在一个明显的问题，即长时间服用会导致正常肠道菌群紊乱。因此，在服用抗生素时最好补充益生菌（例如嗜酸菌）。细胞炎症会加重红斑痤疮（几乎和所有其他疾病一样），所以如果你真的想控制红斑痤疮，就必须遵循低糖饮食，以保持胰岛素水平正常。这意味着尽量少吃或不吃白色食物，包括白面包、白薯、含糖食品和苏打水；尽量多吃新鲜水果和蔬菜，它们富含抗氧化剂，有助于对抗炎症；以及，使用那些自身具有防腐功能、不含苯甲酸酯和其他刺激物的护肤品也很有帮助。不要使用含有 α-羟基酸的产品，因为它们有刺激性，氢化可的松、过氧化二苯甲酰和外用的维生素 A 群也最好不要用。

一些女性说，在饮食中添加甜菜碱盐酸盐（可增加胃酸）有助于减轻红斑痤疮症状，原因尚不完全清楚。如果你决定服用这种补充剂，一定要和食物同时服用，否则会引发胃灼热。强脉冲光治疗红斑痤疮也很有效。

心理疗法

对于上述引发中年痤疮和红斑痤疮的心理因素，你是否有同感？如果是，那么下次在感到自己被羞愧、焦虑或愤怒的情绪淹没时，你可以试试下面的方法：

1.腹式深呼吸。（情绪激烈时，我们往往会屏住呼吸，停止感受它。）深吸气，然后完全呼出。

2.闭上双眼。

3.确定身体哪个部位感受到了这种情绪。

4.描述你的感觉，它有形状、颜色和声音吗？

5.不要试图改变你的感觉。充分感受它本来的样子，因为这种感觉爱你自己。

6.感受这一切时，保持呼吸和运动——呼吸和运动有助于你慢慢释放情绪。

你很容易注意到，一旦你用心感受自己的情绪，它就会自然消失。出现任何情绪问题，你都可以用这个方法。猜猜会发生什么？你会发现，无须任何帮助，你自己就有能力解决情绪问题。

多毛症

许多女性发现，从中年开始，下巴和上嘴唇开始出现又黑又粗的汗毛。这虽然很让人苦恼，但在围绝经期很常见，是雄激素相对于雌激素比例偏高导致的。雄激素可以把细密的桃绒毛（也称毳毛）变成粗糙的毛（也称终毛）。然而，有时面部汗毛过多可能是体内激素水平失衡的表现，比如多囊卵巢综合征。如果饮食中精制碳水化合物的含量过高，也容易导致面部汗毛粗大，因为精制碳水有助于促进雄激素合成。但通常情况下，中年面部汗毛增多并不是因为激素失衡或营养问题，而只是雄激素水平相对较高的正常现象。

雄激素偏高会导致上唇和下巴毛发浓密及变黑，同时也可能会导致脱发。雄激素通过缩短毛发的生长期（头发生长周期中的生长阶段）来影响头皮的毛囊，让头发变细、变稀疏。但是，雄激素对毛发的影响部分取决于毛发的位置，身体各部位毛囊中的雄激素受体在数量和敏感度上各不相同。这就导致了头部雄激素多，头发稀疏，而面部雄激素多时，汗毛粗黑浓密。当然，不仅同一个人身体不同部位的雄激素敏感性存在差异，而且个体之间也存在差异。雄激素水平相对较低时，有些女性面部汗毛生长旺盛，而另一些女性则不会。种族不同，身体和面部毛发浓密程度也有很大差别。肤色深的人往往比肤色浅的人毛发浓密。

脱毛方法

女性面部（或身体）毛发过多，希望采取美容措施脱毛，这很正常。一般来说，最好不要拔毛、打蜡脱毛或者剃毛，因为时间一长，这样做容易使毛囊变形，如果你以后想要永久性脱毛，就会变得非常困难。（没错，很多女性，包括我在内，偶尔会拔掉下巴上的毛发，甚至在40岁之前就经常这么做。）但在选择永久性脱毛前，你可以试试第七章中建议的胰岛素平衡饮食。在做美容时，你可以将汗毛修剪得尽量短或者漂白。如果你决定永久性脱毛，请记住，在围绝经期或之后的任何时候，纤细的、未雄激素化的毛发（身体各处都有的桃绒毛）都有可能会发生雄激素化。所以，即使你已经去除了原有部位的粗糙毛发，它仍有可能重新长出新的，特别是在你感到有压力时，因为这时雄激素水平会上升。有时，你使用的激素、饮食和压力水平都会对毛发生长产生影响。

电解除毛：电解除毛是由训练有素的专业人员将针插入毛囊，然后通入弱电流，破坏毛囊。一般需要几个疗程才能彻底破坏毛囊，防止毛发再生。电解过程很不舒服，因此你需要医生给你开局部麻醉，在除毛前一个小时涂在皮肤上。定期电解一般需要几周或几个月不等，之后黑毛明显减少。但此后你可能每个月都要进行电解除毛，因为新的毳毛也会转化成粗黑的终毛。利用电解除毛时，一定要确保电解人员经受过良好培训并获得资格认证。

激光脱毛：激光脱毛技术不断改进，现在非常有效。和电解除毛一样，因为很痛，所以需要提前局部麻醉。做激光脱毛前，也要确定医生资质。

处方药：有趣的是，下文介绍的治疗脱发的药物对抑制面部毛发生长也有很好的效果，因为这种脱发和毛发过多都是更年期激素水平变化导致的。尤其是螺内酯——一种强效抗雄激素，局部使用时效果很好。

雄激素源性脱发：中年激素失衡导致脱发

一些女性更年期时会因为体内激素变化而出现脱发，但大部分人不会出现这种症状。与痴呆一样，更年期严重脱发也是人体正常老化的一部分。然而，虽说更年期脱发是一个相对常见的现象，但它会损伤你的自信和自尊，使人很难享受社交生活。

雄激素源性脱发即我们常说的男性型脱发，是目前为止中年女性头发稀疏和脱发最常见的原因。其典型症状是头发变得又细又稀疏，最终消失，但一般会保留发际线。高达 13% 的围绝经期女性和 37% 的绝经后女性在某种程度上都出现了雄激素源性脱发。

最近，我收到了一封来自伊芙琳的信，她是我的一名读者。

我写这封信是为了澄清一些关于天然激素治疗的问题。去年 7 月，44 岁的我因为子宫肌瘤摘除了子宫。我的医生建议我服用倍美力，虽然我不觉得有什么问题，但我还是读了很多关于天然激素疗法的书，最终决定采用医生为我开的处方。每天，我用 4 滴激素乳液控制潮热。使用一段时间后，我发现我的皮肤变油了，而且长了粉刺。最让我担心的是，我的头发越来越稀疏了。

我做了激素和甲状腺血液测试——一切都在正常范围内。测试结果显示，我的激素水平比一般年轻、健康女性要高一些。我开始减少激素乳液用量，看看头发是否还会继续减少。我知道，雌激素过多会导致脱发。医生建议我换一种药试试，他告诉我，他已经用了 20 多年，一直都很成功。现在，我很迷茫，我愿意做任何事情，只要不脱发。要如何解决这个问题，请给我一些建议。

显然，伊芙琳体内的雌激素转化成了雄激素，雄激素影响了她的毛囊。这就是她皮肤变油、长粉刺，以及头发越来越稀疏的原因。

虽然伊芙琳所采用的激素疗法对许多女性都很有效，但外用激素会经皮直接进入血液，因此，与口服激素相比，即使剂量很低，使用者血液中的激素水平也会提高很多。我建议她要么改用口服雌激素和黄体酮孕酮制剂，要么减少外用雌激素和黄体酮的剂量。有些女性口服激素效果更好，原因尚不明确。同时，我建议伊芙琳遵循低胰岛素饮食，因为食用过多精制碳水化合物会让胰岛素过量分泌，致使人体分泌过多的雄激素。她也可以大量食用大豆制品或者草药制剂（见第六章）来减轻潮热症状，增强骨骼健康。使用植物雌激素可以减少剂量，那么她体内可以转化为雄激素的雌激素也会减少。

如果你像伊芙琳一样，毛囊对雄激素特别敏感，则任何含有过多雄激素的激素疗法都会导致脱发。一旦停药，问题就会消失。然而，大多数与激素相关的脱发并不是由激素疗法引起的，而是女性体内激素分泌失衡的结果。

雄激素源性脱发是一种危险的预兆，表明女性或多或少都存在激素失衡问题。但正如我前面所说的，女性进入绝经期后，多达37%的人是因为雄激素分泌增加而头发变得稀疏，10%~15%的女性出现雄激素过剩综合征，表现为面部痤疮、男性型脱发、上半身肥胖（苹果型身材）、胰岛素抵抗、面部汗毛增多以及血脂出现不良变化。这种综合征和第七章提到的胰岛素抵抗症状有很多相似之处，均与多囊卵巢综合征、高糖饮食、肾上腺分泌过多、遗传因素、身体脂肪过多有关，还有很多其他原因尚未查明。上述这些因素容易导致早发性心血管疾病和糖尿病。与激素相关的脱发是全身激素失衡的一个表现，我们应予以重视，并采取措施缓解症状。

头发再生的同时改善健康状况

你首先要去医院做个测试，看看自己是否是因为身体整体状况不佳而导致的脱发。确定脱发类型有助于你选择恰当的方法治疗脱发。

确定你的激素水平是否正常。虽然绝大多数脱发女性的雄激素水平正常，但排除偶尔出现的异常，也很重要。同时要记住，问题通常不在于身体的雄激素绝对水平，而在于毛囊对雄激素是否更加敏感。去医院检查一下促状腺激素以及T3和T4的水平。促甲状腺激素水平应不高于3.0mIU/L，但许多专家（包括我）倾向于将其限制在2.5mIU/L（水平高意味着亚临床甲状腺功能减退。少量的天然甲状腺替代物，可能会有所帮助）。同时，也要检查一下脱氢表雄酮和雄烯二酮的水平。如果你的症状符合雄激素过剩综合征，你还要查一下血脂、血压和血糖。

即使激素水平正常，你也应该做如下事情：

- 遵循第七章的低升糖指数激素平衡饮食方案。
- 减掉多余脂肪。如果体脂率超过 30%（可在医院或健身中心测量），那么多余的脂肪会刺激身体合成更多的雄激素，导致胰岛素水平、血压和血脂水平异常。久坐不动、饮食中精制碳水和反式脂肪含量过高，都会导致身体脂肪过多。要想治疗雄激素源性脱发，保证身体健康，解决这些问题则是关键。
- 补充维生素和矿物质有助于新发充分生长。
- 考虑额外补充碘。这不仅有助于平衡甲状腺激素，对防止脱发也很必要。
- 减轻压力。应激激素会让激素代谢出现异常，雄激素水平升高。冥想、有氧运动、定期按摩，以及食用低糖、纯天然的食物，都有助于缓解压力和减少脱发。
- 尝试中草药。首乌片是一种中草药，对恢复头发生长有很好的作用。我的针灸师已经使用好多年，效果很好，连白头发都减少了。

外用药——米诺地尔和维 A 酸喷雾剂：米诺地尔是一种口服降压药，通过扩张血管降低血压，效果很好，偶然被发现具有促进头发生长的作用。该药局部外用促进头发生长的原因还不清楚，可能是因为它会增大毛囊直径，延长毛囊的生长阶段，增加皮肤的血液流动或增强 DNA 合成。此药几乎没有什么副作用，但可能会刺激皮肤和短期内心率增加。在一项研究中，测试者在连续使用浓度为 2% 的米诺地尔溶液 40 周后，头发总量增加了 40%。[30]研究人员将浓度为 2% 的米诺地尔溶液与浓度为 0.025% 的维 A 酸混合，作为头皮喷雾剂，让测试者每天使用 4 次。6 个月后，90% 的女性发质得到明显改善。[31]

处方药：医生开具的系统性治疗激素失衡的药物有助于一些女性（并不是全部）治疗激素失衡引发的脱发。但通常情况下，它们只是帮助缓解症状，无法解决根本原因——体内脂肪过多、饮食不健康、久坐等，也无法引导你利用内在智慧进行自我治愈。在服用以下任何一种药物时，你最好都要调整饮食和生活方式。

- 避孕药：避孕药防止雄激素源性脱发，工作原理和避孕药治疗痤疮一样——降低身体对毛囊和皮脂腺上雄激素影响的敏感性。
- 地塞米松：地塞米松是一种强效类固醇，通过抑制雄激素的产生，进而增加毛发数量。对很多女性而言，它既可治疗男性型脱发，也可以治疗痤疮。遗憾的是，它副作用很多，几乎涵盖了所有皮质激素的副作用，比如胰岛素增加、皮肤和骨骼变薄，以及更易感染。
- 螺内酯：一种抗雄激素，可口服或外用。口服可减少睾酮总量和游离睾酮数量，局部外用可以减少直接影响毛囊的雄激素的数量。

对一些女性来说，个性化激素疗法（如第五章所述方法以及上文提到的护理皮肤的方法）不仅可以帮助平衡激素水平，还有助于缓解雄激素过剩情况。

充分利用已有毛发

如果你正在接受由内而外或由外而内的治疗，依然希望自己看起来更漂亮，那么你可以充分利用你已有毛发，进行改善和提高。

你可以向专门做假发、接发、编织和烫发的专业人士咨询，甚至可以向皮肤科医生或整形外科医生咨询女性植发问题。[32]

下面是让脱发变好的几个小窍门：

- 使用温和的洗发水，隔天使用一次。
- 头发湿时，不要梳头——容易拉伤头发。
- 不要揪头发，否则会扯断头发。
- 氯气对头发有害。你可以用纯净水淋浴。如果水里含有氯气，可以用淋浴过滤器去除。

•请你的发型师推荐专业的护发、美发产品。

整容

有时，单纯靠饮食和皮肤护理可能无法达到你想要的效果。如果每次照镜子时，你都对脸上某个"特定"部位感觉不满意，那么可以考虑其他方法了。毫无疑问，无论是通过牙科美容让你笑容更美，还是摆脱眼袋让自己看起来更精神，修复这些外表上的缺憾都会改善你的生活质量。这就是那么多的女性在中年时戴牙套或者去皮，以期获得更好的外在形象的原因。由于技术的巨大进步和不断增长的需求，各种整容手术正在突飞猛进地发展。

在我看来，在当前的文化氛围中，在面对面部的正常衰老过程时，一位女性从没想过对脸部某个部位做点什么，尤其是眼睑和下颌，几乎是不可能的。如果你一点也不担心下垂的眼袋和下颌，那你太幸运了，祝福你。但如果你想通过手术，如拉皮、割双眼皮、换肤、吸脂、激光手术或者其他手术，让自己变得更漂亮，那我也祝福你。这些年来，我转诊了许多女性进行各种整形手术或皮肤科手术，结果让所有人都很兴奋。

在女性连线保健中心工作时，除了提供整形手术的转诊，我甚至学习了如何做面部深层换肤。在为来访者做完换肤后，我会请她们在单独的房间里休息 4 天。我一直把这项服务看作是茧式体验，在刚刚换肤后，拥有"新皮"的女性最脆弱时为她们提供安全、温暖和健康的保护，让她们做好准备以焕然一新的面貌面对这个世界。我必须承认，对接受手术的女性来说，结果是惊人的。最后，当为她们"揭开"脸上的药膜，在她们焕然一新且红润的脸上涂面霜时，我总是激动不已。那些经历了苦难和痛苦的过去，曾经满脸愁苦、愤怒的人，更是兴奋不已。事实上，我治疗过的几乎每一位女性都经历了心境的转变。现在，她们只想让自己的外表与内心相匹配。

我的一个病人，在切除乳房一年后，自己 41 岁时做了眼部手术。去除眼袋后，她整个看起来比以前更年轻漂亮了。手术不仅让她外表更美丽，同时也可能会改善她的免疫系统。

高效美容程序

婴儿潮一代的人渴望保持年轻，很多新的化妆品和皮肤护理方案也应运而生，它们不仅可以减缓肌肤老化，恢复皮肤活力，而且效果持久。例如强脉冲光治疗，它在减少皱纹、均匀肤色、增厚胶原蛋白层和去除蛛网状血管等方面非常有效。强脉冲光一开始需要连续做 5 次左右，以后每 6 个月做一次就可以。强脉冲光治疗可以与甘醇酸换肤交替进行，这样每 3 个月左右进行一次微型手术即可。飞梭雷射（Fraxel）是一种使皮肤胶原层增厚的激光手术，需每月做一次（换肤后几天内，皮肤会很红），连续做 4 个月，效果会很好。除此之外，还有很多其他酸性物质或激光技术可以进行换肤，消除光照对皮肤造成的损害，恢复皮肤清透。治疗后，最好制定一个完善的护肤方案，保养皮肤。

如果你决定去看整形外科医生或皮肤科医生，或者你已经安排好了手术，我有几点建议送给你：

• 当决定做美容手术时，你要确定是为了让自己感觉更好，而不要因为你的丈夫、男友或者母亲去做。多年经验告诉我，手术动机明确，效果才会更好。

• 选对医生。说到整容手术，尤其是激光技术，在皮肤科和整形外科之间有很多交叉。例如，眼睑的激光去皮，其效果通常和做外科手术效果一样好。做手术一定要找一个有资质认证的整形医生。如果做激光手术，要确定是由受过激光技术培训的医生进行的。

• 不要根据最低价格选医生。所有的外科手术和激光手术都有一定的风险。如果医生在护理和安全方面偷工减料以保持低价，风险就会增加。

• 找一个让自己感觉舒服的医生做手术（同样，在选择护理人员或者其他方面的医生时，也要遵循这个标准，包括牙医）。问一下你自己："在我眼中，这个人是否专业、亲切，让我有安全感？即使我必须穿内衣站在他 / 她面前，让他 / 她给我做检查或拍照，我也不会感觉不舒服。"好医生会让你感觉舒服。如果有任何不适的感觉，请换个医生。我的一个朋友有过这样的经历：她去看整形医生，希望修复鼻中隔偏曲（她小时候鼻子断过）。她希望医生集中精力修复她的鼻子，但医生一直盯着她的乳房（她乳房比较小）。她不想做隆胸手术。虽然这个医生证件齐全，接受过最好的培训，技术过硬，但他的行为令人不齿。他的态度令我朋友很不舒服。所以，她选择另外一名医生做手术。后来，她从小道消息中得知，那位医生向他的妻子（也是一名医生）透露病人信息，如给谁做了哪些手术，这就证实了我朋友的直觉。很多人都知道这件事。这属于泄密行为，是完全不被接受的，但还是发生了。要想避免这种事情，你可以相信自己的直觉或医生的信誉。

• 尽可能自己做决定。你会很惊讶地发现，你的朋友对你的整容意见是如此之多，当然，这和你住在哪里有关。如果你想去除眼袋，你的一些朋友会觉得毫无意义。但坦白来讲，你的长相和他人无关。

• 如果可能的话，去外地做手术。我的很多病人都有过这样的经历：整形手术后，脸部青肿，看起来被虐待了似的，但还不得不为水管工、邮递员或其他房客开门。

• 给自己足够的时间。眼睑或面部手术的恢复通常需要至少两周的时间，你可以利用这段时间阅读或者静养。外在伤口愈合的同时，心灵的创伤也能得到治愈。

• 术后至少休息3天。虽然你可能感觉良好，但在这个时候，身心会比较虚弱，你会比平时更容易疲倦，有时会想哭或者容易激动。所以，请给自己留够空间。

• 储备一些中药制剂，如云南白药，术后立刻开始服用。这种中药可以加速伤口愈合，并减少手术后的瘀伤。手术前2周和术后4周服用维生素C，每天至少2 000毫克，有助于皮肤胶原蛋白的生长。你也可以使用含有维生素C酯的护肤霜来加速愈合。

• 术前和术中听引导想象的磁带，请外科医生和麻醉师帮忙。

• 接受事实。虽然很多人都觉得整容变美会改变生活，但事实上它并不会。如果你外表美丽，内心丑陋、阴暗，在进入一个房间30秒后，你的魅力就会减弱。我相信大家一定都遇到过这样的人：一开始可能不引人注意，但不管在任何场合，他们都幽默、风趣和乐观，慢慢变得越来越受欢迎，随着深入了解，你也会越来越欣赏他们。

静脉曲张

你可能会不喜欢青紫色凸出、曲张的血管，或者你已经有了静脉曲张症状，不管怎样，你都希望能够减轻症状。难看的外观并不是静脉曲张的唯一问题。如果病情严重，腿部经常会感到疼痛和沉重，尤其是在一天结束的时候。值得庆幸的是，有很多方法可以预防静脉曲张，如果你已经有了静脉曲张，也可以用它们防止病情恶化。

我们先来看看静脉曲张是什么，以及为什么会出现静脉曲张。静脉曲张指的是皮下静脉的迂曲、扩张，主要防止血液回流的静脉瓣膜功能不全所致——浅表静脉拉伸并失去弹性，瓣膜不能正常关闭，血液回流受阻，从而在皮下形成青紫色块状组织。静脉曲张可以很粗，看起来像蓝色的蠕虫，也可以很小，呈紫色。这些小蜘蛛形静脉通常在大腿区域呈扇形分布。静脉曲张无论大小，都是血液循环不良的结果。

饮食和静脉曲张

很明显，静脉曲张的根本原因在于高糖、低纤维的饮食，而纤维含量低也容易引发心脏病、乳腺癌和皮肤状况不佳。这种饮食通常还会导致轻微营养缺乏、超重和便秘等问题，而这些又都会增加腹内压力，时间一长，就会给我们的下肢静脉带来过高压力。[33] 长期咳嗽和腹部脂肪过多等也会导致同样结果。

非洲国家农村地区根本不存在静脉曲张，因为那里的人饮食多为高纤维的天然食品，精制食品非常少。而按照美国的饮食习惯，几乎所有人都面临得下肢静脉曲张的危险。女性一生中有三个特定时期激素变化明显，而那时静脉曲张可能会加重。这三个时期分别为：月经初期、妊娠期和更年期初期。在这些时候，我们对体内血液流动的细微变化最敏感，静脉壁受损的风险会增加。由于激素变化，女性可能在 20 岁就会出现静脉曲张。相较而言，男性因为无须经历特定的激素变化期，所以直到 70 岁时静脉曲张发生率都很稳定。

如何防治静脉曲张

现在你已经知道静脉曲张是如何形成的了，那如何让静脉保持最佳状态呢？

• 给腿部应有的支撑。如果你已经患有静脉曲张，或者有患静脉曲张遗传史，长时间站立时则一定要穿紧身袜或者弹力袜，并尽可能多抬腿。我有患静脉曲张的家族史，所以当住院实习晚上值班时，我总是穿着紧身长筒袜。每次穿长筒袜都让我有重获新生的感觉。虽然当时我才20多岁，但我发现，如果不穿紧身袜站了一个晚上后，我的双腿就会疼痛，而且脚踝肿胀。如果你有静脉曲张，就不要穿到膝盖或者大腿部的高筒袜，因为袜口处的松紧带会阻碍静脉血液的流动，导致静脉血液淤积，这正是静脉曲张发病的主要原因。

• 补充雌激素，但同时一定要注意剂量合适。低剂量使用雌激素似乎不会引起女性静脉曲张，但有时使用雌激素会让人感觉腿痛，并出现浮肿，如果已有静脉曲张，情况可能会加重。如果你发现自己有这种情况，应考虑降低雌激素剂量。

• 多吃含纤维素的食品，多喝水，少吃精制碳水化合物，防止便秘。

• 加强肌肉锻炼，促进血液循环。经常运动，如散步、骑自行车、跑步或游泳，保持血液流动，并利用肌肉的机械运动，将血液输送回心脏。很多女性通过定期锻炼治愈了她们的静脉曲张，改善腿部外观。我母亲在生育期间患有相当严重的静脉曲张，但通过徒步旅行和饮食调整，她的静脉曲张自己痊愈了。

• 滋养和保护静脉内部。越橘含有的类黄酮化合物，也称为花青素，具有抗氧化作用，能够改善微循环和保护静脉内部——蓝莓和黑加仑也有同样的作用。这些物质还会提升血液中前列环素（一种类二十烷酸）的水平，这种激素可以防止血小板聚集，从而使血液在血管中的循环更加顺畅。越橘已经成功用于预防和治疗妊娠中的静脉曲张。[34] 浆果，尤其是蓝莓、黑莓和树莓中，含有的类黄酮对保持静脉健康也很有帮助。

• 保持静脉壁光滑。研究表明，静脉曲张患者其静脉壁分解纤维蛋白能力下降。纤维蛋白是血液中参与凝血的一种蛋白质，当不能被纤溶酶原激活剂正常代谢时，就会附着在静脉内部，导致静脉和周围皮肤变硬，起疙瘩。正常情况下，静脉壁中有足够的纤溶酶原激活剂阻止纤维蛋白的形成，但当出现静脉曲张后，纤溶酶原激活剂水平就会下降[35]，因此必须额外补充。

在菠萝中发现的一种叫作菠萝蛋白酶的物质，其作用方式与纤溶酶原激活剂类似，可以分解纤维蛋白。[36] 它不仅可以改善已存在的静脉曲张，少量服用还可以预防静脉曲张。

小剂量服用菠萝蛋白酶一般可预防静脉曲张，较大剂量可以用来治疗静脉曲张。菠萝蛋白酶很容易买到，也可以通过吃菠萝补充。

• 确保摄入足够的维生素 E。缺乏维生素 E 会加重静脉曲张，因此，请确保每天摄入足够的维生素 E。每天推荐常用剂量为 100~400IU。

治疗最佳时机——EVLT或硬化治疗

如果上述方法都无法解决你静脉曲张引起的疼痛（以及穿短裤或泳衣时的尴尬），我建议你采用 EVLT（静脉腔内激光治疗），它具有安全、疗效好、操作简单的优势，在美国一般由放射科医生执行。

EVLT 的成功率高达 98%，而且通常只需要一次手术。（但你要事先咨询医生，以便专家使用超声波对你的静脉进行评估。）EVLT 治疗过程为：局部麻醉后（通常在踝关节或膝关节处），医生在你的腿上开一个很小的口子，将一根纤细导管插入受损静脉，然后将激光纤维传送至病变血管。之后再次麻醉整条腿，让血液离开静脉。医生会发射激光，精准作用于病变血管壁，通过激光热效应使之封闭收缩，加快病变组织纤维化，从而修复静脉，恢复腿部血液循环，达到治愈目的。医生用超声波检查静脉，确保它完全关闭，最后将导管移除，并给腿包扎。术后病人需立刻穿高腰紧身袜，连续穿 7~10 天。整个治疗过程通常只需要 90 分钟，治疗后病人可以立即恢复大部分活动，但在术后第一周，不要搬动超过 5 磅 [①] 的东西。

最常见的副作用是轻微的肿胀、瘀伤或轻微的疼痛，术后一周内病情有可能会加重。此时，你可以购买一些非处方药，如布洛芬或泰诺林。这很容易解决，一些病人甚至报告说她们术后疼痛感比手术前的要小。此外，切口部位可能会感染，这可以用抗生素治疗。一般情况，术后两周需要复查一次，两三个月后再查一次，以确保静脉仍然关闭。

---

① 1 磅约等于 0.45 千克。——编者注

放射科医生理查德·鲍姆博士对我说，在他做的所有手术中（包括控制大出血拯救生命的手术），最感激他的就是做了 EVLT 的病人。

另外，如果你的静脉曲张没有引起疼痛，只是外观难看，你可以考虑硬化疗法，很简单就可以完成。该方法已经在欧洲安全使用了 50 年，在美国应用也很广泛。在超声波检查后，医生（通常是皮肤科医生）会给静脉注射一种刺激静脉壁的溶液，从而闭合静脉，切断血液供应。整个过程无须麻醉。

不管你接受哪种疗法，我都希望你能够在治疗前后根据我的建议去做，从而保持静脉健康，降低复发概率。

虽然我们想尽办法去维持年轻状态，但生活充满了挑战，这些挑战迟早会侵蚀我们的脸庞和身体。令人高兴的是，与 20 岁相比，到了中年，我们大多数人更有能力应对这些问题，只要我们仍然相信如果减掉 5~10 磅，或者给鼻子做个微整，我们的生活就会很完美。我们依然美丽迷人，尤其是当更年期的考验释放了我们天性时。我们有着丰富的生活阅历，虽然我们的腿型看起来不完美，但我们庆幸于双腿依然能正常行走。遇到有趣的事情，我们也会开心大笑，即使这样做会让眼角起皱纹。我为此而庆幸！

第十二章

昂首站立：
增强骨骼健康

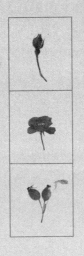

在我写本书第一版前的那个夏天，我有幸观看了摇滚传奇人物蒂娜·特纳的现场演唱会。花甲之年，绝大多数女性在这个时候都已经退休，放缓节奏，开始享受晚年生活，但蒂娜依然踩着高跟鞋（这本身就是一项壮举），在舞台上劲歌热舞，极具个性的嘹亮歌声持续了整整两个小时，精力完全不输那些年龄不到她一半的舞者。她令人惊叹的表演打破了人们的固有观念：年老后精力会下降。我和两个女儿一起观看了表演，我非常高兴我们能够一起向这位代表着女性权利和健康的偶像致敬、学习。那天晚上，看着蒂娜·特纳，我再次意识到，只要坚持运动，有规律地锻炼肌肉，即使人到中年，也可以保持体力和精力——不要让任何人限制你。

我母亲就是一个很好的例子。在 84 岁时，她实现了一生的梦想，登上了珠穆朗玛峰的大本营。珠穆朗玛峰大本营位于海拔约 5486 米的地方，那里空气中的氧气含量只有海平面的一半。母亲在近 70 岁时，徒步穿越了阿巴拉契亚山道，然后在 70 多岁时，和比她大 4 岁的好友安妮一起攀登了新英格兰的 100 座高峰。在攀登珠穆朗玛峰的两年前，她在自己居住的小木屋的台阶上摔了一跤，背部着地。当时她独自一人，手臂动弹不得，但由于她身体健康，骨骼强健，因此摔倒时没有骨折。（母亲在徒步旅行中，多次摔倒过。特别严重的一次摔倒是在圣诞节，因为地板特别滑，她穿着袜子走在上面时滑倒了，摔下了楼梯）。

母亲虽然没有骨折，但在随后的三个月里，依然疼痛难忍，无法躺下睡觉。她花了很长时间才完全康复。在此期间，她没办法参加任何活动，包括最爱的滑雪和徒步旅行——这些过去她可以轻松完成的活动。在当时，她不得不接受现实：她可能无法继续参加那些对她来说很重要的活动了，即使这些活动已经成为她生活的一部分。因此，那次摔倒对她的伤害不仅是身体上的，还有心理上的。

当她快要放弃攀登珠穆朗玛峰的梦想时，她接到了沃纳·伯杰打来的电话。这位70多岁的男子曾攀登过珠穆朗玛峰，当时正带着一群人去珠穆朗玛峰大本营。他向母亲发出邀请。一开始母亲拒绝了，但后来我妹妹佩妮和她丈夫为了支持母亲，决定一起去。在我妹妹十几岁的时候，母亲就开车带她参加过无数次的滑雪比赛，她和母亲的关系非常亲密。（我妹妹16岁时进入了美国高山滑雪队，并参加了世界杯巡回赛。）行驶在纽约高速公路上时，母亲一直在谈论她的喜马拉雅山之梦。此外，她曾被邀请到珠穆朗玛峰大本营协助一位名叫朱莉的专业登山者（她和朱莉很早之前在阿拉斯加麦金利山滑雪时认识的）。朱莉和她的丈夫计划第二年去攀登乔戈里峰，但不久之后朱莉死于雪崩，母亲便也没能去成。

因此，在母亲拒绝了沃纳的邀请后，我妹妹决定劝她改变心意。佩妮决定支持我母亲，和她一起迎接这次攀登挑战。结果就是，他们成功抵达大本营，并安全返回。（他们回来后，当我看到他们放映的幻灯片时，我惊呆了。我一生从没见过那么残酷的事情。我很庆幸自己不必去。攀登途中，母亲拒绝骑马前行，坚持自己攀登。当时，在那种地形上骑马也是一个巨大的挑战，正如母亲所说："每一块用来爬山的肌肉，都用来在马背上稳定自己了。"）

同样令我惊讶的是，母亲爬完山回来后，身体感觉比离开时更强壮了。她的身体不仅柔韧性增强，而且也更有力。换句话说，通过这次挑战，她的协调性和耐力都提高了，这充分证明了我们的身体一生都在发展和成长。我的同事露易丝·海48岁时写信对我说："这是我人生中最好的时候!"赢在心态!

蒂娜·特纳、我的母亲，以及成千上万的年长女性，她们通过积极健康的生活方式给我们指明了方向：积极锻炼，才能远离骨质疏松。生活中，我经常能够看到因为骨质疏松而饱受折磨、弯腰驼背或残疾的女性。对易患骨质疏松症的女性来说，症状一般在围绝经期就出现了，但它的影响可能要到 20 年或更久以后才会显现，那时再治疗，往往为时已晚。保持骨骼健康，预防最重要，必须尽早开始。围绝经期是强健骨骼的理想时期——只有骨骼强健，我们才能够继续前进。

骨质疏松症的后果

骨质疏松开始时悄无声息，无症状。它在早期被称为骨量减少，当发展到骨质疏松症时，骨骼变得越来越疏松、脆弱，容易骨折。美国国立卫生研究院共识会议将骨质疏松症定义为一种骨骼脆弱程度增加，并伴有低骨密度（骨密度 t 值低于 2.5）和微结构恶化的疾病。[1]毫无疑问，这是一种潜在的致命疾病。

到 2012 年，美国有 1 000 万人（其中包括 800 万女性）患有骨质疏松症，3 400 万人骨量减少，约占 50 岁以上人口的 55%。在 50 岁以上的美国人中，有一半的女性在余生中会因骨质疏松而骨折，预计到 2025 年这类骨折的数量将超过 300 万。一旦髋部骨折，问题就会尤其严重，一般骨折 6 个月后，只有 15% 的病人能够在没有帮助的情况下在房间里行走。更糟糕的是，在 50 岁以上的美国人中，有 24% 髋部骨折的人在一年内去世。（椎体骨折也会增加死亡风险。）髋部骨折的女性再次发生此类骨折的风险要比没有此类骨折的女性高出 4 倍。

骨质疏松症还会增加腕关节和椎体粉碎性骨折的风险，从而导致疼痛、残疾和身体缺陷。椎体粉碎性骨折会导致身体萎缩，所以老年女性经常出现弯腰驼背。如果你的母亲或祖母出现类似情况，那你就要立刻采取措施，否则那就是你未来的写照。

85 岁时，大多数美国白人女性的脊柱至少会有一处出现畸形[2]，非裔美国女性出现畸形的风险较小，而亚裔美国女性出现畸形的风险介于两者之间。之所以存在这种差异，在很大程度上是因为皮肤色素较多的女性骨胶原基质也较厚，而骨胶原基质是构成骨骼的基础。此外，男性的骨骼也比女性的厚且强壮，其中既有遗传因素的影响，也因为他们的睾酮激素水平更高。男性也会患上骨质疏松症，但通常与饮酒或使用类固醇激素有关，而且患病年龄比女性要晚。（女性椎骨见图 12-1）2012 年，骨质疏松导致的骨折医保支出金额高达 190 亿美元，到 2025 年估计将达到 253 亿美元。其中髋部骨折占总支出费用的 80%，平均每个病人 35 000 美元。[3]

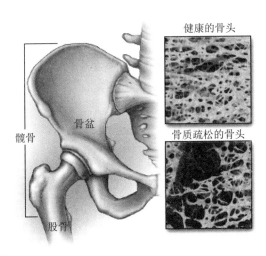

健康的骨头

骨盆

髋骨

骨质疏松的骨头

股骨

图 12-1　女性椎骨

看到这些令人沮丧的数据后，你就会明白，难怪医生常常开阿仑膦酸钠片之类的药。但是请记住，统计数据是根据整个人群统计出来的，可能与你个人没有任何关系。工作中，我曾见过一些女性，她们虽然 80 多岁了，但骨密度却相当于 25 岁的。我也见过很多二十几岁的年轻人，其骨密度和 80 岁的平均值相当。如今，有许多安全、天然的方法可以帮助我们保持和增强骨骼。

人体骨骼

人，终其一生，体内都没有任何固有因素会导致骨骼脆弱或者骨折，包括绝经期女性。从年轻到老年，我们的骨骼都应该足够强健，以支撑我们的身体在这个星球上生存。和一些退行性疾病（如冠状动脉疾病、高血压以及肥胖）一样，骨质疏松症在西方国家城市里非常普遍，但在土著居民身上很少见，或者根本没有。这是一种和生活方式息息相关的疾病，土著居民的生活方式以狩猎采集为生，符合地球自然规律，再加上规律的锻炼和食用天然健康食品，致使他们几乎不会得这种病。与大地的深切联系支撑着我们第一情绪中枢的健康——这是我们情感结构的一部分，和我们对这个世界的安全感和归属感有关。而这种安全感和归属感会影响我们骨骼、血液和免疫系统的健康。

当整个文化都告诉我们，我们的身体不可控，不可依靠时，很多女性就会失去身体内部的联系和支持，所以产生第一情绪中枢疾病，如骨质疏松，也就没有什么奇怪的了。大量摄入精制食品、营养摄入不足和久坐不动的生活方式，都会导致许多人越来越早地开始骨质疏松。

地球本身的重力（负重运动）和阳光是影响骨骼健康的两个关键因素，本章我们将重点讨论它们。

如何强健骨骼

如果你想保持骨骼强壮和健康，就需要了解，在你的一生中，身体骨骼是如何构建和重塑的。骨质疏松的过程实际上是在数百万年的进化过程中形成的一种生存机制，有助于你的身体维持生化平衡。一旦你开始遵循身体规律，即使是已经变脆弱的骨骼也能重新强健起来。

骨代谢是一个复杂的过程，成骨和破骨同时进行。人体有206块骨头，每块骨头都有细胞，这些细胞不断地使经由胶原蛋白构成的蛋白质框架沉积。血液中的矿物质附着在这种基质上，硬化成为骨头。骨骼中同样也包含破骨细胞。童年成长过程中，成骨快于破骨，但随着年龄增长，这种平衡会发生变化。各种各样的疾病，包括抑郁、维生素D、造骨矿物质缺乏、高酸性饮食和类固醇激素的使用，都有可能导致破骨细胞的活性超过成骨细胞

（制造骨骼的细胞），结果就是骨骼变弱。

骨骼——主要矿物质储存库

骨骼是钙、磷、镁以及其他矿物质的主要储存库，所有这些都是身体每个细胞健康运行所必需的。例如，钙可以调节心脏跳动、血液凝固以及神经细胞放电的各种过程。血液中含钙水平降低时，会激活一系列复杂而相互关联的生物反应：

- 甲状旁腺（在颈部）释放 PTH（甲状旁腺激素）。
- PTH 刺激肾脏，从而活化体内储存的维生素 D，并从骨骼表面释放钙。PTH 还会减缓骨骼中钙矿化的过程。
- 活性维生素 D 作用于肠道，增加食物中钙的吸收，促进肾脏保留钙，减少尿液中钙的流失，并促进骨骼释放更多的钙。

一旦血液中的钙含量恢复到可接受的程度，所有这些反馈机制就会逆转，而且这些循环也包括其他必需矿物质的新陈代谢。[4]

破骨细胞的任务就是分解骨骼中的微小组织，从而将矿物质释放到血液中。每天骨骼中释放的钙超过 300 毫克。一年时间里，成人有 20% 的骨量参与成骨和破骨循环。骨骼正是在这种不断地分解和更新中，满足我们身体的整体需求。如果矿物质溶解量超过重建量，就会导致骨量减少。

骨骼不断自我重建，以适应身体压力

骨细胞是成熟骨组织中的主要细胞，它具有一个神奇的特性，即可以像应变传感器一样，评估骨骼所承受的压力。确切机制还不明确，可能是因为骨骼上的压力会产生微小电流，吸引钙和其他矿物质附着——这被称为压电效应，类似于石英晶体在电子产品和时钟中的工作机制。

这个过程的奇妙之处在于，它可以精准确定哪里的骨骼需要增强，哪里需要减弱。有首老歌曾唱过"髋骨和股骨相连"，其实指的不仅仅是位置上的相近。我们所有的骨骼，和我们身体里的其他细胞一样，在功能上也是相

互连接的。大腿骨骼拉紧，不仅有助于增强大腿骨骼，也有助于增强脊柱和肩膀的骨密度。[5]规律性增加骨骼压力对保持骨骼健壮必不可少。骨骼同样遵循"非用即失"原则。大量资料证明，宇航员经历的失重状态会导致明显的骨质流失，就和长期卧床的人一样。

成骨细胞（建造者）和破骨细胞（破坏者）通过OPG（护骨因子）和OPG配体相联系。知道这一点，你对骨骼是如何形成的就会有进一步了解（见图12-2）。一位研究员这样解释："OPG配体就像汽车的油门，如果你踩在OPG配体上，骨量就会减少。OPG如同汽车刹车装置，如果你踩在OPG上，骨量就会增加。两者之间的平衡决定了我们的骨量。"[6]科学家发现，几乎所有刺激骨质流失的物质都可能会导致OPG减少或/和OPG配体增加。例如，泼尼松药物可以引发骨质快速、大量流失。在实验室中，泼尼松在治疗成骨细胞的同时，会抑制其生成OPG的能力，增加其OPG配体的生成。相反，雌激素刺激成骨细胞产生OPG。

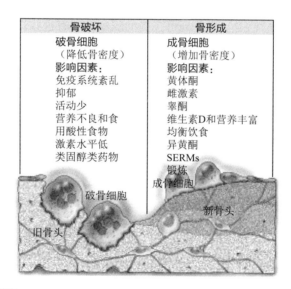

图12-2　骨重建

免疫状况和骨健康关系密切——这并不奇怪，因为两者都受第一脉轮的影响。破骨细胞来自产生白细胞的骨髓细胞。由此，我们就可以明白，为什么一些看似无关的病症，如风湿性关节炎、狼疮病、糖尿病、多发性硬化症、肝炎、抑郁症和淋巴瘤等，都常伴有骨质疏松症。科学家发现，任何刺激免疫系统 T 细胞活性的症状，如慢性感染和自身免疫紊乱，都会触发机体产生 OPG 配体，从而导致骨质流失。

　　破骨细胞和成骨细胞的功能还受到许多其他因素的影响，包括雌激素、睾酮、甲状腺激素和胰岛素的水平，以及营养状况、情绪激素（如去甲肾上腺素和皮质醇）等。[7] 有证据表明，OPG 配体可能会刺激破骨细胞或其他物质如细胞因子（炎症化学物质之一）降解软骨，最终影响关节，导致关节炎。临床实验现在使用一种合成的长效 OPG 抑制破骨细胞，阻止骨质流失。

骨骼生命循环

　　从胚胎开始，我们的骨骼就开始发育，在童年、青春期和青年时期，骨骼发展迅速。在 25~30 岁，骨骼大小和密度达到最大值（即骨量峰值）。在一生中，女性最后可能会失去峰值骨量的 38%，而男性可能只会失去 23%[8]，但有人不会丧失骨量。[9] 一项研究显示，在 55~64 岁的 11 年中，38% 的男性和 2% 的女性几乎没有出现骨质疏松症状。[10] 但许多女性在不到 30 岁时就开始出现骨质疏松症状——比雌激素水平开始下降还要早很多。围绝经期开始后，骨质流失会加速。在绝经后前 5 年，白人女性骨量平均每年减少 2%~4%。在此之后，骨量流失速度明显减慢，直至不再流失。[11] 男性一般在 60 岁以后骨量开始加速流失。

　　需明确的是，女性在绝经期骨量会减少，但不会导致骨折风险。骨密度低的人成千上万，但大都能正常走路，骨折的人也很稀少。例如，日本人的髋骨密度明显低于美国人的，但是日本髋骨骨折发生率比美国低 2.5 倍。日本人钙摄入量也比美国人少。[12]

　　骨折的骨骼和不骨折的骨骼有什么差别呢？区别主要有两点：基本骨结构与骨的修复能力。看来，即使是骨质疏松症患者，也仍然有足够的骨量来承受日常生活中的压力和张力。研究表明，失去了 50% 骨量的脊椎骨仍然能够承受正常情况下 5 倍的张力负荷。也就是说，如果没有其他问题，骨折不应该发生。这就意味着，虽然很多女性被诊断出骨密度低，但骨密度低根本不会导致骨折。

但众所周知，对于患有骨质疏松症的女性，即使是很小的压力，都有可能导致她们骨折。事实上，有记录表明，一些女性髋骨会自动骨折，导致她们摔倒，而不是摔倒引发骨折。因此，骨质疏松性骨折不仅仅是因为骨矿物质密度低，骨骼的质量和自我修复过程也一定出了问题。[13] 导致骨骼质量差的原因有很多，如营养不良、缺乏锻炼、缺乏维生素 D 和胰岛素过多等。[14]

骨骼结构

骨骼有两种类型：密质骨和松质骨。密质骨质地坚硬，位于骨外层，具有保护作用。密质骨比松质骨钙化更彻底。松质骨呈海绵状，内含造血干细胞。松质骨占人体骨量的 20%，密质骨占 80%。臂骨和腿骨的大部分是密质骨，髋骨中密质骨和松质骨比例相当，而脊柱、肋骨、下巴和手腕下部骨骼中，2/3 为松质骨。和密质骨相比，松质骨表面积大，疏松多孔，更容易发生骨质流失。这就是骨质疏松症患者脊柱和腕关节骨折出现得较早，而髋骨骨折发生得晚的原因。

强健的骨骼可以承受几百斤的重量，韧性好的骨骼可以扭曲、旋转而不会骨折。骨骼的韧性由胶原蛋白提供，胶原蛋白约占骨骼的 23%（胶原蛋白可以增加皮肤弹性和厚度，对骨骼也一样，骨胶原蛋白少会导致骨骼薄弱）。附着在胶原基质上的矿物质以晶体结构排列，赋予骨骼刚性和强度。

和所有其他动物一样，在我们的一生中，骨骼可以一直保持强健和坚固。在 20 多岁达到骨量的峰值后，随着年龄的增长，人体会出现一定量的骨质流失，但不会有骨折的风险。但是，由于我们现代生活方式不规律，包括缺乏锻炼或过度锻炼、吸烟、不良饮食、缺乏维生素 D、厌食或暴食，许多女性即使到了 30 岁也无法达到骨量的峰值。从中可见，她们的骨基质存在异常，进而导致了在更年期时这些女性的"骨银行"出现赤字。

医学人类学家苏珊·布朗博士不仅发起了骨质疏松教育项目，而且她的相关著作也引起了广泛关注。布朗博士指出，西方国家的人骨骼越来越弱，骨质脆弱已成为当下的流行病。[15] 研究表明，和现代女性相比，几个世纪前的女性拥有更强壮的骨骼，12 000 年前地中海东部沿岸地区女性（她们根本没牛奶可喝）的骨量比现代女性骨量高出近 20%。[16]

力量不是骨骼健康的全部——身体正位和灵活性也扮演着重要的角色。每次走路或移动的时候，我们会把所谓的"垂直方向的力"放在我们的骨头上。如前所述，这些力量在我们的骨骼中产生微小的电流，但这种压电效应也涉及筋膜和结缔组织，它们包裹着全身所有的肌肉、神经和器官，就像紧身衣一样覆盖在表面。身体某一部位最微小的运动也会瞬间通过机械和电流方式传遍整个身体。如果我们的骨头、韧带、肌腱、筋膜和肌肉都没有出现错位，那么我们的动作会非常优雅，不会产生痛感，我们的骨骼和身体支撑框架也是健康的。

然而，如果我们的姿势不正确（例如，含胸、弯腰驼背），那么肩膀就容易变得紧绷，进而导致脖子和背部出现问题。我们的臀部也一样。肩胛带和髋带互为镜像——臀部紧绷，肩部也会紧绷。我相信，如果女性在运动时能注意姿势标准，动作准确，60 岁后做髋关节置换术的人就会少得多。

我很清楚，如果没有练习普拉提，我的右髋关节会有慢性问题，最终会进行髋关节置换。十多年前开始做普拉提时，我只是想找一个可以在路上和酒店房间里做的运动。当时，我不知道这项运动会给我带来多大改变。现在，我不仅比那时高了，而且身体也更灵活了。最重要的是，我的身姿和体态都有了很大改善。

你存在骨质疏松的风险吗？

认真阅读下文，看看自己是否存在骨质疏松的风险。一方面，如果这些危险因素你都没有，那么你的骨骼很健康，你无须改变生活方式，请继续保持。另一方面，如果有几条符合你的状况，那么你需要立刻采取措施，为以后做好预防。请注意，某些危险因素是骨质疏松和心脏病共有的[17]，因此，你保证了骨骼健康，对心脏也是有益的。判断条件如下：

• 母亲曾被诊断出患有骨质疏松症、髋关节或其他骨质疏松性骨折。骨质疏松具有家族遗传性，但可以通过很多方法预防。

• 白皮肤，蓝眼睛。因为遗传原因，与棕色、黑色或黄色皮肤的人相比，金发蓝眼睛的人和红头发的人，骨骼和皮肤中的胶原蛋白含量较少。这也就导致了后者用来让矿物质沉积的骨基质偏少。黑人女性患骨质疏松症的风险最小，因为和白人女性相比，她们骨骼更厚，胶原蛋白储备更丰富。

• 又瘦又高，或者体重偏轻，体脂率低于 18%。高个子的女性，尤其是骨架小的女性，容易患骨质疏松症纯粹是数学原因，她们进入更年期后可供减少的骨量较少。此外，在更年期及以后，体内脂肪是女性分泌天然雌激素的地方。脂肪越少，促进骨骼生成的雌激素必然也会越少。

• 吸烟。香烟中的化学物质会毒害卵巢，致使激素水平过早降低。雌激素、睾酮和黄体酮都有保护骨骼的作用。

• 大部分时间待在室内。自然光照不足，会导致女性缺乏天然维生素 D，维生素 D 合成需要充足光照。维生素 D 对健康的骨骼矿化而言是必不可少的。有趣的是，我们发现骨质疏松性骨折的女性，其血清中维生素 D 水平 ≤ 20。阳光和骨骼健康关系密切，稍后我们会做详细探讨。

• 久坐不动，每天站立的时间少于 4 个小时。骨骼要保持健康，需有规律地承受垂直方向的力。久坐的生活方式不能给骨骼提供足够的负重锻炼，刺激骨骼生长。许多研究表明，卧床容易导致骨质疏松症。同时，研究表明，负重训练可以增加骨密度。女性绝经后，即使不使用雌激素，而增加负重训练，也有助于增加骨密度。

• 现在（或过去）是一个健身狂。也就是说，一天不锻炼，如跑步或其他形式的运动，你就会变得易怒和不可理喻。健身狂一般热衷于节食减肥，经常进行剧烈运动，如跑马拉松等。控制饮食和长期过度训练的慢性压力会损害矿物质的摄入和吸收，扰乱下丘脑-垂体-卵巢-肾上腺轴功能，即大脑、身体和激素之间的反馈机制。长期过度运动而没有摄入足够的热量或矿物质，容易导致压力性骨折。这种骨折常见于芭蕾舞演员、体操运动员、足球运动员和竞技跑步运动员，目前在年轻运动员中呈上升趋势，为以后患骨质疏松症埋下隐患。

• 曾因为过度运动或者神经性厌食导致闭经（无月经）。[18] 闭经容易导致下丘脑-垂体-卵巢-肾上腺轴功能紊乱，类似于抑郁症。最终的结果是雌激素、雄激素和黄体酮水平降低，类二十烷酸分泌增多，引发骨质疏松和其他疾病。[19]

• 每天喝酒超过 25 克（含有 10 克酒精量的各类酒：340 克啤酒、113 克葡萄酒和 42 克酒精浓度为 80% 的烈酒）。[20] 酒精会干扰成骨细胞和破骨细胞的功能，从而抑制身体生成新骨和改建旧骨的能力。[21]

• 肝脏负荷过重。在任何年龄，肝脏产生和代谢雌激素的能力对于强健骨骼、促进骨骼生长和维护骨骼健康都是必不可少的。每天饮酒超过两次、服用对肝脏有害的药物（如某些降胆固醇药）、感染病毒性肝炎等，都会增加肝脏负担，损害骨骼健康。

• 每天摄入咖啡因的量超过两个单位（227 克咖啡 =1 个单位，340 克可乐 = 0.4 个单位）。咖啡利尿，会导致尿钙增加。咖啡喝得越多，钙流失越多。如果你原本摄入钙就少，还经常饮用咖啡，时间长了，骨量减少会非常显著。相反，如果你的钙和矿物质摄入量很高，一天喝几杯咖啡都可能不会有太大影响。注意：虽然茶中含有咖啡因，但研究证明，绿茶和红茶都可以增加骨量——可能是因为它们含有植物雌激素。

• 过去或现在长期抑郁。大量研究表明，抑郁是导致骨质疏松症的危险因素。抑郁症患者体内的免疫物质 IL-6 水平较高——该物质会过度刺激破骨细胞。抑郁还会引起下丘脑–垂体–卵巢–肾上腺轴功能异常，皮质醇分泌增加。皮质醇分泌增加会导致骨质流失。[22]

• 饮食结构不合理——新鲜食物少，绿叶蔬菜少，垃圾食品多。这样的饮食不能给身体提供矿物质和其他必要的营养，也就无法促进骨骼生长，强健骨骼。[23]

• 过早绝经（40 岁前）、切除卵巢、放疗或化疗导致绝经、头发提早变白。不管何种原因，如果一个女性提前进入更年期，那么她患骨质疏松症的风险就会增加，除非她接受激素替代疗法，弥补激素的缺失。非手术原因绝经的女性头发经常也会提前变白，这一般是因为自身免疫反应对卵巢和毛囊的影响。目前此类反应原因尚不清楚。

• 因哮喘或狼疮病而经常服用类固醇类药物。类固醇类药物会加速体内组织的分解，包括皮肤和骨骼的胶原基质的分解[24]，还会降低肠道对维生素 D 的敏感性，从而降低对钙的吸收。[25] 长期服用类固醇类药物容易导致雌激素和雄激素水平显著降低。[26]

•高剂量或长期使用质子泵抑制剂（既有处方药也有非处方药），如埃索美拉唑、奥美拉唑、兰索拉唑、雷贝拉唑、右兰索拉唑或者泮托拉唑。这些常用药物能够抑制胃酸产生，通常用于治疗胃食管反流病（GERD）、胃和小肠溃疡以及食道炎症。有证据表明，它们可能会增加髋部、手腕和脊柱骨折的风险。这主要是因为胃酸在促进强健骨骼的物质（如钙）的吸收方面发挥重要作用，而这些药物抑制胃酸产生，消化和吸收则必然会受影响。

•经常服用抗惊厥药或苯二氮䓬类药物，如地西泮、氯氮卓或劳拉西泮。[27]这些药物被发现会干扰骨代谢。

•6个月内，至少连续两次在同一台机器上测试骨密度，测试结果均显示比同龄正常值低2.5个标准差。

•身高开始下降。（一定要定期请专业人士测量你的身高。）2010年在巴黎进行的一项针对60岁及60岁以上女性的研究表明，大多数女性不知道自己当前准确身高。研究人员发现，了解自己身高是否下降了，以及如果是，下降了多少，是非常重要的信息，因为身高下降超过4厘米，会增加女性椎体骨折风险。[28]

•甲状腺功能异常。患有甲状腺功能亢进症的女性患骨质疏松症的风险增加，因为她们体内分泌的甲状腺激素过多，会刺激破骨细胞分解骨骼。甲状腺功能减退症患者如果服用的甲状腺药物剂量过高，则也可能存在风险。如果你有甲状腺疾病，在确保治疗效果的情况下，服用最低剂量的甲状腺替代物，并采取合理措施保护骨骼健康。[29]

无论你是否患有骨质疏松症，你都要明白，和身体其他部分一样，骨骼也一直在进行新陈代谢。这就意味着你可以采取措施，从饮食到药物治疗，来强健和保持骨骼健康。

骨密度测量

如果你没有患骨质疏松症的危险因素，就不需要筛查骨密度。对于患有骨质疏松症的女性，在围绝经期前或这期间，筛查骨密度基础值非常重要。虽然骨密度筛查不能测量骨骼的质量，但它可以测量数量。从统计学上来看，骨密度低的人骨折风险会增加。虽然骨折可能要到七八十岁才会出现，但更年期是解决潜在问题的最佳时机。不幸的是，西方国家许多保险计划不包括骨密度检查费用，除非你已经有骨质疏松性骨折的记录。这是典型的西方危机医学处理方式——忽略预防。但我强烈建议你进行筛查，即使自掏腰包也值得。

DEXA检测

DEXA（双能 X 线骨密度仪）是当前骨密度检测的黄金标准，它利用极低剂量的 X 射线来测量脊柱和臀部的骨密度，在女性的骨密度绘制成图后与对应年龄正常骨密度进行对比。NOF（美国骨质疏松症基金会）和 WHO（世界卫生组织）都根据标准曲线（0 值为标准）评估骨密度。骨质流失的严重程度以测量值和平均值之间的差值判断。如表 12-1 所示，WHO 和 NOF 在骨量减少和骨质疏松的分类上略有不同。

表 12-1　骨密度分类 T 值

	WHO	NOF
正常	0~1.0	0~1.0
骨量减少	-1.0~-2.5	-1.0~-2.0
骨质疏松	< -2.5	< -2.0

资料来源：World Health Organization, Assessment of Fracture Risk and Its Applications to Screening for Postmenopausal Osteoporosis, Technical Report, Series 843 (Geneva: WHO, 1994)。

DEXA 是一个静态测试——一个实时快照，一次检查无法判断骨密度是在增加、减少还是没变。如果你想了解自己的骨质变化，以及自己是否需要采取措施治疗，就需要至少间隔 6 个月，连续做两次测试。例如，对骨架小的女性而言，即使她们的骨骼不存在风险，其检测结果也可能在 DEXA 最低极限值。

DEXA 检测需医生开检查单。不同机器检测数据可能存在差异，所以尽量在同一台机器上进行连续的测量。

皮肤厚度测试

大量研究表明，和传统骨密度测试一样，超声波测量皮肤厚度（取决于健康的胶原蛋白）也能准确预测骨折风险。[30] 皮肤厚度检测和骨密度检测若同时进行，可提高预测准确性。遗憾的是，这类测试在美国并没有广泛应用。

检测尿液中破骨代谢产物

骨头分解时会释放微小胶原蛋白碎片，尿液中可检测到。一定程度的骨分解是正常的，每个人的尿液中都含有一些胶原蛋白碎片。但如果尿液中的分解物激增，则表明骨质流失加快，测量值可能会高于正常值。[31] 尿检有很多种形式。与扫描的静态测量不同，尿检不仅可以了解每天骨骼的代谢状态，也比骨密度检测能更早发现问题。一旦开始治疗后，尿检还有助于监控治疗进展。

结论

骨密度检查和尿检同时进行，效果最好。简单的骨密度评估会为你提供一个基线值，以判断自己是否存在问题。通常情况下，你需要等六个月到一年才能知道你的骨量是增加、减少，还是没变。但有时，即使你已经治好了骨质流失，开始长新骨，随后的测试结果也可能仍然偏低。[32] 这时就需要进行尿检了。尿检出结果很快，你可以立刻知道自己的骨量是否正在减少。如果正在减少，你需要每个月复查一次，确保骨骼重建正常进行。通过尿检结果，你可以知道什么时候骨质不再从尿液中流失。在骨代谢稳定后，我也建议你每隔一两年做一次尿检，看看自己是否存在骨质流失。

这些测试有助于中年女性及时了解身体情况，防止进一步的骨质流失，可以在患骨质疏松症的前几年采取措施，增加骨密度。早预防早治疗，不要坐等病情恶化。

赫尔加：每天锻炼，每天骨质流失

赫尔加第一次来我这里就诊时 57 岁，已经停经 5 年多。她身体健康，充满活力，几乎每天都骑马，长时间待在户外，对很多马厩繁重的工作都亲力亲为。她从不抽烟，只是偶尔喝一点儿酒。她不想使用雌激素，也没有出现任何更年期症状。她只是想确定自己的整体健康状况是否良好，骨骼是否依然强壮。

赫尔加金发碧眼，皮肤白皙，身材苗条，骨架小，身高为 165 厘米，体重只有 48 千克。她第一次骨密度测试结果显示，她的骨骼密度比平均值略低 2 个标准差。我觉得不严重，她没有明显的骨质疏松症状，因为骨架小所以才低于平均值。我为她制定了一个饮食方案以强健骨骼，并建议她 6 个月后再次进行检测。第二次检测结果比第一次略低，但不明显。安全起见，我建议她做尿检。结果令我非常吃惊，她骨量减少的速度相当快。

因为她不愿意使用雌激素和有助于成骨的药物，我建议她食用全大豆产品，每天摄入 180 毫克的大豆异黄酮。研究表明，这个剂量有助于保持和增强骨密度。另外，我还建议她每天外用黄体酮软膏，摄入 30 毫克天然黄体酮。

赫尔加的生活方式很健康，我想知道她的骨质流失是否和抑郁或其他因素有关。赫尔加 30 岁时从瑞典移民到美国，然后嫁给了一个美国人，并生了 3 个孩子。他们全家经常去瑞典看望她的母亲。但她母亲最近去世了，她在瑞典没有任何亲人了。她最小的孩子最近也离开了家。我告诉赫尔加，我们日常生活发生重大变故或变化，可能会给我们的骨骼带来危险。虽然因为性格原因，她没有太大的情绪变化，但她承认，在过去一年中，她一直特别伤心。

我们的家人无可替代，但走了的人不会再回来，因此，我们需要建立新的关系，继续生活，每个人都可以。除了规律锻炼、补充营养、摄入大豆雌激素和黄体酮，我还建议赫尔加去结交一些瑞典裔新朋友，建立新的社交圈，怀念故乡。两个月后，她的尿检结果恢复正常，骨质不再流失。

露易丝：永远不会太晚

露易丝第一次来找我看病时 86 岁，由她儿子陪同前来，想了解自己是否患有骨质疏松症。露易丝是一名白人女性，身材瘦小，体重不足 45 千克。她一年前髋骨骨折，因为脱白，做过两次髋关节置换手术。医生告诉她，她患有严重的骨质疏松症，但想不出什么好办法帮她。有一位医生甚至建议给她打 6 个月石膏，这让她很害怕。（固定会导致骨骼进一步恶化。）

露易丝的思维非常敏捷，在髋部骨折之前，她独自生活，照顾自己，社交生活非常活跃，还管理着一个很大的股票投资组合。她说："早在 20 世纪 90 年代初，我就参与了妇女健康倡议研究中的其中一项。该项研究的目的是确定钙对于骨骼的形成是否必要。最近我发现，这些年来我一直在服用安慰剂，而不是钙或维生素 D。我非常愤怒。"事实上，露易丝的确是患骨质疏松症的潜在高危女性，需要补充矿物质、维生素 D，并加强锻炼。她担心一切为时太晚。我告诉她，一切都还不晚。我向她推荐了第七章提到的补充剂计划，同时增加 1 200 毫克钙、2 000IU 维生素 D 以及 600 毫克镁。我还给露易丝介绍了一位矫形外科医生，修复她的髋关节，帮她摆脱轮椅。露易丝手术很成功，很快恢复了。因为不想服用止痛药，她还参加了一个高强度物理治疗项目。手术两个月后，一个医生朋友在教堂对她说："露易丝，你最好把那架助行器给我，因为我比你更需要它。"没错，露易丝一直都背着她的助行器走来走去，而不是借助它走路。她的骨骼现在再次重建，多年来第一次长出健康的指甲，她不仅恢复了以往的社交，还再次开上了车。

激素对骨骼健康的好处

雌激素已被证明有助于防止骨质疏松——使用雌激素比补充睾酮和脱氢表雄酮更常见。但考虑到激素疗法存在的一些风险，我倾向于推荐维生素 D、矿物质、运动，当其他都不起作用时，可以把服用骨吸收抑制药（如福善美）作为一线治疗方法。但如果你因其他原因接受了激素疗法，只要你服用了雌激素，就有助于保护你的骨骼。事实上，FDA 首个批准的雌激素替代疗法适应症就是骨质疏松症。一些研究表明，激素替代疗法可以降低近50%的骨折风险。[33] 2002 年妇女健康倡议研究证实了这一数据。但这并不意味着所有女性都需要雌激素来维持健康的骨量。研究发现，与那些体内不再能够分泌雌二醇或睾酮的女性相比，身体能够继续分泌少量雌二醇或睾酮的女性患骨质疏松症的风险明显较低。[34]

但是要记住，影响骨骼质量的不仅仅是激素。研究表明，美国女性一生中有一半的脊柱骨质流失发生在绝经期之前。[35] 此外，研究未能发现绝经前后女性的脊柱和髋骨密度有明显差别。例如，美国农业部老年营养研究中心的研究结果没有显示女性在接近绝经期时髋部或手腕的骨质流失速度加快，研究人员也没发现受试者骨密度有任何显著变化。来自瑞典的研究得出了类似结论。[36] 一些权威人士甚至认为女性骨骼中只有 10%～15% 受雌激素影响。[37] 一些接受雌性激素治疗的女性随着时间推移依然会出现骨质流失。[38] 虽然雌激素在骨骼健康中扮演着重要的角色，但它只是其中一个因素。如果你服用雌激素，最好服用最低的剂量，因为即使是很低的剂量也能保护骨骼。

如果你有如下任何一种症状，且与激素有关，应考虑激素治疗或服用其他骨形成药物：

- 闭经一年或一年以上。
- 早绝经或者人工（手术或药物原因）绝经。
- 曾服用类固醇类药物。
- 有骨质疏松的家族史（母亲或祖母有明显骨质疏松）。
- 被诊断为骨量减少或骨质疏松。

记住，激素疗法或骨形成药物只有在服用时才能帮助你保持骨密度，一旦停药，骨质会再次开始流失。运动对骨骼的影响也是如此。

如果你不能使用雌激素或雄激素，可以考虑天然黄体酮。人工合成黄体酮（甲孕酮）已经被证明可以刺激成骨细胞，天然黄体酮具有同样作用。[39] 一些双盲、随机、安慰剂对照研究表明，低剂量甲孕酮和雌激素同时使用，可预防髋关节和其他部位骨折。[40] 进一步的对照研究表明，低剂量的甲孕酮与低于正常剂量的雌激素能够显著增加脊柱骨密度。[41]

内分泌学家杰利恩·普廖尔博士认为，黄体酮治疗和双膦酸盐类药物治疗一样有效——双膦酸盐类药物是目前最强大的强健骨骼的药物。普廖尔博士建议，每天服用 10 毫克人工合成黄体酮或 300 毫克天然黄体酮（睡前服用，因为它会让人发困）足够使血液中黄体酮水平达到至少 18 nmol/L 或理想的 45 nmol/L。[42]

钙补充剂

研究表明，钙补充剂有助于提高骨骼质量，防止骨折，因此一直以来，医生都推荐高钙饮食和钙补充剂来促进骨骼健康。[43] 但如今有研究指出，钙和骨骼强健之间的关系还有待研究。2003 年，哈佛大学的研究人员对 72 000 多名女性进行了长达 18 年的跟踪调查，结果显示高钙饮食并不能降低骨折的风险。[44] 2007 年，哈佛大学的研究人员对 170 991 名女性进行了荟萃分析，发现钙总摄入量与髋部骨折的风险没有必然联系。[45] 一些专家对这样的结果并不感到震惊，典型的证据是，非洲和亚洲的饮食中通常很少甚至不含乳制品，这些地区的女性也很少服用钙补充剂，但她们的骨折率通常比美国女性的低 50%~70%。事实上，工业最发达的国家骨折率最高，而它们的乳制品消费量也最高。

北卡大学阿什维尔分校健康和保健专业的助理教授埃米·兰欧和科普作家迈克尔·卡斯尔曼合著了《构建骨骼活力》（*Building Bone Vitality: A Revolutionary Diet Plan to Prevent Bone Loss and Reverse Osteoporosis*）一书。他们回顾了 1200 项关于饮食和患骨质疏松症风险的研究。在这些研究中，他们对其中 136 项进行了专门研究，目的是找出饮食中钙对骨质疏松性骨折风险的影响。其中 2/3 的研究表明，高钙摄入并不能减少骨折的发生，即使是那些在儿童时期服用钙（含维生素 D）的人也是如此。另外，有 85% 的研究显示，多吃水果和蔬菜与骨密度健康呈正相关关系。显然，钙对骨骼健康很重要，但不是唯一因素。正如 2009 年卡瑟曼在《自然解决方案》（*Natural Solutions*）杂志上发表的一篇文章中所解释的："钙就像骨骼砖墙中的砖块。

砖块必不可少，但如果没有足够的灰泥——其他16种营养物质，墙也支撑不了多久。"[46]

兰欧和卡斯尔曼发现，预防骨质疏松症的关键不是吃某一种食物或服用某一种特殊的补充剂就可以做到的。这实际上与饮食对血液酸度的影响有关——为了骨骼健康，你应该多吃酸性偏低的食物，以保持血液微碱性。食用动物蛋白（包括肉、家禽、鱼、牛奶和奶制品）、谷物和升糖指数高的食物（精制碳水化合物）会使血液略微酸化。为了中和血液中多余的酸性物质，人体会努力析出骨骼中的钙化合物（碱性）。吃三份水果和蔬菜，就能中和一份（大概一个手掌大小）动物蛋白所含有的酸性。虽然有些水果，比如柑橘类水果，尝起来是酸的，但它们还是会使血液变得偏向碱性。两份蔬菜和水果可以中和一份谷物中含有的酸性物质。（你可能认为奶制品不会损害你的钙平衡，因为奶补钙，但来自动物的钙，如牛奶，实际上是高酸性的，所以实际上钙的流失大于补充。）

最佳的原则是：每吃一份红肉、鸡肉或鱼肉时，就至少要吃五份水果和蔬菜。建议每周找一天，不吃肉或奶制品（基本上是纯素食），从豆类、豆腐和其他植物来源中获取蛋白质。事实上，人类在地球上生存的几十万年中，绝大多数时候我们的主要食物来源是坚果、种子和应季采摘的水果，以及动物蛋白。农业以及由此带来的富含谷物和奶制品的饮食方式，仅仅存在了一万年。对旧石器时代营养的研究发现，从各个方面来看，以狩猎、采集为生的社会（包括如今依然存在的原始部落），比主要以谷物为食物来源的社会更健康。而且，前一个社会中人们也没有骨质疏松症。[47]

因为，正如卡斯尔曼所说，钙很重要，相当于骨墙中的砖，因此我们依然需要补钙。我更喜欢用矿物质补充剂与氨基酸螯合，来达到钙最大限度地被吸收，比如用柠檬酸钙、果酸钙或以下任何一种的混合物：维生素C钙、富马酸钙、琥珀酸钙，或者酒石酸钙。微晶羟基磷灰石也是一种良好的骨钙的来源。镁和钙同时补充时，钙与镁最理想的比例是1∶1，2∶1也可以接受。绿叶蔬菜，如菠菜、羽衣甘蓝、花椰菜，都是钙的良好膳食来源。

虽然碳酸钙Tums作为钙补充剂在美国大受欢迎，但我不认为它是一个好的选择。首先，Tums是一种抗酸剂，会降低胃部盐酸含量，而盐酸对钙的吸收至关重要。随着年龄增长，许多人的盐酸水平不足，可能会导致消化问题。为什么要让情况更糟糕？其次，Tums 不含镁或骨骼形成所需的其他营养物质。对骨骼健康来说，镁缺乏和钙不足都会引发问题，钙与镁的水平处于平衡状态非常重要，因此二者应该一起补充。事实上，钙失衡会降低身体从食物中吸收镁的能力。饮食调查显示，80%~85% 的美国女性镁的摄入量低于推荐的日摄食量。钙摄入量过高也会阻碍锰和铁的吸收，干扰维生素K 的合成，增加粪便中磷的排泄。最后，摄入高剂量抗酸剂，如碳酸钙（每天 4~5 克），会严重损害肾脏功能，导致乳-碱综合征。[48]

成骨药物

女性出现骨量减少迹象时，很多医生都会选一种新型的造骨药作为首选药物，即使这些女性还没有出现明显骨质疏松或者骨量减少迹象。其实，大可不必如此，因为还有很多其他安全有效、符合身体智慧的自然方法来强健骨骼。

下面简要介绍几种最常见的成骨药。这些药和激素疗法类似，只有在服用时，才会发挥作用。

双膦酸盐类药物：一种使用最广泛的抗再吸收剂，是治疗绝经后骨质疏松的一类药物。此类药物能够干扰破骨细胞功能，防止骨破裂和骨更新。这似乎是有益的，但事实是，这会使骨骼变得更脆，因为如果骨骼没有分解，血管就无法为其提供营养。动物研究表明，此类药物也会干扰骨骼微损伤的正常修复，最终削弱药物原本要加强的部位。

对人类的研究也证实了这一点，因此一定要谨慎使用。例如，2005 年，得克萨斯大学西南医学中心的一项关于阿仑膦酸钠片（福善美）的研究发现，服用福善美的所有患者都有严重的骨形成抑制症状。[49] 在一些病例中，出现了自发非创伤性脊柱骨折或非典型股骨骨折的报道。[50] 2010 年秋季，FDA 要求所有用于治疗骨质疏松症的双膦酸盐类药物（尤其是阿仑膦酸钠片和利塞膦酸钠片）都要带有警示标签，说明此类药物可能会增加非典型股骨骨折的风险。虽然这些骨折在所有髋骨和股骨骨折中所占比例不到 1%，但一个调查其风险的工作组报告称，在 310 例接受研究的患者中，94% 的人服用了双膦酸盐类药物，其中大多数服用了 5 年以上。大多数患者在骨折发生的几周甚至几个月前就已经感觉到腹股沟或大腿有明显疼痛。警示标签还应指出，服用此类药物的患者应定期重新评估他们是否需要继续服用，因为服用这些药物的最佳期限还没有明确界定。

双膦酸盐类药物最初被认定为对抗骨质疏松的有效方法，是因为试验表明，患有骨质疏松症的女性在服用阿仑膦酸钠片、利塞膦酸钠片后，髋部、椎体和非椎体骨折风险减少了近 50%，特别是在第一年治疗时。[51] 但这类药物仅对已经患有骨质疏松症的女性有帮助，对那些身体健康、试图预防骨质疏松的女性来讲，并没有表现出任何益处。2008 年《英国医学杂志》（British Medical Journal）上的一篇文章估计，医生用这些药物治疗 100 名女性，才能让一名受益。[52]

双膦酸盐类药物的副作用轻则让人烦闷，重则危及生命。例如，利塞膦酸钠片一些常见副作用包括背痛、关节痛、胃痛、恶心、呕吐。福善美可能会引起恶心、便秘和胃灼热。在一些研究中，多达 1/3 的参与者出现了与胃酸相关的症状，1/8 的人需要治疗，有些人甚至出现了严重的食管溃疡。[54] 大约 50% 的女性会因为这些副作用在一年内停止治疗。一些服用此类药物的女性患了颌骨坏死——骨组织死亡，这种病症是无法治疗的。还有人发现，在开始使用阿仑膦酸钠片后不久就需要进行牙根管治疗。颌骨坏死和牙根疾病很可能是由于上述骨循环不良导致的。

在停止服用后，双膦酸盐类药物会在人体内停留数十年，因为它们紧紧附着在骨头上。真正了解双膦酸盐类药物对骨骼健康的长期影响，可能至少还要 10 年时间。双膦酸盐类药物对于年龄偏大（70 岁或 70 岁以上）的绝经后女性是不错的选择，因为她们是骨质疏松的主要危险人群。即使在这种情况下，专家也呼吁，服用此类药物 5 年后，停用一段时间。[55]

个人认为，这些药物应该谨慎使用，它们的作用也应正确对待，特别是对于患骨质疏松症风险很高的女性。毕竟，因髋部骨折死亡的女性其数量在显著增加。比起服用双膦酸盐类药物，我更喜欢通过维生素 D、运动和雌激素来强化骨骼健康，但对一些女性来说，这些药物的好处可能大于风险。

雷洛昔芬：一种选择性雌激素受体调节剂，和他莫昔芬一样，对骨骼有类雌激素效用，但对乳腺组织有抗雌激素作用。虽然雷洛昔芬已经被证明可以帮助骨骼生长，能够降低 40% 的脊柱骨折风险，但它并不会降低髋部骨折发生率，原因尚不清楚。[56] 服用雷洛昔芬容易引发潮热。我还非常担心它可能会引发痴呆症，因为它和他莫昔芬一样，会阻断雌激素（包括我们自身分泌的雌激素）对脑细胞的有益作用。

降钙素：一种由甲状腺素滤泡旁细胞自然分泌的肽类激素，可以部分抑制破骨细胞活性，降低尿钙排出。降钙素类药物可通过注射或喷鼻剂方式使用。降钙素可以降低脊柱骨折的风险。一旦发生脊柱骨折，它还可以减轻疼痛，但不能降低髋部骨折的风险。其副作用包括恶心和脸红。大多数专家认为双膦酸盐类药物效果更好。[57]

总之，每个骨密度低的人都需要有足够的维生素 D、镁和钙，还需要低酸性饮食，规律性负重锻炼也很重要。很多女性每周服用一次阿仑膦酸钠片或利塞膦酸钠片，其骨质疏松症状可能也会有所改善，但我更希望所有女性先尝试自然方法强健骨骼。

强身健骨

不管你是否正在调整饮食，服用补充剂，或服用任何药物，都要知道的是：负重锻炼，特别是力量训练，在构建和保持骨骼健康方面发挥了极其重要的作用。如果你当前没有进行锻炼，你并不孤独。60% 美国人的生活方式是久坐不动，这是骨质疏松症如此盛行的主要原因之一。记住，不是变老过程本身导致骨头变薄——事实是，太多的女性减少或不再使用她们的肌肉。

负重锻炼通过刺激无机盐矿化和骨骼重建过程来帮助形成骨骼。身体的每一块肌肉都通过肌腱和骨骼相连，因此每一次肌肉收缩，都会对与其相连的骨骼施加一个力（我们都知道，网球运动员经常挥舞球拍的手臂的骨密度比另一只手臂的明显偏大）。

瑜伽和太极也都有助于增加骨量。2009年泰国的一项研究得出结论称，负重瑜伽训练对绝经后女性的骨骼有积极影响，可降低患骨质疏松症的风险。[58]（难怪研究人员称，练瑜伽可以提高生活质量。）

但是，研究最多的增强骨骼的方法是举重。塔夫茨大学米丽娅姆·纳尔逊博士的研究有了突破性进展，研究指出举重训练可以减缓甚至逆转骨质疏松。纳尔逊博士对两组绝经后的女性进行了研究，她们都没有服用雌激素替代药物、成骨药物或任何特殊的补充剂。在项目开始时，两组人都属于久坐不动的类型，但身体健康。一组保持久坐不动的生活方式，而另一组开始了简单的锻炼计划。一年后，那些每周两次，每次举重40分钟的女性在很多方面都有了很大改善。在力量测试中，她们的评分达到了30~40岁女性的水平。她们没有调整饮食，但身材变苗条了，肌肉比重也有所增加。她们的平衡能力大大提高，不易摔倒了。其中最大的好处是在这一年中，这一组女性的骨密度增加了1%，而久坐不动组的骨密度降低了2%。[59]纳尔逊博士的研究同时表明，高强度的活动（包括垂直跳跃和爬楼梯）都可以帮助骨骼的生长。她推荐了一个全面的锻炼计划，包括负重有氧运动、力量训练、垂直跳跃（适度即可，针对50岁以下的女性）、平衡练习和伸展运动。

强健骨骼并不是锻炼的唯一好处。纳尔逊博士发现，在进行举重训练的女性身上发生了意想不到但令人兴奋的变化——这种变化我也见过无数次。连续几周做负重锻炼后，女性变得更快乐，更有活力，更自信了。当肌肉变得更有力时，她们也变得更活跃和勇敢。为了控制研究结果，经这些女性同意，她们没有进行任何其他锻炼。这些人以前一心做"沙发土豆"，而现在变得喜欢划独木舟、滑直排轮，或者跳舞。纳尔逊还认为，负重训练和有氧运动一样，可以缓解抑郁，帮助治疗关节炎。[60]

锻炼有如此多的乐趣和好处，强烈建议大家动起来！要想保持活力、健康和吸引力，只需花一些时间就可以得到最大回报的就是锻炼。无论你现在的年龄和身体状况如何，锻炼都可以带给你惊喜，让你的生活焕然一新——相信我。1994年的一项研究证明了这一点。这项研究的研究对象是养老院里的老人，他们身体虚弱，平均年龄87岁，研究人员请他们坚持锻炼。锻炼组每周运动3天，每次45分钟，做臀部和膝盖力量训练。10周后，他们的力量增加了 10%，不锻炼的对照组力量下降了约 1%。运动后肌肉强度的改善与锻炼者的年龄、性别、患何种疾病或身体功能水平无关。参加力量训练项目之后，一些人甚至不需要助行器，只需要拐杖就可以行走了。运动还能提高了他们爬楼梯的能力、行走的速度和身体活动的整体水平。[61] 在 2009 年的一项研究中，研究人员发现，接受物理治疗并服用高剂量维生素 D 补充剂的老年患者，跌倒和再入院的概率明显降低。[62]

如果锻炼对疗养院里的耄耋老人都有如此明显的效果，那么请你想想，一个 50 岁的不爱运动的人，如果锻炼，效果必然更加显著。如今，女性的平均寿命即使不是 100 岁，也至少可以活到 85 岁。不要让自己的肌肉和骨骼在中年时就衰退，未来的人生还很长，保证生活质量和健康的身体最重要。目前还没有任何一种药物、突破性技术或基因发展所带来的益处，可以和身体健康相提并论。此外，经常锻炼的女性比不锻炼的女性寿命多 6 年。如果你认为你没有时间锻炼，那么请认真思考一下：步履蹒跚固然比自信地大步走路浪费时间，但提前 6 年死亡才是对时间最大的浪费。

几乎我认识的每位女性都特别忙，没时间锻炼，每天总有做不完的事情。如果你想等其他事情都做完了才去锻炼，那你就是在等待奇迹。就像肌肉只有锻炼才会变得强壮，锻炼只有你优先考虑，放在和刷牙或洗澡同样的优先必做列表中，你才会有时间去做。如果想要经常锻炼，首先要改变的就是你的想法，请不要找借口。

如何才能动起来？

- 你喜欢运动吗？回想一下，自己生命中单纯因为跳舞、跑步、游泳或蹦跳带来快乐的时刻。上一次体验这种纯粹的快乐是什么时候？
- 上一次一整天沉浸在某种运动，如滑雪、徒步旅行、航海、跳舞或溜冰的乐趣中，感觉全然放松是什么时候？
- 小时候，你喜欢什么运动？青春期时又喜欢什么运动？
- 如果现在没运动，是为什么呢？
- 如果现在没有运动，什么时候停止的？为什么？
- 你觉得自己没有时间吗？为什么没有时间？

保持过去的身材

几年前，在我母亲 80 岁时，全家人齐聚一堂为她庆生。我们不仅举办了盛大的聚会，还参加了很多滑雪活动，包括高山滑雪、越野滑雪和雪地健行。母亲和她的孙儿们一起滑雪，丝毫不逊于他们。每年夏天，母亲都会带领一群 40 多岁的女性去阿迪朗达克山脉远足探险，她们把这称为"艾德娜野营"。这些人和我母亲在一起时都感觉获益匪浅。到母亲这个年龄，很多人已经退居二线，但我母亲不仅是这项运动的教练，还积极参与。小时候，我们住在农场，每天早上六点她就起床，修剪农场巨大的草坪，给所有的花浇水，然后再和朋友打两场网球。有时她也打高尔夫球。

母亲的运动量非常大，不管是我，还是其他人，都没必要以她为标准，除非你能够像她一样从中获得满足感。母亲的身体状况和运动强度让我（和我的女儿们）明白，随着年龄增长，身体并不一定就会衰退和虚弱。事实上，在我还未出生时，母亲就以行动告诉了我这个道理——怀孕期间她一直在滑雪和徒步旅行，在我出生后，背着我参加这些活动。

虽然母亲给我树立了好榜样，但我依然因为繁忙的工作而没时间锻炼。与她和我的兄弟姐妹相比，我不喜欢把所有的空闲时间都花在滑雪或背着沉重的背包去爬山上。我喜欢读书——冬天坐在炉火旁，夏日坐在树荫下，静静看书。年少时，我憧憬着在圣诞节的早晨，大家轻松地坐在一起，聊天，喝可可，就像电影里演的那样。但事实是，拆过礼物后，他们都迫不及待地冲出门，跑到当地的滑雪区，在亲戚来吃晚饭之前滑上几圈。为了维系我渴望的家庭的爱，我能做的就是穿上滑雪服，和他们一起滑雪，因此也造就了我不错的滑雪能力。（几年前，我回家过圣诞节，终于体验到了我梦想中的圣诞节——坐在炉火旁，与我的母亲和兄弟姐妹一起闲聊。这是 30 年来第一次这样，这一天没人去滑雪。）

但无论我怎么努力，我的整体运动技能都远远不如我的母亲和兄弟姐妹。13 岁那年的夏天，整整 6 个星期，我每天都对着谷仓的门练习网球。父亲给我的唯一评价是："你挥球拍时感觉像在挥舞扫帚。"这让我对运动产生了抵触心理。到了中年，我决定放下包袱，重新拿起杠铃。45 岁的时候，我参加了网球课，这更多的是为了从过去的阴影中走出来，而不是为了经常打球。最后，我发现自己打得不错，而且很享受比赛过程。那年夏天晚些时候，我甚至和妈妈以及哥哥一起打了双打。太棒了！但真相是，我对运动几乎没什么兴趣。

健康专家约翰·杜亚尔博士指出，50%的女性是在参加学校体育课组织的活动后才知道自己运动不行。这种不擅运动的挫败感可能会伴随一生。在更年期，你得问问自己："我真的要继续因为八年级体育课上或六岁时父母对我运动不好的评价，而无视自己的健康和幸福吗？"

拿出你的日记本，写下你在11~13岁做过的所有运动。你喜欢什么运动？哪种运动让你感觉比较好？你对体育课有什么印象？你们家里有什么健身传统？你对自己这个年龄女性的体能有什么看法？75岁呢？90岁呢？你母亲和外祖母的身体健康状态如何？当你走进健身房或者舞池时，会发生什么？

动起来，享受活力和健康

人到中年，我终于明白，拥有运动技能、力量和健康是我自己的事情，而不是获得家人的认可或达到某个文化标准的方法。明白了这一点后，我最终找到了适合我的身体和气质的锻炼方式。不管你过去的健康状况或者家庭传统怎样，你都需要知道，若想后半生活得有质量，规律、剧烈的运动是绝对必要的。剧烈运动给你的整个身体发送积极信号，增加人类生长激素水平。运动告诉你的身体要保持活力、生机、健康并成长，而长时间坐在沙发上、吃垃圾食品、酗酒，会给你的身体带来相反的信息：变老、衰退、恶化！就这么简单。

记住：我们的身体会对我们的活动需求做出反应。例如，母亲的珠穆朗玛峰之行让她感觉自己比以往任何时候都更强大，尽管她曾摔倒两次，并受伤严重。像所有的伤一样，这些伤也有情感成分。它们包含了自我怀疑和从小根深蒂固的想法——自己不够好。这次攀登珠穆朗玛峰的机会犹如一剂良药，平息了她内心的自我怀疑——"我可能真的老了"。她也必须正视自己过去总是用运动和锻炼逃避情绪问题的不良习惯。

问问自己，在有生之年，想要参加些什么活动？我努力了很多年，让自己喜欢跑步——这种运动在 20 世纪七八十年代非常流行，但我最终也没有爱上跑步。虽然在医学院上学和在住院医生实习期时，我经常跑步，但无论跑了多长时间或跑得多辛苦，我都从来没有体会过跑步爱好者描述的难以言喻的兴奋感。事实上，我讨厌跑步。最终，我还是放弃了。现在我只做自己喜欢的运动。

露丝：重拾运动

露丝，在她 55 岁来找我看病时，和我抱怨说她浑身疼痛，晚上睡不好觉。她告诉我，她养育了 5 个孩子，在政府部门工作，是一名秘书，即将退休。她从来没有进行过规律性锻炼，7 年前因大出血摘除了子宫和卵巢，并一直服用雌激素。骨密度测试显示，她只有轻微的骨质流失。除了推荐她调整饮食，服用补充剂，我还强烈建议她开始锻炼身体——她久坐不动的生活方式不仅会让原本应该多姿多彩的晚年生活黯然失色，而且会让她面临各种危险。

露丝决定每天早上和朋友一起散步。3 个月后，在没有改变饮食的情况下，她瘦了大约 4.5 千克，身体的疼痛也消失了，而且困扰她多年的睡眠问题也得到了改善。后来，她和丈夫开始滑雪和徒步旅行。虽然没有进行负重练习，但她的骨密度保持得很稳定。健身和户外运动已经成为她生活中必不可少的一部分。

随时随地可以开始

如果你觉得自己无法做负重训练，那就做其他运动，坚持 30 天，每天 10 分钟。每天简单拉伸一下都有好处。我的建议是：放一些自己喜欢的音乐，在家里跳舞。即使你坐在轮椅上，你也可以活动你的上半身。我没有开玩笑，不要找任何借口。我保证，只要坚持 30 天，也许更少，你就会期待每天运动了。这些运动虽然很简单，但却可以唤醒我们每个人内在的、不可抗拒的行动欲望——虽然有些人的欲望可能埋藏得更深一些。

运动是会传染的。今天在客厅里跳舞最终会唤醒你的肌肉，会让你明天想做更多的运动。你可以抱起你的猫，和它一起跳舞。（这也是一种负重训练！）慢慢开始，用鼻子吸气、呼气，这有助于增加你的肺活量。让你的胸腔变得灵活可能需要一段时间，如果一开始用鼻子呼吸让你感觉喘不过气来，也不要气馁。循序渐进，每天都让自己身体动得快一点，或者弯得深一点，但不要过度，不要让自己心肺难受。简单活动身体，就对成骨过程有利。

寻求支持

坚持跳一个月舞后，生活中你就会养成运动的习惯。现在是时候开始进行一些阻力训练、举重或普拉提锻炼了。我建议你去健身房，找专人指导你，为你量身定制力量训练计划。这样有助于你掌握正确的锻炼方法，以便你日后在家里也可以练习。

不管是在家中，还是去健身房锻炼，你都可以根据自己的喜好决定。在家里和在健身房都各有其优缺点。健身房锻炼的好处在于没有电话干扰，也没有人打扰你。周围人都在全神贯注地健身，所以你更容易融入其中。但问题在于，我们有时没有那么多时间去健身房。我目前的个人健身方案包括：健身房 1 小时练习普拉提，请老师指导，然后在家里练习半个小时，每周进行 2~3 次；再加上每周两 2~3 个小时的阿根廷探戈练习；我还经常散步，大概每次 45 分钟。偶尔这些运动我也不能全部都完成。人到中年的一大好处是：和其他任何时候相比，现在我们有了更多属于自己的时间。而且，我发现，我喜欢顺应身体的渴望去选择运动方式。

日常锻炼

这里有一些建议，你可以在日常活动中增加一些力量训练。在打电话或者有空闲的时候，试试以下练习，它们涵盖了大部分肌肉的锻炼。

• **脚尖站立：** 面对一面墙，距墙 30 厘米左右站立，两脚分开与肩同宽。双手指尖轻触墙面，保持平衡。练习多了，指尖就不用触墙了。现在，抬起脚跟，脚尖着地，尽量抬高身体，数 3 个数，正常呼吸，然后慢慢落下身体，呼吸。重复这个动作 8 次。随着你变得越来越强健，你可以用脚尖持续站立 30 秒。

- **脚跟站立**：面对墙站立，必要时可以手扶墙支撑自己。慢慢抬起脚趾和脚掌，用脚跟保持平衡，依然数 3 个数，慢慢落下，呼吸，重复 8 次。逐渐增加脚跟站立时间，达到每次可以数 30 个数的时长。

脚跟和脚尖站立均是通过自身重量锻炼腿部肌肉，可以加强身体平衡性和灵活性。

- **俯卧撑**：虽然许多女性讨厌做俯卧撑，但没有什么动作比俯卧撑更能增强上半身力量的了。一开始，你可以通过推墙练习。距墙约 1 米远站好，身体前倾，肘部弯曲，手掌触壁。然后开始推墙，确保腿部、后背和头部在同一条直线上，不要前倾。重复 8 次，共做三组。

熟练推墙后，你就可以在地板上做俯卧撑了。手和膝盖着地，手臂伸直，然后弯曲手肘，前胸贴向地板，动作慢一点，保持呼吸。先做 4 下，慢慢增加到 8 下，共做两组。身体足够强壮后，就可以做完全式俯卧撑动作了。手掌和膝盖先着地，然后腿向后伸直，抬起膝盖，让脚趾和手臂支撑身体重量。身体呈一条直线，确保头和脊柱在一条直线上，且不要翘臀。曲肘，身体降低靠近地板，然后伸直手臂，坚持一会儿。先做 4 次，然后逐渐增加到 8 次。加强练习，直至可以连做两组，每组 8 次。

- **举重**：在电视机前放一组哑铃（2.5~10 千克不等，根据你自身力量的水平决定）。在广告间隙，甚至是在看最喜欢的节目的过程中，你也可以轻松地做几组肱二头肌弯曲运动，如头顶推举、弯曲划船、水平划船或三头肌推拉等动作。最重要的是，把哑铃放在你随手可触的地方。

别着急，慢慢来。你的身体宽容且敏感，如果你对它充满尊重和爱，就会取得很好的效果。每次举重时，问问你的身体，是否愿意深吸一口气，举起更多的重量。别操之过急！哪天你感觉可以了，再加大强度。如果感觉不好，就减轻一点重量。锻炼需要自律，这是真的。下定决心坚持锻炼，而不是寄期望于严格教练的敦促，最大的动力源于你身体的快乐、喜悦和意识。

普拉提和瑜伽——预防骨质疏松

对患有骨质疏松症的女性来说，普拉提是一个很好的选择，它不仅有助于锻炼核心肌肉，增强平衡感，还能减少跌倒的风险。瑜伽也可以增强身体力量和改善平衡能力，负重瑜伽被证明可以增强骨骼。

　　骨量减少或骨质疏松的女性在练习普拉提和瑜伽时，应专注于伸展运动，避免涉及脊柱前弯的动作，尤其是与侧弯和扭转相结合的动作。梅奥医学中心的一项研究表明，患有骨质疏松症的女性进行脊柱前弯练习实际上会增加其压缩性骨折的风险。[63]

　　同样，患有骨质疏松症的女性应该避免普拉提中的滚动练习（比如像球一样滚动），以及仰卧抬头练习——类似于仰卧起坐的一个动作。相反，这些女性在做仰卧锻炼时应该把头放在地板上。

预防臀部、肩膀和背部疼痛

　　许多女性在围绝经期开始出现关节问题，包括单肩或髋关节活动范围缩小。只有关节活动灵活，脊柱保持良好序列和伸展性，脊神经才能免受撞击。撞击会导致背部、臀部和其他部位疼痛。普拉提和瑜伽可以有效解决这些问题。

信念储存在肌肉、骨骼和筋膜中

　　我们的情绪在关节疼痛中扮演着重要的角色，各种情绪确实存在于我们的肌肉、肌腱和关节中。如果我们感觉自己被生活击垮了，那么我们的身体就会有所反应。你只需要看一看一个人走路的姿态，就会明白。如果这个人抑郁的话，那么他走路时，往往会拖着脚，低着头，由此不难看出情绪对一个人身姿和活动的深刻影响。相反，如果你情绪低落，改变身姿和活动姿态，也会让你感觉好起来，就像主动微笑会让你心情好起来一样。

　　我练习普拉提已经很多年了，根据我个人经验，打开胸腔或换种方法活动肩膀通常都可以释放各种情绪。按摩治疗师和瑜伽老师可以证明，人们有勇气，并且有意识地打开身体某个部位时，可以释放各种情绪，这非常常见。

　　事实上，技术熟练的身体治疗师一般都可以读懂肌肉和筋膜上的创伤和阻塞。我请梅拉妮·埃里克森给我做了一次治疗。她是一位天才按摩师和理疗师，帮我疏通了一个能量阻塞点（已经存在20多年，经常导致我的右髋关节出现问题）。这个问题和我过于男性化的一面以及生活中的一些男性有关。多年来，生活中我很少得到男性的支持和帮助，在工作中，我也如男性一样不服输，努力实现自己的目标。我过于男性化了，需要用女性化的一面来实现自我平衡。在梅拉妮的帮助下，我释放掉了过时的信念——自己做所有事情，她也鼓励我敞开心扉，接受他人的支持和帮助。随着治疗的继续，我真的感觉到大量的能量流到了我的左臀部和腿上，从那一刻起，臀部的问题就消失了。

有趣的是，我和梅拉妮的治疗恰好就在我和我的舞伴吉姆在玛玛·吉纳女子艺术学校举办的"男士之夜"舞会上跳完探戈之后。芮奇纳·托马斯哈利之前就建议我去那里跳舞，这一方面可以满足我学习探戈的愿望，另一方面也可以向大众展示舞蹈中的男性／女性能量。没有什么比安排一场演出更能激励练习的了，所以在接下来的 8 个月里，我专心练习探戈——这是一种需要向领舞（通常是男性）屈服的技能，关于学习如何接受他人！探戈的跟随者需要做的是做自己，展示自己，展示女性的力量和中心地位，同时回应男性的引导。在跳了大约一年的探戈之后，我终于有勇气和毅力在公共场合跳探戈。一开始，我对探戈一窍不通。但我知道，像这样挑战自己的极限，是一种非常实用的方法，让人可以有意识、有目的地学习如何发挥女性能量。

情绪也可能被困在我们的肩部，即通常所说的"冻结肩"症状。大约 6 年前，和许多其他中年女性一样，我也开始出现这种情况。当时，我的右肩疼得厉害，有一次，我拿起一块木头，准备把它放进壁炉，结果肩膀疼得让我倒在地上。相信我，那真的很痛。我意识到，虽然我不知道如此剧烈的疼痛如何而来，但它一定包含情绪成分。肩膀问题往往和你感觉负担太重有关，就好像你背负了全世界的重担一样。（第一次开始做普拉提时，我做了大量肩膀动作练习。我曾经开玩笑说，如果我放松肩膀，整个世界就会崩塌。）

研究表明，肩周炎和很多背痛症状一样，都始于所谓的张力肌炎综合征（tension myositis syndrom）——这一术语是医学博士约翰·萨诺创造的，他治疗过成千上万的病人，包括患坐骨神经痛、严重的背痛和肩周炎的人。萨诺博士指出，这些痛症与我们无法让自己感受到的痛苦情绪有关。这些痛苦情绪进入我们的软组织，产生张力，从而关闭血液供应，压迫神经，引发疼痛，解决方法便包含承认问题的潜在情绪基础。一旦这种情绪获得承认并宣泄出来，滞留的能量就会从身体中释放出来。

如果出现痛症，保持关节的运动则是很重要的。但肩痛的女性一般都不愿意活动关节，这无疑是最糟糕的，因为不运动的话，就会容易造成能量阻塞，肩膀会越来越僵硬，最后完全"冻住"。我坚决不允许这样的事情发生在自己身上，所以每天两次积极地拉伸肩周，略有痛感后，继续拉伸一点到感觉有点疼的程度，然后保持这个姿势一会儿，直到筋膜、韧带和肌肉稍微放松。我连续这样拉伸了几周，同时也努力确认自己所肩负的"重担"是什么，渐渐地，肩膀的疼痛开始消退，最终我彻底恢复了健康。

我希望更多的女性能明白，她们的肌肉骨骼问题，无论是肩部、臀部、颈部还是背部的，都和她们的情绪息息相关，单单承认这种可能性就可以看到治愈的希望。

阳光和骨骼健康

无论我们走到哪里，都经常有人告诉我们，暴晒有危险，如导致皮肤过早老化和让人得致命的皮肤癌等。这些风险虽然有据可查，但有些夸大了，特别是对生活在美国北纬地区的女性来讲，因为那里一年中的大部分时间阳光都并不强烈。如果生活在美国北纬地区，女性绝经后每年冬天骨量会减少3%~4%。美国北纬地区一般是指从波士顿—芝加哥—加州—俄勒冈州边界线以北地区。[64] 即使是在缅因州北部，在冬季 12 月阳光灿烂的日子里，我们也很难得到足够的紫外线照射以合成足够的维生素 D，除非你在正午时让皮肤尽可能多地暴露在太阳下 30~50 分钟，但这种程度的暴露很罕见。如果你饮食中钙和维生素 D 的含量已经很低，问题就会更加严重。在美国北纬地区，40% 的髋部骨折患者缺乏维生素 D。然而，对饮食中钙和其他营养物质充足的女性来说，只要经常晒太阳，她们的骨量在夏季就能恢复。

事实上，阳光不仅有助于你的健康，还能延年益寿，因为紫外线有助于身体制造必需的维生素 D。和其他事情一样，关键是适度。

维生素 D 是一种激素，能够帮助骨骼吸收钙。如果血液循环中维生素 D 水平不足，那么你将不能从饮食或补充剂中吸收钙。因此，维生素 D 可以有效预防骨质疏松症。目前，维生素 D 的推荐日摄食量是基于预防佝偻病所需的摄入量。佝偻病是人体内维生素 D 水平过低，身体生成新骨的能力下降所导致的。在成人中，这被称为软骨病———一种因骨骼不能钙化，而逐渐软化或弯曲的病症。

补充低剂量（每天 200~400IU）维生素 D 就可以预防佝偻病。除此之外，维生素 D 还有很多其他好处。例如，充足的维生素 D 可以降低高血压，因此维生素 D 水平较高的人血压较低。[65] 维生素 D 还可以减缓骨关节炎的进展，降低多发性硬化症的患病率。[66] 非营利性教育组织维生素 D 委员会指出，科学研究表明，缺乏维生素 D 带来的症状至少有 17 种，包括各种癌症、心脏病、中风、高血压、自身免疫性疾病、糖尿病、抑郁症、慢性疼痛、骨关节炎、肌肉无力、肌肉萎缩、出生缺陷、牙周病、帕金森病等。事实上，维生素 D 水平偏低可能是美国北纬地区乳腺癌发病率高于美国南方的原因之一。刊登在《内科医学档案》（*Archives of Internal Medicine*）上的一项奥地利研究表明，在 8 年内，维生素 D 水平低的人死于心脏病等风险增加了一倍多。[67]

为了降低患这些疾病的风险，尤其是乳腺癌、卵巢癌和结肠直肠癌，你需要维持血清中维生素 D 的水平，一茶匙鱼肝油或普通维生素 D 补充剂是不够的，最安全、最有效的方法就是经常晒太阳。

阳光和补充维生素D

我们的身体天生就能从阳光中获取维生素 D。数千年前，我们的祖先赤身奔跑在非洲大草原上，接受阳光的洗礼。暴露在户外阳光下比饮食摄入更有助于维持体内维生素 D 水平。事实上，饮食中的维生素 D 摄入量与血液中的维生素 D 水平关系不大，部分是因为口服维生素 D 的需求量因人而异。从补充剂中摄入维生素 D 可能会因过量而导致人中毒，但晒太阳不可能产生过量的维生素 D，因为我们的身体智慧包含一种内在机制，身体需要多少，就会从光照中合成多少。和口服补充剂相比，通过阳光特别是 UVB（中波紫外线）机体自行合成的维生素 D 更有助于身体吸收钙。[68]

仅仅通过光照就能使体内维生素 D 达到健康水平。在不涂防晒霜的情况下，每周沐浴阳光 3~5 次，每次 20~30 分钟（可以一点点慢慢适应，以不感到灼烧感为标准），每年 4~5 个月，你就可以获得足够的 UVB 效果，保持骨质健康，因为你的身体有能力储存维生素 D，以便在阳光不足时备用。这是大自然的智慧在起作用，因为在紫外线照射的问题上，并非所有地区都是一样的。如果你的皮肤很黑，你需要在阳光下待更长时间，甚至一两个小时，才能达到同样的效果。

你暴露在阳光下的时间越长，就越容易合成维生素 D，因此一些专家建议定期做全身日光浴。事实上，做全身日光浴 15~30 分钟相当于口服 10 000IU 的维生素 D，但超过这个水平的紫外线照射并不会产生更多的维生素 D。随着年龄的增长，我们的身体合成维生素 D 的效率会降低。因此，如果超过 65 岁，你可能需要晒更长时间的太阳，才能获得同样效用。一条基本原则是：当你在户外待了一段时间，只要皮肤发红，那就说明你获得的 UVB 足以帮助你的身体合成维生素 D。

如何安全晒太阳

经常参加户外活动，每个人都可以安全获得足够的阳光。适量 UVB 的益处引起了广泛关注，波士顿大学医学中心的内分泌学家迈克尔·霍利克博士和他的同事正在研究为老年人提供人工 UVB 光。美国国家航空航天局也与霍利克博士合作，在飞船执行长期任务时，为宇航员提供人工 UVB 光，以减少失重导致的骨质流失。[69]

你可以每天在不涂防晒霜（脸部除外）的情况下晒 10~20 分钟的太阳，如果你皮肤颜色较深，就多晒一会儿。清晨或傍晚的光照最安全。在比较暖和的月份，我一般早上出去散步时，穿着短裤和背心，从而确保获得足够的阳光，每周大约 4 天这样。如果早上不能出门，我会在下午晚些时候或傍晚早些时候出门，那时还有一些阳光，而且过度暴晒的风险很小。在这些促进维生素 D 合成的时间外，我出门都会涂抹防晒霜。

不要在正午或者阳光强烈时晒太阳，否则会晒伤。几乎所有的皮肤癌都与过度暴露在阳光下，但却没有做到足够的抗氧化保护有关。事实上，如果紫外线照射后皮肤发红，你再继续晒太阳并不能提高维生素 D 水平。换句话说，肤色浅的人晒 20 分钟为最佳，此时维生素 D 合成达到最高水平。

开车时摇下车窗，或者乘坐敞篷车，甚至打开家里的窗户，都可以晒晒阳光，增加维生素 D，而且简单易行。为什么不建造一个阳光房或阳光角呢？这样你只需要打开窗户，就可以沐浴在温暖的阳光里了。对城市居民来讲，这是一个不错的选择。

无法获得充足阳光，怎么办？

维生素 D 是人体必需的一种激素。如果得不到充足的光照，你可以通过饮食获取维生素 D。如果没有充足光照，人体血液内维生素 D 水平很难达到正常，但补充维生素 D 确实有助于女性增加或保持骨量。[70]

每人每天应该服用维生素 D 的量为 2 000~5 000 IU。根据你目前的维生素 D 水平（见下面关于最佳水平的讨论），你需要在一段时间医生的监督下高剂量服用，这样才能达到期望水平（例如，每周 50 000 IU，持续 8 周）。此后，你只需每天服用 5 000 IU 就可以保持最佳水平。[71]（2010 年，一项针对 70 岁及 70 岁以上女性的研究表明，每年一次性服用 500 000 IU 的超大剂量维生素 D 实际上会增加跌倒和骨折的风险，因此，我们最好坚持每天适量服用，并与含有脂肪的膳食一起服用，以增强吸收。）[72] 你对维生素 D 的需求量可能比我建议的多，也可能少。不论如何，我们还是要多晒太阳，光照比任何维生素 D 补充剂效果都好。富含维生素 D 的食物包括肝脏、鱼肝油和蛋黄。

强化乳制品不能代替维生素D

虽然我们被告知可以从强化乳制品中获得所需的所有维生素 D，但情况并非总是如此。霍利克博士在研究强化乳制品的维生素 D 含量时发现，由于加工过程的问题，强化乳制品的维生素 D 含量往往不足。在测试的牛奶中，多达 50% 的牛奶维生素 D 含量比标签上标明的要少。5% 的牛奶根本不含维生素 D。在脱脂牛奶中，问题更严重，因为维生素 D 是脂溶性的，需要和一些脂肪混合。因此，脱脂牛奶可能含有很少或根本没有维生素 D。[73]

检测维生素D水平

　　每位女性都应该检测自己的维生素 D 水平，这很简单。血液中维生素 D 水平低于 50~62.5 nmol/L，则表明你严重缺乏维生素 D。我们发现，患有骨质疏松症的女性其体内的维生素 D 水平只有 50 nmol/L 或更低。我们一定要清楚自己实际的维生素 D 水平是多少，因为"正常"水平不意味着最佳水平。维生素 D 最佳水平的数值一直在升高。虽然专家对维生素 D 水平最佳范围上限的看法不一致，但目前普遍接受的最佳水平是 100~250 nmol/L。[74] 维生素 D 水平超过 100 nmol/L 已被证明能够降低高血压，等于或大于 75 nmol/L 可以减缓关节炎的发展。对长期从事户外活动的救生员和农民的研究表明，他们的维生素 D 平均水平一般在 100 nmol/L 左右。你可以去做个血液检测。即使你的骨骼现在看起来很健康，但如果你的维生素 D 水平很低，建议你还是要多晒太阳以防以后出问题。

　　我曾为一位 45 岁的女性做过咨询。她在缅因州避暑跑步锻炼时，身上经常涂着防晒霜，穿着衣服。虽然她一年中大部分时间都住在美国西南地区，那里全年阳光充足，但她还是想尽一切办法防止日光照射，因为她担心会得皮肤癌。当我为她抽血检测维生素 D 水平时，结果显示只有 25nmol/L，表明维生素 D 严重匮乏。从那以后，她每天清晨在后院进行 15 分钟日光浴。2 个月后，她血清中维生素 D 水平达到正常范围，她的情绪和免疫系统功能也得到了极大改善。6 个月后，她的骨密度也有了提升。她还发现了一些其他的好处：不容易感冒，而且原有的疼痛也消失了。

有必要参加晒黑沙龙吗？

　　虽然皮肤科医生不赞同晒黑沙龙，担心过度日晒会带来危险，但我还是建议那些易患骨质疏松症、抑郁症或癌症的高危人群，以及那些无法获得足够 UVB 的人参加晒黑沙龙。在冬季，每周在特定设施中，进行 1~2 次，每次 5~10 分钟的日光浴。这样不仅可以提高大脑的血清素水平，缓解抑郁，帮助骨骼生长，缓解关节炎，还有助于预防某些癌症。就像自然日光浴一样，关键是要确保皮肤不会被晒伤或发红，并用抗氧化剂加强身体防护。请记住过犹不及，晒伤或晒红后继续晒，则弊大于利。我经常看见一些皮肤黝黑的人在晒黑沙龙闲逛，沉迷于晒黑过程中的快感。

服用抗氧化剂

越来越多的研究表明，抗氧化剂如维生素 E、维生素 C、原花青素和 β-胡萝卜素，有助于保护皮肤免受阳光伤害，也有助于皮肤更快地愈合。

小心药物引发的光过敏

记住，许多常见药物实际上会增加光敏感性，因此，如果晒太阳时间过长，会增加晒伤的风险。此类药物主要包括抗生素（如阿奇霉素、米诺环素、四环素）、磺胺、磺酰脲类糖尿病药物、治疗皮肤病的药物（如 Retin-A）以及噻嗪类利尿剂。服药前最好咨询医生。

善用中草药

传统的中医告诉我们，若定期食用植物，机体则不仅能够吸收其中的能量，还能吸收植物所蕴含的维生素和矿物质——这是帮助我们加强和自然的联系，巩固第一情绪中枢的完美方法。例如，燕麦和燕麦秸秆（燕麦的茎、叶和花）在寒冷、潮湿的气候中旺盛生长，无惧狂风暴雨，这类耐寒性植物富含钙、铁、磷、复合维生素 B、钾、镁以及维生素 A 和维生素 C。[75]

著名的医生苏珊·威德已经发现，经常食用富含生物可利用性营养素的草药，不仅有助于增加骨密度，还有很多其他好处。我的一位营养学家同事也如此建议。经常食用植物冲剂可以提高矿物质吸收效率，是一种既便宜又有效的方法。

如何制作草药冲剂

冲剂比花草茶效果好。30 克干叶子（2 把切碎的叶子或 3 把完整叶子）

放入1升的容器中，加入开水，盖上盖子，室温下浸泡4个小时，随后可以把它放入冰箱冷藏[76]，每天饮用2杯。

食用燕麦秸秆或其他草药时，你可以充分感受地球和大自然的智慧，体会植物带给你的好处。你要有耐心，更要坚持，感觉自己的骨头变得如地球的脊梁——高山和巨石——一样坚硬和结实。

骨骼和关节保健计划

中年保持健康的核心内容是照顾好支撑身体的骨骼和关节。好消息是，要想保证关节灵活，骨骼端正，你有很多事情可以做。不管你身体存在多少危险因素，即使你已经90岁或者已经患有骨质疏松症，锻炼骨骼永远都不晚（也不早）。只要你还活着，骨头的活力和生命力就不会停止，每天都会对你生活的方方面面（包括情绪和饮食）做出反应。

下面这个关于骨骼和关节健康的总体计划，如自由活动和身姿挺拔站立，有助于你身心整体健康。

• 减少或戒除酒精和咖啡。如前所述，酒精会干扰骨骼重塑，而咖啡因会增加尿液中钙的流失。

• 戒烟。针灸戒烟效果良好。

• 遵循第七章中概述的饮食计划。每天食用5份升糖指数低的水果和蔬菜。水果和蔬菜富含钾和硼，能够预防尿液中钙流失，进而保护骨骼。[77]

• 确保每日补充计划，包括表12-2的内容（即使你饮食均衡）。

表12-2　每日营养补充计划

镁	400~1 000 mg。由于农耕方式，许多食物中镁这种关键矿物质的含量都很低，所以我们必须额外补充。[78]
钙	500~1 200 mg[79]
维生素D$_3$	2 000~5 000 IU
维生素C	1 000~5 000 mg

硼	2~9 mg[80]
锌	6~50 mg
锰	1~15 mg
铜	1~2 mg
维生素 K_2	0~140 mcg

• **检测维生素 D 水平**：研究表明，体内维生素 D 水平低的女性比体内维生素 D 水平高的女性发生髋部骨折的概率高 71%，所以我们一定要摄入足够的维生素 D。[81] 如果你想确定血液中维生素 D 的水平，可以做一个 25-羟基维生素 D 测试。如果你的维生素 D 水平很低，一开始你可能需要高剂量补充维生素 D（每天 5 000~10 000 IU），连续服用 8 周。维生素 D 水平恢复到正常后，即 40~100 ng/mL 之间，每天只需补充 2 000~5 000 IU（具体多少，取决于你的日晒量）。服用维生素 D 补充剂的同时，进行日光浴，在清晨或傍晚晒 10~30 分钟太阳（你的皮肤越黑，需要晒的时间就越长），每周 3~4 次，但注意不要晒伤皮肤。

• **考虑服用维生素 K**：维生素 K_2 有益于骨骼健康，引起了人们的广泛关注。1995 年，日本的医生就开始使用维生素 K_2（以 MK-4 的形式，也被称为四烯甲萘醌）治疗骨质疏松症，并取得了很好的效果。虽然在美国维生素 K 的价值仍存在争议，因为研究还没有给出最后结论，但来自日本的许多人类和动物研究表明，这种维生素既能增加骨量，又能减少骨质流失。[82] 一些研究得出了特别有趣的结果：维生素 K 能够增强维生素 D 在维持腰椎骨密度和预防骨折方面的积极作用。[83]

维生素 K 存在于肉类、发酵产品、奶酪和其他奶制品，以及西蓝花、抱子甘蓝、花椰菜、鹰嘴豆、羽衣甘蓝和种子中。但塔夫茨大学和威斯康星大学的研究都表明，要想增强骨骼，你每天可能需要摄入 1 000 微克的维生素 K——单纯通过饮食根本无法获得如此多的量，当然这也超过了官方建议的女性每天 90 微克的摄入量。[84] 注意：如果你正在服用抗凝药物华法林，在补充维生素 K 之前，请咨询一下你的医生，因为它可能会降低药效。

•**如果你关节痛，应增加补充剂。**服用甾体类消炎免疫药如布洛芬（抗炎、镇痛的药）时间久了，会破坏软骨组织。虽然这些流行的非处方药确实可以减轻关节疼痛，但从长远来看，弊大于利。另外，许多女性在服用以下补充剂的同时，服用多种维生素，关节疼痛和关节炎症状得到显著改善。

野葛根：研究人员在这种草药的某些配方中发现了一种有效的植物雌激素，对骨骼有益。曼谷朱拉隆功大学的研究人员通过两项研究发现，卵巢摘除老鼠在服用了野葛根后，骨密度有所增加。玛希多大学的研究人员进行了一项随机、双盲、安慰剂对照研究，研究结果指出，野葛根可能对人类有同样的影响。[85] 野葛根也可以有效缓解更年期症状，如阴道干涩、潮热、失眠以及易怒。用药时，选用含有标准葛雌素的品牌（大约每 100 克药物中含有 20 毫克葛雌素）。

硫酸氨基葡萄糖：一天 2 次，每次 1 000 毫克。

姜黄：一天 2 次，每次 250 毫克。

Ω-3 脂肪酸（尤其是 DHA）：这种脂肪酸十分健康，主要存在于鱼油、核桃和亚麻籽油中，对骨骼健康和增强骨密度有着不可忽视的作用[86]（但 Ω-6 脂肪酸会削弱骨骼）。确保你每天摄入适量的 Ω-3 脂肪酸。

原花青素：主要产自葡萄籽或松树皮。开始服用时，每磅体重对应 1 毫克负荷剂量，每天分多次服用。连续服用 10~14 天。之后，减少剂量，每天保证一定量即可。

•**补充植物雌激素。**大豆、亚麻籽粉和葛根含有丰富的雌激素。多个研究表明，定期摄入大豆蛋白有助于保护骨骼，作用相当于雌激素。伊利诺斯大学的一项为期 6 个月的双盲研究发现，绝经后女性食用大豆异黄酮含量高的食物可以防止脊柱骨骨量减少。[87] 2005 年秋季，《内科医学档案》报道了一项针对 2.4 万多名中国女性研究的研究结果。研究人员指出，每天摄入 13 克或更多大豆蛋白的女性其骨折概率是每天摄入 5 克或更少大豆蛋白女性的一半。[88] 这是个非常令人兴奋的消息，因为 13 克大豆蛋白只需喝两杯豆奶就可以获得。

在丹麦一项针对绝经后女性的研究中，一半参与者每天喝两杯含有异黄酮的豆奶，另一半参与者也喝两杯豆奶，但不含异黄酮。研究人员分别于 2 年和 4 年后测量她们的骨密度。第一组女性在两个间隔时间内骨量几乎没有减少。第二组的骨量减少了超过 4%，但仍然比许多绝经后女性的骨量减少的少。研究人员得出结论，虽然她们喝的豆奶不含异黄酮，但每天摄入的大豆蛋白仍然对这些女性的骨骼有保护作用。[89]

另一项研究对 50 名绝经后女性进行追踪调查。研究发现她们每天食用三份豆奶（大约每人 220 克）或三把烤大豆坚果，每天摄入 60~70 毫克异黄酮。在 12 周的研究中，骨钙素（一种骨骼形成的标志物）水平上升了 13%，而破骨细胞（一种导致骨质流失的细胞）标志物水平下降了 14.5%。大豆的好处无法和激素疗法相媲美，但在骨骼形成中，大豆蛋白具有雌激素所不具备的好处。[90]

朱拉隆功大学在 2007 年和 2008 年分别做了一项研究，这两项研究表明，富含植物雌激素的野葛根能够增加摘除卵巢老鼠的骨密度，这表明这种草药在治疗人类骨质疏松方面很有前景。[91]但并不是市场上所有的野葛根都有效，购买时请认准含有葛雌素的品牌。

• **喝绿茶。**绿茶富含植物激素，是天然抗氧化剂。研究表明，经常喝绿茶或红茶的女性比对照组女性的骨骼更强壮。[92]我的冰箱里总是放一些天然无咖啡因的绿茶，每天多次饮用。

• **经常做负重锻炼。**每周至少锻炼 3 次。如果你想练习举重，一周 2 次就足够了——散步、瑜伽和普拉提也不错。基本上，任何对韧带、骨骼和筋膜施加压力的锻炼都有助于促进骨骼健康。

• **如果你有抑郁症，请积极治疗。**经常锻炼和接触阳光有助于缓解抑郁情绪。如果你在荧光灯下工作，可以把它们换成全光谱灯泡。虽然大多数全光谱光不能提供必要的 UVB，刺激维生素 D 和钙的摄入，但它们可以帮助缓解抑郁症和季节性情绪紊乱。有趣的是，被证明有抗抑郁作用的营养补充剂圣约翰草，也可以减少 IL-6 的细胞因子——IL-6 是一种引起细胞炎症的化学物质，与免疫系统活性有关，当其水平正常化时，有助于增强骨密度。标准抗抑郁药物是否具有这种作用，目前尚不清楚。

• **检测激素水平。**许多女性绝经后睾丸激素水平与未绝经女性一样正常，这使她们无须补充额外激素也能抵抗骨质疏松症。也有一些女性，在绝经后很长一段时间内，雌激素水平仍然保持在正常范围内，如果你是这样，则不用担心，也无须服用药物来维持骨骼质量。

第十三章

乳房健康

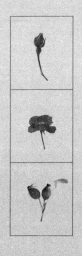

记得好多个晚上，我和一位助产士同事一起坐在医院的产房里，虽然她的孩子都快成年了，但每当听到婴儿的哭声或看到特别可爱的新生儿时，她依然会双手放在胸前，说："我好像又感觉到了那种冲动，觉得自己能够给这个孩子喂奶。"

从字面意思来看，乳房象征了营养的来源和快乐的纽带。它的双重作用部分源于两种大脑激素：催产素和催乳素。这两种激素在女性生育时被激活，使乳房充满乳汁，并能建立、增强母子关系。在催产素和催乳素的作用下，哺乳时母亲通过乳汁把营养和爱传达给孩子。作为回报，母亲不仅能获得身体上的愉悦感，还因为哺育了自己深爱的孩子而获得情感上的满足。因为催乳素和催产素的作用，许多女性都经历过"排乳反射"——即使她们并没有真正哺乳，乳房也会充满乳汁。仅仅想到她们的孩子或听到孩子的哭声，有些女性就可能启动这个反射。

但并不是只有在哺乳期人体才会分泌催乳素和催产素，无论是男性还是女性，在处于愉悦、互惠互利的关系中时，这两种激素水平都会提升。爱和同情能够滋养我们的灵魂，在出现这样的情感时，乳房经常伴随着刺痛感——和哺乳女性喂奶时的感觉类似，就像我的助产士同事所描述的那样。

我乐于把这种刺痛感认为是人类"恻隐之心"的证明，而不仅仅是一种比喻。爱是与生俱来的，这就是为什么对大多数女性来说，养育和帮助他人会让自己感觉良好，而且经常发现自己"如母亲般"照顾他人。当我们尽情地表达爱意时，身体就会充满维持所有人际关系的激素，我们的乳房也会沐浴在健康的能量中。

文化传统：养育和自我奉献

如果我们的关系真正实现了互惠——付出多少，得到多少，那么爱就是一种治愈力量，能够提高我们的生命质量。但这只是一种理想状态。大多数传统女性通常以照顾他人为先，往往忽略了自身的幸福。纵观历史，女性往往为周围人的利益而牺牲自己，从而深受尊敬。这也就难怪塔米·威内特的歌《站在自己男人身边》（*Stand by Your Man*）能够成为有史以来最受欢迎的乡村歌曲。但事实上，塔米支持的男人在婚后一直家暴她，这有力地说明了我们照顾、支持他人的倾向在达到一定程度的自我牺牲时，对我们自身来讲是非常危险的。

从解剖学上来讲，乳房是提供营养的重要器官。它们或许是女性身体中最富含激情的部位，但因为我们的文化，乳房被当作女性赢得男人爱和赞美最有力的武器。乳房成了力量的象征。在电影《永不妥协》（*Erin Brockovich*）中，女主人公的老板吃惊地问她，在没有任何经验，也没有受过任何培训的情况下，她是如何获取那么多有关一家大型公用事业公司污染环境的有力证据的。女演员茱莉亚·罗伯茨身材火辣，穿着性感的紧身衣回答道："他们就是一群蠢货，艾德。"

我的一个朋友在听说我要离婚时，就问我是否需要隆胸，这也没有什么好奇怪的。我们的文化让我们相信，如果没有丰满漂亮的乳房，中年女性对男性来讲就毫无吸引力可言。我们还能找到比这更形象的证据，来表明我们对爱的渴望，以及为了获得爱，所付出的努力吗？

中年乳房危机

中年的到来给我们敲响了警钟，告诉我们，如果我们想保持健康和快乐，就要学着尊重自身需求。此时，我们的孩子即将离开家或早已离开了家，为了养家而做出自我牺牲的时代即将结束，我们有机会重新审视自己的生活。如果夫妻关系阻碍了我们的自我实现，我们就需要考虑如何改变它。更年期使我们变得更加真实，我们希望伴侣能够因为真实的我们而爱我们。

学习建立这种相互关爱的关系，承诺在各个方面爱护和滋养我们自己，有助于身体所有器官的健康。乳房最容易受影响，因为它位于第四情绪中枢，这个中枢与表达快乐、爱、悲伤、宽恕以及愤怒和敌意的能力有关。如果这些情感受阻，那么第四情绪中枢的所有器官，包括肺、心脏和乳房的健康都会受到影响。

建立良好的亲密关系，自主地选择生活方式，不仅能够滋养我们的身心，还有助于我们保持乳房健康。这种自我爱护无关自私，事实上，正是这种自爱赋予了我们力量，让我们去关爱和照顾他人。从"哺乳"中我们再次获得内在智慧。当一位母亲自己休息得好，吃得好，心情愉快时，母乳的质量和数量都会提高。人到中年，我们需要记住，虽然让自己转变的机会无限多，但我们一定要珍惜每次机会，错失机会的代价也许会非常高昂。

中年乳房疼痛

由于激素变化，许多女性会经历乳房疼痛，尤其是在月经周期的后半段（从排卵到月经开始这段时间），这通常是因为不排卵和雌性激素的过度刺激。乳房疼痛的发生和消失似乎都是随机的，疼痛一般会自行消失，而且不是癌症的预兆。改善饮食、服用多种维生素和补充碘，一般可以缓解引起疼痛的炎症（详见第六章）。此外，食用大豆和亚麻籽等也有帮助。乳腺专家迪克西·米尔斯医生指出，如果女性非常担心乳房疼痛，可以做超声波检查。

很多时候，乳房疼痛是一个信号，表明女性情感出了问题，需要处理。下面这个故事完美诠释了中年身心协调对乳房健康的强大影响。

凯瑟琳：乳腺纤维囊肿

凯瑟琳患有乳腺纤维囊肿，她不记得从什么时候起，每次来月经前乳房就会疼。到了 40 岁时，情况愈发严重，每个月只有一周时间不疼。

她戒了咖啡，只要听说哪种食物有帮助，就都会尝试。她使用了蓖麻油包，并定期进行针灸治疗，还去看了中医，医生专门为她制定了一种中草药疗法方案。"治疗胸痛成了我生活的全部。"凯瑟琳对我说。她的医生很同情她，但不知道还能为她做些什么，在几乎尝试了所有办法后，安慰她说，就乳腺纤维囊肿而言，她的病情并不严重。

圣诞节时，凯瑟琳打算回家看望家人，并待两周。临走前，因为忙着购物和处理杂物，她忘了打包她的营养品。"不再时刻想着吃药，没去看医生，也不再一见到朋友就想尽办法询问她们乳房问题，我发现胸痛开始减轻了，"她说道，"但我知道，不吃补品，不再担心乳房，并不会让疼痛消失。我意识到自己应该换个角度看待胸痛问题。"她开始重新审视自己的生活。在这样做的过程中，她意识到，这种强烈疼痛大约是4年前的一次探亲时开始的。导火索是她叔叔开了个玩笑，说她祖母总是抱怨乳房痛。"我和祖母关系很亲密，"凯瑟琳告诉我，"我的叔叔和母亲经常说一些我认为对祖母不好的话，很多都是关于我和她之间的特殊关系——潜台词就是，他们对祖母的那些负面评论也适用于我。"

凯瑟琳意识到，虽然她在理智上明白自己的情绪，但她内心其实并没有完全感受到。她的一个瑜伽教练曾经说过，"为了治愈，必须用心感受"。凯瑟琳决定通过瑜伽和冥想来感受那些可能导致她乳房疼痛的情绪。"练习时，我几乎会把全部注意力都放在乳房上。"她告诉我。在做宽恕练习时也是如此——宽恕犹如一剂奇妙的补药，能够治疗第四情绪中枢的各种临床症状（包括胸部、肺部、心脏和肩膀问题）。几个月后，她向家人充分表达了她一直未说出口的不满——在她心里已经埋藏很久，获得的效果非常好。"最近因为我叔叔正处于肺癌晚期，我的家人比以往更需要我的支持，由此发生了很多令人难以置信的事情。"她说："现在不管我吃什么，包括咖啡因，我的乳房都没问题。自从我开始通过宽恕来释放情感包袱，我的乳房实际上也原谅了我。这真是个奇迹！"

乳腺癌高危因素

根据统计数据，女性在中年时期，乳腺癌患病风险会增加。事实上，对生活在工业化社会的女性来说，年龄是患乳腺癌的首要危险因素[1]，因为年龄越大，不健康的生活方式时间越长。记住，绝大多数女性不会得乳腺癌。

- 年龄（50~80 岁的女性患乳腺癌风险随年龄增长而增加）
- 初潮时间早（12 岁以前）
- 有乳腺癌家族史，一级亲属（母亲、姐妹、女儿）或二级亲属（母亲或父亲的姑妈、姨妈、祖母）曾患有乳腺癌
- 延迟绝经（55 岁以后）
- 30 岁后生第一个孩子
- 未足月妊娠
- 长期接受激素疗法（超过 5 年）
- 良性乳腺疾病，活检显示不典型增生
- 绝经后体重明显增加
- 经常喝酒
- 缺乏维生素 D
- 胸部高剂量放疗史
- 睡眠不足

注意：自然绝经早或者手术导致早绝经都可能降低患乳腺癌风险。

乳腺癌情绪剖析

和所有其他疾病一样，癌症发生的因素包括心理和生理两方面的。许多患有乳腺癌的女性往往都性格隐忍，不善于发泄自己的情绪，并且在一段感情中付出比得到的多。之所以出现这种情况，核心在于这些女性认为自己不值得得到更好的一切。

有的女性不尊重自己的情绪，拒绝表达情绪，甚至达到了极端病态的程度。曾经有一个女性找我看病，说自己呼吸困难。她是自己一个人来的，没

有任何人陪着。我给她做了检查，证实了我的担心，她的乳腺癌已经扩散到了肺部，而她一年前就被确诊了。她从来没有在医院治疗过，因为怕给丈夫和孩子带来"不便"，甚至都没有告诉他们她的病情。我尽可能温柔地告诉她，她的选择虽然是本着慷慨和自我牺牲的精神做出的，但并没有真正帮助到任何人，尤其是她自己。她需要支持和照顾，她的家人应该知道她的病情。

据我所知，许多女性长久以来一直无视自己的需求，以至于她们甚至不知道自己想要什么。我的一个朋友回忆说，在她的成长过程中，当她有任何渴望时，她母亲总会说"别问，也别想"。想象一下，这对一个女性表达需求，以及真实表达情绪的能力会产生多么大的影响。想来，有那么多女性无视自我，甚至到了把自己置于死于绝症的危险之中，也就很正常了。

现在，很多科学研究证实，我们的情绪类型可能会影响乳腺癌的发病率以及患病后的痊愈能力。例如，有一项研究对 119 名 20~70 岁女性进行了调查，她们因为可疑的乳房肿块被要求接受乳房活检，该研究的目的是研究破坏性生活事件对乳房肿块癌变可能性的影响。乳房肿块出现后的 5 年内，如果生活出现了严重危机，如离婚、亲人去世或失业，确实会增加乳房癌变的概率。但有趣的是，女性处理逆境的方式也是她是否患癌的一个重要因素。在面对毁灭性打击时，与那些把一切情绪都隐藏在勇敢面孔之下，或者用各种形式掩盖悲伤的人相比，那些能够充分宣泄悲伤情绪的人其患乳腺癌的风险少 1/3。[2]

临床心理学家莉迪娅·提摩萧博士在她和亨利·德勒埃合著的《C 型联系》（*The Type C Connection*）一书中分享了类似的观点。根据数百个病例记录，她定义了她所称的 C 型行为模式：时刻表现得很快乐、乐于牺牲自我、顺从、对谁都和颜悦色，同时隐藏、压抑自己的情绪，尤其是愤怒。提摩萧博士发现，这种行为模式与患包括乳腺癌在内的各种癌症有关。

"这类人在得乳腺癌或者其他妇科癌症后，最爱说的话就是'我不担心我自己，我就担心我的家人'"，德勒埃指出，"尤其是那些癌症恶化迅速，已经危及生命的患者，更是只想着自我牺牲，从不表达自己的情绪和需求。"[3]

费尽心力抑制悲伤不仅会消耗我们的生命活力，同时也剥夺了我们疗伤所需的资源。当痛失亲人或者重要的一切时，痛苦和悲伤在所难免，我把这称为"彻底投降"——向比我们强大的力量和秩序投降，这无可非议。无论你怎么称呼这股力量——上帝、宇宙规则等，什么都好——我们都必须治愈我们的生活，而这都需要通过充分宣泄悲伤来实现。

研究表明，女性与家人交流时的感觉，以及对家人是否能提供帮助的感觉，会影响其免疫系统功能，从而影响了其恢复能力。乳腺癌患者如果自认为没有人关爱，其免疫系统功能就会变差，术后恢复能力也变差。[4] 此外，并不是只有家人的支持和关爱才会提高生存率。研究表明，相较而言，性格开朗，不讳疾忌医，并且真诚地分享自身经历的乳腺癌患者，其寿命更长，肿瘤复发率也更低。[5]

玛丽：十年计划

玛丽41岁时，给蒙娜·丽莎·舒尔茨博士打电话，说她想要做心理咨询。玛丽的丈夫是一名商人，事业心非常强，经常出差，很少有时间在家。玛丽渴望有一天丈夫的事业可以步入正轨，不需要频繁出差。她曾经是一家计算机公司的高级主管，但现在是一个全职妈妈，有两个孩子，一个6岁，一个9岁。她和丈夫制订了一个十年家庭计划，包括工作、财政和家庭分工方面。为此，她放弃了自己的工作，全职在家带两个孩子，而且在十年计划剩下的时间里，他们想再要两个孩子。

问题是，这个计划刚刚过半，玛丽就已经精疲力竭了。正如她告诉舒尔茨博士的那样，她打算推迟生第三个孩子的时间，直到她弄清楚自己为什么总是感觉如此糟糕。她想知道，身体如此疲惫到底是想告诉她些什么。这也是她想向舒尔茨博士咨询的原因。

舒尔茨博士对玛丽的解读揭示了她的能量模式，"她就像一个寡妇一样，不停地在原地走来走去，面朝大海，等待并渴望丈夫归来"。在充分了解玛丽的情况后，她告诉玛丽，和其他有类似生活方式的女性一样，玛丽的乳腺对激素敏感的程度有偏高趋向（在咨询过程中，舒尔茨博士并未做出诊断，因此不能用"乳腺癌"或者"乳房肿块"这样的术语）。

这时，玛丽才承认，她在4年前就已经确诊患有乳腺癌。经过手术、化疗和放疗，她的癌症似乎已经成功地被治好了，但她仍然觉得这段经历让自己精疲力竭。

舒尔茨博士问玛丽对自己的生活有什么看法。玛丽知道她遇到了令她痛苦的事情，生活失去了平衡，但她不清楚到底是什么。她怀念以前的工作，也知道待在家里不符合她的性情，但她觉得自己既然已经同意了计划，就应该完成它。她很清楚自己是多么渴望丈夫能够帮忙照顾孩子，但又觉得自己不该说出这种渴望，因为这会妨碍丈夫完成他自己那部分十年计划。

舒尔茨博士对玛丽解释说，所有的疾病都不是孤立存在的，它们同时会受到很多方面的影响，包括遗传、环境、身体、营养、情绪、精神和行为方面。对玛丽来说，疾病是在提醒她重新思考十年计划的可行性，这个计划不仅困住了他们，还给他们的生活带来了不幸。她的乳腺癌对她来说是一个信号，而之后一直困扰她的疲惫则是另一个信号。这两个信号不停地发出警示，提醒她自己的需求未得到承认和满足。首先，她应该坦诚面对自己的需求，然后应该向丈夫和其他家人说出自己的需求。其中一个需求就是她需要在家庭以外的地方施展她的才智。她必须承认，她的性格不适合做一个全职母亲。不可否认，有些女性如果像玛丽一样不用担心家庭经济问题，在家做全职妈妈，会过得很好，自身也会成长，但玛丽碰巧不是那样的人。

在做咨询之前，玛丽从没，也不允许自己承认对生活不满。她没有意识到，她的选择让她陷入了一个我们大家常遇到的陷阱：努力说服自己忍受当前的环境，因为我们从小就被教导，遇到问题，要微笑面对，能忍则忍，压下自己的情绪和需求，适应生活。有时候确实该如此，但很多时候，女性没有意识到自己可以选择。玛丽和她丈夫这样不仅是因为十年计划，还因为一个过时的观念：男主外女主内，即男性负责赚钱养家，女性负责操持家务，照顾孩子。一开始，玛丽会因为自己的不开心和未能如期实施十年计划而自责。她会因为自己想出去工作的想法而自责，认为自己不是一个好母亲。她觉得自己应该压制这些想法，不应该任其发展，暴露自己内心的需求和渴望。玛丽的不快乐似乎是由她自己造成的，她认为想出去工作表明她不是一个好母亲，所以自己需要抵制这些情绪，而不是宣泄出来。

虽然玛丽的遭遇不常见，但她所面临的困境我们都熟悉。而且，总有办法解决这样的问题。正视自己所有的情绪，包括那些不愉快的感觉，比如愤怒、内疚、悲伤和怨恨，将这些情绪与它们所代表的未被满足的需求联系起来。如果有必要，寻求专业帮助。

乳房健康计划

要想乳房健康，我们需要积极地进行自我滋养、充分释放负面情绪，在与他人的关系中，全身心付出与接受。然而，和身体其他器官系统一样，饮食和其他生活方式也会对乳房健康产生很大影响。下面这个计划十分全面，能够解决上述所有问题，最大限度保证你的乳房健康。

诚实面对自己的感受。强烈推荐马歇尔·卢森堡的非暴力交流网站，该网站列出了情绪和需求对应表。你可以根据自己的情况，找一位信得过的朋友，和她描述你的情绪，一起分析这种情绪代表了你内心深处的哪些需求。

想想前文玛丽的故事。和许多患有乳腺癌的女性一样，玛丽看起来温柔体贴，尽管她的处境非常艰难。她总是说"事情没那么糟，没关系，我能处理"，但在两秒钟后就会改口说其实自己感觉非常沮丧。她的回答让我想起了一部很早的情景喜剧《黄金女郎》（*Golden Girls*）中的一个场景。剧中主角布兰奇试图改变她儿子的决定，因为她儿子决定娶一个年龄很大且怀孕的女人。当一个朋友问她打算怎么做时，她回答："做一个母亲该做的，告诉儿子我爱他，并且支持他的任何决定，然后向愿意听的人拼命抱怨吧。"在情景喜剧中，这一幕很有趣，但这种心口不一的确阻断了我们第四情绪中枢的能量流通。

要想保证情绪中枢健康，而不是损害它，那么你在感觉痛苦时，就要充分表达出来，而不要违心地说"我很好"这样的话，试图掩盖内心真实的情绪。你可能需要专业人士的帮助，首先学会坦诚面对自己的感受，然后学会向伴侣或家人敞开心扉。

同时，你也需要勇气，诚实面对生活中突如其来的变化。由于我们文化中对乳房的一些根深蒂固的看法，很多女性对乳腺癌的恐惧远远超过了那些可能直接或间接杀死她们的疾病和风险，比如心脏病或被丈夫或男朋友殴打。"我开始相信，对乳腺癌的恐惧使我们对自己真正害怕的东西变得麻木，让我们害怕被抛弃和孤独地生活，不再渴求真爱，也无心改善和伴侣之间的关系。"我的一个病人患有乳腺癌，她有能力改变自己的生活，也一直经济上支持她的丈夫，她向我承认，她之所以继续维持没有爱的婚姻，是因为对她来说，相对于被抛弃和孤独生活，死亡更容易接受。

制订生活计划。你有能力改善亲密关系，同时热爱生活，而这一切始于你改善和自己的关系。为自己（而不是你的伴侣或家人）制订一个 1~2 年的生活计划。花至少 30 分钟的时间，想象一下，你将如何度过你的时间，你想去哪里，你想和谁在一起，等等。当我和玛丽讨论人生计划时，她承认仅仅是想到要第三个孩子就已经让她筋疲力尽。慢慢地，她开始接受一个事实，即十年计划中再生两个孩子的目标可能并不适合她。很明显，玛丽的身体，尤其是她的乳房，很久以来一直在试图告诉她这一点。

做"精力"预算。给自己列一个清单，一栏列出可以让你恢复活力的活动，另一栏列出消耗你精力的活动，然后制订一个有利于恢复活力的每日计划。保证自己每周至少参加一个自己喜欢的活动，其间不要顾虑家人怎么想。你要明白这是一个过程，而不是目标。我花了 4 年的时间才告诉我丈夫我每个月都做按摩。在那之前，尽管按摩已经成为我日常生活的一部分，我还是没有勇气向他承认我花了时间和金钱做按摩，因为虽然它对我有益，我也从中得到了快乐，但却让人看不到即时的实际回报。几年过去了，我每周都享受按摩，甚至无法想象由其他人而不是我自己管理我的精力。这是多么大的启示啊！

坚持创造，愉悦自己，满足自己的需求。芮奇纳·托马斯哈利指出，为了预防坏血病，每天保持快乐心情对女性十分重要，就像维生素 C 对水手一样重要。她强调说，如果我们不能有意识地让生活充满快乐，就有患"灵魂坏血病"的风险。我完全赞同她的说法。女性不要让自己创造快乐的能力变弱，不要在日常琐事中迷失真正的自我。如果你没有固定的工作，可以考虑上个培训班或参加一些刺激性活动。我一次又一次地发现，规划时间表能够帮助我们保存和引导精力。（当知道自己即将有一场表演时，我总是更加专注地练习竖琴。）即使是在日常生活中，保持秩序、自律和计划性也十分重要。但一定要记住，这个计划一定是你自己定的，而不是其他人。

定期重新评估目标和计划。我一般选在生日前后做这件事，或者在冬至、夏至、春分、秋分时。不管什么东西，只要不适合你，或者与你的内在智慧不相容，就请立刻扔掉。玛丽后来告诉我，当她问她丈夫，他的身体对十年计划有什么警示时，他说他的溃疡病又发作了。但他并不想让她知道，因为他觉得，他要展示对玛丽以及家人的爱，要一如既往地做好一个"好的家庭供养者"。这个例子很好地说明了，当人们彼此坦诚，对自己的需求坦诚时，更有助于维系良好的婚姻关系。

多食用有益脂肪，少吃含糖食物，少食用精制碳水化合物。一直以来，医生们（包括我自己）都建议大家采用低脂、高纤维的饮食，尤其是对患乳腺癌风险较高的女性而言。低脂、高纤维饮食能够促进过量雌激素代谢，降低对雌激素敏感的乳房组织被过度刺激的可能性。但是，根据著名的护士健康研究，脂肪和乳腺癌之间的联系并不像人们之前认为的那样直接。研究人员对 88 795 名 30~55 岁女性的饮食状况进行了分析。1980—1994 年，这些女性每 4 年就会填写一份有关饮食习惯的详细问卷。这一阶段的研究重点是脂肪，因为众所周知，亚洲女性的饮食中脂肪含量比美国女性低得多，她们的乳腺癌发病率也低得多。然而，护士健康研究结果显示，摄入大量脂肪的女性患乳腺癌的概率并不比脂肪摄入量不足 20% 的女性高。另外，与那些脂肪主要来自蔬菜或鱼类的人相比，食用饱和脂肪甚至是臭名昭著的反式脂肪的人，患乳腺癌的概率似乎也没有差别。

面对这个令人吃惊的结果，该研究的第一负责人、哈佛大学的医学讲师米歇尔·霍姆斯博士说："我们的研究表明，低脂饮食不太可能预防乳腺癌。同样，高脂饮食也不会增加患乳腺癌的风险。"[6]

如果是在 20 世纪 80 年代，我可能会对这项研究感到惊讶，但现在我并不感到惊讶。导致乳腺癌的因素有很多，包括营养、情绪和基因。从营养方面来看，越来越多证据表明，和高脂食物相比，糖和精制碳水化合物导致患乳腺癌的风险更大，但不幸的是，护士健康研究没有将它们考虑在内。亚洲女性乳腺癌发病率低的原因是多方面的。不同的微量营养素摄入、植物激素的大量摄入（比如大豆中的异黄酮），以及饮食中精制碳水化合物较少，这些都可能是降低患乳腺癌风险的因素。[7]

另外，饮食中精制碳水化合物含量过高会导致胰岛素水平升高，进而提高 IGF-1 的水平。这种物质会影响胎儿期、青春期和成年期乳腺细胞的生长。乳腺癌与 IGF-1 活性异常密切相关。高胰岛素水平也会触发代谢级联，导致细胞炎症，而炎症是癌症的先兆。高胰岛素水平会抑制 SHBG（性激素结合球蛋白）的分泌，这种球蛋白通常会与雌激素结合并降低其活性。随着血流中 SHBG 的减少，更具有生物活性的雌二醇会到达乳腺组织，并刺激其生长。经年累月下来，这种相对过量的雌激素就可能会增加女性患乳腺癌的风险。[8]2005 年意大利的一项研究发现，患乳腺癌的风险与摄入升糖指数高的甜食（包括饼干、奶油蛋卷、蛋糕、泡芙、冰激凌、糖、蜂蜜、果酱和巧克力）有直接联系，这些甜食会增加胰岛素和胰岛素生长因子。[9]

必须要说明的是，对任何号称预防疾病的承诺，我都心存疑虑。虽然已有大量证据证实，高营养促进胰岛素平衡的饮食法有助于激素平衡，同时促进人体健康，但这也是问题所在：不管饮食多么合理的女性都依然会得乳腺癌。如果你选择食物只是为了预防某种疾病，那么根据吸引力法则，事实上你把所有你害怕的疾病能量和健康食物一起带到了你的身体里。

例如，在上面提到的护士健康研究中，脂肪摄入量最低的护士（少于每日热量的 20%）事实上患乳腺癌的概率最高。虽然乍一看令人惊讶，但这些数据支持了乳腺癌和自我牺牲之间的关系，这一联系已被科学证明。如果你因害怕患上乳腺癌，而成为一个饮食烈士，即使是自己喜欢的、有营养的食物也坚决不吃，这样做其实对你没有任何帮助。想象一下，你吃着小小的一份蔬菜沙拉，心里一边渴望各种丰盛美食，一边想着"好吧，我要克制自己，因为我在预防乳腺癌"。对你来说，这有益于健康吗？我不喜欢这种行为。（就我个人而言，我无法想象生活中没有巧克力会怎样。）

最重要的是，每天都要吃得健康美味，补充足够的营养。一定要吃好，因为只有吃好了，我们才能有精力充分发挥自己的潜力。[10]

多吃水果、蔬菜和亚麻籽、奇亚籽。研究表明，木酚素（来源于植物，在肠道中合成）分泌多的女性患乳腺癌的风险较低。[11]木酚素有益于健康，已知亚麻籽是木酚素含量最高的食物来源。富含植物的饮食也往往富含纤维，已有研究证明这种饮食有助于身体通过粪便排出多余雌激素。[12]我有一个小咖啡研磨机，专门用来研磨亚麻籽。

大量的研究也表明水果、调味品和蔬菜，比如花椰菜、羽衣甘蓝、卷心菜（十字花科蔬菜）、西红柿、姜黄、大蒜和洋葱，富含抗氧化剂和其他植物化学物质，不仅可以保护细胞免受自由基造成的损伤和突变，还可以阻止致癌物到达或反应到全身的关键靶点。[13]3-吲哚甲醇（十字花科蔬菜中存在的调节雌激素的活性成分）存在药剂形式，可购买服用。

吃富含植物激素的食物。大豆、亚麻籽、奇亚籽等食物，不仅有助于缓解女性的乳房疼痛，甚至可能为乳腺癌患者或高危乳腺癌患者提供保护，因为它们含有的异黄酮可以保护雌激素敏感组织免受雌激素的过度刺激。[14]我们最好从天然食品中获取异黄酮，并谨慎服用异黄酮片剂或胶囊。

一些女性对在绝经期食用大豆和一些中药中的植物雌激素表示担忧。没错，食用雌激素替代物会增加患乳腺癌风险，但所用雌激素和植物雌激素无关。植物激素存在于全大豆食品、当归、葛根、圣洁莓和黑升麻中，目前还没有任何研究发现植物雌激素会增加患乳腺癌风险。相反，许多研究表明，植物雌激素具有保护作用，因为它们具有适应特性，能够以健康、平衡的方式调节我们体内的雌激素活动。2009年上海乳腺癌生存研究的研究结果显示，女性食用大豆（无论是大豆蛋白还是大豆异黄酮）越多，她们的死亡和乳腺癌复发风险就越低。[15]（不管癌症是雌激素受体阳性还是雌激素受体阴性，也不管女性是否服用他莫昔芬，这一结论都是成立的。）2010年一项对接受辅助内分泌治疗的绝经后乳腺癌患者的研究表明，那些雌激素和黄体酮受体呈阳性的癌症患者，在大量摄入大豆后癌症复发风险降低了。[16]事实上，研究人员发现在试管内葛根能阻止乳腺细胞的生长。[17]

大豆对乳腺无害的原因

2005 年秋天，一项针对小鼠的研究显示，当小鼠过量摄入 Prevastein（一种分离的大豆异黄酮）时，其乳腺肿瘤增加了，这一研究引起了媒体的广泛关注。[18] 显然，许多女性对此很担心，尤其是那些常吃大豆的女性。事实是，Prevastein 是一种通过化学方法精纯提炼的大豆异黄酮，而全大豆制成的豆制品不含这种成分。研究表明，从花椰菜、胡萝卜、土豆、抱子甘蓝、西红柿等中提出来的纯化提取物有毒，主要是因为它们的制作方式。

大多数专家认为，小鼠研究对人类研究是不适用的，因为小鼠对大豆的代谢与人类不同（就像狗不能吃巧克力一样）。小鼠产生的大豆代谢物是人类的数千倍。这项研究中使用的小鼠（经专门改造，用于此研究）在任何饮食条件下都会自发地患上乳腺癌。研究中使用的异黄酮的量为每 1 千克体重 130 毫克，而一个人每天通过食用全大豆制成的豆制品来摄入的异黄酮量远远达不到这个量。（要到这个标准，体重约 63.5 千克的女性一天需要食用 30 杯 Revival 大豆奶昔。）食用大豆胚芽（整个大豆）的鼠种没有出现乳腺细胞增生，只有高度纯化提取物在小鼠身上导致了乳腺细胞增加。[19] 有关猴子和人类的研究表明，每天摄入 200~1 000 毫克大豆不会对乳房产生刺激。事实上，这些研究均指出，大豆可以降低雌激素水平，提高雌激素的新陈代谢，从而产生更健康的代谢物，让乳房更健康。[20]

2009 年，在由美国可靠营养品协会赞助的大会上，研究人员确定，科研证据有力支持了异黄酮是安全的，即使对已经患有乳腺癌或患乳腺癌高危女性而言也是如此。事实上，富含异黄酮的豆制品可以改善乳腺癌患者的预后。[21] 植物雌激素分子与雌二醇分子（雌激素最具生物活性的形式）有很大的不同，这种不同主要体现在它们在人体内的作用方式上。[22] 实际上，1998 年，明尼苏达大学发表了一项为期一年的研究指出，每天喝一杯 Revival 大豆奶昔的乳腺癌患者，其组织炎症减少了。[23] 该大豆奶昔由整粒大豆打磨而成。在另一项为期 3 年的猴子研究中（研究使用的是人类的标准，而不是老鼠的），猴子每天从全大豆中摄取

400 毫克的大豆异黄酮。3 年后研究结果显示，这些猴子没有发生乳房或子宫内膜刺激，并且激素水平得到良好改善，患乳腺癌的风险降低了。[24]

食用 Ω-3 脂肪酸。 研究表明，富含 Ω-3 脂肪酸的饮食有助于降低女性患乳腺癌的风险。研究还表明，连续 3 个月在饮食中补充 Ω-3 脂肪酸，可以使乳房组织中 Ω-3 脂肪酸和 Ω-6 脂肪酸的比例更健康。[25] 我有几个病人每天都在饮食中补充 Ω-3 脂肪酸，隆胸后乳房周围的疤痕组织明显变软。含有适量 Ω-3 脂肪酸的饮食也有助于抑制全身炎症和肿瘤的生长。2010 年，维生素和生活方式队列研究对 35 000 多名绝经后女性进行了研究，结果表明，那些服用鱼油补充剂的女性患导管乳腺癌的风险较低。[26] Ω-3 脂肪酸的作用非常强大，甚至对那些已经被诊断出患有乳腺癌的人也有帮助。2009 年，法国的一项研究表明，那些癌细胞已经扩散、预计只有 4 个月生命的乳腺癌患者，如果连续 2~6 个月每天补充 1.8 克 DHA 补充剂，平均寿命会延长 8 个月。在这项研究中，有一半的女性平均寿命延长了 3 年。[27]

每周吃 2~3 次鲑鱼、沙丁鱼或旗鱼，就可以获得足够的 Ω-3 脂肪酸。你可以每天服用 100~400 毫克 DHA 或鱼油补充剂（即每天 1 000~5 000 毫克 Ω-3 脂肪酸），磨碎的亚麻籽、奇亚籽也是 Ω-3 脂肪酸很好的来源。这些种子对围绝经期女性来讲堪称"超级食物"。

摄入足够的维生素 D。 越来越多的临床医生发现，乳腺癌（以及其他癌症）患者的血清中维生素 D 水平较低。血液中维生素 D 含量低于 25mg/dL 时风险最大。加州大学圣迭戈分校医学院塞德里克·加兰博士和其他著名的维生素 D 研究人员的研究均表明，如果美国女性血液中的维生素 D 水平全年保持在 40~60ng/mL，美国每年就可以减少 58 000 例乳腺癌（和 49 000 例结肠直肠癌）新发病例。[28] 加兰博士的研究还表明，维生素 D 水平超过 52ng/mL 的女性患乳腺癌的风险可以降低一半。[29] 2010 年，加拿大的一项研究进一步表明，女性服用维生素 D 补充剂，可以降低患乳腺癌的风险。[30]

已确诊患有乳腺癌的女性也可以从维生素 D 最佳水平中受益。美国临床肿瘤学会在 2008 年公布的一项研究结果显示，维生素 D 水平极低的乳腺癌患者更容易罹患恶性肿瘤，死亡率增加 73%。[31] 2009 年发表的一项研究也表明,维生素 D 水平低的乳腺癌患者其癌症扩散的可能性几乎是常人的两倍,死亡的可能性也是常人的 1.7 倍。[32]

我们一直被告知不要晒太阳,但从食物或者补充剂中又无法得到足够的维生素 D,因此很多人缺乏维生素 D。所有的免疫系统细胞上都有维生素 D 受体,维生素 D 水平正常对维持免疫功能十分重要。除了适度的晒太阳(每天大约 10 分钟),我建议大家每天至少摄入 2 000~5 000IU 的维生素 D_3。这也有助于增加骨密度。

增加碘的摄入。碘对乳房健康至关重要,因为摄入足够量的碘,不仅可以减轻乳房疼痛,甚至可以预防乳腺癌。但大多数美国女性碘摄入量明显偏低。成年女性碘的推荐日摄食量是 150 微克,但目前的研究表明,为了乳房、卵巢和子宫的最佳健康,女性需要摄入更多的碘。在美国的一项研究中,患有乳房疼痛的女性每天服用 6 毫克的碘,在 3 个月的治疗后,超过一半人的症状明显减轻。[33] 在加拿大的一项研究中,接受碘治疗的 FBD(乳腺纤维囊性病)患者中,有 72% 的患者报告病情有所好转。[34](虽然绝大多数的乳腺肿块确实是良性的,但研究表明,在美国 2 500 万患有 FBD 的女性中,有 30% 的人患乳腺癌的风险会比正常高出 2~10 倍,因此,碘的补充必须引起重视。[35])

大量确凿证据表明,碘的水平与乳腺癌存在密切关系。2005 年墨西哥的一项研究表明,接受碘治疗的老鼠,其乳腺癌的发病率显著且持续下降,这可能是因为碘具有抗氧化的性质。[36] 更令人印象深刻的是,2006 年印度的一项研究称,分子碘会导致在培养中的人类乳腺癌细胞程序性细胞死亡。[37] 这就难怪,在碘摄入量低的国家中,乳腺癌发病率较高,而在碘摄入量较高的国家中,乳腺癌发病率较低。[38] 例如,世界上乳腺癌发病率最低的国家是日本,日本女性日碘平均摄入量约为 45 毫克。相较而言,美国女性的日碘平均摄入量只有 240 微克,比日本低 180 多倍,而且还在持续下降。

碘能够降低乳腺癌发病率的原因是,它减弱了雌激素与乳腺雌激素受体结合的能力[39]——导管细胞内(最有可能癌变的乳腺细胞)实际上有一个碘泵,可以有能力地积极吸收碘。碘还可以阻止卵巢和子宫细胞的过度生长。

碘还可以为口腔、胃以及阴道提供防腐的黏膜防御,从而增强免疫系统功能。碘是我们所知道的最有效的抗病毒和抗菌物质之一，但不幸的是，大多数医生只有在维护甲状腺健康时才会考虑到碘，而不了解它的其他有益用途。

有几种方法可以提高碘水平。你可以吃海带，还可以通过在皮肤上涂碘酒来提高碘的含量。在皮肤上直接涂上 1/4 大小的滴剂（为了更直接地缓解疼痛，可以将碘点涂在乳房或乳头上），每晚 1 次，持续 2 周。如果身体出现反应，如皮疹或口腔异味，那就减少碘的剂量，慢慢来。这种反应被称为碘化反应，即碘化合物从系统中释放出过量的溴化物、氟化物和其他毒素，但实际这种反应更像是排毒反应。

请注意，如果你正在服用甲状腺药物，增加碘的摄入量可能会减少甚至消除你对甲状腺药物的需求。过多的甲状腺激素会导致心绞痛，所以你在补充碘时一定要咨询医生，提高碘水平一定要循序渐进。

补充辅酶 Q_{10}。辅酶 Q_{10} 是一种存在于自然界的脂溶性抗氧化剂，存在于身体或器官中。研究证明，它不仅能够增强人体免疫力，还对充血性心脏病患者有帮助。另外，多项研究表明，乳腺癌患者缺乏辅酶 Q_{10}。服用相对高剂量的辅酶 Q_{10}，可以缓解或消除乳腺癌的症状。[40] 我曾建议所有围绝经期女性每天服用 10~100 毫克辅酶 Q_{10}。由于他汀类药物（降低胆固醇的处方药）会降低辅酶 Q_{10} 水平，所有服用这些药物的女性都应该补充辅酶 Q_{10}。

服用 AHCC，增强免疫力。这种从蘑菇（包括香菇）中提取的天然补充剂，被认为是一种有效的免疫系统增强剂。在日本，700 多家诊所用该药防治感染。日本的一项研究表明，AHCC 的作用类似于抗氧化剂，可以改善老鼠免疫系统的反应——这些小鼠的免疫系统因化疗而功能减退。[41] 美国和日本的其他动物研究表明，AHCC 也可以增强机体对细菌和病毒感染的抵抗力。[42]

在日本，AHCC 也被当作是先进的、可选择的癌症疗法，亚洲很多治疗癌症的医院都应用了 AHCC。大阪关西医科大学进行的一项研究，对 269 名肝癌患者进行了为期 10 年的跟踪调查。结果发现，在术后服用 AHCC 的患者中，有 80% 在研究结束时仍然活着，而对照组只有 53% 的人依然在世。而且，AHCC 组中只有 34.5% 的人癌症复发，而那些没有服用 AHCC

的患者中有 66.1% 的人癌症复发。[43] 随后，这些研究人员对接受 AHCC 治疗的 127 名晚期胃癌和乳腺癌患者进行了为期 3 年的研究，结果显示，与日本同类型癌症患者的生存率平均水平相比，他们的提高了 40%。

这种天然补充剂是当今最重要的免疫助剂之一，对乳腺癌高危女性的预防效果尤其显著。

复合维生素和乳腺癌风险

2010 年，瑞典的一项研究称，服用复合维生素会增加患乳腺癌风险。该消息一经报道，立刻登上了新闻头条，但随后这项研究被指存在很多漏洞。[44]（例如，其中一处矛盾的地方：和那些一周服用维生素少于 7 天的女性相比，每天服用维生素的女性患病风险更小。）其他大规模研究都没显示出这样的结果。护士健康研究表明，每天饮酒超过一杯的女性，同时服用复合维生素，可以降低患乳腺癌的风险。[45]

为了整体身体健康，包括乳房的健康，我建议每天服用复合维生素，部分原因是它们（以及新鲜食物）所含的抗氧化剂有助于抑制细胞炎症。2009 年，在《临床肿瘤学杂志》上发表的一项研究指出，对患有乳腺癌的女性，其慢性细胞炎症也可能增加癌症复发的概率。研究人员发现，如果作为细胞炎症标志的 C-反应蛋白水平升高，那么即使女性是在乳腺癌早期，并已成功治愈 7 年后，其生存率也会降低。[46]

适量饮酒。 许多研究都认为，饮酒会增加患乳腺癌风险。有研究表明，相对于激素不敏感型癌症而言，饮酒对激素敏感型乳腺癌的影响更大，[47] 患病风险随着饮酒量的增加而增加。例如，在护士健康研究中，研究人员发现，每天喝一杯或更多酒的护士患乳腺癌的风险比不喝酒的高出 60%。[48] 此外，2009 年，福瑞德·哈金森癌症研究中心（Fred Hutchinson Cancer Research Center）对乳腺癌幸存者的研究表明，平均每天喝一杯酒的人幸存乳房癌症发病的风险增加了 90%。[49] 酒精增加患乳腺癌的风险，部分是因为酒精会影响肝脏有效处理雌激素的能力。

对口服雌激素的女性而言，喝酒导致患乳腺癌的风险可能更高。在一项研究中，口服雌激素和人工合成黄体酮替代药物的女性，在喝了半杯葡萄酒的情况下，血液中的雌二醇水平上升了327%，而没有接受口服雌激素治疗的女性则没有。在饮酒后的10分钟内，雌二醇水平会显著上升。[50] 护士健康研究中，女性平均每天摄入至少600微克叶酸，雌二醇水平才不会升高（每人每天叶酸摄入量最好在800微克左右）。酒精是叶酸的抑制剂，而叶酸是DNA修复所必需的。因此，摄入足量叶酸可以防止一些致癌基因突变。[51]

酒精会提高患乳腺癌的风险的另一个原因是：一些女性在痛苦、悲伤、愤怒或者渴望被爱时，经常借酒消愁，这会影响第四情绪中枢，进而导致患病概率增加。

不要吸烟。 1996年，《美国医学协会杂志》发表的一项研究指出，数以百万美国女性（一般为白人女性，大部分为中东血统）的体内有一种酶存在缺陷，如果这些女性吸烟，那么她们患乳腺癌的风险会大大增加。在这些人中，已经进入更年期的重度吸烟者患乳腺癌的风险是不吸烟者的4倍。有此缺陷的女性，如果在16岁或16岁以前吸烟，绝经后则具有同样的风险。这再次证明了，不管在乳房发育的哪个阶段，接触某些有毒物质都会对DNA表达方式产生不利影响。[52] 上文提到的2009年福瑞德·哈金森癌症研究中心的研究还指出，乳腺癌患者得病后依然吸烟，那么二次得乳腺癌的风险会增加120%。

吸烟和喝酒一样，会关闭第四情绪中枢的能量，让我们对所处的环境变得麻木，再也没有能力改善环境。

定期运动。 许多研究都表明，经常锻炼可以大大降低患乳腺癌的风险，同时锻炼还会带来很多其他好处。[53] 锻炼能使胰岛素和血糖水平正常，减少体内多余的脂肪，从而保持雌激素水平正常。《新英格兰医学杂志》的一项研究表明，女性如果每周锻炼4次，每次1小时左右，患乳腺癌的风险则至少降低37%。[54] 该研究还指出，同样运动量，如果女性体脂数低于22.8，那么患乳腺癌的风险就会降低72%。无须剧烈运动就可以获得这个好处，散步、园艺和跳舞都可以达到效果。只要开始，任何时候都不晚。2009年，美国国立卫生研究院退休人员饮食与健康研究协会发表文章指出，女性绝经后，如果坚持有规律的中等到剧烈强度的锻炼，即使过去没有锻炼过，患乳腺癌的风险也会降低。[55]

保证充足睡眠。2005 年，芬兰的一项对 1.2 万多名女性进行的研究表明，每晚睡眠时间在 9 小时或 9 小时以上的女性与每晚睡七八个小时的女性相比，前者患乳腺癌的风险不到后者的 1/3。[56] 还有几项研究表明，深夜长时间暴露在光线下可能会增加患乳腺癌的风险。因为夜间的灯光（如果很亮的话）会干扰褪黑素的产生。[57] 哈佛大学研究员伊娃·舍恩哈默博士指出，褪黑素浓度高于平均水平的女性患乳腺癌的可能性较小。[58] 舍恩哈默博士在之前的研究中发现，上夜班的女性患乳腺癌的风险比其他职业女性的高出 50%。[59] 所以，每天晚上一定要在暗室里保持充足的睡眠。（你可以使用夜灯，如果光线足够昏暗，就不会增加患病风险。）就我个人而言，我睡觉时喜欢戴装满亚麻籽并具有薰衣草香味的眼罩，它不仅能让人放松，还能遮光。

乳腺癌筛查

我们都知道，定期的乳房 X 光检查和乳房自检是保持乳房健康的关键。大量证据显示，乳腺癌死亡率正在下降，这一消息令人振奋。然而，目前尚不清楚的是，死亡率的下降是否仅仅是因为我们现在可以及时对癌前病变做出诊断——绝大多数乳腺癌如果及时发现，及时治疗，一般不会导致死亡。

虽然乳腺癌筛查是确定早期乳腺癌的重要方法，但请记住，乳房 X 光片、乳房检查、超声波检查和磁共振成像并不能真正"预防"乳腺癌。最好的情况是，这些方法能够尽早诊断出乳腺癌，让患者获得最佳治疗时机。在过去大约 30 年里，乳腺癌的传统治疗方法都是以此为基础。不幸的是，这种方法并不像我们过去以为的那样有用。而且，令人忧心的是，美国鼓励女性定期接受乳房 X 光检查的大规模运动误导了整整一代人，让她们觉得乳腺癌筛查等同于维护乳房健康。女性在做疾病筛查的同时，也一定要积极学习和实践预防、保护自己的理念及方法，二者不可混为一谈。

每位更年期女性都需要知道筛查的局限性，同时要对自己的乳房健康负责，每天食用健康食物和补品滋养自己，避免过度饮酒，戒烟，并维持令人满意的伴侣关系。

早期筛查的利弊

人们普遍认为，乳腺癌只要发现得早，并且及时治疗，就可以治愈。这种观点源于一个错误认知，即所有乳腺癌发展速度都一样，但事实并非如此。有些癌症发展迅速，有些则缓慢，因此我们经常听说或认识这样一位女性，她定期进行乳房 X 光检查，结果都很正常，但几个月后却被诊断出患有乳腺癌。对此，一种可能的解释是，乳房 X 光检查更有可能发现生长缓慢的非恶性肿瘤，而不是所有癌症。例如，耶鲁纽黑文医院对于 1988 年首次接受乳腺癌治疗的所有女性进行了一项研究，结果显示，那些仅通过乳房 X 光检查便发现癌症的女性预后很好，这不仅是因为发现得早，更主要的是所发现的癌症发展得相对较慢，甚至处于休眠状态，所以稍微治疗就可以得到很好的效果。例如，其中许多女性患有 DCIS（乳腺导管内原位癌），这种乳腺疾病可能一生都不会恶化。

事实上，对因其他原因（如事故）而死亡的女性的尸检研究表明，40% 的女性乳房中存在不同程度的 DCIS。[60] 其他研究已经证实，自 1980 年以来，DCIS 的发病率增加了 4 倍多。乳房 X 光检查发现的癌症中，DCIS 约占 1/4，发病率急剧增长的主要原因是乳房 X 光检查的广泛使用。吉尔伯特·韦尔奇博士是达特茅斯·希区考克医学中心（Dartmouth Hitchcock Medical Center）的研究员，他很好地阐述了这个困境。他指出："乳腺癌微小肿瘤筛查犹如一把双刃剑。一方面，早发现早治疗，可以预防癌症恶化变为晚期；另一方面，它加剧了人们的担忧，并给更多的女性贴上了癌症患者的标签，而其中许多人永远不会患上恶性肿瘤。"[61]

有很多研究再次有力证明了韦尔奇的发现。2008 年 11 月，《内科医学档案》发表了一项研究，研究表明一些乳腺癌在没有任何治疗的情况下自行痊愈了。[62] 另一项重要研究来自挪威，该研究对 20 万名 50~64 岁的女性进行了连续 12 年的追踪调查。其中一半的人接受了定期的乳房检查或乳房 X 光检查，而另一半的人没有接受定期的乳腺癌筛查。研究称，定期接受筛查的女性患乳腺癌的概率要高出 22%。研究人员得出结论认为，没有定期做乳腺癌筛查的女性与定期做筛查的女性相比，可能乳腺癌发病率差不多，但她们的身体不知怎么自己就痊愈了。如果考虑到我们的身体经常会产生异常细胞，而这些细胞在成为问题之前就会被我们的免疫系统破坏，那就完全说得通了。

正因为有这样的证据，美国癌症协会改变了对癌症筛查的立场，承认早期筛查（尤其是乳腺癌和前列腺癌筛查）的作用被夸大了。例如，每 100 名被告知患有乳腺癌的女性中，就有多达 30 人的癌症发展缓慢，不太可能危及生命。[63] "健康专家的含糊其词应该为这场混乱负很大责任。" 2009 年，美国国立卫生研究院疾病预防处副主任巴内特·克瑞玛在接受《纽约时报》采访时表示："我们必须让公众清楚我们知道什么，同样也要坦诚告诉公众我们不知道什么，这非常重要。"[64]

不过，目前美国癌症协会和美国妇产科医师学会等主要医疗机构仍支持 40 岁以上的女性定期接受乳房 X 光检查。美国放射学会则持反对意见，甚至要求特别工作组撤销他们的建议。然而，一些医疗团体，包括美国国家癌症研究所，宣布它们将重新评估它们的指南。就我个人而言，我非常赞赏新的指导方针，因为我非常清楚乳房 X 光检查的局限性，也清楚乳房 X 光检查的后果并非都是好的。

DCIS的困境

真正让女性和医生陷入困境的是 DCIS，即 0 期乳腺癌。尽管日益尖端的技术提高了我们诊断早期乳腺癌的能力，但我们如何解决这类问题的能力却远远没跟上。可以确定的是，大多数女性的 DCIS 不会发展为侵袭性癌症。回想一下，在尸检研究中，40 多岁死于事故的健康女性中有 40% 被发现患有 DCIS。事实上，98% 的情况下，DCIS 不会扩散，女性不会因此丧命，这意味着一般不需要治疗。然而，许多患有 DCIS 的女性接受了侵入性肿瘤的治疗——手术（一般为切除乳房），有人随后还接受了放疗或服用他莫昔芬，抑或双管齐下。因为传统的筛查模式无法确定哪种类型的 DCIS 或哪些女性可能会进一步恶化，医生觉得有义务像对待癌症患者一样对待这样的每个人。鉴于对乳腺癌的恐惧，许多患有 DCIS 的女性决定接受治疗，这是可以理解的。在上述研究中，耶鲁大学研究人员发现，31 名存活且未复发的 DCIS 患者中，有 48% 的女性接受了乳房切除术。研究人员指出："由于这些人中没有人因癌症死亡，也没有复发，即使不考虑治疗的普及性，也应该重新考虑积极的侵入性治疗的必要性。"[65] 因为乳房 X 光检查，DCIS 发病率明显提高，所以这也可能是我们曾看到的乳腺癌死亡率大幅下降的一个因素。确诊的女性一般都不会因为这个病而死亡。她们会带着这个病一起死去，而不会因为这个病去世。

对乳腺筛查的担忧

几年前，我在加利福尼亚州做演讲，听众包括内科医生、健康保健专家及其他对全面提高健康方法感兴趣的人。我展示了乳房 X 光检查和 DCIS 的数据，并提供了女性在决定是否、何时以及多久进行一次乳房 X 光检查时可能需要的信息。大家的反应让我很失望。

休息时，在女洗手间，我发现女观众们感到困惑和不安。她们深信乳房 X 光检查，做检查会带给她们安全感，而我却对乳房 X 光检查提出了质疑。我不禁在想，当我揭露因技术改进导致的诊断和治疗问题的真相时，是否无意中违背了我的希波克拉底誓言——首先，不要造成伤害。但我认为，提出困惑是明晰病情、获得个人力量的第一步。如果通过一段时间的不确定和质疑，这些女性可以更多地依靠自己内心的智慧，那么我认为，从长远来看，这样做利大于弊。毕竟，在非必要情况下，最好不要进行手术、放疗和药物治疗，它们的副作用是众所周知的，好处几乎没有。

当从洗手间回来时，我遇到了一位放射科医生，他经营着一个乳腺筛查中心。他很生气。"你这样做很危险，知道吗？"他鄙视我说，"真不敢相信，你居然跟女性这样说。我对你太失望了。你是在拿那些女性的生命冒险。"他对我所讲内容的科学原因并不感兴趣，我很清楚，我们不会就乳房 X 光检查的问题友好地进行讨论。他的思维已经定型了。在当时，我很痛苦，但也清楚地明白，当谈到乳房和乳房 X 光检查时，这些人情绪就会非常激动，而这并不是科学研究的态度。

1997 年 1 月，美国国立卫生研究院召集了一个由著名专家组成的小组，他们花了 6 周的时间翻阅了 100 多篇科学论文，并听取了 32 篇口头报告。他们得出的结论就是，没有足够的证据显示所有 40~50 岁女性必须进行常规乳房 X 光检查。[66] 因为这一结论，他们也遭到了恶意攻击。纽约哥伦比亚长老会医学中心的伦理委员会主席肯尼思·普拉格针对一位强烈持反对意见的放射科医生的观点，在该研究的评论中写道："那位诋毁专家小组建议的放射科医生虽然也考虑了女性的福利，但更多地考虑了自己的钱包。毕竟，按照官方数据，40 岁以上女性做乳房 X 光检查的花费高达数百万美元。"[67] 2009 年，关于乳房 X 光检查的指南呼吁 40 岁以上女性减少筛查时，同样有大批人反对、抗议。科学能做的就这么多了。

多伦多大学荣誉退休教授科尼莉亚·贝恩斯曾担任加拿大国家乳房筛查研究项目的前副主任，曾在 2005 年写道："我一直都认为，目前对筛查的热情更多的是基于恐惧、虚假希望和'贪婪'，而不是证据。"[68] 对她的观点，我深表赞同。

争论的焦点不仅仅是关于每年做一次乳房 X 光检查是否划算，甚至也不在于是否能挽救生命。这场辩论暴露了一个事实，那就是例行的年度检查实际上可能会造成伤害。首先，筛查过程本身就不是无害的。1994 年，《柳叶刀》上发表的一项研究表明，乳房 X 光检查会挤压乳房，可能会导致小的原位肿瘤破裂，致使癌细胞扩散到周围组织，并可能导致更具侵袭性的癌症和癌症转移。[69] 但常规筛查最常见的危害是假阳性（即没病，检查却显示有问题），这种情况约占乳房 X 光检查结果的 10%。这种风险会随着时间的推移而增加。2000 年，《美国国家癌症研究所杂志》指出，在许多女性中，乳房 X 光检查假阳性的累积风险相当大。该研究称，到第 9 次乳房 X 光检查时，对存在多种患癌高危因素的女性而言，其检查结果是假阳性的风险可能高达 100%。[70] 另一项研究估计，在做了 10 次乳房 X 光检查后，近一半（49%）的女性会得到假阳性结果，几乎所有女性会进行穿刺活检，还有 19% 的女性进行开放活检。[71] 在《柳叶刀》上的两篇评论中，丹麦研究员奥勒·奥尔森和皮特·格茨彻研究了 7 项随机、对照乳房 X 光检查研究，他们发现，这种筛查工具不仅不能挽救生命，还常常导致不必要的治疗，乳房切除术也因此增加了 20%，而其中许多是不必要的。[72]

2000 年，《美国国家癌症研究所杂志》发表了一项研究，该研究对近 4 万名 50~59 岁的加拿大女性进行了追踪调查。研究结果显示，在降低乳腺癌死亡率方面，每年进行乳房 X 光检查并不比常规乳房检查更有效（常规乳房检查也不能挽救生命）。[73]乳房 X 光检查并没有提高乳腺癌确诊患者的生存率。《美国医学会杂志》上的另一项研究发现，70 岁及以上的女性从乳房 X 光检查中获益甚微[74]，在这个年龄发现乳腺癌并不会影响寿命。

磁共振成像筛查乳腺癌

越来越多的人采用磁共振成像筛查乳腺癌，至少 27% 被诊断患乳腺癌的女性在治疗前选择通过做磁共振来收集信息，以决定选用哪种治疗方法。研究表明，做磁共振成像可能弊大于利。2009 年，大通福克斯癌症研究中心发表的一篇研究文章称，被诊断患有乳腺癌并接受磁共振成像的女性平均推迟了 3 周的治疗，致使乳房切除术的概率增加了 80%（磁共振成像结果是假阳性的概率非常高）。乳房切除后的病理报告表明，很多女性原本只需要切除乳房肿瘤就可以了。[75]

热成像的前景

热成像技术（红外线成像）是一种无创、安全的技术，它可以记录乳房或其他组织散发的热量，从而在肿瘤出现之前就检测出炎症。热成像技术并不是一项新技术，其历史可以追溯到二战，当时美国飞机用它来识别敌方的导弹发射井。它在 20 世纪 50 年代首次被应用在医学上，比乳房 X 光检查技术问世早十多年。

热成像技术专家菲利普·盖森博士指出，作为一种综合、全面的方法，热成像技术可以及早发现 95% 的早期癌症，为患者增加 60% 的长期存活率。盖森博士补充说，如果处理得当，热成像技术的灵敏性和特异性平均程度为 90%，也就是说，其扫描结果的准确率高达 90%。一些研究甚至显示了更好的数据。2003 年，一项研究对 769 名对乳房 X 光检查结果存在质疑的女性再次采用了热成像技术检查，结果显示，在检测乳腺癌方面，热成像技术的准确率为97%。[76]

盖森博士是费城德雷塞尔大学医学院的医学副教授，自1982年FDA批准热像仪作为乳腺癌筛查的辅助手段以来，他一直是一名红外热像师。盖森博士通过了4个热成像委员会的认证，做了大量热像学相关的讲座，解释过的热成像图片超过10 000张。我请他分享一下热成像技术的好处，他是这样说的：

热成像技术检测到的乳腺组织生理变化已被证明与癌或癌前状态相关。人们普遍认为，癌症即使在早期阶段，其维持或加速生长也需要营养。为了促进这一过程，血管要保持畅通，不活跃的血管被激活，新的血管形成（即血管异生）。血管的这些变化会导致受影响区域的表面温度升高，这时，利用红外热像仪就可以捕捉到。此外，新形成或被激活的血管因外观独特，热成像也可以检测到。因为热成像技术可以检测细胞水平的变化，所以有研究表明，相比其他检测，热成像可以提前8~10年检测到变化。[77] 其独特之处在于，在肿瘤形成前，它为我们提供了观察细胞变化的机会。研究表明，通过体检或者乳房X光检查检测到肿瘤时，它实际上已经生长了大约7年，恶性细胞集落翻了25番。（90天时，有2个细胞；1年后，有16个细胞；5年后，有104 8576个细胞，此时肿瘤仍无法通过乳房X光检查出来；8年后，差不多有40亿个细胞。）

热成像结果不仅不受乳腺密度、植入物或手术疤痕影响，而且没有辐射危害——辐射可以致癌。常规乳房X光检查的辐射累计起来也具有引发和恶化乳腺癌的风险。事实上，乳房X光检查产生的辐射是胸部X光检查的1 000倍。另外，每年接触1拉德（辐射计量单位）辐射，患乳腺癌的风险就会增加1%，而女性绝经前，乳房对辐射更敏感，这个数据令人担忧。如果女性在绝经前每年做乳房X光检查，做了已有10年之久，那么她们的乳房总共接触到了10拉德辐射。以30年为准（例如40~70岁），相当于每个乳房的累积辐射量为30拉德。广岛原子弹爆炸的幸存者平均吸收的辐射量为 32 拉德。

乳房热成像是一种非接触测试。相反，乳房 X 光检查则是将乳房置于两块钢板之间进行挤压，在此过程中乳房会感觉疼痛。在乳房 X 光检查中，用于压缩乳房组织的推荐力量是 300 牛顿，相当于把 22.5 千克的重量放在乳房上。2009 年 11 月 16 日，美国预防服务工作组（一个非常有影响力的政府任命的组织，为医生、保险公司和政策制定者提供指导）发布了针对普通人群的乳腺癌筛查建议，改变了长期以来人们对乳房 X 光检查的看法，这些信息变得更加重要。在此之前，2007 年 4 月，美国内科医师学会发布了新的指导方针，告诫 40 岁以上女性，在考虑是否要做乳房 X 光检查时，需咨询医生。该指导方针很快得到了美国预防服务工作组的认可，该工作组发布了联邦政府关于预防医学的官方建议。

根据 1998 年的《默克诊疗手册》，每年 5~10 名做乳房活检的女性中，只有一名被确诊为乳腺癌，其他人根本没有必要遭受活检的痛苦。因此，根据统计学计算，如果一名女性连续 10 年每年都接受乳房 X 光检查，那么她至少有 50% 的可能性进行乳房活检。

乳房热成像的研究已有几十年历史，拥有超过 25 万女性的数据库。经同行评审的热成像研究超过 800 项。研究显示，持续异常的热像图代表了患乳腺癌的风险增加 22 倍。作为乳腺癌的真实危险指标，异常的体温图比一级家族病史重要 10 倍。红外图像异常是乳腺癌高危风险最重要的一个标志。[78] 因为热像仪非常安全，所以任何年龄的女性都可以检测，包括怀孕或哺乳期的女性。当然，并不是所有的热成像设备都是一样的，也不是每个检测中心都有合格的、经过专门培训、专业认证的热成像医生。如果你想要做热成像检测，不管是男性还是女性，都需了解如下问题：

1. 仪器的"漂移系数"是多少？任何超过 0.2 摄氏度的东西都会导致较差的复现性。

2. 解释图像的医生获得过什么证书？

3. 检测所用房间是否没有外部光线？房间温度是否恒温在 20~22 摄

氏度，并安装有制冷系统？

    4. 图像是否会做标记以便将来进行比较？

    5. 现场有医生解释成像，还是需要邮寄给其他医生解读？

    6. 医生会就所有发现进行解释和讨论吗？

在我看来，热成像检测是目前最好的筛选方法。虽然它不是一个诊断程序，但它最大的优点是，通过成像，女性和医生会更积极主动地应对乳房健康。因为在肿瘤还没有形成前，对乳房发生的细微变化，热成像图都可以显示出来。扫描显示出炎症的女性可以采取措施减少炎症，然后再进行热成像检查以确定她的方法是否成功。只有当热成像医生认为扫描结果异常严重，并怀疑有癌症时，患者才需要进行乳房 X 光检查。此外，被诊断患有 DCIS 的女性可以通过热成像图（结合医生的建议）确定自己是积极治疗，还是保守治疗。在区分无害的纤维囊性肿块和有害肿块上，热成像检查也比乳房 X 光检查更好。[79]

热成像技术不仅可以用于乳房，还可以用于身体其他任何部位识别和炎症跟踪，改善整体健康状况。

关于乳房筛查的几点建议

不建议乳房自查。几十年来，女性一直被告知需定期进行乳房检查，以尽早发现乳腺癌，及早治疗，从而挽救自己的生命。由此诞生了一种"搜索—摧毁"的乳房检查方法，鼓励女性把双手变成扫雷器，寻找可能会杀死自己的东西，这也就难怪很多女性在忽视了这个过程后会倍感愧疚了。正如哈佛医学院佛朗西斯·穆尔博士所写的："有谁会喜欢每个月在镜子前脱下裤子，通过严密的触诊仔细检查睾丸、寻找睾丸肿瘤呢？"[80]尽管如此，没有人真正质疑定期进行乳房自查的可行性，直到 2002 年，一项针对乳房自查的大型随机试验的结果公布，表明这种做法并没有改变乳腺癌死亡率。该研究对中国上海 26 万多名女性进行了为期 5 年的追踪研究。这些女性被分成两组。一组人接受了乳房自查培训，被鼓励自查；而另一组既没有接受培训，也没有被鼓励进行任何形式的自查。5 年后，研究发现，与对照组相比，虽然自查组的女性发现了更多良性乳房肿块，但她们的乳腺癌死亡率丝毫没有降低。两组的乳腺癌死亡率是相同的。该研究的作者总结称："应该告知自查女性，乳房自查的效果还不确定，但可能会增加她们良性肿瘤活检的可能性。"[81] 1999 年，俄罗斯做了同样研究，规模较小，但意义重大。研究对象依然分两组，乳房自查组 57 712 人，控制组 64 749 人。该研究报告了类似的结果。[82]

2009 年 11 月，在美国预防服务工作组发布新的乳腺癌筛查指南，建议医生不要再教女性自查后，这一情况出现了好转。[83] 美国癌症协会、加拿大癌症协会、加拿大预防保健工作组、世界卫生组织、美国预防服务工作组和英国国家服务医疗体系等都不建议女性经常进行乳房自查。美国妇产科医师协会对此持反对态度，该协会继续推荐乳房自查。

即使你没有每月进行乳房自查（我也不推荐），也并不意味着你不应该了解你的胸部。换个角度思考一下，当一个女人定期关爱，并有意识呵护她的乳房时，她就有可能以一种积极的、促进健康的方式影响她的乳房细胞。这就是为什么我建议每月进行一次乳房自我按摩，以替代乳房自我检查。这种方法既有助于健康，又容易操作（如果你被诊断为乳腺癌，不要按摩，因为它可能会促进肿瘤的扩散，治好后可以按摩）。许多女性从来没有充满爱意温柔地抚摸自己的乳房，因为她们相信她们的乳房是伴侣的所有物，而不是她们身体的一部分。让你的乳房融入你的生活，了解它们，经常抚摸它们。通过定期按摩乳房，可以给乳房一个自愈的机会。乳房按摩可以促进淋巴引流（淋巴系统见图 13-1），增加血液循环，为组织充氧，这些都对乳房健康有益。毕竟，在人类数百万年的进化过程中，女性在生殖期的大部分时间里都在哺乳，这个过程会极大地刺激乳腺。按摩也可以由你的伴侣帮你做。

乳房和胸部自我按摩

按摩时最好找个舒服的环境，例如，坐在充满玫瑰香味的浴缸中，放上你最喜欢的音乐。分别按摩每一侧的乳房。接下来指导的是左侧乳房按摩手法，按摩右侧乳房换左手即可。按摩时动作轻柔，因为你按摩的是皮肤，而不是肌肉。按照接下来的步骤按摩，操作正确的话，将有助于淋巴管毛细血管清除身体组织中的毒素和杂质。抚摸还会加速杂质向淋巴结转移，在那里它们将被处理并变得无害。最后，经过净化的淋巴将重新进入血液，而无害的杂质可能会被带到肺部、肾脏和结肠，然后被排出体外。（见图 13-1）

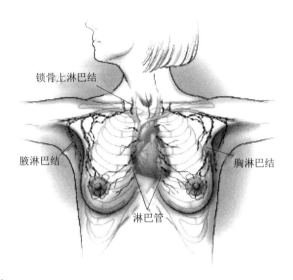

锁骨上淋巴结

腋淋巴结

胸淋巴结

淋巴管

图13-1 淋巴系统

1. 用右手的前三根手指，找到左锁骨上方的凹陷处。从肩膀到脖子，轻轻地拉伸颈窝处皮肤。重复这个动作5~10次。

2. 右手手指并拢、伸直，覆盖在左腋窝有腋毛的部分，向上拉伸腋窝皮肤5~10次。

3. 接下来，右手手指并拢、伸直，轻轻抚摸从胸骨到腋窝处的皮肤。然后分别抚摸从乳房上方、乳房处和乳房下方到腋窝处的皮肤。每一步重复5~10次。

4. 最后，伸直右手，按摩腰部到腋窝的皮肤，重复5~10次。

5. 现在，换左手，按以上步骤按摩右侧胸部。

• **50~74 岁女性的乳房 X 光检查。** 2009 年，美国预防服务工作组发布的新指南建议大多数女性从 50 岁开始定期进行乳房 X 光检查，而不是像之前建议的从 40 岁开始。[84] 该指南进一步建议，50~74 岁的女性每两年做一次乳房 X 光检查。然而，我仍然关心每年辐射对乳腺组织健康的累积影响。（顺便说一下，指南不建议对 74 岁以上的女性进行常规筛查，因为其风险和益处尚不清楚。）

美国预防服务工作组指出，40 多岁女性患乳腺癌的可能性较低，但尽管如此，通过乳房 X 光检查，依然有 60% 多的可能性会得到假阳性结果，因为它会发现密集的乳腺组织。对这个年龄组的女性来讲，经常做乳房 X 光检查风险大于好处（好处即乳腺癌死亡率减少 15%）。[85] 女性乳房组织致密是正常的，因为 X 光无法穿透致密组织，所以乳房 X 光片难以阅读和解释。每 1 000 名乳腺密度较高的女性中，大约有 50 名需要做进一步诊断，比如乳房 X 光检查、超声波检查，甚至活检，以确定是否患有乳腺癌。在这些人中，估计只有 2 人会得乳腺癌 [86]，而其他人则会为此感到非常焦虑。如果采用热成像技术，就不会有这种担心。乳腺外科医生迪克西·米尔斯博士指出："我一般会建议女性做一次基线乳房 X 光检查，看看她乳房组织致密性（无法单凭感觉确定），然后请她根据结果选择筛查方法。不要觉得乳房致密就一定有问题，这主要是因为乳房 X 光片是平面的，只能有黑色、灰色和白色造影。"（女性到了一定年纪后，这种致密组织通常被脂肪取代，乳房 X 光检查就会变得更加准确。）

一般来说，我会根据女性的风险因素和愿望，以及个人具体情况，建议其是否进行乳房 X 光检查。我也有很多病人（包括我的一些好朋友）从未做过乳房 X 光检查。20 多年来，我一直秉持这一立场，随着今天有关乳房 X 光检查局限性的数据增多，我更坚定我的立场了。如果你选择不做乳房 X 光检查，让你的医生知道你很在乎自己的健康，并且告诉她 / 他，是你决定不做的，她 / 他不用承担责任。告诉她 / 他，你愿意把它写下来，并签字作为法律免责声明。在美国，未能诊断出乳腺癌是对医生提起诉讼的极常见的原因之一。

2009 年的新指南并不适用于患乳腺癌高危女性，因为一种可致乳腺癌的基因突变或者以前曾大量接触过辐射，都有可能增加其患病风险。如果你有乳腺癌家族史，最好每年或每两年做一次乳房 X 光检查和 / 或超声波检查，以及其他检查，如果你发现做这类检查能让你放松心情，也可以做（内心的平静会在体内产生非常积极的生化变化）。如果你的直系亲属中有人在更年期前患了乳腺癌，那么你最好在她被诊断出乳腺癌年龄的前 5 年开始，每年进行一次乳房 X 光检查。

在理论上，乳房健康检查最好通过热像仪进行，并由在这一领域受过全面训练的专业人士进行解释，他们知道何时应该采用乳房 X 光、超声波或磁共振成像进行检查。

如果你有乳房肿块

• **发现乳房肿块，立刻就医。**看医生很重要，因为医生能够帮助你确定乳房肿块是良性的还是恶性的，不作为或者瞎想显然不利于健康。迪克西·米尔斯博士说："很多女性来找我看病时，都立好了遗嘱。"

• **不要一个人看医生。**许多女性在发现自己有乳房肿块后，会非常害怕，不知所措，面对医生和专业人士时，不敢问问题，也不知道咨询什么。有人陪着会让你冷静下来，如果她／他做了笔记，稍后你们还可以一起商量。

• **不要让任何人左右你的决定。**诊断和治疗乳腺肿块的方法有很多，如乳腺囊肿穿刺活检和开放活检。大多数乳房肿块或增厚实际上是良性的，许多只是充满液体的囊肿。如果液体是透明的，诊断和治疗可以同时完成，不需再做其他治疗。多数乳房肿块或增厚是激素刺激的结果，会在月经结束后消失。在围绝经期尤其如此，此时雌性激素对乳房的过度刺激很常见。我的一个病人在围绝经期时，两个乳房上长出了巨大的肿块，而且特别疼。她吓坏了，不知道自己的乳房到底发生了什么。但在她最后一次月经结束后，乳房便恢复了正常，肿块也永远消失了。

• **如果感觉不适，可以及时更换治疗医生。**即使你得了癌症，在绝大多数情况下，花几个星期甚至几个月的时间去找一个你信任并且感觉舒服的医生，一般也不会影响治疗。

正确看待乳腺癌风险

大多数女性严重高估了自己患乳腺癌的风险。有一项研究对 45~64 岁女性进行调查，研究发现 61% 的女性对癌症的恐惧超过了其他疾病。尽管心脏病是导致女性死亡的主要原因，每年因心脏病死亡的女性人数比紧随其后的 14 种疾病致死人数加在一起的还要多，但只有 9% 的人最担心心脏病。[87] 在因癌症死亡的女性中，乳腺癌甚至不是最主要的，最主要的致死癌症是肺癌。

虽然我们每个人都可能认识一位患有乳腺癌的女性，乳腺癌也是北美女性最常见的癌症，但是乳腺癌的终生患病风险——普遍认为是 12.5%（白人女性约为 14%）[88]——只适用于年龄超过 85 岁的女性。[89] 在 12.5% 患病的女性中，50% 的女性在 65 岁后被确诊，其中 60% 的人死于其他疾病。

加拿大安大略省多伦多市玛嘉烈医院的凯利-安妮·菲利普斯和她的同事，根据安大略省癌症登记处 1995 年的发病率和死亡率，整理了一些信息，非常有用，如下所示：

1000 名健康出生的女性中：

35~39 岁：986 人会活下来。其中，1 人会得乳腺癌，0 人会死于乳腺癌，2 人会死于其他原因。

40~44 岁：983 人会活下来。其中，5 人会得乳腺癌，1 人会死于乳腺癌，4 人会死于其他原因。

45~49 岁：977 人会活下来。其中，8 人会得乳腺癌，2 人会死于乳腺癌，6 人会死于其他原因。

50~54 岁：968 人会活下来。其中，11 人会得乳腺癌，3 人会死于乳腺癌，11 人会死于其他原因。[90]

对乳腺癌的非理性恐惧给女性带来了极大的痛苦，很多人也因此忽视了很多对更年期有益的东西，如大量大豆、生物同质性黄体酮、低剂量生物同质性雌激素和睾酮，它们不仅可以缓解症状，还有助于预防其他更容易威胁生命或生活质量的疾病。

需要做乳腺癌基因测试吗？

95% 的乳腺癌几乎或完全与遗传基因无关。5% 左右的乳腺癌与两种不同基因 BRCA1 和 BRCA2 的遗传突变有关。遗传了 BRCA1 突变的女性比遗传了 BRCA2 突变的女性患癌症风险更高，前者患乳腺癌的终生风险为 56%，在 70 岁之前患卵巢癌的风险估计为 15%。虽然人们对 BRCA2 突变知之甚少，但据推测，BRCA2 突变导致遗传性乳腺癌发病率增加了 40%。[91]

乳腺癌基因突变的真实频率和影响仍不清楚，部分原因是 BRCA1 基因非常大，研究人员在其内部发现了许多不同的突变。在东欧犹太人后裔中，有约 1% 的人被检测出了带有一种特殊的 BRCA1 突变。在其他人群中研究人员也发现了不同的突变。此外，除了 BRCA1 和 BRCA2 突变，其他基因突变也可能导致乳腺癌。如果你了解完整基因测序的技术问题，你就会清楚，乳腺癌风险的基因检测发展还不完善。在有乳腺癌和卵巢癌家族史的群体中，该基因的阴性检测结果可能毫无意义。[92] 另外，如果家庭中只有一个人患有乳腺癌或卵巢癌，那么由于 BRCA1 或 BRCA2 突变致癌的概率会非常小。

弗朗西斯·柯林斯博士曾任职于马里兰州贝塞斯达市美国国家人类基因组研究中心，他总结了一些乳腺癌基因检测呈阳性的困境：

> 对于携带这些突变基因的女性，是否应该给予适当的医疗护理，目前我们并不清楚。尽管 50 岁以上女性如果患乳腺癌，即使是在早期，乳房 X 光检查大多也可以检测出，但没有数据证明，50 岁以下女性定期进行乳房 X 光检查、自我检查或让医生和护士检查乳腺，能够降低携带 BRCA1 突变基因极高风险的女性其转移性乳腺癌死亡风险。是否采用更严格的治疗手段（如预防性乳房切除术）也无法准确界定。曾有病例报告，乳腺癌可能会出现在术后残留的少量上皮组织中……迫切需要临床研究来解决上述所有问题。[93]

虽然美国有相关规定保护乳腺癌检测呈阳性的人，但检测也增加了潜在的健康保险歧视、人寿和残疾保险歧视以及就业歧视。[94]

表观遗传学：未来的科学

在纪录片《生命矩阵》（*The Living Matrix——The Science of Healing*）中，前沿科学家、医生和物理学家们，例如布鲁斯·利普顿博士、前阿波罗宇航员埃德加·米切尔博士以及琳恩·麦塔格特，明确指出，我们并不是生化机器，能量和电磁力场（与思想和情感有关）对我们的健康和治疗会产生深刻影响。这些能量和信息的量子场极大地影响着我们的健康状态，并决定了基因发挥作用的环境和表达方式。例如，利普顿博士引用的数据显示，如果一个婴儿被一个多人患有癌症的家庭收养，那么他最终患癌症的风险与被收养家庭的婴儿相同，尽管他们的基因完全不同。这其中的原因与表观遗传学有关，它是一门研究基因和环境如何相互作用的科学。人们发现，是大脑细胞膜告诉大脑做什么，以及什么可以进入大脑。细胞中的基因位于细胞核中，更像性腺，只是帮助细胞分裂。环境的作用就是告诉细胞做什么。因此，那些乳腺癌基因检测呈阳性的人（或任何其他基因状况）需要明白，她们不仅仅是自己基因的受害者——她们对自己基因的影响比她们意识到的要大得多。

总之，基因检测存在很大的局限性，做还是不做需要慎重思考。虽然乳腺癌基因检测呈阴性对有乳腺癌家族史的人来说是一种极大的安慰，但这并不能保证她们就不会得乳腺癌。我不建议做基因检测，除非你的家庭成员中，至少有 2 人患有乳腺癌或卵巢癌。

在进行基因检测之前，以及拿到结果后，我建议你就基因问题向专业医生做全面咨询。如果你的测试结果呈阳性，向该领域相关专家详细咨询，以进一步了解这类疾病。

另外，有一点需要着重指出的是，很多女性通过改变生活方式治愈了自己，包括癌症。生活方式的改变包括打破自小形成的根深蒂固、陈腐过时的一些行为习惯。

激素疗法对乳房健康的影响

虽然大多数女性，无论是否补充激素，都不会得乳腺癌，但有证据表明激素和乳腺癌之间存在关联，这引起了相关人士的担忧。几乎每位女性都会问："激素会增加患乳腺癌的风险吗？"答案取决于她服用了哪种激素，服用了多大剂量，以及患乳腺癌的遗传风险因素。一位男士对自己妻子接受激素疗法很担心，因此给我写信咨询。

> 我的妻子一开始为了抑制潮热，服用了倍美力。最近她开始使用天然黄体酮霜，效果很好，因倍美力导致的乳房疼痛和压痛消失了，头痛好了，潮热也几乎完全缓解了。但我曾读过一些报道，说黄体酮和患乳腺癌存在一定关联。我想知道我妻子目前的做法是否正确，以及补充激素是否会在未来对她造成损害。我希望得到一个确切的答案。

信中对那位女性的描述，完美阐明了服用倍美力后常见的副作用。乳房疼痛是雌激素替代疗法中极常见的不良反应之一，在服用标准剂量而非个体化剂量雌激素替代药物后，20%~35% 的女性抱怨乳房疼痛。[95] 这让那些有良性乳房疾病（也被称为乳腺纤维囊性病）的人或有家族病史的女性感到尤为恐惧——在过去，人们认为良性乳房疾病会增加患乳腺癌的风险。但是，新的研究并没有显示良性乳腺疾病和患乳腺癌风险增加之间有任何联系。[96] 我在前面曾探讨过，乳房疼痛通常是碘水平不足导致的。

头痛也是服用倍美力的常见副作用，因为雌激素可以代谢成一种类似肾上腺素的物质，会导致剧烈的暂时性头痛。生物同质性黄体酮可以缓解潮热，而且没有这些副作用。但很多人不确定黄体酮是否会导致长期的潜在问题，因为美国国家癌症研究所和妇女健康倡议研究都表明，长期接受雌激素 / 黄体酮治疗的女性患乳腺癌的风险会增加。2011 年公布的妇女健康倡议研究数据的再分析表明，只有对在绝经前或绝经 5 年后开始激素疗法的女性而言，这种风险才会增加。[97] 此外，大多数人（包括医生）不明白的是，美国国家癌症研究所和妇女健康倡议研究中使用的是非个体化剂量的合成激素，与个体化低剂量的生物同质性雌激素和黄体酮完全不同。

美国国家癌症研究所的研究是一项大型流行病学研究，涉及 48 355 名女性，她们在 1980—1995 年间的不同时期同时服用了雌激素和黄体酮。与未服用激素组合的女性相比，体重正常的女性在连续服用了 5 年后，患乳腺癌的风险增加了 40%。（有趣的是，超重的女性患乳腺癌的风险没有增加，但由于脂肪能够产生雌激素，她们的风险一直都很高。）另外，和单纯服用雌激素的女性相比，联合服用雌激素和黄体酮的女性得乳腺癌的风险也提高了。[98]

2002 年的妇女健康倡议研究表明，与 1 万名使用安慰剂的女性相比，在 1 万名服用倍美安的女性中，多出 8 例乳腺癌。2010 年的一项数据分析证实，经过 11 年的随访，那些服用了倍美安的乳腺癌患者被诊断出患有更严重的肿瘤，死亡率也更高，但就绝对死亡率而言，乳腺癌死亡率相当低（每年联合服用雌激素和黄体酮的乳腺癌患者，1 万人中死亡人数为 2.6，而 1 万名服用安慰剂的人中，乳腺癌患者死亡人数为 1.3——也可以说，每年 1 万名乳腺癌患者中有 1.3 人是死于激素疗法）。[99]

尽管根据美国国家癌症研究所的研究，风险增加 40% 听起来非常可怕，但事实是，如果 10 万名年龄在 60~64 岁、体重正常的女性不接受激素疗法，那么 5 年内 350 人会患上乳腺癌。如果所有这些女性接受激素疗法，联合服用雌激素和黄体酮，那么病例数将增加到 560。无论是否使用激素，绝大多数女性都不会得乳腺癌。

还有另一种说法。据统计，在 1 000 名从未补充过常见激素的女性中，75 岁前有 77 人患上乳腺癌。使用激素超过 5 年后，患病人数攀升到 79；超过 10 年，83 人患病；超过 15 年，患病人数会超过 89。同样，绝大多数接受激素疗法的女性（甚至我觉得并不是最佳选择）都没有得乳腺癌。

另一个需要记住的重点是：在美国国家癌症研究所以及其他大多数研究（激素和乳腺癌相关性的研究）中，几乎所有的女性都是同时服用了非个体化剂量的共轭雌激素（如倍美力）与人工合成黄体酮（如安宫黄体酮）。几十年来，倍美力一直是美国人最常用的雌激素药物，一般都是和安宫黄体酮一起服用，二者的结合通常被称为倍美安复方制剂。在妇女健康倡议研究中，所有女性服用的也是倍美安。这些非天然激素本身就存在危险性。

研究表明，当倍美力在体内代谢时，其分解产物的生物活性更强，和生物同质性雌激素的分解产物相比，致癌性也更强。[100] 也有证据表明，服用相同标准剂量（通常为 0.625 毫克）的倍美力，不同个体之间血液中雌激素水平可能相差 10 倍以上。[101] 更令人不安的是，参与研究的很多女性每天服用的剂量更高，高达 1.25 毫克。

人工合成黄体酮自身也存在一些问题，它不仅会结合细胞中的雌激素受体和雄激素受体，从而刺激不健康的组织生长，还会增强雌激素的生物活性。因此，在美国国家癌症研究所的研究中，同时补充雌激素和人工合成黄体酮的女性比只补充雌激素的女性患乳腺癌的风险更大。[102] 英国百万女性研究（Million Women Study）[103] 和妇女健康倡议研究也发现了这种联系。如果你正在接受激素治疗，可以检查一下自己的药物中是否含有人工合成黄体酮：醋酸甲羟孕酮、炔诺酮、肟炔诺酮。如果有的话，建议改服天然黄体酮。

澳大利亚的一项研究就激素疗法和患乳腺癌的风险进行了分析，分析结果表明，患乳腺癌的风险与雌激素的相关性并不像研究假设的那么高。研究人员估计，从 50 岁开始，接受 5 年的激素疗法，几乎不会影响 79 岁之前患乳腺癌的累计风险，使用 10 年将增加 0.5% 的患病风险，使用 15 年将增加 0.9% 的患病风险。一旦停止激素疗法，风险的相对增加程度会迅速下降到零。[104] 同批研究人员在加利福尼亚州的研究中得出了同样的结果。[105]

总之，补充激素似乎会略微增加患乳腺癌的风险，但没有人们之前认为的那么多。如果你想要接受激素疗法，使用个体化剂量的生物同质性激素可能更安全。

生物同质性激素和患乳腺癌风险

有充分证据显示，长期服用低剂量的生物同质性雌激素和生物同质性黄体酮，并实现二者平衡，几乎不会增加患乳腺癌风险，如果有，也微乎其微。[106] 法国一项大规模研究分别比较了服用生物同质性激素与人工合成激素对女性患乳腺癌风险的影响，结果显示，服用生物同质性激素的女性患乳腺癌的风险明显偏低。[107] 这项研究对 8 万多名绝经后女性进行了长达 8 年多的跟踪调查，研究人员认真分析了数据，想知道是否是服用激素时间不同导致了差异。次年，他们发表的研究结果显示，对短时间内使用雌激素和生物同质性黄体酮的女性而言，无论何时开始，其患乳腺癌的风险都没有显著增加。[108]

雌激素

乳房是一个腺体器官，对体内周期性激素变化非常敏感。在月经周期的前半段，雌激素会促进乳腺组织的增长；在后半段，黄体酮水平稳定并调节这种增长。月经期间，我们的乳房体积最小，两种激素水平都处于最低。在围绝经期，由于雌激素优势和黄体酮的相对缺乏，女性的乳房可能会变得更大更柔软，失去了稳定的周期性变化。

几十年来，无数的研究已经证明，除了天然食品中的植物雌激素，所有其他种类的雌激素，甚至是我们自身分泌的雌激素，都可以促进乳腺组织的增长。对易感人群来讲，这可能会增加其患乳腺癌的风险。[109] 月经来潮早、绝经晚、未生育以及肥胖都成了导致患乳腺癌的危险因素，因为在这些情况下，女性会持续地暴露在雌激素优势下。提高胰岛素水平的饮食也会增加激素对乳腺组织的刺激。因此，为了保持乳房健康，我建议使用最低剂量的生物同质性雌激素。必要时，检测激素水平，以确定没有补充过量。

如果你有乳腺癌家族史（祖母、母亲、姐妹、姑妈或姨妈患有乳腺癌）或有乳腺癌基因，那么即使激素疗法有诸多已知好处，你可能也不愿意接受激素疗法。

选择不使用雌激素并不意味着你必须忍受痛苦，还有许多其他方法可以缓解你的症状，改善你的健康，保护你的乳房，比如锻炼，改善饮食结构，食用大豆、草药和天然黄体酮。这些方法效果都不错。

雌三醇： 有研究初步表明，尿液中雌三醇含量高的女性患乳腺癌的风险较低。希伯来大学的一项研究表明，当剂量足够时，雌三醇实际上具有抗雌激素的效果，能够阻止雌二醇与对雌激素敏感的组织结合，包括与乳房和子宫内膜的结合，进而抑制肿瘤形成。[110] 加州大学伯克利分校的一项研究发现，老鼠在接受 3 周的雌三醇和黄体酮治疗后，乳腺癌的发病率显著降低。[111] 由于这些证据，许多医生在给病人进行激素疗法时，有时会使用雌三醇——一种未获得专利的生物同质性雌激素。雌三醇的生物活性比雌二醇和雌酮（两种由人体自然分泌的雌激素）弱。正如第九章所述，雌三醇局部应用于雌激素敏感组织（如阴道）时效果非常好。雌三醇可以很好地缓解更年期症状，在欧洲得到广泛应用。值得注意的是，雌三醇与一些女性的耳硬化症有关——耳硬化症是一种遗传疾病，即中耳的三个小骨头融合在一起，失去传音功能，导致声音无法输入大脑。如果你有耳硬化症的家族史，请慎用雌三醇。此外，关于雌三醇的很多研究都没有相应的复制研究——很可能是由于经济原因。因此，雌三醇虽然效果不错，但仍需更多研究证实。

黄体酮

　　尽管美国国家癌症研究所和妇女健康倡议研究已经证实，并大力宣称，人工合成黄体酮并不能预防乳腺癌，甚至可能导致癌症进一步恶化，但它们的结论并不适用于 Pro-Gest 乳膏或 Prometrium 胶囊，因为它们包含的是天然的生物同质性黄体酮。事实上，在雌激素疗法中加用生物同质性黄体酮（不具有雄激素或雌激素活性）具有生物学意义，有助于保护乳房免受雌激素的过度刺激，进一步降低患乳腺癌的风险，但注意使用剂量要低。研究表明，生物同质性黄体酮不仅可以减少乳腺细胞上雌激素受体的产生，还能减少乳腺细胞内雌激素的产生。一些女性在使用生物同质性黄体酮一周左右，会出现短暂的乳房触痛，这是因为一开始黄体酮会增加乳房中的雌激素受体。但这种疼痛持续时间很短暂，几天后就消失了。没有令人信服的证据表明，低剂量生物同质性黄体酮会导致乳腺组织的持续生长。事实上，它的作用似乎恰好相反。

　　有研究强调了人工合成黄体酮和生物同质性黄体酮存在的风险差异。2009 年，《新英格兰医学杂志》上的一篇研究指出，绝经后女性同时服用雌激素和黄体酮（如倍美安）5 年或 5 年以上，患乳腺癌的风险会增加一倍。[112] 当参与研究的女性停止服用复合激素配方时，乳腺癌的发病率在第一年下降了 28%。2002 年妇女健康倡议研究结束了一项具有里程碑意义的调查，当时研究人员得出结论，服用倍美安会提高心脏病和乳腺癌的发病率。值得注意的是，2003 年之后乳腺癌病例数量明显减少。加州大学洛杉矶分校海港医学中心生物医学研究所的肿瘤学家罗恩·赫莱博夫斯基博士做了一项研究，目的在于确定乳腺癌患病人数减少的原因——是由于女性停止了激素治疗，还是由于乳房 X 光检查的谨慎使用？他的研究表明，定期做乳房 X 光检查根本不会影响乳腺癌患病人数，所以乳腺癌患病人数减少和激素疗法有关——但不是与所有的激素疗法有关。与那些完全不服用激素的女性相比，只服用雌激素（一般都服用倍美力）而不服用黄体酮的女性，患乳腺癌的可能性并不大。（没有子宫的女性通常不会使用黄体酮，因为没必要。没有子宫，也就不会得子宫癌。）那么，显然人工合成黄体酮是导致乳腺癌患病水平较高的原因。

令人吃惊的是，妇女健康倡议研究已经过去很多年了，但人们仍然把人工合成黄体酮和生物同质性黄体酮混为一谈，而对它们的区别一无所知，甚至大多数医学文献也没有对它们进行区分。20 多年来，我一直推荐生物同质性黄体酮，而不是人工合成黄体酮，因为它与女性体内产生的激素的匹配度远远超过任何其他人工合成激素。而且，正如医学文献显示的那样，生物同质性黄体酮不会增加女性患乳腺癌的风险。

基因、激素和乳腺癌：细胞生长与细胞死亡周期

如果我们对天然黄体酮做一个大规模的长期研究，可能就会发现，它对乳房有一定的保护作用——特别是在围绝经期不使用雌激素的情况下，因为这时雌激素优势很常见。这与黄体酮在细胞死亡中起的作用有关，理由如下：

根据自然规律，乳房组织的细胞生长和细胞死亡处于一种平衡状态。当这两个过程不平衡时，就发生了乳腺癌，影响健康。与所有其他癌症一样，乳腺癌具有以下两个特征：（1）细胞分裂过度和失控；（2）细胞不健康，且非正常死亡。[113] 我们的基因和环境之间的相互作用直接影响着细胞的生长、

发育和死亡（也称为凋亡）。虽然这个过程异常复杂，但由于分子生物学的进步，我们对这个过程有了初步了解。例如，我们现在知道，BCL2基因可以阻止细胞死亡，在乳腺细胞组织需要生长的时期（如青春期和月经周期的排卵期）发挥作用。[114]但当BCL2功能因其他因素影响而受限时，就会导致细胞寿命异常延长，且生长失控，从而加大患乳腺癌的风险。BCL2是一种原癌基因，这意味着如果它的表达得不到控制，就会导致患乳腺癌。（BCL2的表达取决于环境。）

另一个影响乳腺组织的基因是p53。与BCL2不同，p53是一种肿瘤抑制基因，通过加速细胞死亡来抑制细胞异常分裂。该基因的激活有助于防止细胞过度生长形成乳腺癌。

p53和BCL2受性激素的影响，要么致癌，要么保护机体免受癌症侵袭。雌激素增加BCL2的表达，从而促进乳腺细胞的生长。正如我前面所述，这并不一定是坏事。但是过量的雌激素会导致BCL2基因表达失控，从而导致乳房、子宫和卵巢中雌激素敏感组织增生。雌激素过度刺激会增加这些器官罹患癌症的风险。[115]与之相反，黄体酮在增加p53基因表达的同时，减少了BCL2的基因表达，在恰当的时间加速细胞正常死亡，从而降低雌激素敏感组织癌变风险。[115]

雌激素和黄体酮刺激不同类型的乳房组织。雌激素会导致乳腺导管组织细胞分裂和生长。无拮抗雌激素有可能会使乳腺组织生长失控，包括癌变。黄体酮会使乳腺细胞分化为小叶细胞——为怀孕时产奶做准备。如果女性没有怀孕，这些小叶细胞就会萎缩凋零，在生命周期结束时自然死亡。换句话说，分化良好的乳腺小叶细胞无法生长为癌症。

戴维·扎瓦博士多年来一直在研究激素对乳腺组织的影响，对此他给出了一个非常恰当的比喻。[117]扎瓦博士把乳腺组织比喻成一棵树，包含树干、树枝和树叶等。腺管组织就像树的树干和树枝，雌激素促进其生长。小叶细胞如同在枝干末端生长的叶子，由黄体酮促进生长。一棵树的细胞一旦变成了叶子，就再也不能变成树干或树枝了，只能作为叶子成长、成熟，并最终在生命周期结束时死亡。但树干和树枝的生长过程并非如此，枝干细胞随时都可以生长、形成无数树干和树枝——乳腺癌细胞的就是样生长的。

根据我所概括的过程，显然，如果女性受到雌激素过度刺激——不管雌激素是来自人体内自然分泌（如在围绝经期雌激素优势，或者体内脂肪细胞分泌过多雌激素），还是从外界摄入（如通过雌激素替代疗法获得，或者通过具有雌激素样活性的环境因素获得），患乳腺癌的风险就会增加。但是如果她们摄入足够的黄体酮来平衡雌激素，风险就会降低。这一点得到了很多科学研究证实。[118]

内分泌学家杰利恩·普廖尔创建了温哥华月经周期和排卵研究中心（CeMCOR），并担任科技总监一职。通过研究，她发现，在围绝经期，女性雌激素水平明显高于正常水平。为了平衡雌激素，她给具有更年期症状的病人开了黄体酮的处方，并取得了很好的效果。为了消除人们对黄体酮会增加患乳腺癌风险的担忧，普廖尔博士指出，大量研究表明，黄体酮与雌激素的作用相反，因此会降低患乳腺癌的风险。

例如，一项对因无排卵而缺乏黄体酮的不孕女性进行的研究表明，这些女性在围绝经期患乳腺癌的风险是对照组的 5.4 倍。在 1995 年的一项研究中，女性将生物同质性黄体酮软膏直接涂抹在乳房皮肤上，研究人员发现，黄体酮能够抑制乳房细胞的增殖。研究所用剂量与女性使用黄体酮乳膏的剂量大致相同——换句话说，推荐女性每天涂抹 2 次 2% 黄体酮药剂。该剂量与大多数女性在排卵期的黄体酮水平大致相当。[119]

另一项研究表明，做乳腺癌手术时，与黄体酮水平较低的女性相比，黄体酮水平充足的女性复发的风险较低。[120] 因此一些乳腺癌外科医生建议，女性在做乳房活检或乳腺癌手术前在皮肤上涂抹 2% 黄体酮软膏一周左右。生物同质性黄体酮似乎可以增强免疫反应，还能降低手术中肿瘤细胞附着在其他部位生长的可能性。这可能是乳腺癌患者在黄体期进行手术时复发率明显偏低的原因——此时黄体酮水平最高。[121]

1996 年的一篇关于黄体酮与乳房健康的文献综述得出结论，认为生物同质性黄体酮不仅降低了乳腺癌的扩散率，甚至可能降低了新病例的发病率。[122]

虽然对生物同质性黄体酮的作用还缺乏长期临床试验证据，但通过我和我的许多同事（包括生物同质性激素研究的先驱、已故的医学博士约翰·李）

的临床经验，我相信，生物同质性黄体酮对很多女性都有益，在围绝经期补充效果更佳，这很可能会降低患乳腺癌和其他雌激素敏感型癌症的风险——围绝经期是这些癌症的高发期。

黄体酮制剂和黄体酮受体阳性乳腺癌之间的关系

经常有人问我这样一个问题：被检测出黄体酮受体阳性的乳腺癌患者补充黄体酮是否安全？对乳房活检显示黄体酮受体阳性意味着什么，很多人感到困惑不解，特别是对于那些在诊断时使用生物同质性黄体酮的女性。

事实是，所有黄体酮受体阳性的乳腺癌患者，雌激素受体也呈阳性。众所周知，雌激素会刺激乳癌细胞的生长，所以许多人自然而然地认为黄体酮也会如此。事实恰恰相反，黄体酮受体呈阳性表明癌细胞对黄体酮平衡和抗癌作用有反应。

这个说法看起来自相矛盾，但请记住，血液中的激素和细胞外液中的激素是通过与细胞表面的受体结合起作用的。激素与受体的结合就像钥匙和锁一样。如果有合适的受体，激素信息就会进入染色体，打开合适的基因，产生特定的细胞效应。黄体酮向细胞发出停止增殖的信号，而雌激素则相反。因此，生物同质性黄体酮可能对黄体酮受体阳性的乳腺癌患者有益。

一般来说，雌激素受体和黄体酮受体呈阳性的乳腺肿瘤患者预后最好，因为这两种受体的存在意味着肿瘤分化较好，并且生长缓慢。

虽然我确信对雌激素受体和黄体酮受体呈阳性的乳腺肿瘤患者来说，生物同质性黄体酮是安全有益的，但这个领域依然存在很多争议，使用时请慎重考虑并咨询医生。

关于黄体酮的几点建议

• 如果你现在处于围绝经期，正在使用黄体酮乳膏或其他形式的生物同质性黄体酮，那么这不仅有助于身体创造激素平衡，还可以很好地保护你的乳房免受雌激素和雄激素的过度刺激。我建议你继续使用，除非身体内在智慧告诉你够了。

• 如果你有产生雌激素优势或雄激素优势的风险，可以考虑使用生物同质性黄体酮。与雌激素优势相关的情况如下：月经不规律、体脂率超过28%、久坐不动的生活方式、多囊卵巢综合征、子宫肌瘤、乳房压痛、高精制碳水化合物与低纤维饮食、月经周期过长以及正在补充雌激素。雄激素优势一般与痤疮、多囊卵巢综合征和男性型秃顶有关。

• 虽然在黄体酮对女性的作用上，健康专家还没有达成一致的建议，但就我个人而言，建议每个关心自己乳房健康的女性应用黄体酮，从中获得好处——尤其是在围绝经期，因为此时女性过了排卵期，体内黄体酮水平较低。大量的大豆蛋白或在葛根中发现的植物雌激素，都是黄体酮的有效替代物。最符合生理需要、女性最容易受益的方法是：每个月使用黄体酮2~3周，然后休息1周。如果你处于绝经后，就需要进行血液或唾液测试，以确保你的黄体酮没有被转化为雌激素。

睾酮

雄激素，比如睾酮，甚至是脱氢表雄酮，都可以在体内转化为雌激素，这意味着应用睾酮理论上会增加患乳腺癌的风险，因此使用睾酮时需要注意选取达到效果的最低剂量，或者选用其他替代品。

记住，选择激素疗法时，我们要充分发挥自己的智慧，做出最符合我们利益的选择，这意味着在需要的时候，我们要制定个性化激素治疗方案，使用生物同质性激素，服用能够达到效果的最低剂量。这样做之后，我们还必须摒弃控制一切的幻想，并且明白不存在完美解决方案。我们应该充分利用我们所掌握的信息，这些信息和我们一样，是不断变化和发展的。今年最好的解决方案可能明年就不是了。但是，大多数时候，我们的身体和细胞都保持着健康，因此绝大多数女性，不管是否接受激素治疗，都不会得乳腺癌。

他莫昔芬的困境

他莫昔芬通常用于治疗乳腺癌，也用于预防高危女性患乳腺癌。它类属于选择性雌激素受体调节剂。选择性雌激素受体调节剂还包括雷洛昔芬，可用于预防和治疗骨质疏松症，也被推荐作为绝经后女性服用他莫昔芬的替代品。研究表明，他莫昔芬对乳腺炎的抗雌激素作用可以延长雌激素受体阳性乳腺癌患者的无病期和总体生存率。作为美国最常见的抗癌药物，数百万女性服用过它。

他莫昔芬存在很大的副作用，其雌激素特性和抗雌激素作用都有可能带来健康风险。一些研究人员担心，它对脑组织的抗雌激素作用可能会增加女性患痴呆症或抑郁症的风险。[123] 根据我的经验，很多女性在服用他莫昔芬后患上了抑郁症，但却没通知医生，因为她们不想打扰医生。对更年期女性来讲，患抑郁症的风险更大。他莫昔芬的雌激素特性会导致子宫内膜发生变化，如非典型增生（异常增厚）、长息肉以及患侵袭性癌症。服药时间越长，风险越大。[124] 这意味着，任何服用他莫昔芬的女性都需要通过超声波或其他手段定期检查子宫，以确保不会患上子宫癌。他莫昔芬存在的另一个问题是，如果一位女性持续服用超过 5 年，那它可能不再具有抗雌激素的作用，而开始像雌激素一样发挥作用。[125] 换句话说，如果长期服用，人体就可能会对它产生耐药性，而且，如果再次患上乳腺癌，治疗出现耐药性的概率也会增加。[126] 他莫昔芬还与中风、白内障和血栓的发病风险增加有关。

他莫昔芬：预防乳腺癌

美国国家癌症研究所的一项研究显示，在 13 000 名美国和加拿大女性中，他莫昔芬将乳腺癌预期发病率从 1/130 降低到了 1/236。统计数据显示，如果女性服用他莫昔芬预防乳腺癌，其患乳腺癌的风险降低了 50%——这个数字引起了广泛注意。尽管在欧洲进行的另外两项研究并没有显示他莫昔芬可以降低乳腺癌发病率，但该药依然被批准用于预防高危女性患乳腺癌。[127]

美国国家癌症研究所预防试验包括了患病风险为 1.7% 的女性。这个"风险评分"是以盖尔模型（Gail model）为基础——该模型是由美国国家癌症研究所的统计学家在 20 世纪 80 年代末开发的，目的是利用 2.8 万名白人女性的数据来评估乳腺癌的理论风险。研发者承认，这个评估仅代表了"最好的猜测"，而非有科学依据的定论。[128] 为推广他莫昔芬而开发的新版"盖尔风险评估"从一开始就存在争议，批评者认为它夸大了风险。就连盖尔模型的原创者也指出新模型存在"三个主要不确定性来源"。然而，这些不确定性以及药物本身的风险往往被忽视了。例如，虽然女性服用他莫昔芬预防乳腺癌，但她们患子宫癌或肺部和腿部血栓的概率却是对照组的2~3倍。使用该药的女性出现中风、白内障，以及做白内障手术的情况也偏多，多数绝经后女性还出现了潮热和令人烦恼的阴道分泌物增多的症状。相当多的健康女性凭直觉知道风险大于好处，即使知道存在患乳腺癌风险，也决定不用他莫昔芬。事实证明，她们的直觉是对的。

2006年，《癌症》（Cancer）上发表了一项研究，表明患病风险较低的女性服用他莫昔芬并不会延长寿命。该研究是以一组被认为是高危（风险率≥1.7%）的50岁女性的多元群体模型为基础，考虑了乳腺癌和子宫内膜癌的理论发病率、最终结果统计，以及服用他莫昔芬的非癌症相关结果。研究人员发现，子宫完好且风险率低于2.1%的女性，服用他莫昔芬反而增加了她们的死亡率。但对于那些风险率非常高（风险率≥3%）的人，他莫昔芬在降低死亡率方面有潜在的好处。对做过子宫切除手术的女性来说，这种好处更为明显。[129]

当谈到选择性雌激素受体调节剂和乳腺癌预防的关系时，一切又回到了原点。大通福克斯癌症研究中心医学科学部科技总监V. 克雷格·乔丹（被誉为"他莫昔芬之父"）在著名的医学网站（Medscape）上曾发表文章指出，"使用该药应具体问题具体分析，因人而异，对所有患者不应一刀切，医生应审慎使用"。[130]我十分赞同这个观点。

2009年，一项对1 000多名雌激素受体阳性的乳腺癌患者进行的研究表明，在切除乳房肿瘤或切除乳房后，服用他莫昔芬至少5年的女性，其健康乳房患雌激素受体阳性乳腺癌的风险增加了4倍以上。这种癌症十分罕见，且更具有侵袭性，也更难治疗。[131]使用他莫昔芬不到5年并不会导致雌激素受体阴性乳腺癌，但女性要想获得他莫昔芬的全部益处，则至少需要连续服用5年以上，所以这个发现并不能缓解人们对该药物的担心。

总之，虽然大多数乳腺癌患者通过服用他莫昔芬降低癌症复发的风险，但事实上，25%的女性会增加患更致命的乳腺癌的风险。因此，我不是很建议大家服用他莫昔芬。该药还会增加血栓、中风和子宫癌的发病风险。

关于他莫昔芬和其他选择性雌激素受体调节剂药物的几点建议

• 如果你已经在服用他莫昔芬，感觉不错且没有副作用，那么我建议你坚持服用，但不要超过 5 年。

• 如果服用他莫昔芬能显著降低你对乳腺癌的恐惧，让你不慌张，那你就一定要服用它。如果你亲眼看见你的姐妹或母亲死于乳腺癌，那你更应该服用。在这种情况下，他莫昔芬的整体好处——包括你想做一些事情保护自己的感觉——可能远远超过了它的风险。

• 记住，和他莫昔芬比，雷洛昔芬只是变了个名称，实际上仍然是"换汤不换药"。尽管制药公司宣传该药比他莫昔芬副作用小很多，但副作用依然非常明显。同时请记住，雷洛昔芬只适合绝经后女性服用。

• 如果你得了乳腺癌，服药前一定要咨询医生，针对你的癌症类型你是否能够服用他莫昔芬，以及如果服用它对治疗你的癌症有好处，最长需要服用多长时间。记住，他莫昔芬和雷洛昔芬都不能降低患雌激素受体阴性乳腺癌的风险，这种癌症浸润性更强。

• 如果你患乳腺癌的风险正在增加，那么请按照我在本章前面给出的建议来降低风险。如果你的风险率 ≥ 3%，与你的医生讨论选择选择性雌激素受体调节剂，但同时也不要忽略自己内心智慧的指引。

• 如果你选择服用他莫昔芬或雷洛昔芬，那你应定期进行健康检查，包括子宫内膜异常和白内障的检查。

• 要想减少他莫昔芬的副作用，你可以食用大豆或葛根，服用补充剂，并遵循前面介绍的饮食指南进行调理。

• 服用他莫昔芬的时间不宜超过 5 年，除非你和你的医生都坚定地认为根据你个人情况，服药更好。

治疗乳腺癌药物：曲妥珠单抗和芳香化酶抑制剂

曲妥珠单抗

有两种药物在治疗乳腺癌上极具前景。一种是曲妥珠单抗，它专门针对一种名为 HER-2/neu 的蛋白质——20%~30% 的乳腺癌患者体内都有这种蛋白质。这种药物通过阻断癌细胞接收化学信号的能力，从而减缓或阻止癌细胞的生长。它还可以通过提醒免疫系统摧毁药物附着的癌细胞来起作用。虽然传统上它只用于治疗晚期乳腺癌，但研究已经证明，曲妥珠单抗可以延缓早期乳腺癌患者肿瘤的生长和扩散。美国临床肿瘤学会在 2005 年 5 月的会议上提出证据表明，曲妥珠单抗可将患者的乳腺癌复发风险降低约 50%，死亡风险降低约 33%。（FDA 批准，HER-2/neu 阳性胃癌晚期患者在化疗时可同时服用该药。）然而，这种药物并不是灵丹妙药——而且，研究发现，该药物还会增加心力衰竭的风险，风险虽很小，但切实存在。如果你患了乳腺癌，应对肿瘤进行 HER-2/neu 基因检测。

芳香化酶抑制剂

另一种极具前景的药物是芳香化酶抑制剂（包括阿那曲唑，商品名为瑞宁得；来曲唑，商品名为芙瑞；依西美坦，商品名为阿诺新）。这些药物通过抑制肾上腺分泌、脂肪储存、乳房和其他组织将类固醇前体转化为雌激素，从而降低体内雌激素水平。女性在绝经后如果处于乳腺癌早期，服用此类药物可以降低癌症复发的概率，并延长复发的间隔时间。早期一项试验结果显示，瑞宁得平均延迟了肿瘤 11.1 个月的生长。（他莫昔芬仅能延迟 5.6 个月。）虽然一开始有证据表明，芳香化酶抑制剂会增加心脏病、关节疼痛、骨折以及骨质疏松症的发病率，但 2010 年的一项研究表明，其副作用比之前认为的更严重。（我在和很多服用此药的女性讨论后证实了这一点。）在美国癌症研究协会年度会议上发表的一项研究指出，与健康女性相比，服用此类药物的女性出现潮热、乳房敏感和胸痛的可能性增加了 5 倍；发生盗汗、出冷汗和脱发的概率增加了 4 倍；出现腿部抽筋、体重增加、睡眠障碍、小睡和健忘的状况增加了 3 倍。[132] 但是，这些副作用对一些人来说可能是好消息。2008 年，一项包括了近 4 000 名乳腺癌患者的研究表明，服用阿那曲唑 3 个月内出现关节症状的女性其癌症复发的可能性降低了 10%，而那些报告有血管舒缩（潮热）症状的患者其癌症复发的可能性降低了 6%。[133] 服药 3 个月后，同时报告了关节症状和潮热症状的女性，其癌症复发的可能性降低了 11%。另一项研究也表明，这些药物确实对治疗 DCIS 有效，但由于 98% 的 DCIS 不会变成浸润性癌症，这些药物的风险可能比患乳腺癌的风险更大。

总之，请记住，乳腺癌的治疗不仅关乎生理方面。不要愚蠢地认为只有吃药才能保证身体健康，要想保证乳房组织健康，我们不仅需要健康的身体，还需要健康的心理。在付出的同时，我们也要学会完全接受。我们必须敞开心扉，学会在日常生活中创造更多可持续的快乐。没错，偶尔我们可能需要吃药或者做手术，但绝大多数时候，我们需要的仅仅是本章以及全书其他章节强调的自然方法：健康饮食、锻炼身体、戒烟、减少或不喝酒、充分表达自己的感受，爱人和被爱。

第十四章

用心生活，呵护心脏

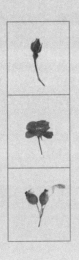

女性进入更年期后，心脏病、高血压和中风的发病风险显著提高，我们的心脏和血管网络（负责将营养输送到我们身体的每个细胞）前所未地向我们大声疾呼，要求我们聆听它们的需求，感受生活的美妙乐趣。中年阶段的心脏病死亡率高于其他任何阶段，因此，在中年保护心脏健康，就是在拯救我们的生命。

尽管死于心脏病的女性是死于乳腺癌的 5 倍，但医生会因漏诊乳腺癌而经常被病人控告，却很少因未诊断出心脏病而被控告。统计数据显示（不一定适用你），每两个女性中就有一个最终会死于某种心脏病，不是心脏病发作就是中风（中风是大脑的"心脏病"）。相比之下，女性死于乳腺癌的人数只占死于心脏病的 1/25。

很多女性直到确诊前，都不知道自己心脏有问题。而且，由于乳腺癌被视为来自外界的入侵者，无论严重与否，一旦出现，我们就会进入战斗的状态。但对于心脏，你不能与之对抗。相反，如果你想让自己心血管健康，在余生中充分滋养你身体的每一个器官，使之充满活力，那你就必须听从心脏的指示。事实上，研究表明，保持你的心血管系统健康也有助于维持大脑健康。[1]心脏一直在向我们传递信息，直接而明了，如果我们能够耐心倾听，必将获益无穷。

心脏有话说：我的故事

在第三章，我和大家分享了我的第一次空巢体验——我开车去夏令营接女儿，然后带她去达特茅斯大学参观，回家3个小时的车程里，我在开车，女儿一直在睡觉。在那一刻，我真切地认识到，她即使在我旁边，也治愈不了我内心的空虚。这仅仅是故事的开端。第二天早上，我出去散步。走了一半时，我感觉喉咙疼，连带着下颌也开始疼。不管我做什么，都无法消除疼痛，好像有一个拳头在挤压我的食道。我一边走一边想这是怎么回事儿。当我到家时，喉咙依然很痛。于是我打电话给一个精通身心医学的朋友，她立刻赶了过来。（如果我心脏病发作了，她会马上叫救护车或开车送我去急诊室。）

喉咙属于第五情绪中枢，和沟通有关，所以我在想自己是不是想说些什么。但我的朋友提醒我，我很善于表达自己，从来没遇到过困难。相反，我们家坚忍克己的传统和心脏病遗传都指向第四情绪中枢出了问题。我们两个坐了下来，试图弄清楚这是怎么回事儿，结果发现我喉咙和下巴的疼痛实际上起源于我的心脏。同时，我想起，女性心脏病发作的典型症状通常出现在颈部、下巴和上胸部。当我回顾过去24个小时发生的事情时，我发现，真正的"心痛"源于与女儿重逢时的失望和悲伤——在这次团聚中，我渴望有人陪伴的需求并未得到满足。此后，同样的疼痛又复发了几次，尽管没有任何迹象表明我有任何心血管疾病。每一次疼痛传递的信息都是一样的：感到悲伤（或者恐惧），向自己敞开心扉。我确信，这种痛苦是心脏血管收缩直接导致的，而要想敞开心扉生活，就需要释放压抑的情绪。

心痛

现在回想起来，我终于明白自己当时为什么会心痛。在去接女儿之前的几天里，我一直憧憬着我们的重聚会是多么温馨。在出发前，我做了充足的准备，预想了她所有的情感和身体上的需要。我以为她的归来会帮助我走出离婚的伤痛。现在回想起来，我发现，和她在一起时，我希望她能够像我对待她那样对待我。除了一起开车回来，我希望她能陪我购物，和我一起吃顿饭，但我并没有直接提出这些要求。我从来不想成为这样的母亲——我为了你做了那么多，你至少和我一起吃顿饭。我不想强迫孩子陪我，照顾我的需求。这种照顾掺杂了内疚和义务，我不想要，于是我走向了另一个极端。例如，我从来没有想过，偶尔请女儿和我一起度过一个晚上或一天，是完全没问题的。相反，我让女儿和我自己相信，我可以满足自己的所有需求，最终逼迫我的心脏代我痛苦发声。当付出和接受失去平衡时，我的心脏就会大声提醒我。

坚忍的心：家族遗传

我很少索取，不知不觉中继承了父母坚忍克己的性格，而这种性格很容易引发心脏病，它认为没有期望，就不会失望。相反，你可以通过付出得到爱。如果你足够强大，有能力去满足自己的需要，就永远不会感到受伤害，也永远不会面对可能的拒绝。

在小女儿回来之前的三个星期里，我把房子彻底重新装修了一遍，私下里想打造一个令自己舒服的环境，但这并不是全部，其实也是为了让我小女儿高兴。在我的想象中，在新装修的家庭活动室里，她可以和朋友熬夜看电影，而不必再担心打扰到我。我希望得到她们的认可。

在小女儿回到家后，我迫不及待地带她参观新房间，期待着她的惊叹和赞美。她简单看了一圈，说她很喜欢，问我为什么会选择那么特别的沙发垫，然后坐下来，回复朋友留言，给朋友打电话，一连打了6个。

在她热情地和朋友聊电话时，我卸下车上的行李，感觉就像一个非常贴心的出租车司机。当孩子还小时，我只需为她们提供一个温暖、安全的成长环境，但现在，我想要更多，而当时我还不知道这一点。我只是模糊地感觉到我自己心里很不满意。但是，对一个健康的女孩而言，16岁正是社交活动逐渐频繁的年龄，我女儿的行为完全正常。

我为什么这么伤心？为什么第二天早上会胸痛？这当然不是女儿的问题。我的心脏想要告诉我什么？在随后的几天里，我逐渐明白，令人心痛的坚忍克己的性格已经过时，是时候放弃了。

说出心声，保护心脏

就像母亲一样，我从小就被教育要让家庭和睦，给丈夫和孩子一个舒适的家是我的职责。在婚姻中，我也是这样做的——大部分时候我都是一个人撑下来的。在我和我丈夫分居后，我一如既往地努力工作，相信通过我的努力，会让孩子们过得很好。事实是，让孩子们摆脱我离婚带来的阴影已让我心力交瘁，同时，无法再维持温馨快乐的家庭生活也让我很伤心，以至于我忽略了一个事实，那就是我也有情感需求，我也因离婚而受到伤害，我也很伤心。

离婚带来的伤痛不可避免，为了保护孩子们免受这种痛苦，我一直在尽我所能维持一个幻觉：我们的生活并没有改变。我从不告诉她们有多少账单要付，一个家要如何维持，从来没有让她们帮过我。但我的心脏向我发出了警告，用疼痛告诉我，这种应对方式不行。

理智上我很清楚，在这段困难时期，保持身心健康无疑是我能给女儿们提供的最大帮助和支持。胸痛是一个信号，告诉我如果我想保护女儿们，就应该照顾自己的需求和愿望。当我开始关注自己的需求时，上胸部和颈部的疼痛就完全消失了——每当这种痛苦再次出现时，我立刻就明白，我的心在跟我说话。

步入中年，我内心深处埋藏着一种无价值感——记忆里，因为这种无价值感，我一直想通过为别人服务证明自己的价值。就我的家庭而言，虽然我一直在付出，但潜意识中我仍然感到非常愧疚。我舍不得深爱的工作，但同时又觉得自己应该在家做全职家庭主妇。我尽我所能地弥补工作占用的时间——至少我告诉自己一定要这样做，想尽办法让自己变得高效和快乐，希望带给我亲近的人稳定而快乐的生活。我的期望不过如此。

坚忍克己的性格，以及对自我无价值感的认知，致使我从身体到心灵都几乎不存在"接收点"，即使有人预见了我的情感需求，并想要满足我，我也接收不到。换句话说，即使有人想要像我照顾我丈夫和孩子一样在我身边陪伴我，我也不会敞开心扉去接受，甚至根本意识不到。音乐一直在播放，但我的无线电根本就不在那个频道上，当然接收不到。

离婚让我意识到那些朋友的存在，他们一直在我身边，也将永远在我身边。首先，我必须敞开心扉，在感到极端脆弱和无助时，勇于寻求帮助，在他人伸出援助之手时，也要欣然接受。这对我来说并不容易。相比于过去，这种生活方式显然更好。经过练习，慢慢地我学会了正视自己的内心，也更容易接受他人的帮助了。

多年来，我看到，很多女性通过取悦别人来让自己被接受。我的一个朋友告诉我，她无论什么时候感觉自己格格不入时，都会采用传统的方式来缓解压力：做大扫除、买东西或者为他人做饭。

当第一次意识到这种思维模式扼杀了我们内心的活力和精力时，我们往往会先谴责自己——这只会进一步消耗我们的心神。首先，我们每个人都必须承认，那些在成年时期让我们心口疼痛的模式开始于童年时期对困难环境的成功适应。当时那样的模式很有用，所以我们成了今天的样子。因此，当认识到这些模式时，我们要做的第一件事就是祝贺自己。现在回想起来，我无法想象那种无视自己渴望的生活。现在，我知道我的渴望源自我内心的需求，忽视它们会对健康造成危害。

渴望联系，但更需要自由

我并不是说，到了中年就应该放弃照顾他人。真心为他人付出，不以得到爱和认可为目的，才有助于心脏健康。但绝大多数女性在学会平衡联系和自由的需求之前，根本认识不到这一点。就像自主神经系统的副交感神经和交感神经一样，二者平衡才能时刻精确地控制我们血管的伸缩。同样，我们既需要联系，也需要自由。丹麦作家兼教师南纳·艾达·斯文森贴切地阐述了平衡的意义：

> 心脏渴望与人联系。但令人悲哀的是，很多人为了和他人建立联系而牺牲了和自我的联系。我注意到，当我试图按照别人的期望而活，成为他人希望我成为的样子，无视自己的情感时，我内心一点点开始变得死气沉沉。当原本应该发自内心的慷慨、同情和关怀被扭曲时，所有的活力、慷慨、创造力和真实的自我表达也都随之消失了，留给我的只有满身疲惫。满足他人的需求和期望，符合他人的要求，成为一个可依赖的人，需要花费大量的精力。爱和安全感充满了诱惑力，为了获得它们，必然要付出代价。别人满足我们的需求需要付出代价，同样地，当我们

需要陪伴时，一样要付出。在很多夫妻的脸上，你可以看到这一点。你可以看到被压抑的愤怒与默然。心灵渴望联系和爱，但也渴望自由。[2]

心血管疾病：阻塞生命之流

血管疾病的部分原因是血管中脂肪氧化沉积导致血管钙化，最终导致血管和心脏损伤。每年有 9 万名女性死于中风，中风可比作大脑"心脏病"。心脏病和中风都是由血管堵塞引起的，差别在于发作位置不同。除了动脉硬化斑块的沉积，沮丧、焦虑、恐慌和悲伤等情绪也会导致血管收缩，从而阻碍血液自由流动。[3]

你的心脏每天跳动约 10 万次，每年跳动约 3600 万次。任何引起血管收缩的现象都会加重心脏和血管的工作负担。显然，情感和身体因素都能对创造或维持心脏健康产生影响。在多年实践中，我发现，很多女性虽然胆固醇水平很高，但因为生活幸福快乐，都健康地活到了八九十岁；也有一些女性虽然胆固醇水平正常，但因为生活中长期抑郁、焦虑和不满，在 50 出头心脏就出现了问题。（心脏病病例中，胆固醇水平正常的人占了 50%。）[4]

一旦出现心血管问题，你整个身体都会受到影响。虽然我们大多数人到了中年才采取措施预防或治疗心脏病，但实际上，人在胎儿时期心脏病就已经存在了。例如，大量证据表明，出生时体重过轻的婴儿，几十年后患心脏病的风险就会大很多，这可能是因为子宫内的压力导致其心血管系统不发达。[5] 例如，著名的博加卢萨心脏研究（Bogalusa Heart Study）发现，心脏病的初期症状最早在儿童 9 岁时就出现了。[6]

不管心脏病的潜在风险（比如不健康的饮食或者缺乏锻炼）是否明显，从因为害怕失望和沮丧而关闭心房的那一刻起，我们就已经埋下了患心脏病的隐患。心脏病的发展，最后主要取决于我们是否能够学会充分感受和表达自己的情绪，理清情绪所表达的需求。人活一世，死亡和损失不可避免，因此充分表达情绪、满足自身需求尤为重要。

到了中年，心脏要求我们清醒过来，活出真实的自我，按照自己的意志生活，所思、所想和所做保持一致，过好每一天。正如芭芭拉·克洛所写："如果一个人对自己或他人说谎，只想着操纵、控制他人，或者远离他人，那么这个人自然不会敞开心扉。"她继续解释说："我们要关注身体体验，当生命能量流入时，我们可以真实感受到心的敞开。我的很多客户反馈说，心脏区域有灼烧感。"如果我们不听从身体的指挥，不给心脏提供能量，不充分表达情感，不愿意合作，不关心自己对生活的渴望和需求，就很可能得心脏病、高血压、中风和痴呆症。

当中年有勇气敞开心扉时，事实上我们就是打开了一扇大门，这扇大门把我们带向了比小时候更加充实、更加快乐的生活。只有这时，我们才拥有成年人的技能和力量，引导能量，敞开心扉。克洛写道："心打开，智慧大门就会打开，这是世界上最奇妙的事情。敞开心扉的人具有惊人的力量。"[7]

关于心脏病

- 心脏病虽然始于儿童时期，但通常直到绝经期才表现出来。
- 心脏病（包括高血压和中风）是 65 岁以上女性死亡的最常见原因。[8]
- 心脏病发作通常在晚年，且女性的死亡率是男性的 2 倍。[9]
- 1/2 女性最终会死于冠状动脉疾病或中风。
- 1/30 女性死于乳腺癌，1/6 女性死于心血管疾病。[10]

心悸：心脏预警

毫无疑问，更年期的心悸与激素变化有关，但根据我的经验，许多中年女性的心悸主要是由于越来越多的能量试图涌入心脏，并出现在生活中。到了中年，我们的心脏和身体变得越来越敏感，原本对我们影响不大的事物，如咖啡因、精制碳水化合物、阿斯巴甜、酒精或味精，都可能过度刺激我们的心脏。不仅如此，那些恐怖、暴力或消极的新闻、电影、书籍或者人，我们都应该尽量避免接触。

下面这封信来自我的一位读者特丽，她的症状是典型中年心悸的表现。

我今年48岁，身体健康，没吃过任何处方药。我每周散步5次，去健身房做2次负重练习，月经依然很规律，而且饮食很健康，不过也许可以更好。我每天喝一杯咖啡，但通常不喝软饮料。大约一个月前，有一次晚饭吃得有些油腻，我喝了一大杯咖啡，然后开始感觉心跳加快。我能感觉到心脏的跳动，它好像要跳出胸口。一连几天都这样，我便去看了医生。她给我做了心电图，结果显示有点不正常，于是她又安排我做负荷超声心动图和动态心电图监测。在我做这些检查时，心悸已经停止，所以结果显示一切正常。大约一周后，心悸又开始了。我戒掉了咖啡，并且增加了瑜伽练习量。除了服用多种维生素，我还开始补充更多的镁。我一直努力，试图找出发病的征兆，但一无所获。很多个晚上，当我躺在床上时，心悸就会开始，尤其是向左侧卧时，尤为严重。我的医生建议我小剂量服用 β-受体阻滞药。我告诉她，我想先试用几个月天然黄体酮乳膏，因为我觉得心悸可能与激素变化有关。我不想服用心脏类药物。但因为心悸，我经常半夜惊醒，感觉很不舒服。我的心悸真的和激素有关吗？

我建议特丽采用我在本章中介绍的保持心脏健康的计划。显然，到了中年，她的心脏变得敏感，她不仅要平衡自由和联系的需求，同时也要用心滋养自己的心脏。我相信她的直觉，同意她开始使用一些天然黄体酮软膏，以平衡潜在的雌激素优势。黄体酮对神经系统也有镇静作用，这有助于改善她的睡眠。另外，她的心脏告诉她戒掉咖啡。一杯咖啡中的咖啡因需要10个小时才能被代谢掉，因此会在很长一段时间内刺激中枢神经系统和心脏神经。

对许多女性来说，一旦开始使用黄体酮或雌激素，停止摄入咖啡因，并调整饮食，使血糖和胰岛素水平恢复正常，心悸就会立即停止（详见第七章）。但与此同时，发现自己内心的渴望也很重要。我的一个心悸病人发现，在她要求升职后，心悸很快就停止了，而之前她一直没有勇气这么做。升职后，她发现工作带给她前所未有的满足感，而她的心悸再也没有出现过。

心—脑联系

回顾一下，绝经前后的情绪和心理变化对整个生命周期的影响，就像月经前一周对月经周期的影响一样。那些在绝经前就已经存在，但一直被回避的问题，例如"我该辞职吗""我该继续这段感情吗"，一下子都冒了出来，催着我们去解决。虽然患有心悸的女性总是和我说，她们已经检查过自己的生活，并没有发现令她们困扰的问题，但我的经验告诉我，只有当我们无法通过其他方式"听到"这些问题时，我们的身体才会和我们说话。爱情、灵魂或情绪在需要关注时，一般会通过心悸表现出来。如果我们愿意敞开心扉去理解它们的意思，那么我们就给了自己一个聆听心声的机会。如果我们听从心的教诲，症状自然就会消失。（见图14-1）

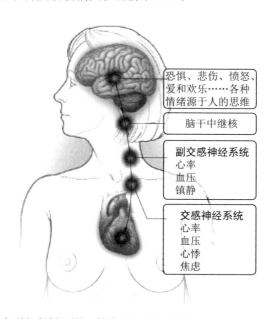

恐惧、悲伤、愤怒、爱和欢乐……各种情绪源于人的思维

脑干中继核

副交感神经系统
心率
血压
镇静

交感神经系统
心率
血压
心悸
焦虑

注：通过交感神经和副交感神经系统，情绪对心脏和心血管系统产生直接的生理影响。
图14-1　心脏和情绪的联系

斯蒂芬·赫特夏芬博士在《心数解决之道》（*The Heart Math Solution*）一书的前言中写道："心脏是一个物体，一个自然跳动的器官，心脏爱自己。"[11]记住这一点，我们就要认真对待心脏，并照顾好它。由于我们的大脑和心脏之间存在复杂的联系，因此我们的思想和情感会对心跳产生巨大影响。

以突发心源性猝死为例，在美国，突发性心脏病每年会夺去45万人的生命，但针对心脏本身的研究对于这一问题的解决几乎没什么帮助。心源性猝死是由一种被称为心室颤动（VF）的严重心律失常引起的，即心肌电出现异常，快速乱颤，导致心脏不能泵血。

虽然，无明显心脏病的人也可能自发心室颤动，但心室颤动常见于心血管血流出现某种病理障碍的人身上。这种情况通常发生在一个人面临重大精神压力时，如失去亲人、工作无保证或婚姻关系紧张。精神压力是否会对心脏造成生理性影响，因人而异。[12]

心脏的补品：欣赏和感激

美国心脏数理研究院位于加利福尼亚州，是一家非营利性研究教育机构。该研究院一直致力于证明并应用情绪和心脏协调之间的密切联系。心脏协调是指心脏每隔一次跳动的变异性——副交感神经系统和交感神经系统平衡的衡量标准。我常把副交感神经系统比喻成刹车，而把交感神经系统比喻成加油。任何一个过量都会导致心律失常。当我们生气或情绪不安时，两者之间的活动就会不同步，这时就会出现心律失常。随着时间的推移，经常性心律失常会降低心脏协调性。即使没有其他危险因素，心脏的协调性也是心脏病发作的高预测因素。但是，当心脏跳动有序而平衡时，心律节奏就会和谐有序，心脏功能也会达到最佳。

大量证据表明，心脏的电磁场比大脑的电磁场强5000倍。这就是为什么无论我们怎么想，我们实际的感受才是最重要的。[13]每次都是这样，毫无例外。你可以欺骗你的大脑，但无法欺骗你的心。

心脏的功能实际上也会影响激素的功能。美国心脏数理研究院的罗林·麦克拉迪博士指出，每天15~20分钟的心脏协调性练习，有助于提升脱氢表雄酮水平。[14]脱氢表雄酮主要产生于肾上腺，其次是卵巢，是性类固醇激素的组成部分。有了足够的脱氢表雄酮，身体才能产生适量的雌激素、黄体酮和睾丸激素。这充分证明了思想对身体有强大的影响，绝对不能忽视思想的作用。

性别歧视和心脏病：文化遗传

几千年来，我们的文化对男性心脏的重视远高于对女性心脏的重视。内心强大，充满梦想、欲望和渴望的女性，以及内心脆弱、易受伤害的男性，都饱受传统文化的折磨。事实如下：

• 尽管男女心血管系统不同，但绝大多数关于心脏病及其治疗的研究都是以男性为研究对象的。

• 女性心脏和大脑的联系也和男性的不同。和女性相比，男性具有大脑功能偏侧化优势，这意味着大多数男性通常一次只使用一侧大脑半球，而且是左脑，左脑与线性、逻辑思维有关。女性通常同时使用两个大脑半球，且使用右脑更频繁一些。右脑则与音乐、情感、直觉和自身体验有关。有趣的是，心脏和右半脑之间的神经元连接要多于和左半脑之间的神经元连接。因此，不管什么时候，女性与心脏之间的神经和情感联系都比大多数男性的更紧密。

• 因为大脑和心脏联系的不同，所以女性心脏病患者的症状与男性的必然不同。[15]男性心脏病发作时，症状一般表现为胸痛，从胸骨下开始扩散到下巴和左臂。女性心脏病患者可能根本不会出现胸痛。相反，女性的主要症状可能表现为下巴疼和消化不良（不列颠哥伦比亚大学护理学院的玛莎·麦凯做了一项研究，研究认为在非急性血管成形术过程中，男性和女性都可能感觉胸部不适，但显然，女性除了胸痛，还出现了其他部位不适，如脖子、下巴或喉咙不适）。[16]女性心脏病发作，首先出现的症状可能是充血性心力衰竭，除了心电图上的异常变化，几乎没有什么其他明显迹象。女性也许会死于无声的心脏病发作。[17]女性一旦出现胸痛，其心脏功能障碍往往比男性更严重，但很少有女性会找心脏专家做彻底的检查。

• 直到最近，还有很多医生没有意识到男女心脑联系的差异。这导致的结果就是，很多女性的心脏病很严重，但却没有得到充分的诊断和治疗。事实上，接受急性导管、血管成形术、溶栓或冠状动脉搭桥手术的女性人数仅为男性人数的一半，在医院中，死于心脏病的女性却是男性的 2 倍。

• 女性在出现胸痛或心跳加速时，常伴有焦虑和抑郁情绪，在就医时，医生首先考虑的病症为情感障碍，而不是心脏病。的确，情绪紊乱（包括抑郁、恐惧、恐慌和焦虑）在女性中出现的频率是男性的 2 倍，紊乱不仅存在于女性的大脑中，还会影响到她们的身体。我对外祖母极清晰的印象之一就是，在晚上她经常使劲儿扭绞自己的双手。虽然她总是看起来很愉快，待人友善，但她的双手暴露了她内心的不平静。外祖母在 68 岁那年死于突发性心脏病。

• 如果一个男性表现得很有压力，很容易让人联想到心脏病，即使他自己不愿意承认。

• 和男性相比，女性血管较细，组织结构也有所不同。这就是冠状搭桥手术和血管成形术对女性的效果不如对男性的好，以及女性术后死亡率比男性高的原因。在同样冠状动脉正常的情况下，女性心脏病发作，患心绞痛和心肌缺血的风险也高于男性。如果一位女性出现了症状，但血管造影显示正常，并不意味着她没有心脏病。

• 女性心脏病发作后，即使接受了治疗，早逝率也高于男性。这种差异是由于平均诊断年龄较大、血管狭窄、并存疾病的频率较高，还是由于医疗护理不足或延误，研究人员目前还不清楚。

• 思维和行为模式与心脏病息息相关，但男女有别。导致男性心脏病突发猝死的原因主要和一种被称为"A 型行为"的模式相关，即竞争意识强，对他人充满敌意思维和行为。这一点还没有在女性身上得到证实，但也不是说男性天生就比女性更具敌意，只不过女性与男性表达敌意的方式不同。有研究表明，不管男性还是女性，敌意行为和动脉硬化相关性都始于 18 岁。[18]但男人倾向于向外界展现敌意和沮丧，而女人被教导这是不可接受的，不是淑女所为。于是，女性学会了把敌意和沮丧憋在心里，最终导致严重的心脏病问题。[19]

以炉子上的两壶水为例，右边的水壶——代表女性——即将沸腾，盖着盖子，而左边的水壶——代表男性——达到沸点，没有盖盖子。男性发怒时犹如壶里猛烈沸腾的水，伴随着大量的蒸汽和噪声。典型的心脏病发作时，男性会把愤怒宣泄出来（水沸腾了）。而代表女性的壶永远不会沸腾，但热度依然存在，最后的结果可想而知，水蒸发了，壶裂了。但是因为没有噪声和蒸汽，所以没有人知道。女性的心血管系统也会发生同样的情况。

在过去几年里，男女在这些方面的差异已经引起了医疗保健从业者的关注，他们要求对有焦虑和胸痛等症状的女性进行心血管系统的全面评估。随着社会的发展，对心脏病治疗中存在的性别偏见，我们认识得越来越深刻。

如何降低患心脏病的风险

降低患心脏病的风险很容易，首先就是了解它是什么，以及它是如何随着时间推移而形成的。我们先看一下动脉的解剖结构。动脉的内壁有内皮细胞，这些细胞分泌一氧化氮气体，负责把血液从心脏输送到身体的所有其他器官和组织。若一氧化氮在健康的血管内壁产生，产生的同时几乎立刻就传输到身体的各个部位。一氧化氮使血管扩张，从而促进循环，但它的作用不止于此。一氧化氮是一种超级神经递质，能够影响和平衡所有其他神经递质的水平，包括血清素、多巴胺和内啡肽等。如第二章所述，大脑在思考时，全身都会释放神经递质。事实上，肠道产生的神经递质比大脑多。正是因为一氧化氮的存在，心脏才能有效调节情绪和行为。（请注意，抗抑郁药如百忧解的作用是增加血清素。血管中的一氧化氮在适当的情况下会自然增加血清素。）你可以通过定期锻炼、体验各种快乐、补充抗氧化剂、多吃水果和蔬菜，以及积极的思想和情绪来提高一氧化氮的水平。事实上，研究发现，女性做一次 20 分钟的有氧运动，在此后 24 小时内一氧化氮水平都会增加。一氧化氮和我们的健康息息相关。

除了一氧化氮，血管内皮细胞也分泌抗凝剂（防止血栓、冠状动脉阻塞、心脏病发作和栓塞性中风的分子）和促凝蛋白（pro-clotting proteins，防止出血或出血性中风）。如果内皮细胞受损，不能产生足够数量的一氧化氮，或者产生过多的促凝因子（pro-clotting factors，这些因子与应激和随后的细胞炎症有关），那么心脏病发作或中风的风险就会上升。

如前所述，从还是个胎儿起，饮食、遗传倾向和情绪控制等因素就开始对整个心血管系统（包括动脉）产生影响。下面一起了解一下动脉粥样硬化的三个发展阶段。

1.**脂质条纹沉积**：脂质条纹可能在儿童时期就会出现。血管内皮细胞表面的免疫细胞，即巨噬细胞，会吞噬经过的低密度脂蛋白胆固醇。脂肪滴聚集会导致脂肪条纹在冠状动脉和主动脉中形成。低密度脂蛋白胆固醇和动脉斑块的其他成分，不会附在血管壁的内皮上，除非这些血管壁出现损伤。损伤一般都是自由基损害细胞导致的，而精加工食品、食用错误脂肪、环境毒素（如香烟）、应激下释放的化学物质、营养不良的饮食结构等因素的单独作用或综合作用，都有可能导致自由基损害细胞。

2.**纤维斑块形成**。随着时间的推移，脂质条纹变大，导致内皮细胞下面出现疤痕，最终成长为斑块。斑块或纤维脂肪组织多出现在主动脉、冠状动脉和颈动脉中。颈动脉负责向大脑输送血液，一旦出现斑块，就会引起中风。斑块会形成半球状的凸起，中心是胆固醇结晶。

3.**复合性病变**。随着时间的推移，半球状斑块越长越大，阻塞血管，最终导致血流变小，随之供向身体组织的营养和氧气也下降——就像矿物质堆积堵塞管道一样。钙化斑块可能会溃烂，此时，血管破裂和出血的风险就大大增加，最终导致中风或出血。钙化的动脉有可能会断裂，碎片随着血液流动到其他地方，阻断其他地方血液流动，从而也会引起中风（脑组织死亡）、心脏病（心脏组织死亡）或身体其他部位的组织坏死。

引发动脉硬化的疾病有很多，包括糖尿病、胰岛素抵抗、高血压、饮食中精制碳水化合物过多和抗氧化剂过少、甲状腺激素减少，以及遗传性的同型半胱氨酸分泌过多。

如何判断血管是否健康？

医生很难通过颈动脉杂音、心脏跳动声或心脏节律异常来诊断动脉硬化。如果你患有心脏病或高血压，体重严重超标，从不锻炼，饮食不良，或者吸烟，那么很有可能你已经有动脉硬化了。

大多数情况下，只有当一个人出现了心血管问题，比如中风或心脏病发作时，动脉硬化才会被诊断出来。由于血管功能不全而导致胸痛或行走困难的人通常会进行 X 光检查，即血管造影——将显影剂注入血管内，使血管可视化，从而诊断血管病变。有时，也采用多普勒超声技术诊断血管阻塞。

好消息是，动脉硬化在很大程度上可以通过调整饮食和生活方式等来预防或逆转。著名的护士健康研究对 84 000 多名护士进行了长达 14 年的跟踪研究，结果表明，那些经常锻炼、不吸烟、遵循我在第七章中推荐的饮食结构的女性，动脉硬化的风险非常低。[20] 每一位围绝经期女性都有必要请专业医生对自己的心血管状况做个全面检查与评估。检查至少应包括完整病史、心电图、血压、血脂和其他。

导致心血管疾病的高危因素

- 吸烟或有吸烟史
- 有心脏病家族史（60 岁之前发病）
- 低密度脂蛋白胆固醇水平高（＞ 130 mg/dL）
- 高密度脂蛋白胆固醇水平低（＜ 46 mg/dL）
- 甘油三酯水平过高（＞ 150 mg/dL）
- 高血压（＞ 130/85 mmHg）
- 高同型半胱氨酸血症
- 肥胖（体脂数＞ 25），苹果型身材（脂肪堆积在腰腹部）
- 腰围 ≥ 85cm
- 高甘油三酯血症腰型——对女性来讲，腰围 ≥ 85cm；甘油三酯水平 ≥ 133 mg/dL。[21]
- 牙周病
- 糖尿病
- 久坐，不运动
- 抑郁病史

胆固醇

血脂分析是为了测定、了解体内总胆固醇、低密度脂蛋白胆固醇、高密度脂蛋白胆固醇和甘油三酯的水平。下面简略介绍下血脂的正常值及意义。

总胆固醇：水平应 <200mg/dL（注意：如果你的总胆固醇水平略高于

200mg/dL，但高密度脂蛋白胆固醇也足够高，就无须担心）。

高密度脂蛋白胆固醇："好"胆固醇，水平应≥45mg/dL，理想水平为67mg/dL。研究表明，高密度脂蛋白胆固醇水平过低时，女性比男性心脏病发病率更大。与高密度脂蛋白水平正常的女性相比，高密度脂蛋白胆固醇亚型水平低（读数为35或更低）的女性患心脏病的风险增加了7倍。[22] 高密度脂蛋白胆固醇水平低是胰岛素抵抗的重要指标之一。

低密度脂蛋白胆固醇："坏"胆固醇，水平应≤130mg/dL。许多女性绝经期后，低密度脂蛋白胆固醇水平会升高，促进雌激素替代，而雌激素会降低低密度脂蛋白水平。如果你的低密度脂蛋白水平超过150mg/dL（一些医生的参考数值更低），你就会被视为冠状动脉疾病的高危人群。低密度脂蛋白胆固醇会受到自由基的损伤，在动脉中形成斑块。

甘油三酯：水平应≤150mg/dL。甘油三酯是女性心脏病发病的独立危险因素。女性甘油三酯理想水平是75mg/dL左右。和正常女性相比，甘油三酯水平超过200mg/dL的女性患冠状动脉疾病的风险会增加14%。甘油三酯高与腹部脂肪毒素和血糖升高有关，部分原因是肝脏和身体其他部位以甘油三酯的形式储存的血糖过多。

总胆固醇与高密度脂蛋白胆固醇的关系：胆固醇本身并无好坏之分。二者都对健康有益，需要在体内保持平衡。用你的总胆固醇水平除以高密度脂蛋白胆固醇水平，如果结果≤4，那么不管你总胆固醇水平是多少，患动脉粥样硬化的风险都很低。相比于总胆固醇的数值，总胆固醇与高密度脂蛋白胆固醇的比值可以更好地预测风险。请你的医生给你一份血脂分析，以便你更好地了解自己的数值。想要在中年保持身体健康，而且比以往任何时候都要好，那么，看着自己的血脂值每年都在改善，是一件十分令人激动的事情。

至2012年，55岁以上的女性中有40%的人胆固醇水平过高。[23] 虽然因为医院不同，血脂分析结果可能存在差异，但如果女性的高密度脂蛋白胆固醇水平高（≥45mg/dL），那么即使总胆固醇水平高达225~240mg/dL，也不意味着患心脏病的风险一定会增加。因为大多数关于心脏病和血脂水平关系的研究都是以男性为研究对象，所以女性的最佳血脂水平到底是多少，还需要进一步研究。我们只知道，即使女性的总胆固醇水平高于男性，其心脏病患病风险也不一定会增加。

如果血脂正常，你需要每 5 年复查一次。如果血糖过高，你就要经常复查。如果你的胆固醇水平很高，那么调整饮食习惯和补充高质量补充剂有助于迅速降低胆固醇水平。通常，积极健康的生活方式有助于调动生活积极性，激发对生活的热情，不仅有助于维持健康的胆固醇水平，还能够防止成人糖尿病和其他慢性退行性疾病的发生。健康的生活方式也有助于永久减脂。

如果你不能或不愿意改善生活方式，请至少服用 Ω-3 脂肪酸补充剂，确保你的维生素 D 水平处于最佳状态。

改善心血管危险因素

除上述指标，还有一些指标对评估心血管疾病风险十分重要。根据南佛罗里达州心血管预防研究所的医学总监、心脏病学家迈克尔·奥兹纳的说法，传统的检测方法因为仅对低密度脂蛋白、高密度脂蛋白和甘油三酯的指标进行检测，所以只发现 40% 的人有心脏病发作风险。如果同时检查血液中 C- 反应蛋白（炎症标记）、载脂蛋白-b（apoB，血液中低密度脂蛋白颗粒的数量）、脂蛋白 a（一种小而致密的低密度脂蛋白，比其他类型胆固醇的颗粒更危险），可以将这个风险数字提高到 90%。这些测试可以发现更多心脏病潜在风险人群，即使他们的低密度脂蛋白水平正常。

这些新的检测对于评估风险非常重要，因此在治疗心血管代谢疾病的病人时，医生需测量病人的载脂蛋白和非高密度脂蛋白胆固醇（总胆固醇减去高密度脂蛋白胆固醇）的水平。[24] 高危人群（已患心血管疾病或糖尿病，再加携带一项心血管疾病的额外风险因素），通过治疗，希望非高密度脂蛋白胆固醇水平 <100mg/dL，载脂蛋白-b 水平 <80mg/dL，LDL-P（低密度脂蛋白颗粒）水平 <1 000mg/dL。对那些被认定为高危人群的人来说（包括没有其他心血管疾病风险因素的糖尿病患者，以及没有被诊断，但具有患心血管疾病或糖尿病风险因素的患者），治疗的目标是非高密度脂蛋白胆固醇水平 <130mg/dL，载脂蛋白-b 水平 <90mg/dL，LDL-P 水平 <1 300mg/dL。

他汀类药物

无数女性在服用他汀类药物（如立普妥、瑞舒伐他汀和舒降之等），因为她们相信此类药物可以降低低密度脂蛋白胆固醇水平，预防心脏病，但我很担心此类药物的滥用。2009 年，一项名为"他汀类药物用于一级预防的理由：瑞舒伐他汀评估干预试验"（Justification for the Use of Statins in Primary Prevention：An Intervention Trial Evaluating Rosuvastain，缩写为 JUPITER）——大型、随机、长期、双盲、安慰剂对照的临床试验，证明了他汀类药物的作用。JUPITER 研究了他汀类药物瑞舒伐他汀对 17802 名健康男性和女性的影响。这些男性和女性的低密度脂蛋白胆固醇水平正常，但 C-反应蛋白水平偏高（有炎症的征兆）。该研究在开始两年后被审查组叫停，因为他们发现，安慰剂组的心脏病发作、中风、心绞痛和心血管疾病死亡人数增加了。数据显示，服用瑞舒伐他汀的人心脏病发作的风险降低了54%，中风的风险降低了 48%，死于其他各种原因的风险降低了 20%。[25]

尽管有上述证据，但我仍然强烈认为，医生不应该给健康女性开他汀类药物预防心脏病，在 20 世纪八九十年代，数百万女性服用倍美力，因为它被证明可以提高高密度脂蛋白胆固醇水平。但事实上，低密度脂蛋白胆固醇水平高并不是一种疾病，而且降低低密度脂蛋白胆固醇水平也不能预防疾病——正如前面所提到的，有一半的心脏病患者其胆固醇水平并不高。导致心脏病的原因是细胞炎症和动脉壁损伤致使低密度脂蛋白氧化，附在受损的血管壁上而形成斑块。JUPITER 研究告诉我们的是：炎症减少了，心脏病风险自然会降低。研究人员碰巧发现了他汀类药物降低低密度脂蛋白胆固醇水平的作用，但此类药物并非没有严重的副作用和风险。（例如，在 JUPITER 研究中，和安慰剂组相比，服用瑞舒伐他汀的一组中患糖尿病的人更多。）此外，该研究由于过早停止，并没有收集到服用瑞舒伐他汀的长期有效数据。有一些完全安全、有效的方法可以降低低密度脂蛋白胆固醇水平，不需要服用他汀类药物，比如，健康饮食、适当锻炼、减轻压力和补充营养。我认为这才是我们应该关注的地方。

注意：低密度脂蛋白胆固醇水平的"正常"数值多年来一直在不断降低，这主要是由于制药行业（为医学学术研究提供了大部分研究经费）的影响。

美国心脏协会于 2004 年建议，心血管疾病高危人群低密度脂蛋白胆固醇水平正常值降为 70mg/dL。[26] 在我看来，这太荒谬了。在其他健康指南中，高危人群低密度脂蛋白胆固醇水平的推荐值为 100mg/dL，而低风险人群的推荐值为 160mg/dL。如果你的总胆固醇水平 < 240mg/dL，而高密度脂蛋白胆固醇水平 ≥ 60mg/dL，那么你不需要服用他汀类药物。

关于他汀类药物，所有女性必须要知道，尽管它们被宣传得神乎其神，但许多涉及他汀类药物（包括瑞舒伐他汀）的大型研究并没有证明其有多大好处。下面是部分实验研究及其结果：

- ALLHAT 临床试验（2002 年公布）是世界上规模最大的针对立普妥的研究。[27] 一万名高低密度脂蛋白胆固醇患者参与试验。患者分为两组，分别为接受他汀类药物治疗组和改变生活方式组。与对照组相比，虽然服用立普妥组的受试者其低密度脂蛋白胆固醇水平确实显著降低，但两组患者的心脏病死亡率并无差异！

- 心脏保护研究（The Heart Protection Study）认为，服用舒降之 5 年的参与者与未服用该药的对照组相比，获得了巨大的好处。[28] 5 年后，服用该药的患者存活率为 87.1%，而未服用该药的患者存活率为 85.4%。但存活率和胆固醇水平的降低无关，因此两组在心脏病死亡率降低方面没有差别。

- 2002 年，日本降脂干预研究（Japanese Lipid Intervention Trail）对 47 294 例服用舒降之的患者进行了长达 6 年的追踪研究。在服用该药的患者中，有一些人低密度脂蛋白胆固醇水平显著降低，有一些则降低不明显，也有些人根本没有任何变化。5 年后，研究结果显示，低密度脂蛋白胆固醇水平和死亡率之间没有相关性。[29]

- 2003 年，一个对 44 个临床试验（涉及 9 500 名患者）的荟萃分析发现，服用他汀类药物的死亡率与不服用的死亡率相同。更令人担忧的是，65% 服用他汀类药物的患者出现了副作用，因此许多人退出了研究。总之，他汀类药物在降低死亡率方面没有任何益处。[30]

- 2003 年，ASCOT-LLA（盎格鲁—斯堪的纳维亚心脏终点研究降脂分支）研究比较了立普妥和安慰剂对想维持低密度脂蛋白胆固醇正常但带有患高血压和其他心脏病危险因素的人的益处。[31]3年后结果显示，立普妥可以降低心脏病发作和中风的风险，但并不能降低死亡率。而且，服用立普妥的女性比不服用的死亡人数要多。

- 2003 年，不列颠哥伦比亚大学新疗法研究计划发现，他汀类药物不能预防女性心脏病。[32]
- 加拿大一项关于不同国家他汀类药物治疗指南有效性的研究表明，为了防止出现心源性死亡病例，154 名被推荐服用他汀类药物的患者被要求必须服用 5 年。为了防止患心脏病风险低的人（未接受这些药物治疗的人）发生心源性死亡，23 000 名患者将不得不连续 5 年服用他汀类药物。[33]

女性和他汀类药物

就像男女心脏病症状不同一样，他汀类药物对女性和男性的影响也是不同的。从主要临床试验的总死亡率来看，对女性来讲，他汀类药物的风险要大于好处。[34]已有大量证据表明，胆固醇水平低的女性（尤其是 50 岁以上的女性）患癌症和早逝风险更高。例如，有一项研究在对 13 项研究进行荟萃分析后发现，对没有心血管疾病的女性来说，降低血脂并不会降低死亡率。对于确诊患有心血管疾病的女性，他汀类药物虽然可以减少患冠心病的风险和心脏病死亡率，但并没有减少总死亡率。[35]

奥地利的一项前瞻性研究对 8 万多名女性和 6.7 万名男性于 15 年间的胆固醇水平和健康状况进行了比较，结果发现，对 50 岁以上女性来讲，胆固醇水平高并不能预测其患心血管疾病或中风的风险（但可以预测 50 岁以下女性的患病风险）。研究发现，50 岁以上人群如果胆固醇水平偏低，其因癌症、肝病和精神疾病死亡的风险会升高。[36]另一项来自意大利的前瞻性研究对 3 120 名年龄在 65 岁及 65 岁以上的女性进行了为期 12 年的跟踪调查，结果发现低密度脂蛋白胆固醇水平低并没有给她们带来任何健康益处。对大多数受试者来说，低密度脂蛋白胆固醇水平高反而会延长寿命，降低心脏病发作风险。[37]

他汀类药物妨碍营养物质产生

如果他汀类药物真的可以有效降低心血管疾病死亡率，那么它们的好处可能会超过风险，但事实显然并非如此。很多风险虽然被低估，但依然不容忽视。他汀类药物起效后会产生严重副作用。该药主要通过抑制 HMG-CoA 还原酶来阻止体内胆固醇的产生。这和人体产生辅酶 Q_{10} 和被称为长萜醇（dilochol）的物质的途径是一样的——这两种物质对细胞健康都是绝对必要的。在阻止胆固醇产生的过程中，他汀类药物也会阻止这些重要营养物质的产生。

长萜醇负责将蛋白质输送到需要修复的细胞区域。没有它们，细胞就无法执行基因规划——基因正常工作和修复。因此，他汀类药物可能会严重破坏细胞修复。辅酶 Q_{10} 比长萜醇更为人所知，它是一种重要的细胞营养物质，是细胞线粒体中 ATP（腺苷三磷酸）产生能量所必需的。ATP 分子能够为细胞发挥功能提供能量，就像汽油为汽车发动机提供动力一样。没有它们，细胞就无法正常工作。心脏尤其需要大量的能量和辅酶 Q_{10} 才能有效运转。辅酶 Q_{10} 对细胞膜（细胞的真正大脑）发挥重要作用而言是非常必要的，对构成皮肤、肌肉和血管壁结缔组织的胶原蛋白和弹性蛋白的形成而言，也是非常必要的。机体的每个细胞都需要辅酶 Q_{10} 才能正常运转，他汀类药物对这种酶的消耗会导致整个身体出现问题。

他汀类药物也会减少维生素 A 和维生素 D 的产生，这是两种非常重要的抗炎维生素。他汀类药物还会对 Ω-3 脂肪酸和 Ω-6 脂肪酸的比例产生负面影响，增加产生炎症的风险。[38]（近年来，有 7 项临床试验表明，服用他汀类药物的患者在同时服用 Ω-3 脂肪酸的情况下效果更好。）[39]

他汀类药物副作用

- 肌肉无力、疼痛和疲劳。这是他汀类药物最常见的副作用，也是肌肉和心脏辅酶 Q_{10} 消耗的直接结果。[40] 比阿特丽斯·戈隆布博士研究了他汀类药物的副作用，并报告说，几乎所有服用立普妥的病人肌肉都出现了问题。[41]

- 大脑和神经损伤。据报道，认知问题是服用他汀类药物第二大常见副作用。[42] 辅酶 Q_{10} 对保持大脑和神经正常功能至关重要，当耗尽时，就会导致痴呆症。这就是许多服用他汀类药物的人在记忆、情绪和思维清晰方面出现问题的原因。在丹麦一项针对 50 万人的研究中，研究人员发现，服用他汀类药物的人患神经病（包括周围神经病变）的概率明显偏高。[43] 另一项研究表明，与对照组相比，服用他汀类药物的人在服用 2 年或更长时间后，其神经病变的风险增加了 14 倍。[44] 2003 年发表的一项研究表明，接受他汀类药物治疗后，病人很可能会出现认知障碍和痴呆症状。[45] 更能说明问题的是，2009 年的一项研究报告称，75% 服用他汀类药物的人出现了认知问题——这些问题被确定可能或肯定与他汀类药物治疗有关。在随后停止服用他汀类药物的患者中，90% 的人说认知问题有所改善——有时在几天内就能得到改善（一些甚至被确诊为痴呆症或阿尔茨海默病的患者，在停药后病情也有所好转）。该研究还报告称，服用他汀类药物的人生活质量明显大幅下降。[46]

- 心脏病和心力衰竭。随着年龄的增长，辅酶 Q_{10} 水平会自然下降，在 20~80 岁期间会下降 50%，这就是患心脏病、中风和癌症的人数会随着年龄的增长而增加的原因之一。他汀类药物加剧了对辅酶 Q_{10} 的消耗，从而增加了服药者患心肌病和心力衰竭的风险。心脏是体内辅酶 Q_{10} 消耗最大的器官，因为它需要大量的能量，必须得到不断的补充。心脏专家彼得·兰斯琼恩通过对 20 名心脏完全正常者的研究，发现了立普妥的副作用。连续 6 个月，小剂量（每天 20 毫克）服用立普妥后，2/3 的人开始表现出心力衰竭的迹象。[47] 兰斯琼恩博士将这种效应归咎于辅酶 Q_{10} 的消耗。虽然心脏病发作率在过去 20 年中有所下降，但心肌病和心力衰竭的发病率却有所上升。我担心在服用他汀类药物的人中，这个问题会更加严重。

- 肝损伤。肝脏持续为血液解毒，并进行大量的酶促反应，所以也需要大量的辅酶Q_{10}。即使轻微缺乏辅酶Q_{10}也会引起肝脏问题——在血液测试中肝酶会增加。服用他汀类药物的人需要定期检查肝酶。

- 产生精神问题，包括抑郁症。2007年新西兰的一份研究报告称，关于他汀类药物以及其他降脂药物导致精神疾病反应（包括抑郁、记忆丧失、思维混乱和攻击行为）的不良报告有所增加。[48]挪威的一项研究指出，在他汀类药物引起的不良反应中，精神疾病（包括攻击行为、紧张、抑郁、不安、睡眠障碍和阳痿）占了15%。[49]大量证据表明，胆固醇水平低会引发抑郁症，甚至可能增加自杀的风险。这主要是因为胆固醇是大脑和神经组织的重要组成部分。胆固醇就像电线上的涂层，控制着神经传导及其功能，包括维持情绪稳定。在开始服用他汀类药物后，女性开始出现焦虑和各种情绪问题的情况非常常见。加州大学圣迭戈分校的一项研究报告称，他汀类药物的使用与严重的易怒有关。[50]一项针对121名18~27岁女性的研究发现，女性胆固醇水平低，患抑郁和焦虑的概率是男性的两倍。[51]在饮食中适当补充Ω-3脂肪酸可以显著改善这一问题。停止服用他汀类药物也会达到同样效果。

- 癌症。研究发现，他汀类药物会抑制免疫系统功能（这就是为什么有时他汀类药物被用来治疗炎症，如关节炎）。因此，他汀类药物对减少心血管疾病（如由血管壁炎症引起的中风）有一定的效果。事实上，他汀类药物的所有好处都可能来自这种抗炎作用。不幸的是，有充分证据表明，抑制免疫系统的药物会增加患癌症的风险，这就是在啮齿类动物的研究中发现他汀类药物会致癌的原因。[52]在人体研究中还没有看到这种效果，最可能的原因是临床试验没有持续2~5年，而这种效果需要很长时间才能看到。由此，辅酶Q_{10}能有效降低多种癌症的患病风险，包括结肠癌、直肠癌、乳腺癌、肺癌、前列腺癌和胰腺癌的患病风险，也就没什么好奇怪的了。[53]

我很担心，服用他汀类药物会增加女性患乳腺癌的风险。[54] 事实上，在波士顿布列根和妇女医院进行的胆固醇和复发事件研究中，250名服用立普妥的女性中出现了12例新的乳腺癌病例，而安慰剂组中只有一例。[55] 虽然不能证明两者之间存在因果关系，但这确实令人担忧。但在其他非双盲、没有安慰剂对照的研究中，并没有此类发现。[56]

制药行业简介

了解制药行业对医学研究、（医学期刊和主流媒体上的）医学报告和医药处方的影响程度，对你的健康很重要。他汀类药物的过度使用，是制药行业发挥影响力的典型例子。《新英格兰医学杂志》前任编辑马西娅·安吉尔博士在她的书中，详细记录了制药公司是如何强势影响医学研究、医药处方和医学报告的。

制药行业的影响可以与20世纪四五十年代烟草行业对医疗行业的影响相提并论，当时，医生和美国医学协会支持吸烟对病人有好处，并从大烟草公司获得丰厚的报酬。最终，还是真相获胜。历史很可能再次重演。

高血压

血压每时每刻都在变化，数百万人因此被过度诊断，进行了不必要的治疗。仅仅是因为看见医生，血压就升高，也很常见。这就是所谓的"白衣综合征"，对我来讲，这种情况很常见。而且，众所周知，高血压是导致心脏病、肾病和中风的危险因素。正常情况下，血压应控制在130/85mmHg左右。在美国，每三个成年人中就有一个患有高血压，在65岁及65岁以上的人中，女性患有高血压的比例更高。根据著名的护士健康研究，高血压患者患冠状动脉疾病的风险会提高3.5倍。[57]

要想明显降低血压，可遵循如下生活方式：规律运动（如快走）、生物反馈、改善饮食或减肥。超重女性只要减掉5~10千克体重，血压就会明显降低。如果这些措施都无效，那么我建议使用降血压药物，虽然这些药物可能会带来头晕、头痛和疲劳等副作用。

吃药后，一定要在 3~6 个月内再次检查血脂和血压。如果你遵循我推荐的围绝经期胰岛素正常饮食，那么在 2~4 周内，你的血脂、血糖和血压都会有实质性的改善。

同型半胱氨酸

动物蛋白中含有大量的同型半胱氨酸，而血液中同型半胱氨酸水平过高是导致心血管疾病的一个重要危险因素。至少有 10% 的人具有高同型半胱氨酸血症的遗传倾向，但除了遗传因素，还有其他因素会导致同型半胱氨酸水平升高。当高同型半胱氨酸水平降低时，心脏病的发作率会降低 20%，因血凝块而中风的风险会降低 40%，身体其他部位的静脉血栓风险也显著降低了 60%。研究表明，从饮食中摄入维生素 B_{12}、维生素 B_6 和叶酸可以帮助对抗高同型半胱氨酸水平的升高，效果等同于减少饮食中动物蛋白的摄入。你可以去医院做检查，确定你的同型半胱氨酸水平（正常值应低于 7）。如果同型半胱氨酸水平过高，你需要在饮食中添加叶酸、维生素 B_{12} 和维生素 B_6。你也可能需要大量补充叶酸（我就有高同型半胱氨酸血症的基因，通过服用叶酸，我的同型半胱氨酸水平降到了正常）。

牙周病和心脏风险

美国成年人牙周病（牙龈发炎和感染）发病率很高。近年来，大量研究提供有力证据表明，牙龈疾病是导致冠状动脉疾病和中风的危险因素。虽然我们还不确定牙周病可以直接导致心血管疾病，但有研究清楚表明，在急性和慢性心脏病患者中牙周病更为普遍。之所以存在这种联系，部分原因是炎症在牙龈疾病和动脉硬化中都扮演着重要角色。研究还表明，牙周病的炎症与颈动脉狭窄有关——颈动脉狭窄是中风的危险因素。[58]

牙周病可以很容易地从外部预防（而且通常是可以治疗的），如正确刷牙、使用牙线以及定期去牙医那里进行专业的评估和清洁。内部防治可以通过改善饮食和增加营养补充等方法。保护牙齿和牙龈健康可以有效降低患心血管疾病或中风的风险，是一种简单、实用的方法。

吸烟

在 65 岁以下死于心血管疾病的女性中，55% 是吸烟造成的，因为吸烟极大地增加了身体每个细胞的氧化压力。护士健康研究对 11.7 万多名女护士（年龄在 30~55 岁）进行追踪调查。结果显示，吸烟者患冠状动脉疾病的相对风险是从不吸烟的女性的 4 倍。但女性一旦戒烟，患病的相对风险立即降至不吸烟女性的 1.5 倍。戒烟 2 年后的发病率和从不吸烟者的发病率相当。另外，大约 29% 的癌症发病和吸烟有关。自 1987 年以来，肺癌已经成为美国女性癌症死亡的主要原因。[59]

至少有 13 项研究表明，吸烟者比不吸烟者早绝经 1~2 年。早绝经和吸烟量有关，即使吸烟女性控制体重，这种差异也仍然存在。和不吸烟者相比，60 岁及 60 岁以上的女性吸烟者髋骨更容易出现骨质疏松现象。[60]

如何戒烟

请相信自己一定会戒烟成功。虽然你戒烟很多次都没成功，但随着每次尝试，成功戒烟的概率都在增加。女性成功戒烟的最大问题是，必须改变朋友圈和行为模式，并开始把自己视为不吸烟者。

针灸可以帮助人们戒烟，因为它有助于戒瘾。一些女性参加了匿名戒烟计划或贴尼古丁贴片，效果都不错。

你也可以去当地医院咨询戒烟方法。

年龄

只有当你年过 50 以后，年龄才会成为导致心脏病的危险因素，因为这时你很可能已经出现动脉阻塞。冠状动脉疾病在青少年时期就可能出现。日常生活的方方面面都可能会影响心脏健康，包括情绪、心理和生理。防治心脏病，你需要改掉那些不良的生活方式。

例如，一项针对 15 岁青少年和年轻人患冠状动脉疾病危险因素的大型研究显示，在 197 名男性和 197 名女性中，31% 的男性和 10% 的女性在 15 岁时冠状动脉出现了钙化。我们知道，钙化与日后的心脏病发作、中风和动脉瘤密切相关。为了进一步弄清楚哪些人更有可能出现此类病变，研究者经过调查发现，冠状动脉病变最具预测性的因素为高体重指数和高密度脂蛋白胆固醇水平低，[61] 而这些都与血糖高有关。

强大和无能为力

如果你感觉自己在这个世界上是有价值、有力量的，可以自由做出选择，那么你的心脏就会工作良好。至少有两项研究表明，女性健康和工作有关。一项研究发现，不管有没有孩子，已婚的职业女性健康状况最好。如果她们的丈夫支持她们，她们的身体就会更健康。健康与更复杂、更具挑战性的工作有关，也和自主选择权有关。

如果你觉得自己没有自主权，那么你患心脏病的风险就会上升。主管要求苛刻，工作环境又不允许她们发泄愤怒的文职人员患心脏病的风险偏高。时间压力也容易引发健康问题，危害心脏。[62]

如果一位女性无心工作，心中愤怒无法宣泄，又感觉自己无法离开，这种矛盾就会冲击其心脏健康——儿茶酚胺长时间水平过高，会对心脏带来巨大伤害。工作压力大的女性更容易吸烟，而吸烟会导致高血压和胆固醇升高——这两者都是导致心脏病的高风险因素。

研究表明，教育水平低的女性患冠状动脉疾病的风险更高。但这并不是说心脏病和教育水平有关，而是因为受教育程度高的人往往会更好地照顾自己，知道自己拥有选择自主权。此外，体重指数大和吸烟的女性往往受教育程度低。受教育程度高的女性闲暇时休闲活动也相对多样化。女性受教育程度越高，越无法适应单调、无聊的工作，进而影响身体健康，男性则没有这种趋势。好消息是，改变看法，掌控自己的生活，并不需要你重回校园获得更高学历才能做到。[63]

朋友和同事的数量与多样性也和心脏健康有关。研究表明，孩子多、时间紧张、缺乏情感支持的女性患心脏病的风险更大，自认得到家庭支持的女性患病风险则小很多。

莎伦：为财死

莎伦在我这里看病很多年了。她经常散步，而且家庭关系和谐美满，因此她血压和胆固醇都很正常，健康状况良好，但最近体重超重 10 千克。更年期时，为了治疗潮热，她服用了倍美力和安宫黄体酮。服用这两种激素后，状况得到明显改善，因此没再换其他药方。（当时还不像现在有这么多可替换的疗法。）在 54 岁时，沙伦出现胸痛，检查显示她冠状动脉狭窄。随后，她做了心脏搭桥手术。当我问沙伦在胸痛期间是否有不寻常的压力时，她告诉我，她一直想从大学教授的职位上提前退休。她和她的丈夫在佛罗里达买了一栋房子，想去那里住。但她发现，如果她提前退休，就没有资格享受全额养老金。所以，她虽然很不情愿，但别无选择，只能再工作 10 年。就在做出这个决定后不久，她就出现了胸痛。当我为她做一年一度的骨盆和乳房检查时，我问她，为了全额养老金再干上 10 年不仅没有快乐还有害心脏的工作，是否值得？为了利益而坚持做自己讨厌的工作，不仅不会得到好处，还会有害健康。

隐藏情绪容易导致高血压

毫无疑问，肥胖、盐摄入过多和久坐不动的生活方式等都会增加高血压风险。压力大也容易导致高血压。对上述原因，我们很容易理解。临床医学教授塞缪尔·曼恩博士接待过无数高血压患者，多年实践中，他发现了一种与人们对高血压的普遍看法不符的模式。在他的著作中，他写道："患有严重高血压似乎对病人不会产生太大情绪上的困扰。如果非要说有的话，那就是他们看起来有点沮丧。病人之所以血压高，似乎与他们感觉不到的东西有关，和他们已有的情感有关"。[64] 他开始认识到，过去被压抑、一直未愈合的创伤似乎是导致高血压的罪魁祸首。没错，愤怒和压力是会使血压升高，但它们只是暂时的，并不是得高血压的根本原因。曼恩博士说，相反，是我们隐藏的情绪，也就是我们感觉不到的情绪，导致了高血压和许多其他无法解释的身体疾病。要从根本上解决高血压（或其他任何问题），就必须把那些隐藏的情绪暴露出来，承认并解决它们。

安玛莉·柯宾博士是曼哈顿健康与烹饪艺术天然美食协会的创始人，也是我的同事兼好友，尽管她的生活方式非常健康，但她依然被确诊患有高血压。以下是她分享的自己的经历。

　　我的亲身经历可以证明这一点。2000 年夏天，我在一份免费小报上读到了曼恩博士的报道。非常巧合的是，恰恰就在那时，我多次发现自己血压高达 220/120mmHg。我晚上睡不着，最多睡 2~3 个小时，这对我来说是从未有过的。我也很难集中注意力。为了降压，我尝试了各种方法。虽然我非常反对服用药物，但我还是咨询了医生并服用了一些。除了咨询医生，我还向脊椎指压按摩师、顺势疗法师和针灸师寻求帮助，这些都有一些帮助，但还远远不够。

　　在阅读了曼恩博士的文章后，为了更好地了解他独特的观点，我买了他的书。然后我去见了他，在他的鼓励下，开始思考自己隐藏了什么样的情感。很快，我就知道，我该去看的地方是被我埋藏在记忆深处的。或许是在刚开始说话的时候，我在匈牙利布达佩斯度过的 3 年时光。那是二战期间，我只有 2 岁左右。当时，我和我的母亲躲在那里。（多年后，我才发现我的父亲在劳改营。）为了躲避炸弹和手榴弹，很多个夜晚，我们和三四十个陌生人一起躲在地下室里。当时我一定是有某种情绪的，但我不记得了。

　　8 月的一天恰逢周末，我晚上只睡了两三个小时，发现自己血压再次升高了，达到了 200/100mmHg。我去公园散步，光脚踩在草地上。（我把这视为减压源。）回想起战争年代，以及之前一晚失眠的感觉，我发现，自己晚上失眠时很安静，而且处于高度警觉状态。当时，我什么想法也没有，不焦虑，更不会辗转反侧。我只是保持高度警戒状态，感觉就好像在等待什么，但我不知道自己在等什么。

　　我想起母亲跟我说过，我们住在地下室时，有一次占领军叫她上楼去参加一个聚会，和她一起去的还有另外一个年轻女性。因此，她不得不把我一个人留在黑暗的地窖里，周围都是陌生人，没有一个人关心我。我突然感到一种深深的恐惧，一个三四岁的孩子的恐惧：害怕母亲可能不会回来了。我记得自己当时已经明白，如果她回不来，我就会死。我没有家，没有亲人，也没有朋友，什么都没有——只有我们两个，没有她我就没有生存的机会。我想，在那个夜晚，我一定整晚都没睡，一直在等我的母亲，而现在，在我失眠的夜晚，我又有相同的感觉。我躺在草地上，感受着周围的安全，哭到浑身颤抖，感受并释放着那深埋的恐惧。哭过之后，我停止颤抖，平静了下来，站起来，回家，并且不可思议地感觉很放松。我再次测量了血压，竟然降到了 137/82mmHg——就在一个小时内。我知道自己做对了。从那时起，我的血压依然会上下波动，但我接受了大量心理咨询。四个月后，在我写这篇文章的时候，在没有任何药物治疗的情况下，血压恢复了正常。这四个月我过得很痛苦，但依然在坚持，认真清理埋藏在内心深处的情绪包袱。感谢曼恩博士的革命性见解。

抑郁

无论男女，抑郁都是导致心脏病的高危因素之一。21 世纪初的一项调查显示，46% 的女性表示她们最大的健康问题是抑郁和焦虑。相比之下，只有 18% 的人表示他们最担心的是心脏病。大多数女性都不明白，和悲伤、痛苦、愤怒、抑郁、恐惧或焦虑相关的情绪与心脏病（以及骨骼健康）有很大关系。

女性的血管比男性细，这致使女性对日常生活中因情绪反应而产生的生化反应极其敏感。这些反应会引发血管收缩或扩张。当你出现愤怒、悲伤和恐惧等情绪时，交感神经系统释放出的化学物质会引起血管收缩、血流减少，进而导致组织损伤，并出现高血压。

至少有 25% 的女性在人生某个阶段有过抑郁症，而且女性比男性更容易患上抑郁症，所以抑郁症对女性来说是很严重的风险因素，但它是可以改变的。不管男性还是女性，在心脏病发作后都容易患抑郁症，但抑郁症也是导致心脏病的一个重要的独立危险因素。俄亥俄州立大学医学与公共卫生学院的一项研究表明，抑郁症对女性冠状动脉疾病影响非常大。即使在调整生活方式后，如戒烟、减肥和增加锻炼等，抑郁女性患非致命性冠状动脉疾病的风险也比对照组的高出 73%。[65] 在他们的研究中，抑郁女性患冠状动脉疾病的可能性是正常、不抑郁女性的 2 倍。

同样，极度的悲伤和痛苦也会给心脏带来压力。应激性心肌病，俗称心碎综合征，是一个术语，指的是由于悲伤、恐惧、极度愤怒或惊讶等情感创伤引起的心肌突然衰弱。在爱人意外死亡，自己大难不死，或者遭受家庭暴力后，一般都容易出现应激性心肌病。虽然很多关于心碎综合征的生理机制尚不清楚，但我们知道，大量的儿茶酚胺（应激激素，如肾上腺素和去甲肾上腺素）会冲击心脏。相对而言，心碎综合征对中年女性影响更大，与典型的心脏病发作相似，其症状主要包括胸部不适、呼吸短促，并产生厄运降临的感觉。

心脏病专家史蒂芬·西纳特拉博士指出，"患者心电图读数正常，血液中心肌酶水平和冠状动脉造影功能也显示正常，唯一的问题是超声心动图显示，心脏的心尖——膈膜上的一部分——正在向外膨胀"。[66]

虽然心碎不是永久性损伤，而且这种虚弱会自我修复，但西纳特拉博士指出，"心碎实际上属于'心脏问题'，这类问题还包括高血压、心律失常、心脏病发作和心力衰竭"。这可能是一个警告信号，提醒你注意内心的信息，在更严重和不可逆转的损害发生之前，保护好你的心脏。

女性须知：碳水化合物、糖和心脏健康的关系

至此，你应该已经明白，摄入过量精制碳水化合物会导致 2 型糖尿病——随着肥胖人口越来越多，这种疾病的发病率正在迅速上升。但大多数女性不知道的是，碳水化合物摄入过量不仅会导致肥胖、皮肤状况不佳和激素分泌失衡，同时也是导致心脏病、高血压和中风的潜在风险因素。治疗和预防心脏病最常用的饮食方式是高碳水化合物、低脂肪。不幸的是，这种饮食方式很可能适得其反。研究表明，热量保持不变的情况下，对健康的更年期女性而言，与高蛋白、高脂肪饮食相比，高碳水化合物饮食会增加导致局部缺血性心脏病的危险因素，如甘油三酯水平高和胰岛素水平高，同时降低高密度脂蛋白胆固醇水平。[67] 在已确诊的心脏病患者中，摄入高碳水化合物也被证明会更早地引发心绞痛并降低运动耐受性，因为胰岛素水平高会导致冠状动

脉硬化的收缩。[68] 早在 20 世纪 50 年代，医学博士本杰明·桑德勒指出，高精制碳水化合物饮食与心脏病发作有关。在该书中，桑德勒博士分享了他为心绞痛患者提供的不含糖、不含淀粉的饮食计划，目的是保持血糖水平稳定，从而防止致命性心脏病发作。[69] 该计划取得了巨大成功。

很多男性在得心脏病后，开始坚持高碳水化合物、低脂肪的饮食。他们的妻子会和他们吃同样的食物，但结果是，完全相同的食物，男性体重减轻，总胆固醇水平降低，而他们的妻子却体重增加，高密度脂蛋白胆固醇水平可能还会降低。2010 年，意大利的一项研究针对 47 000 多名男性和女性进行了为期 8 年的追踪调查，结果显示，吃高碳水化合物食物（尤其是高血糖指数食物）的女性患冠状动脉疾病的风险是吃低碳水化合物食物女性的 2 倍。[70] 这一结果却不适用于男性。为了预防心脏病风险，女性应该食用那些不会使胰岛素水平上升太高或太快的食物。[71]

要想了解过多摄入碳水化合物为什么会导致心脏病，我们就必须重新了解一下胰岛素。当你吃的碳水化合物迅速转化为糖时，就会刺激胰腺分泌大量胰岛素进入血液。胰岛素作为一种必要能量，负责将糖通过血液运送到细胞。但胰岛素并不只是简单地调节血糖，它还参与控制体内脂肪的储存，而心脏病实际上是一种与动脉中脂肪过多相关的疾病。具体过程如下：胰岛素促进氨基酸、脂肪酸和碳水化合物分解产物进入身体组织。胰岛素促使肝脏制造低密度脂蛋白胆固醇，当低密度脂蛋白胆固醇水平高时——在特定环境中——就会附着在已经被血糖压力（高血糖）破坏的血管壁上，形成斑块。这就是冠状动脉疾病和脑血管疾病形成的根本原因——这些动脉疾病会影响大脑功能，增加中风和患痴呆症的风险。

如果你吃了很多糖或者升糖指数高的碳水化合物，如意大利面、面包、糖果、饼干、土豆、酒，就更容易出现血糖高或胰岛素抵抗（75% 的人有可能）。你的肝脏很可能会增加低密度脂蛋白胆固醇的合成，而低密度脂蛋白胆固醇会附着在发炎的血管壁上，形成斑块，最终导致动脉硬化。

胰岛素还会导致肾脏体液潴留，类似于冠状动脉疾病和充血性心力衰竭中出现的液体潴留。因此，过量的胰岛素不仅会导致糖尿病，还会导致高血压、冠状动脉疾病、肥胖和高胆固醇血症。另外，一些易感人群在吃完一顿富含碳水化合物的大餐后，体重很容易就升高 1.5~3 千克（我把这称为"液体"体重），这就是胰岛素导致的体液潴留的结果。

胰岛素和血管壁增厚

胰岛素有很多重要的作用，同时也是体内的一种生长因子——过量的胰岛素和血糖高会导致全身血管内壁产生炎症。随着时间的推移，这个过程会促进血管壁平滑肌的生长，加速斑块形成，最终导致动脉壁增厚、动脉硬化。长期食用高碳水化合物，血液中血糖则会升高，过量血糖会与沉积在血管壁上的低密度脂蛋白胆固醇分子发生不可逆的结合。这种血管病变过程还包括自由基损伤——一种类似汽车生锈的细胞损伤。[72]

总之，如果你吃了太多升糖指数高的碳水化合物，又不锻炼，那么你的身体就会把这些碳水化合物转化成多余的血糖、脂肪和低密度脂蛋白胆固醇。另外，精制碳水化合物的摄入量越高，细胞炎症就越严重，最终患心脏病的风险也就越大。[73]

采用能够降低胰岛素水平的饮食计划不仅可以预防中年发福，还有助于平衡激素水平，改善皮肤。有些女性可以吃复合碳水化合物（如全谷类和全麦面包），即使吃很多，也可以保持体重和胆固醇水平正常，而另外一些人，例如我，则不行。然而，多吃瘦肉、健康脂肪，以及大量水果、蔬菜，都绝对没有错。尽量选择颜色鲜艳的，比如蓝莓、草莓、绿甘蓝、南瓜和羽衣甘蓝，这些蔬菜抗氧化剂含量都非常高。无数研究证实，富含类黄酮、类胡萝卜素和其他抗氧化剂的食物可以降低患心血管疾病的风险。女性每天吃 4~5 份水果和蔬菜（尤其是绿色、多叶、十字花科类和柑橘类），中风的风险可以降低 28%~35%——每一份估计可以降低 7% 的风险。[74]

大豆中的异黄酮和其他一些成分也被证明对血脂有好处。一个对 38 个临床对照试验的分析发现，大豆蛋白比动物蛋白更有利于降低总胆固醇、低密度脂蛋白胆固醇和甘油三酯的水平。[75]经常食用大豆蛋白和亚麻籽粉也能降低胆固醇水平，减少动脉硬化的风险。[76]此外，口服异黄酮补充剂已被证明可以改善更年期女性的血管扩张不良（导致心脏病的危险因素）。[77]

最后，切记远离反式脂肪酸。

保护心脏

经研究证明,下文介绍的食物等可以有效保护心脏健康。你没必要全吃,虽然有些需要综合服用才会对女性起作用,但增加维生素 C 摄入,每天一杯绿茶或一瓣大蒜,还是很容易做到的。

镁

镁在人体中有很多用处,不仅有助于稳定心肌的电传导,还有助于放松血管中的平滑肌,维持正常的血压和血管张力 [78],并帮助胰岛素将葡萄糖输送到细胞中,对抗血糖压力。因为镁能帮助所有的肌肉(包括冠状动脉肌)放松,所以它对防止心脏损伤甚至心脏病发作后的死亡非常有效。(事实上,40%~60% 的心脏病猝死是由动脉痉挛引起的,而不是由血栓或心律失常引起的。) [79]

镁缺乏是比较常见的。现代农业严重依赖无机肥料,导致粮食中很容易缺少这种物质。食品加工过程也会降低食物中镁的含量。长期情绪紧张和精神压力大会导致镁缺乏,因为应激激素皮质醇和肾上腺素会促使细胞释放镁,镁最终随尿液排出体外。

利尿剂也会导致尿液中镁的流失,这就是长期使用利尿剂会出现心脏性猝死的原因。如果你因为高血压或其他原因需服用利尿剂,就一定要额外补充镁、钾和锌。长期服用胃酸抑制剂(如西美替丁和雷尼替丁)也会导致镁缺乏。确保每天补充镁,随餐服用。

一般来说,有机谷物(包括小麦胚芽和麦麸)和蔬菜都富含镁,优质海盐和海蔬类(如海带)中镁的含量也很丰富。杏仁、花生和豆腐也是不错的来源。在沐浴时,用泻盐(硫酸镁)泡澡也可以获得镁——镁通过皮肤被吸收。

镁补充剂有几种形式,包括氧化镁、氯化镁和螯合镁。(镁也可以和钙混合出售。)

钙

钙是人体的每个细胞所必需的,也是心脏的心电活动系统所必需的。充足的钙摄入有助于保持正常血压。钙和镁协同发挥作用，所以保证钙和镁摄入都很重要。一般来说，钙与镁的理想比例是 1∶1 或 2∶1。你可以每天随餐服用 500~1 200 毫克，具体用量取决于饮食中钙的含量。

抗氧化剂

无数研究表明，抗氧化剂能够帮助心脏、血管和身体其他组织抵抗自由基损伤，从而保持健康。抗氧化剂有很多，下面是我最喜欢的几种，介绍给大家。[80]

辅酶 Q_{10}：这种营养物质主要集中在动物内脏如肝、肾和心脏中。它有助于促进腺苷三磷酸的产生——腺苷三磷酸是身体每个细胞的基本能量分子。辅酶 Q_{10} 也具有很强的抗氧化性。大量研究表明，它对健康十分有益，不仅能维持健康，还可以用来治疗心脏病。有研究甚至发现，高剂量辅酶 Q_{10} 可以修复某些类型的心肌症。[81]

辅酶 Q_{10} 能有效地提高心脏的泵血能力，对已经患有心脏病的人来说，它也有助于降低高血压，改善充血性心力衰竭。辅酶 Q_{10} 还有利于乳房健康。心脏组织中辅酶 Q_{10} 的水平是其他组织的 10 倍，这是因为心脏需要连续运转，不能休息。因此，任何影响心脏工作的因素，都可能让心脏更容易被自由基伤害。

因此，如果女性服用降脂的他汀类药物，体内辅酶 Q_{10} 可能会被耗尽。[82] 研究表明，近一半的高血压患者存在辅酶 Q_{10} 缺乏症。如果每天补充，持续 10 周，就可以显著降低血压。[83] 对于那些已经在服用降压药的患者，坚持补充四个半月后，对降压药的需求会逐渐下降，一些人甚至不需要服用降压药了。[84]

一项随机、安慰剂对照的研究发现，服用辅酶 Q_{10} 补充剂不仅可以减少心脏病发作的风险，而且能够降低 50% 的死亡率，不管人们是否服用他汀类药物。[85]

我建议每天补充一定量的辅酶 Q_{10}。对于有心脏病家族史的人，用量可以有所增加，这有助于预防心脏病风险。

类胡萝卜素：大量研究表明，大量食用富含色素食物的人患心脏病的风险较低。这类食物富含类胡萝卜素，如 β-胡萝卜素，可以降低自由基对心脏和血管的损伤。一项针对患有不稳定心绞痛并做了心脏搭桥手术者的研究结果显示，在他们的饮食中添加 β-胡萝卜素可以减少随后发生的心血管相关病症，如心绞痛、中风、再次做搭桥手术等，并降低心脏病死亡率50%。[86] β-胡萝卜素可以防止低密度脂蛋白胆固醇被氧化。服用 β-胡萝卜素补充剂，日常摄入量一般为 25 000 IU。

摄入多种胡萝卜素比只摄入一种效果要好。例如，叶黄素存在于高密度脂蛋白胆固醇中，可以有效防止低密度脂蛋白胆固醇氧化。补充叶黄素的最佳途径是多吃水果和蔬菜，也可以服用补充剂，每天只需要摄入 3~6 毫克。番茄红素也是一种很重要的抗氧化剂。每周吃几次西红柿可以提供人体所需的番茄红素。

维生素 E：这种抗氧化剂可以让血小板保持"光滑"，从而降低血栓风险。维生素 E 也是心肌中的抗炎药，可以抑制心律失常和心肌病。在护士健康研究中，参与者每天服用 400~800IU 维生素 E，她们心脏病发作的风险降低了 30%。[87] 在 2 000 名有心脏病病史者参与的剑桥心脏研究中，研究人员观察了维生素 E 对他们的影响。研究发现，每天服用 400~800IU 维生素 E 的人一年内心血管疾病的发病率降低了 77%。[88] 2009 年，华盛顿州一项针对77 000 多名中年居民的研究表明，服用维生素 E 后心血管疾病的死亡风险降低了 28%。[89] 研究还表明，服用复合维生素可以将心脏病的死亡风险降低16%。

2005 年，医学博士埃德加·米勒三世对之前的研究进行了荟萃分析，结果显示，服用高剂量维生素 E 补充剂可能会增加成年人的死亡率，这引起了不小的轰动。[90] 但米勒博士的分析把很多涉及数千名研究对象的大型研究排除在外，这些研究中的总死亡率很低，并且研究都没有表明补充维生素 E 会增加死亡率。此外，米勒博士分析的研究很多规模都较小（不到 1 000人）——仅小型研究显示服用维生素 E 会有明显副作用，而且在这些研究中，有相当一部分关注异常人群，即已经患有晚期慢性退行性疾病的老年人。另一个需要指出的问题是，研究人员的二次分析表明，死亡率的差异在统计学上并不显著。服用最高维生素 E 剂量时，死亡风险实际上更低。注意，不仅护士健康研究以及剑桥心脏研究提供了确凿证明，表明维生素 E 能够促进心血管健康，还有很多其他研究也证明了维生素 E 可以显著降低患肠癌[91]和痴呆症的风险[92]，甚至能够延缓白内障的发展。[93]所以，我建议大家多补充维生素 E。

生育三烯酚：它属于维生素 E 家族化合物，但它的抗氧化剂功效是普通维生素 E 的 40~60 倍。生育三烯酚可以有效抑制导致冠状动脉疾病的三个高危因素：总胆固醇水平、低密度脂蛋白胆固醇氧化、红细胞聚集（中风高危因素）。[94]伴随低密度脂蛋白胆固醇氧化出现的自由基损伤（不良饮食、心理压力以及吸烟等导致的氧化应激）危险性更大，因为它会对动脉和静脉壁造成严重伤害。

生育三烯酚通过促进 HMG-CoA 还原酶自然降解来降低胆固醇水平，因为这种酶能够控制肝脏中低密度脂蛋白胆固醇的分解。他汀类药物也会对这种酶产生影响，但和生育三烯酚的作用机制不同。因此，你如果想要降低胆固醇水平，可以用生育三烯酚代替他汀类药物。

大多数复合维生素中生育三烯酚含量都不高，所以你必须额外摄入。如果你正在服用他汀类药物，也可以添加生育三烯酚，因为它可以与他汀类药物协同作用，效果更好。有的维生素补充剂中含有生育三烯酚，有的则没有，需要另外补充。新鲜水果、深绿色叶蔬菜、杏仁、花生和小麦胚芽中都含有生育三烯酚和其他类型的维生素 E。

硒：研究已经证明，硒可以降低自由基对血管壁的损害。

原花青素：原花青素属于类黄酮一族。心血管疾病风险与类黄酮摄入量成反比。原花青素可以从葡萄籽或松树皮提取。[95]原花青素有很多好处，是我必备的补充剂。原花青素能快速被血液吸收，促进身体恢复维生素 E 水平，防止自由基氧化低密度脂蛋白胆固醇。此外，原花青素可以改善血管，增强皮肤弹性，防止自由基损害胶原蛋白，减少或消除不适的关节炎，预防循环问题，减少血栓形成。它还有助于预防过敏和花粉热的所有症状。

α-硫辛酸：α-硫辛酸是一种十分独特的抗氧化剂，因为它既可水溶也具有脂溶性，所以它可以全方位保护细胞免受自由基的伤害。另外，研究证明，它有助于保持细胞内维生素 C 和维生素 E 的水平，并帮助另一种抗氧化剂谷脱甘肽的再生。α-硫辛酸也有助于胰岛素的代谢，德国已批准 α-硫辛酸可用于治疗糖尿病神经病变（神经损伤）。而且，它已经被证明可以改善神经和皮肤的血液流动。

维生素 C：一种非常强大的抗氧化剂，不仅有助于保护血管内皮，还有助于促进钙和镁的吸收，钙和镁是保持心脏健康的两种关键矿物质。每天补充维生素 C 可以显著降低收缩压，但其作用机制尚不清楚。建议以抗坏血酸形式摄入。如果你的胃比较敏感，我也建议你服用抗坏血酸形式维生素 C。

维生素 D：许多研究表明维生素 D 与心脏健康有关。2009 年，一份医学文献综述显示，维生素 D 水平低，会增加患高血压、多种血管疾病和心力衰竭的风险。[96]2010 年，在美国心脏病学会举办的大会上，犹他州默里市山间医疗中心心脏研究所发表了一项前景光明的研究，报告称服用维生素 D 补充剂有助于预防或降低患心血管疾病的风险。[97]研究人员对 9 400 多名男性和女性进行了研究。这些参与者在血液检测中显示维生素 D 水平较低。在随后的随访中，维生素 D 水平提高到 30ng/mL 以上的患者（将近一半）患心脏病的概率降低了 33%，患心力衰竭的风险降低了 20%，次年死亡率降低了 30%。该研究团队随后分析了 4.1 万多名患者的数据，发现严重缺乏维生素 D 的人患心脏病或中风的风险最大。此外，数据显示，维生素 D 水平提高到 43ng/mL 时，患心脏病和中风的概率会达到最低。

我建议大家每天服用 2 000~5 000 IU 维生素 D，但具体摄入量还要根据生活的地方以及日照量决定。

维生素B、叶酸和烟酸

一半以上的女性体内缺乏叶酸，怀孕期间，这不仅会造成胎儿出现神经管缺陷（比如脊柱裂），还会增加自身动脉硬化和患心脏病的风险。研究发现，同型半胱氨酸水平最高的人，其叶酸、维生素 B_{12} 和维生素 B_6 水平也最低。叶酸摄入量高于推荐日摄入量不仅可以降低心脏病发作的风险（它可以抑制血小板聚集，延长凝血时间），也是高同型半胱氨酸的解药。[98]如果维生素 B 和叶酸水平足够，女性患心脏病的风险就会明显降低。[99]

烟酸是一种天然的他汀类药物，有助于增加高密度脂蛋白胆固醇，减少炎症，减轻动脉收缩。研究表明，烟酸可以有效阻止肝脏消除高密度脂蛋白胆固醇。2008 年发表的一项研究，将烟酸与他汀类药物依折麦布片进行了比较。除了作为降脂的常规药物，医生也经常用依折麦布片治疗那些胆固醇水平过高、心脏病发作或中风风险高的患者。研究结果显示，服用 14 个月后，烟酸显著减少了斑块的形成，而依折麦布片实际上增加了斑块的形成。此外，9 名服用依折麦布片的患者在试验期间死亡（相比之下，服用烟酸的患者死亡 2 人）。虽然研究中所用定时缓释烟酸的是处方药，但该研究得出结论，对已经接受治疗的胆固醇水平高的患者，增加烟酸摄入比增摄依折麦布片的好处更大。[100]

红曲

红曲（稻米中加入真菌发酵而成，在亚洲很常见）富含天然的他汀类药物，作用类似洛伐他汀，一种调整血脂的药物。许多研究表明，红曲和他汀类药物具有同等功效，可以降低低密度脂蛋白胆固醇水平，但却不会产生合成他汀类药物的副作用，如肌肉疼痛。[101] 一项安慰剂对照研究发现，在 12 周的时间里，食用红曲的人，总胆固醇水平降低了 18%，低密度脂蛋白胆固醇水平降低了 22%。[102] 随后的安慰剂对照试验中，经过 8 周的治疗，红曲使总胆固醇水平降低了 27.7%，低密度脂蛋白胆固醇水平降低了 21.5%。[103] 2008 年中国发表了一项研究，该研究对 5 000 名有心脏病发作史的人进行了调查，结果显示，红曲可以降低 62% 的非致命性心脏病发作风险，降低 31% 的冠心病死亡率。[104]

因为红曲含有天然的他汀类药物，因此会降低辅酶 Q_{10} 的水平，就像合成他汀类药物一样，所以服用红曲的人需要每天补充辅酶 Q_{10}。一些专家警告说，由于这些补充剂的品质良莠不齐，因此服用红曲并不安全，也不适合胆固醇水平过高的人。虽然关注补充剂的品质没有错，但如果你购买的补充剂是按照药品标准生产的，或者是医院出售的，那么产品应该是安全的。

有研究表明，红曲与鱼油合用被认为是合成他汀类药物的最佳替代品。费城栗树山医院研究人员每天给一组病人服用 40 毫克他汀类药物辛伐他汀，而给另一组病人同时服用鱼油（包含 2 016 毫克 EPA 和 1 680 毫克 DHA）和红曲（红曲素总含量为 5.3 毫克，其中洛伐他汀 2.53 毫克），同时也要求这一组人调整生活方式。12 周后，服用鱼油和红曲的人低密度脂蛋白胆固醇水平降低了 42.4%，服用他汀类药物的人降低了 39.6%。[105] 另外，鱼油和红曲组的甘油三酯水平降低了 29%，体重降低了 5.5%——效果都比他汀类药物组要明显得多。

有益心脏健康的食物

鱼：美国心脏协会建议，成年人每周至少吃两次鱼（最好是富含脂肪的鱼类），因为研究表明，鱼中所含有的 Ω-3 脂肪酸在预防心脏病方面作用显著。Ω-3 脂肪酸不仅可以降低心律失常的风险，降低甘油三酯水平，减缓动脉粥样硬化斑块的增长，甚至还能降低血压。著名的护士健康研究表明，每周吃一次鱼的女性中风风险降低了 22%（那些每周吃鱼 5 次或更多次的女性，中风风险降低了 52%）。[106] 研究表明，每天服用 3 克鱼油（含有 EPA 和 DHA）对心脏有保护作用，因为它能使血小板更流动，减少细胞炎症。[107] 许多研究也表明，鱼油能降低甘油三酯水平，并具有强大的抗凝血功能。[108]

摄入 Ω-3 脂肪酸的最好方法是吃冷水鱼，比如鲑鱼、鲭鱼、旗鱼或沙丁鱼。一份约 113 克的鲑鱼大约含有 200 毫克的 DHA。如果你不爱吃鱼，可以从鱼油、亚麻油、麻油或藻类（对纯素食者有益）中摄入 Ω-3 脂肪酸。

绿茶：绿茶富含类黄酮，即多酚，具有强大的抗氧化作用，相当于维生素 C 和维生素 E，也可能更强。每天只要一杯绿茶就能起到保护作用。[109]

大蒜：大蒜治疗高血压历史悠久。一项试验性研究表明，高剂量的大蒜（每天 2 400 毫克脱臭大蒜）可以显著降低舒张压和收缩压。和 α-硫辛酸一样，大蒜可以提高内皮细胞的活性，促进一氧化氮产生。一氧化氮可以松弛血管。

大量研究也表明，经常食用大蒜不仅可以降低 10% 或更多的胆固醇水平，也可以降低 13% 的甘油三酯水平。大蒜还可以抑制血小板聚集和血凝块的形成。[110] 德国草药委员会是负责评估自然物质治疗功效的机构，建议每天食用 1~4 瓣新鲜大蒜。据估计，这个量能提供 4 000 微克大蒜素——大蒜中极有益的成分之一。市场也有很多效果很好的大蒜补充剂。购买时注意看是否带有蒜氨酸活性成分，这种物质在体内转化成大蒜素之前基本没有味道。含有蒜氨酸的大蒜补充剂可以提供大蒜的所有好处，很容易被身体接收。

山楂：草药大师朱迪斯·伯杰在她的著作《草药圣典》（*Herbal Rituals*）中指出，山楂的叶、花或果实萃取物，融入水或酒精中调成制剂，服用后可以有效保护心脏，预防心脏遗传类疾病。[111] 山楂萃取物能缓和心悸，恢复血管弹性，减少心脏积液，阻止心脏脂肪性变，以及扩张冠状动脉，降低血压。正在接受心脏药物治疗的病人，服用山楂萃取物，有助于减少心脏病药物服用剂量。我经常用山楂泡茶喝。食用山楂没有什么固定方法，我觉得喝点山楂茶预防心脏病，比吃药治疗心脏病好得多。山楂至今未被发现有什么副作用。如果你想服用山楂制成的药物，那么我建议服用标准萃取物，含有 10% 原花青素或 1.8% 牡荆素-4″-鼠李糖苷。

大豆：多年来，无数研究显示，大豆能够降低甘油三酯和总胆固醇的水平，包括降低低密度脂蛋白胆固醇水平，同时提高高密度脂蛋白胆固醇水平。[112] 还有研究进一步证明，大豆可以降低血液中 C-反应蛋白 [113] 和同型半胱氨酸 [114] 的水平——两者都是心血管问题的标识。[115] 甚至有研究表明，大豆可以拓宽动脉血管宽度。这很可能是由于大豆具有抗氧化特性，可以防止低密度脂蛋白胆固醇堵塞动脉。[116] 鉴于这些数据的可靠性，1999 年 10 月 26 日，FDA 通过了一项健康声明，即每天食用 25 克大豆蛋白可以降低患冠状动脉疾病的风险。[117] 在一项研究中，研究人员用大豆和牛奶分别制成浓稠饮料和营养棒，作为代餐。研究结果显示，连续食用 6 周后，食用大豆制品的参与者总胆固醇水平下降了 15.2%，低密度脂蛋白胆固醇水平下降了 17.4%，甘油三酯水平也有明显下降。食用牛奶代餐者总胆固醇水平和低密度脂蛋白胆固醇水平分别下降了 7.9% 和 7.7%，甘油三酯水平没有下降。[118]

维持钠钾平衡

饮食中减少钠的摄入，增加钾的摄入，有助于控制高血压。高钠低钾是导致心脏和循环系统疾病的重要风险因素。[119] 60% 的高血压患者与钠摄入量过高有关，通过增加钾的摄入量可以缓解钠的不良作用。身体中钾含量低，一般是因为吃新鲜水果和蔬菜少，而盐摄入过多。快餐恰恰就是这样，因此尽量不要吃快餐。富含水果、蔬菜和全谷物的饮食每天可以为你提供 4 000~6 000 毫克的钾。利尿剂、泻药、阿司匹林等药物也会消耗体内的钾。运动过量也会导致钾流失——大量出汗后钾流失量一天最高可达 3 000 毫克。高钾低钠的饮食可以预防高血压、中风和心脏病。钾补充剂已被证明可以显著降低收缩压和舒张压，但如果你把它当作药物来高剂量服用，就会出现副作用，如恶心、呕吐、腹泻和溃疡。如果你通过饮食补充钾，则没有任何副作用。

大多数美国人的饮食中钾与钠的比例为 1∶2，但研究人员建议为 5∶1。一份炸鸡套餐或比萨都会打乱这个比例。土豆、香蕉和苹果之类的水果和蔬菜都富含钾元素，补充钾时可以不用考虑它们的升糖指数。但如果食物经过高度加工，如炸薯条，那就另当别论。天然食品不会影响胰岛素和钾钠比，真正有问题的是白面粉产品中的碳水化合物。因此，这也就是我一直推荐大家每天食用 5 份水果和蔬菜的原因。

由于镁和钾对细胞协同发挥作用，因此钾缺乏时，镁一般也会缺乏。

改善钾钠比例的食物

土豆	110∶1（钾钠比例）
胡萝卜	75∶1
苹果	90∶1
香蕉	440∶1
柑橘	260∶1

了解阿司匹林

1982 年，约翰·文博士因证明了阿司匹林可以抑制血管中血小板的聚集而获得了诺贝尔奖。这一证明导致了阿司匹林的广泛应用，用它来防止动脉硬化和血栓形成，从而降低心脏病发作和中风的风险。研究明确表明，那些有心肌缺血（心脏氧合功能较差）的人服用阿司匹林肯定能获益。[120]妇女健康倡议研究对 4 万名年龄在 45 岁以上的女性卫生工作者进行了调查，研究发现每隔一天服用相当于婴儿服用剂量的阿司匹林，中风风险降低了17%，然而心脏病发作的风险并没有降低。阿司匹林有副作用，即使服用最低剂量也不能避免。人数相同的两组人中，服用阿司匹林的患者中有 127 人因消化道出血而住院，未服用阿司匹林的患者中只有 97 例。[121]（过量饮酒是导致胃肠出血的高危因素。）

　　阿司匹林不仅有助于减少细胞炎症，还能抑制血小板黏附。但下列方法同样可以做到这些，而且没有副作用。

　　·多吃水果和蔬菜：研究表明，每天吃 5~6 种水果和蔬菜的女性，中风的风险会降低 31%。效果最好的是十字花科蔬菜，如西蓝花、花椰菜、抱子甘蓝和卷心菜，其次是绿叶蔬菜、柑橘类水果和果汁。[122]

　　·吃胡萝卜：乔安·曼森博士和她的同事在护士健康研究中对 8.7 万名护士进行了长达 8 年的跟踪调查。研究发现，每周吃 5 个胡萝卜的女性比每周只吃 1 个胡萝卜的女性中风风险低 68%。[123]

　　·喝茶：红茶和绿茶都被证明对血管内壁有好处，均有助于降低中风风险。[124] 荷兰一项针对老年人的研究发现，富含抗氧化剂槲皮素的食物（如苹果、茶和洋葱）也能降低中风的风险。每天喝红茶超过 5 杯可以降低 69%的中风风险。[125]

　　·补充生育三烯酚：生育三烯酚和阿司匹林具有相同功效，但不会引发肠胃出血。像阿司匹林一样，生育三烯酚通过抑制强凝因子血栓素的产生，来减少血液凝结或降低血液黏稠度。血流通畅可以降低中风、心脏病发作的风险，并降低短暂性脑缺血发作的风险。生育三烯酚也被证明可以减少15%~30% 的血小板聚集，效果相当于婴儿服用剂量的阿司匹林。[126]（即使你正在服用阿司匹林，也可以服用生育三烯酚，它对阿司匹林的功效影响并不大。）

　　·吃鱼：吃鱼或食用鱼油（或其他 Ω-3 脂肪酸的来源）早已被证明可以降低中风的风险。[127]

动起来！

健康的生活方式，包括经常运动，对人的健康长寿大有裨益。2009 年的一项研究结果表明，积极运动、保持正常体重、从不吸烟可以有效预防心血管疾病和延长寿命。[128] 2010 年发表的一项研究从反面证明了这一点——同时具有吸烟、缺乏运动、不良饮食和饮酒这四个不良习惯的人，死亡率会大大增加。[129] 根据这一研究，和没有这四个不良生活习惯的人相比，拥有这四个不良习惯的人死于心血管疾病和癌症的风险提高了 3 倍，死于其他原因的风险提高了 4 倍，平均寿命也短了 12 年。

运动对心血管有巨大的好处，并多次被证明能明显降低患心脏病、高血压和中风的风险。[130] 研究已经证明，患有冠状动脉疾病的人坚持运动有利于加强其血管内壁功能，保持血流通常，修复心肌侧支血管，让阻塞旁路血管畅通，促进血液回流到心脏。[131] 2010 年，布列根和妇女医院的一项研究表明，每周步行至少 2 个小时（最好是快走）的女性，产生任何类型中风的概率都明显低于不散步的女性。这项数据来自妇女健康倡议研究的长期跟踪调查结果，该研究调查了超过 39 000 名年龄在 45 岁及 45 岁以上的健康女性。[132] 即使在心脏病发作后，运动也有助于心脏健康。所以，只要我们用心照顾我们的心脏和血管，就还有很多机会。

建议每周锻炼 5~6 天，每天至少 30 分钟，散步就可以。但记住，真正的健康包括力量、灵活性和耐力，因此运动时也要注意这三方面的加强。负重训练能锻炼出肌肉，不仅能增强力量，还能提高新陈代谢率；瑜伽有助于提高身体柔韧性；有氧运动能够锻炼耐力；普拉提既能锻炼肌肉，也可以增加柔韧性。运动还能降低胰岛素和血糖的水平，让你在饮食上有更多选择余地。

淋巴的作用

运动具有如此强大的治愈能力，其中一个主要原因是它可以极大地增强体内的淋巴循环。淋巴是一种无色透明液体，从身体细胞周围流入淋巴系统——一个薄壁脉管网络，遍布身体每个器官和组织。淋巴管内有小的瓣膜，防止淋巴液回流。淋巴结形状似豆子，经常沿淋巴管分布，主要集中在腹股沟、颈部和腋窝，以及胸部和腹部主动脉、下腔静脉周围。淋巴结主要有三大功能：（1）过滤并对抗外来物质，如细菌、灰尘；（2）产生淋巴细胞——白细胞的一种，帮助对抗肿瘤和其他入侵者；（3）产生抗体，发挥免疫功能。

所有的淋巴液最后都会汇集到胸导管，最终注入心脏。淋巴液经过淋巴结清除杂质、细菌和其他代谢物后，最终和血液融合在一起。

除了抵御细菌和其他入侵者，淋巴系统对身体脂肪代谢也是必不可少的。小肠淋巴管吸收食物消化后形成脂肪，不经肝脏，直接进入主血液循环。脂肪一旦进入血液，是否会在心脏血管中沉积，形成脂质条纹，最终导致动脉硬化和心血管疾病？这主要取决于我们的饮食和运动习惯，以及我们的情绪和心理状态。我采访了医学博士杰里·勒莫尔，他来自费城，是一位心血管疾病专家。他的许多病人都处于心脏病晚期。他对淋巴系统作用的研究既有趣又鼓舞人心。

高密度脂蛋白胆固醇和淋巴组织的关系

心脏的淋巴系统与冠状动脉疾病的发病息息相关。低密度脂蛋白胆固醇，即所谓的"坏"胆固醇，是一种较大的绒毛状脂肪分子，通过血管内壁内膜组织的裂口进入血管壁。当低密度脂蛋白胆固醇被氧化时，这就尤其容易发生。一旦低密度脂蛋白胆固醇附着在血管壁上，就会沉积形成斑块。高密度脂蛋白胆固醇，即所谓的"好"胆固醇，是一种球状的光滑分子，体积非常小，可以进入血管壁周围的组织，清除低密度脂蛋白胆固醇形成的沉积。

为了完成工作，清除胆固醇沉积，高密度脂蛋白胆固醇必须到达沉积所在位置，这时就需要淋巴系统发挥作用了。勒莫尔博士将清除动脉壁胆固醇沉积的高密度脂蛋白分子比作纽约市的出租车。如果你从直升机上俯瞰曼哈顿，就会看到一定数量的出租车。纽约经常堵车，很多出租车被困在进出城的隧道里，这时，街上需要乘车的人就很难打到车。如果你能加快出租车通过隧道的速度，街上就会有更多的出租车。

高密度脂蛋白运输胆固醇也是一样的道理。如果淋巴流动缓慢，高密度脂蛋白分子就无法吸收多余的胆固醇沉积。如果淋巴循环的速度加快，高密度脂蛋白的效率也会随之提高，就可以更快地清除动脉中的脂肪沉积。[133]

如何促进淋巴循环

1. **不要久坐不动。**从事久坐工作的女性更容易患心脏病，因为胸腔内淋巴循环受限。

2. **有规律地深呼吸。**用鼻子吸气，让空气进入肺部，然后快速呼出，按摩胸导管和胸腔内所有的淋巴管和淋巴结。深呼吸有助于高密度脂蛋白到达胆固醇沉积之处进行清除工作。

3. **运动。**淋巴循环离不开肌肉运动。每次你散步、做瑜伽、深呼吸、跑步或快速运动肌肉时，都会促进淋巴循环。勒莫尔博士报告说，淋巴中蛋白质的平均循环规律是每天 1~2 次。但如果你经常锻炼，淋巴循环速度将会提升到每天 3~5 次。由此可见，锻炼将身体清除堆积在心脏周围血管多余胆固醇的速度提高了 3~5 倍。

4. **避免运动过度。**锻炼时，体内氧化压力增强，但同时也会产生更多的自由基。因此，运动过量弊大于利。这也是那么多耐力运动员会免疫功能受损，更容易感染和生病的原因。如果你在锻炼时坚持用鼻子做深呼吸，而且没有不适感，可能就不会出问题。

勒莫尔博士建议散步时，以每小时 5.8~6.4 千米的速度行走，即走 3.2 千米的话用时 30~40 分钟。超过这个速度，身体就会承受大量的氧化压力，需要补充额外的抗氧化维生素来弥补潜在的损害。记住，如果锻炼时你能够自如地用鼻子呼吸，此时身体循环有助于减少自由基伤害，因为自如地用鼻子呼吸有助于维持交感神经和副交感神经系统的平衡。

运动可以降低许多心血管疾病包括高血压的发病风险。在一项研究中，那些不经常进行运动的人患高血压的风险比经常运动的人高 35%。高中和大学的运动对我们很有帮助，但运动是一生的事情，长期坚持才有效。

下面给大家提供三个小贴士，帮助大家培养健康生活方式。[134]

- 在规定的时间内制定切实可行的具体目标，比如每周去健身中心参加 1 次水中有氧运动课程，至少持续 6 周。目标最好设定为某一具体行为，比如承诺开始散步或者每周吃 3 次鱼，不要以生理数字为目标（比如胆固醇水平或体重数）。

- 自我监督进程（如列图表或记日志）。
- 同时对多种生活方式进行调整（锻炼和改变饮食），因为调整其中一种会加强另一种的效果。

揭秘心脏和雌激素之间的关系

因为女性的心脏病发病率在 50 岁左右开始上升，此时也正是雌激素水平开始下降的时候，所以科学家认为，更年期的心脏病与雌激素缺乏有关。研究表明，雌激素能降低低密度脂蛋白胆固醇水平，提高高密度脂蛋白胆固醇水平，并有助于维持血管壁健康。科学家由此假设，补充雌激素能解决心脏病问题。但是，研究人员发现，倍美安实际上增加了健康女性发生血栓、心脏病和中风的风险，这也导致了妇女健康倡议研究最初的研究被叫停。另外，黄体酮替代研究、雌激素替代与动脉粥样硬化研究以及妇女健康倡议研究都表明，雌激素替代疗法并不能降低已患有心脏病女性的心脏病发病率，事实上，在一段时间内风险甚至会提升。这些结果无疑打击了 20 世纪 90 年代医疗行业对倍美力的狂热。[135]

但到 2012 年，科学家长期以来一直怀疑的雌激素与心脏的关系又出现了新问题。乔安·曼森医学博士是妇女健康倡议研究的主要研究者之一。2006 年，由其协同撰写的一份来自护士健康研究的数据分析报告显示，在接近绝经期时开始接受激素治疗，护士患心脏病的风险确实比不使用激素的女性低 30%。[136] 相比之下，在绝经后 10 年或更长时间开始服用睾酮的护士没有表现出获得任何益处。研究表明，补充雌激素时，不管是否同时补充黄体酮，效果都没有明显差异。该研究还重新分析了妇女健康倡议研究的数据，证实了绝经后 10 年或更长时间后开始接受激素替代疗法的女性，其患心脏病的风险会增加。（绝经 10~19 年后开始补充睾酮的女性患病风险增加了22%。）但是，那些在最后一次月经后几年内开始补充的人患心脏病的风险降低了 11%。更令人震惊的是，2006 年，妇女健康倡议研究发表的一个单项雌激素替代疗法的研究结果指出，50~59 岁之间开始补充睾酮的女性，其患心脏病的风险降低了 44%。

这个研究结论意义重大，因为大量研究表明，雌激素对心脏和血管有好处（至少对年轻女性是这样）。通过对大量文献的总结，我认为雌激素对心脏和血管的主要好处如下：

- 雌激素对血管具有保护作用，进而保护心肌，帮助冠状动脉扩张（避免不适当的收缩）。[137] 雌激素可以直接改善血管内壁和血管平滑肌，使其功能正常化。
- 雌激素对脂蛋白、胆固醇和纤维蛋白原的水平有良好的影响，并能够修复脂代谢的一些不良影响。
- 雌激素有利于减少冠状动脉低密度脂蛋白胆固醇的沉积。[138]
- 雌激素可以用来代替洛伐他汀和普伐他汀，降低胆固醇水平。接受雌激素疗法的同时服用普伐他汀，甚至还能减少胆固醇和脂蛋白合成。[139]

在我看来，如果仅为了预防心脏病，而给患者提供激素替代疗法，是依然不可取的，有太多其他因素需要考虑，包括乳腺癌和中风风险。和往常一样，女性和她们的医生需要根据女性自身直觉和身体的智慧做决定。

人到中年，爱护并尊重你的心脏

爱、激情、欢乐的能量会使你的心脏活跃起来。要想拥有一颗健康的心脏，你必须要有目标、有激情，以及知道自己生存的意义。

由于各种原因，许多女性不管对工作还是生活都提不起兴趣，这样很容易导致心脏病。一位非常健康的 85 岁来找我咨询的人告诉我，她认为自己活不了多久了，但她没有任何患心脏病的迹象。她丈夫 90 岁，因心脏病住院，一直没有恢复到健康状态。她说："我们结婚 60 年了，没有他我就活不下去了。"众所周知，老年夫妇经常在几周内相继去世，这种现象被称为"因心碎死亡"。

到了中年，心脏呼唤我们回家，比以往任何时候都强烈。我们必须记住，每一种行为——无论是增进健康的还是破坏健康的——所产生的情绪，都由心脏和整个心血管系统处理。在每一种情绪的背后，都有一种信念，一种对现实的感知。自爱、承认自我价值的想法和观念有益于改善身体健康，提升幸福感，养成良好的生活方式，所以女性越爱自己，就越健康。我们无法从容处理的情绪，会进入我们的身体，通过我们的行为彻底显现出来。中年时，情绪就如同一辆沿轨道行驶的货运火车，此时，我们需要认真聆听来自灵魂的呐喊——是努力成长，还是甘冒患慢性（有时是恶性）疾病的风险。

虽然人们常说"心之所在即为家"，但根据我的经验，家也是心灵最容易受伤的地方。在家这个地方，我们正确地选择了亲密关系，重现幼儿时期的动态。举个例子，我和一位大师畅谈，他指出了我在大约 4 岁半的时候就关闭了我的本能欲望（即我性格的一部分，喜欢拥有美丽的东西、抚摸背部、饼干、柔软的织物等）——那个时候，我决定为了赢得父母或兄弟姐妹的爱，隐藏一些真实的我，以及我个人的一些力量。每个人可能都有过类似的经历，只是故事内容不同。好消息是，步入中年后，我们总是会重新审视童年时无意识的约定，因为我们已经拥有了成人的技能，也可以以成人的全新视角重新做决定。

人生如同一个产道。中年不仅拥有强大的力量，还是一个重要的人生阶段。中年极大的挑战之一就是回归自我。只有当我们允许自己触及问题的核心，并说出内心深处的真实需要时，我们才能做到这一点。跟着情绪走，我们会找到正确的道路。著名作家、女权主义者格洛丽亚·斯泰纳姆曾经说过，"真相会让你自由，但最初它会激怒你"。太对了！通常，有勇气说出我们的需求和愿望意味着我们要直面并打开我们童年的羞耻和内疚。虽然这种羞耻和内疚的呈现方式是多样的，但我相信，归结起来无外乎是某种版本的"我不讨人喜欢"。这种认知给女性带来极大的痛苦，因为不想面对内心深处的自我，很多女性借助于暴食、酒精、吸烟、过度运动或者不运动等进行逃避。只有说出我们的需要、欲望和梦想，并释放内疚、悲伤和羞耻，我们才能真正回归自我。自我接受和自爱源于开诚布公地面对自己以及自己的梦想和渴望。我们一旦真心觉得自己很棒，就会感到自己渴望通过健康的饮食、锻炼和补充计划来增强自己的心脏和身体。虽然我建议你按照我列出的饮食和锻炼指南照顾自己，但我相信更重要的是，你要学会爱自己，接受自己，有勇气敞开心扉迎接快乐的生活。回归自我的旅途痛苦而又充满辛酸，但确实值得。

我的一个朋友，在她小时候她的母亲就患有精神病。因为要同时照顾母亲和其他兄弟姐妹，她感觉自己走在崩溃边缘，所以总是通过暴食缓解压力。在进入围绝经期后，她告诉我，在43岁时，她终于有勇气直面童年的痛苦并释怀。她说："我记得，第一次坐在治疗师的办公室里时，我让自己彻底地感受了内心的那种恐惧，我害怕自己会变得像我妈妈一样。在那一刻，我明白了为什么有些肥胖的人通常不愿意减肥，即使减了，也很快会反弹，因为暴食和肥胖可以让他们远离内心深处的痛苦和绝望。"幸运的是，我的这个朋友非常坚强，经过几个月的努力，中间伴随着痛苦和泪水，她终于摆脱了恐惧，走出阴霾。

这给她带来了巨大的好处：安然度过了更年期，且没有任何病症。她无须再用食物来排解情绪，十多年来体重一直保持稳定。要做到这一点，唯一的方法就是放过自己。

人到中年，不管你是否出现各种症状，如心悸、高血压、胆固醇高、胸痛、下巴疼痛、手臂痛，或者任何其他任何心脏病迹象，还是你只是想预防心脏病，都要聆听自己内心的声音。

宠物对心脏病的好处

丈夫搬出去后，我做的第一件事就是去宠物店买了两只猫——我养猫的想法由来已久，但他对猫过敏，所以我一直没养。有这两只毛茸茸的小动物的陪伴，我的生活充满了爱和欢乐。我的第一只猫叫作巴尼，我对它倾注了我所有的爱。巴尼抱着很舒服，它也很喜欢让人抱着、抚摸。在没有男伴的那些年，巴尼一直陪伴着我。弗朗辛是一只小母猫，个头小巧精致，它教会了我如何成为一个有魅力的女人。它经常高傲地在房子里大摇大摆地走来走去，似乎在说："我允许你摸我，但必须按我说的做。"虽然它已经离开了我，但我似乎还能感到它的灵魂在陪伴着我，它对我影响巨大。

我有一位中年朋友，住在纽约，是一名职业女性，在公司担任高管。最近，她养了一只狗。她告诉我："一只温暖的小狗真的可以带给你幸福感。每天早上，在这样无条件的爱中醒来，感觉真是太美妙了！我们楼里的每个人都喜欢它。因为经常带它去散步，我结识了很多新朋友。"大量科学文献已经证明了养宠物有益于身体健康，毫不夸张地说，动物给予我们的无条件的爱，不仅会让我们感动，也会治愈我们的心灵。

虽然宠物不能提供我们人类所需的所有不同类型的支持，但它们给予我们陪伴和安全感，让我们觉得自己是被需要的。它们还能帮助我们与周围的世界建立联系，让我们关注自身之外的事物——这对那些患有抑郁症的人很有帮助。

养宠物可以减缓心血管反应性，有助于我们维护血管健康和稳定心率。研究发现，和宠物在一起，不仅会降低心率，还可以降低血压。这意味和宠物在一起数月或数年，心跳会减少数千次，从而减缓了动脉硬化的发展。布鲁克林学院的研究表明，即使是压力大、精神易紧张的 A 型人格，养宠物也能够减缓心率。[140]

所有宠物都可以帮助降低血压。研究表明，对健康的大学生、住院的老年人和患有高血压的成年人来说，养狗并经常抚摸它，可以降低血压；当养鸟的人与他们的鸟交谈时，他们的血压平均下降了 10%；养鱼的人在观看鱼时，血压比休息时还要低。研究还表明，当孩子安静地坐着看书时，如果有只狗在房间里陪伴，他们的血压也会降低。[141]

有证据表明，冠心病患者如果有宠物陪伴，可以提高存活率，而这与婚姻状况和生活状况无关。亚伦·卡琴博士和埃丽卡·弗里德曼博士来自宾夕法尼亚大学西瓦尼亚分校，他们研究发现，养宠物的心脏病患者比不养宠物的患者生存时间更长。[143] 随后的研究证明，在心脏病发作的人中，养宠物者的死亡率是不养宠物者的 1/5。[144] 如果你自己不能养宠物，可以去动物收容所做志愿者或拜访养宠物的朋友。和宠物相处对你的心脏有好处，且无副作用。

终极赢家：心灵

我花了半生才弄清出一件事：智力是为心灵智慧服务的。但在我们整个崇尚智力的社会中，情况恰恰相反。所以我们等待下一个药物或技术突破，认为它会拯救我们，但最终拯救我们的是内心的智慧。

世界上没有任何一种药或技术，能够修复一颗破碎的心，或者治愈一个无心生活的人。来自心脏的心电图信号比来自脑电波的脑电图信号强数千倍，所以，当理智和心灵发生冲突时，心灵总是赢家。治愈内心不适的唯一方法是充分感受这些不适，倾听它们的诉说，并坚信有很多不同的方法可以满足内心的渴望。相信比自己强大的力量，对我们有益。勇敢面对生活！

防治心脏病的方法

- 每颗心都能自愈，只要你给予空间，感受心的需求。
- 勇敢面对心灵的创伤。如果你能直面自己的痛苦和折磨，并承诺治愈它们，那么你最终会获得应有的快乐。你也会发现，自己更容易向他人打开心扉。你的存在本身就具有治愈功能，因为你的陪伴，你周围的每个人都意识到自己并不孤单，应该去敞开心胸学会接受。
- 为什么有些人敞开心扉后，能够自愈，也能够治愈他人，但有些人却做不到？这至今是个未解之谜。不管遇到什么，请保持希望，富有同情心。
- 与其承受不可能的负担，满心以拯救他人为己任，我们应该记住的是，我们能给予他人的最大礼物是一颗被治愈的、快乐的、慈悲的心。那将是，而且永远是，一次心灵的洗礼。

无论你是否有了新宠物、新工作或新伴侣，中年都是一个重生的时期。重新打开的中年是温柔的、绿色的、崭新的，不要让它被践踏。学会保护自己，学会寻求帮助和接受帮助。勇敢一些，爱护心脏，敞开心扉，让心灵智慧带你回家！

暴风雪后的宁静

离婚后那年冬天的一个早晨，我6点起床，准备去波特兰上健身课。尽管天气预报说当天有暴雪，我还是打开门走了出去。当时大雪已经在下了，但我还是出发了。毕竟，我老家纽约西部经常下大雪。然而，当我往南走的时候，雪越下越大，几乎看不见路。有一刹那，我想原路返回。但我的性格决定了我不会轻言放弃，同时我也觉得天气一会儿就会好转。突然，我的车开始摆尾，原地打转，不受控制，直接冲向了护栏。我做好了出车祸的准备，同时也在想，如果我被迎面驶来的车撞飞，不知是否还能活下来。车撞到了护栏，因为积雪的缓冲停了下来。我很担心其他车会撞上来，幸运的是，后面的车及时停了下来。我不知道下一步该怎么办，犹豫中重新发动了车。于是，我再次把车开上了高速公路，继续行驶，缓慢开到了波特兰。当我到达波特兰时，天的确晴了，我最终还上了课。虽然我被吓坏了，但我的车居然大多是表面损伤——除了左后保险杠被撞碎了，没有其他任何损伤。我感到很幸运，因为我知道自己刚才很可能会死于车祸。

这次意外发生时，我正处于更年期，婚姻破裂，性格需要改变（要想保持健康和获得成长必须摒除掉的那部分性格）。意外来得猝不及防，似乎给了我一个能量爆发的新契机。事故发生的那天恰巧是我和前夫分居并准备离婚的一年之后。在过去的一年里，我的生活和性格就像行驶在结冰道路上的汽车一样，被一股强大的力量左右，而我无能为力。我虽然极度恐惧，但最终还是得靠自己的力量继续前进。虽然当时觉得，离婚会摧毁我人生的重要部分，但这种伤害，就如我车的损伤一样，终究只是表面的。虽然我的生活不再像以前那样完美，但我发现，唯一真正有意义却已经破灭的是一种被严密保护的、自欺欺人的幻觉——相信他人或者身外之物能够且应该拯救我脱离既定的命运。结束 24 年的婚姻后，我有一年的时间没有男伴。在经历了巨大的悲伤和痛苦后，我熬了过来，同时发现，我能够独立养活自己和孩子，虽然依然会害怕，但比以往任何时候都更有勇气。

从愤怒到原谅

在写本书时，我已经离婚 12 年了。如果你问我是否已经从婚姻破裂的阴影中走了出来，我会响亮地回答"是的"。几年前，我遇到了一个非常优秀的男人，并且我自己在很多方面也有所不同。就在为美国公共广播公司录制女性健康科普最新一期节目的那天晚上，我在家里招待了一群女性，年龄从 27~60 岁不等。当我们正在探讨电视节目制作的一些事情时，其中一位女士想看我前夫的照片。我从抽屉里找到了一张他正在航海的照片，看起来特别英俊——赤裸上身，露出了六块腹肌，头发随风飞起，手握舵盘，姿态神圣不可侵犯。其中一位女性惊呼："我的天啊！"我说："是的，我消逝的爱情！"我虽然接受了大家对他外表的赞美，但同时也以受害者的身份，讲述了我们的离婚故事，把他塑造成了一个过错方。

第二天早上，我的朋友洛丽·萨瑟兰告诉我，前一天晚上她一直睡不着，她决定即使得罪我，也必须指正我对我前夫的愤怒。她说："如果你想和一个男人真正幸福地生活在一起，就必须承认上一段婚姻的闪光点。"

我一下子就明白，她完全没错。我以为自己已经不愤怒了，然而，每当谈论他时，我都觉得自己是受害者，总想要为自己所受的冤枉辩解，这时愤怒就自动地冒了出来。洛丽建议我给他写封信，讲讲这段完美的关系，包括它的结局——然后大声读出来。于是，1 月的一个月圆之夜，我坐下来弹奏了一曲艾米·斯凯的《爱永不失败》，然后把前夫的照片放在面前，点一支蜡烛，开始为他写信。

在信中，我回忆了在读医学院的时候，作为一个实习生，他是多么的英俊潇洒，深深令我着迷。我去做妇产科医生时，他对我给予了大力支持，教我如何在大脚趾上打外科结。我滔滔不绝地回忆了我们在医院里浪漫而传奇的求爱过程。实习时，我一想到能嫁给一个我深爱的人，幸福便溢于言表，每天下班回家都归心似箭。多么美妙的感觉！他经济富足，结婚之初就买房给我了一个家。

在继续写信的过程中，神奇的事情发生了。我对这个男人所有的爱一下子涌了出来。令我惊讶的是，爱依然还在。爱没有消失！这是多么伟大的启示！随着我不断地写下去，我清楚地意识到，他一直待我很好！正是他的善待解放了我，让我成为现在这个快乐、健康、成功的女人。我心里很清楚，如果他不同意，我永远不会有勇气或动力去学习商业、金融，也无法真正学会照顾自己。没错，健康取决于我们与金钱、性和权力的关系，我也学了一些关于金钱的重要课程。是他帮助我掌握了这一切。

写完信，我失声痛哭，然后给洛丽打了电话。她建议我把这封信大声念给我的两个女儿和昨天晚上来过我家的人听。我安排了一次电话会议，点了根蜡烛，大声朗读这封信。整个过程中，我一直在流泪。在场的每个人都陪着我落泪，包括我的女儿。女儿们从来没有听过我和前夫相爱的整个故事——这让我很吃惊，在听到这些细节后，她们内心深处的某些东西也被治愈了。她们意识到，她们是在爱中孕育和成长的，她们父母的关系不是错误，她们自己也不是。我原谅了她们的父亲，也深爱过她们的父亲（那封信清楚地表达了这点），把她们的父亲彻底还给了她们。

随后，洛丽建议说："你可以再勇敢一下，读给他听。"

我紧张地咽了下口水，但接着又想了想：为什么不呢？我已经没有什么可失去的了。所以我给他发了封邮件（他与他现任妻子和年幼的孩子住在伦敦），请求他允许我给他读一封信。他过了一段时间才做出回应。回信中，他希望我给他一些暗示。我告诉他，我意识到自己对离婚的事还心存愤怒，便写了一封信给他，希望得到他的宽恕，从而让我从过去走出来。我告诉他，如果他允许我读这封信给他听，那将是我的荣幸。他同意了，我们约定了一个时间。

我坐在缅因州的烛光下，而他在伦敦舒舒服服地坐在椅子上，平静地听我读信。我一边读，一边流泪。读完后，我刚要放下电话，"好了，"他说，"先别挂，我知道你比我更相信平行宇宙的存在，但现在我相信，我们在宇宙中的某个地方继续在一起。"然后他告诉我，他真心希望我能找到一个真正配得上我的人。我们聊了一会儿女儿的事，然后就挂断了电话。当写到此处，回忆起那温馨的一刻时，我再次热泪盈眶。

几天后，他给我发了一封电子邮件，感谢我提前送他的情人节礼物。从那以后我们再也没有联系过，因为不需要。我终于彻底走出了离婚的阴影，开始继续前行。当再次想起他时，我全身心感受到的都是过去的幸福和圆满。

我和一个医生朋友分享了这个故事，她已经 80 多岁了。她自己在 70 岁时经历了婚变——她的丈夫和办公室经理有了婚外情。在此之前，我一直觉得她的婚姻是完美的。他们一起旅行，一起行医，有 6 个杰出的孩子——其中几个也成了医生。她的离婚让我十分震惊。事情已经过去很多年了，她丈夫也去世多年。

当我告诉她我的故事时，她对我说："一天早晨，我醒来时，觉得吉姆依然和我在一起。一年之后，我们又在一起了。我重温了我们曾有过的所有美妙的冒险经历——爬金字塔，滑雪，环游世界，和孩子们一起玩。非常美妙！后来，在我们结婚 65 周年纪念日那天，他离开了，自此活在我的心中。对整件事，我现在可以心平气和地看待。我很满足。我们都走出了怨恨，懂得了感恩。"

步入中年后，可以肯定的是，在随后的每一年，我们未完成的事情会逐一浮现，直到我们彻底解决它。消除了对前夫的愤怒和怨恨，我也改变了自己和女儿对男性的一些错误看法。我的医生朋友也是如此。她也告诉我，她的孩子（他们已各自步入中年）同样也因父母之间的和好而得到了治愈，这永远不会太迟。

力量觉醒，唤醒美丽和快乐

是时候清醒了！你我都应该清醒了。如果有人告诉你，现在撼动你的激情仅仅是激素风暴，请不要听信！不要理会那些说你要求太多，应该更实际一些的人。激情是真实存在的，它召唤着你去付诸行动。如果感到疼痛，请不要害怕，任何重要新事物的诞生（例如，中年新思维的出现），势必会经历阵痛。不要期待一夜之间完成改变。你还有很多时间，可以用几个月甚至几年来完成。

永远不要忘记，人生的大智慧来自更年期，更年期蕴含着巨大的力量。虽然主流媒体总是试图忽视中年女性，无视我们的需求，但我们要知道，中年是我们人生的转折点。这时，女性的力量日趋强大，开始变得不可忽视。没有人怀疑，当在企业、俱乐部和家庭中一心做事时，女性能取得多大的成就。

当我们每个人开始有自己的生活，不再按照他人的要求生活，拒绝继续踩着先辈女性的足迹，像她们一样生活时，会发生什么？先辈女性为了生活倾尽所有，但她们的生活模式已不适合现代社会了，就如20世纪70年代我在婚姻中扮演的角色，最终只能以离婚收场。

到2008年，50~65岁女性已经成为美国最大的人口群体。有史以来女性第一次自己赚钱自己花。一切都随之改变！女性觉醒，并唤醒了巨大的潜在力量——它一直都在，只是祖母和母亲们被迫放弃了。当我们觉醒后，发现自己就是心目中理想的存在时，会发生什么？当我们运用经济、思想和身体的能量，包括我们的爱和力量，并把我们的资源投入我们的理想事业中时，世界会随之变化，会开始重视、反映女性自身的智慧——这种智慧有可能会造福这个星球上的每一个女人、男人、孩子和其他生命。

最后，必须要说的是，现代中年女性形象发生了巨大变化，森林中独居老妪的形象已离我们远去！我们比以前更性感、更快乐、更健康。事实上，现在的我比以往任何时候都有魅力，也更能吸引男士的目光。但要想真正获得乐趣，并和男性共同创造家园，我必须在自己的内心建立神圣的婚姻——男女真正意义上平等的婚姻。我必须成为我一直想成为的那个人。过去，这并不容易，因为我一直都很抗拒。但现在，我做到了，这让我充满了前所未有的力量。我，无须再伸手向他人要钱花，无须经别人的同意做事，也无须男人供养。现在，不仅我是如此，千百万其他女性也同样做到了。

经济独立让我们摆脱束缚，拥有真正平等的关系和圆满的生活——听从内心的智慧，精心打造。此时，我们与他人的关系不应以控制和经济需求为基础，而应基于快乐、自由、美丽、互相帮助、共同创造和友谊。我全身的每一个细胞都在告诉我，最好的尚未来临，在此之前所发生的一切都在预示未来的人生必将丰富多彩，幸福美满。相信我，更精彩的还在后面。一切都会好起来的。

第一章　更年期：生活的放大镜

1. Sams, J., & Carson, D. (1988). *Medicine Cards*, 150. Santa Fe: Bear & Co.

第二章　更年期大脑：燃烧

1. Seymour, L. J. (ed.) (Apr. 1999). News from Redbook. *Redbook*, 16.

2. Oren, D. A., et al. (2002). An open trial of morning light therapy for treatment of antepartum depression. *Am J Psychiatry, 159* (4), 666–669.

3. Van Middendorp, H., et al. (2010). The effects of anger and sadness on clinical pain reports and experimentally–induced pain thresholds in women with and without fibromyalgia. *Arthritis Care Research* (*Hoboken*), *62*, 1370–6.

4. Larsson, C., & Hallman, J. (1997). Is severity of premenstrual symptoms related to illness in the climacteric? *J Psychosom Obstet Gynecol, 18*, 234–243; Novaes, C., & Almeida, O. P. (1999). Premenstrual syndrome and psychiatric morbidity at the menopause. *J Psychosom Obstet Gynecol, 20*, 56–57; Arpels, J. C. (1996). The female brain hypoestrogenic continuum from PMS to menopause: A hypothesis and review of supporting data. *J Reprod Med, 41* (9), 633–639.

5. Schmidt, P., et al. (1998). Differential behavioral effects of gonadal steroids in women with and in those without premenstrual syndrome. *N Engl J Med, 338* (4), 209–216.

6. Larsson, C., & Hallman, J. (1997). Op. cit. Novaes, C., & Almeida, O. P. (1999). Op. cit.

7. Benedek, T., & Rubenstein, B. (1939). Correlations between ovarian activity and psychodynamic processes: The ovulatory phase. *Psychosom Med, 1* (2), 245–270.

8. Weitoft, G. R., et al. (2000). Mortality among lone mothers in Sweden: A population study. *Lancet, 355*, 1215–1219.

9. Taylor, S. E., et al. (2002). Biobehavioral responses to stress in females: Tend-and-befriend, not fight-or–flight. *Psychol Rev, 109* (4), 745–750.

10. Herzog, A. (1997). Neuroendocrinology of epilepsy. In S. C. Schacter & O. Devinsky (eds.), *Behavioral Neurology and the Legacy of Norman Geschwind*, 235–236. Philadelphia: Lippincott, Williams & Wilkins; Moyer, K. E. (1976). *The Psychology of Aggression*. New York: Harper & Row; Albert, I., et al. (1987). Inter-male social aggression in rats: Suppression by medical hypothalamic lesions independently of enhanced defensiveness of decreased testicular testosterone. *Physiol Behav, 39*, 693–698; Post, R. M. (1992). Transduction of psychosocial stress into the neurobiology of recurrent

affective disorder. *Am J Psychiatry*, *149*, 999–1010.

11. Linehan, M. (1993). *Skills Training Manual for Treating Borderline Personality Disorder*, 143. New York: Guilford Press.

12. Herzog, A. G. (1989). Perimenopausal depression: Possible role of anomalous brain substrates. *Brain Dysfunction*, *2*, 146–154.

13. Ledoux, J. E. (1986). Sensory systems and emotions: A model of affective processing. *Integrative Psychiatry*, *4*, 237–243. For a complete scientific discussion of this area, see Schulz, M. L. (1998). *Awakening Intuition*, 113–135. New York: Harmony.

14. Musante, L., et al. (1989). Potential for hostility and dimensions of anger. *Health Psychology*, *8*, 343; Mittleman, M. A., et al. (1995). Triggering of acute MI onset of episodes of anger. *Circulation*, *92*, 1720–1725. For an exhaustive listing of the scientific studies documenting the emotional risk factors for heart attack, see Schulz, M. L., op. cit. (chapter 9, 216–250).

15. Porges, S., et al. (1996). Infant regulation of the vagal "brake" predicts child behavior problems: A psychobiological model of social behavior. *Dev Psychobiol*, *29* (8), 697–712; Porges, S. (1992). Vagal tone: A physiological marker of stress vulnerability. *Pediatrics*, *90*, 498–504; Donchin, Y., et al. (1992). Cardiac vagal tone predicts outcome in neurosurgical patients. *Crit Care Med*, *20*, 941–949.

16. Heim, C., et al. (2000). Pituitary-adrenal and autonomic responses to stress in women after sexual and physical abuse in childhood. *JAMA*, *284* (5), 592–596.

17. Lipton, B. (2005). *The Biology of Belief*. Santa Rosa, CA: Elite Books.

18. Langer, E. (2009). *Counterclockwise: Mindful Health and the Power of Possibility*, 114–117. New York: Ballantine.

19. Schulz, M. L., M.D., Ph.D., behavioral neuroscientist and neuropsychiatrist. (Mar. 20, 2000). *Personal communication*.

20. Van der Kolk, B. A. (1996). The body keeps the score: Approaches to the psychobiology of posttraumatic stress disorder. In B. A. van der Kolk, A. C. McFarlane, & L. Weisaeth (eds.), *Traumatic Stress: The Effects of Overwhelming Experience on Mind, Body, and Society*, 214–241. New York: Guilford Press.

21. Clow, B. H. (1996). *The Liquid Light of Sex: Kundalini Rising at Mid-Life Crisis*. Berkeley, CA: Bear & Co. 这本书配有完整的图表，让读者可以准确地确定更年期这一人生关键节点将要发生或者已经发生的时间，从而充分利用可能被认为是没有意义的危机。

第三章　回归自我：从依赖走向健康独立

1. 我最初是通过一个叫作本体感描写（Proprioceptive Writing）的过程学会的，由 Linda Metcalf 和 Tobin Simon 教授。

2. Brody, E. M. (1989). *Family at Risk in Alzheimer's Disease*, 2–49. DHHS Publication no. 89–1569. Bethesda, MD: National Institute of Mental Health.

3. Richardson, C. (2009). *The Art of Extreme Self-Care*, xii. Carlsbad, CA: Hay House.

4. 华盛顿大学的社会学家 Julie Brines 研究了所谓的地位颠倒的夫妇，她的研究发表在了 "Excuse Me, I'm the Breadwinner" 上。*Money for Women* (May–June 2000), 16–17. 以下是一些数据：与收入和妻子相当的男性相比，由妻子挣得家庭全部收入的男性每周花在家务上的时间平均要少 4 个小时。当丈夫工作而妻子待在家里时，丈夫每周花 3 个小时做家务，而妻子每周花 25 个小时；当丈夫和妻子都工作并且收入相等时，丈夫每周做 9 个小时的家务，妻子做 17 个小时；但是当妻子工作而丈夫待在家里时，丈夫每周只花 5 个小时做家务，而妻子每周花 16 个小时。

5. Kristof, N., & WuDunn, S. (2009). *Half the Sky: Turning Oppression into Opportunity for Women Worldwide*. New York: Alfred A. Knopf.

第四章　如何判断更年期

1. Randolph, J., & Sowers, M. F. (1999). Research on perimenopausal changes in 500 Michigan women, reported in *Midlife Women's Health Sourcebook*. Atlanta, GA: American Health Consultants.

2. McKinlay, S. M., et al. (1992). The normal menopause transition. *Maturitas*, *14*, 103; Treloar, A. E., et al. (1981). Menstrual cyclicity and the perimenopause. *Maturitas*, 3, 249.

3. Munster, K., et al. (1992). Length and variation in the menstrual cycle—a crosssectional study from a Danish county. *Br J Obstet Gynecol, 99* (5), 422; Collett, M. E., et al. (1954). The effect of age upon the pattern of the menstrual cycle. *Fertil Steril, 5,* 437.

4. Rannevik, G. (1995). A longitudinal study of the perimenopausal transition: Altered profiles of steroid and pituitary hormones, SHBG and bone mineral density. *Maturitas, 21,* 103.

5. Coulam, C. B., Adamson, S. C., & Annegers, J. F. (1986). Incidence of premature ovarian failure. *Am J Obstet Gynecol, 67* (4), 604–606; Miyake, T., et al. (1988). Acute oocyte loss in experimental autoimmune oophoritis as a possible model of premature ovarian failure. *Am J Obstet Gynecol, 158* (1), 186–192; Coulam, C. B. (1982). Premature gonadal failure. *Fertil Steril, 38,* 645; Gloor, H. J. (1984). Autoimmune oophoritis. *Am J Clinical Pathology, 81,* 105–109; Leer, M., Patel, B., Innes, M., et al. (1980). Secondary amenorrhea due to autoimmune ovarian failure. *Aust N Z J Obstet Gynecol, 20,* 177–179; International Medical News Service (Nov. 1985). Evidence of autoimmune etiology in some premature menopause. *OB–GYN News, 20* (21), 1, 30.

6. Sumiala, S., et al. (1996). Salivary progesterone concentrations after tubal sterilization. *Obstet Gynecol, 88,* 792–796.

7. Aksel, S., et al. (1976). Vasomotor symptoms, serum estrogens and gonadotropin levels in surgical menopause. *Am J Obstet Gynecol, 126,* 165–169; Judd, H. L., & Meldrum, D. R. (1981). Physiology and pathophysiology of menstruation and menopause. In S. L. Romney, M. J. Gray, A. B. Little, et al. (eds.), *Gynecology and Obstetrics: The Health Care of Women* (2nd ed.), 885–907. New York: McGraw–Hill.

8. Saliva as a diagnostic fluid (1993). *Ann N Y Acad Sci, 694,* 1–348; Lawrence, H. P. (2002). Salivary markers of systemic disease: Noninvasive diagnosis of disease and monitoring of general health. *J Can Dent Assoc, 68* (3), 170–174; Vining, R. F., & McGinley, R. A. (1987). The measurement of hormones in saliva: Possibilities and pitfalls. *J Steroid Biochem, 27* (1–3), 81–94; Boothby, L. A., Doering, P. L., & Kipersztok, S. (2004). Bioidentical hormone therapy: A review. *Menopause, 11* (3), 356–367; Rakel, D. (ed.) (2003). *Integrative Medicine.* Philadelphia: Saunders.

9. Tai, P. L. (2008). Serum vs. saliva testing: Which one is more accurate for measuring hormones in the body? *Healthy Aging, 4* (2), 67.

10. Khan-Dawood, F. S., Choe, J. K., & Dawood, M. Y. (1984). Salivary and plasma bound and "free" testosterone in men and women. *Am J Obstet Gynecol, 148* (4), 441–445.

11. Massoudi, M. S., et al. (1995). Prevalence of thyroid antibodies among healthy middle-aged women. Findings from the thyroid study in healthy women. *Ann Epidemiol, 5* (3), 229–233.

12. AACE medical guidelines for clinical practice for the evaluation and treatment of hyperthyroidism and hypothyroidism. (2002). *Endocrine Practice, 8* (6).

13. Friedman, M., Miranda-Massari, J. R., & Gonzalez, M. J. (2006). Supraphysiological cyclic dosing of sustained release T3 in order to reset low basal body temperature. *P R Health Sci J, 1,* 23–29.

14. Hollowell, J. G., et al. (1998). Iodine excretion data from NHANES I and NHANES III. *J Clin Endocrinol Metab, 88,* 3401–3410.

15. Jefferies, W. McK. (1996). *The Safe Uses of Cortisone.* Springfield, IL: Charles C. Thomas.

16. Guthrie, J., et al. (1996). Hot flushes, menstrual status, and hormone levels in a population–based sample of midlife women. *Obstet Gynecol, 88,* 437–442.

17. Gold, E. B., Sternfeld, B., Kelsey, J. L., et al. (2000). Relation of demographic and lifestyle factors to symptoms in a multi-racial/ethnic population of women 40–55 years of age. *Am J Epidemiol, 152,* 463–473; Whiteman, M. K., Staropoli, C. A., Lengenberg, P. W., McCarter, R. J., Kjerulff, K. H., & Flaws, J. H. (2003). Smoking, body mass, and hot flashes in midlife women. *Obstet Gynecol, 101,* 264–272.

18. Leonetti, H., et al. (1999). Transdermal progesterone cream for vasomotor symptoms and postmenopausal bone loss. *Obstet Gynecol, 94,* 227–228.

19. Stearns, V., Beebe, K. L., Iyengar, M., & Dube, E. (2003). Paroxetine controlled release in the treatment of menopausal hot flashes: A randomized controlled trial. *JAMA, 289,* 2827–2834; Loprinzi, C. L., Sloan, J. A., Perez, E. A., et al. (2002). Phase III evaluation of fluoxetine for treatment of hot flashes. *J Clin Oncol, 20,* 1578–1583; Loprinzi, C. L., Kugler, J. W., Sloan, J. A., et al. (2000).

Venlafaxine in management of hot flashes in survivors of breast cancer: A randomized controlled trial. *Lancet,* 356, 2059–2063.

20. Goldberg, R. M., Loprinzi, C. L., O' Fallon, J. R., et al. (1994). Transdermal clonidine for ameliorating tamoxifen–induced hot flashes. *J Clin Oncol, 12*, 155–158.

21. Irvin, J. H., Domar, A. D., Clark, C., Zuttermeister, P. C., & Friedman, R. (1996). The effects of relaxation response training on menopausal symptoms. *J Psychosom Obstet Gynecol, 17*, 202–207; Wijima, K., Melin, A., Nedstrand, E., & Hammar, M. (1997). Treatment of menopausal symp-toms with applied relaxation: A pilot study. *J Behav Ther Exp Psychiatry, 28*, 251–261.

22. Freedman, R. R., & Woodward, S. (1992). Behavioral treatment of menopausal hot flashes: Evaluation by ambulatory monitoring. *Am J Obstet Gynecol, 167*, 436–439; Stevenson, D. W., & Delprato, D. J. (1983). Multiple component self-control program for menopausal hot flashes. *J Behav Ther Exp Psychiatry, 14* (2), 137–140; Domar, A. D., & Dreher, H. (1997). *Healing Mind, Healthy Woman*, 291–292. New York: Delta.

23. Ghent, W. (1993). Iodine replacement in fibrocystic disease of the breast. *Can J Surg, 36*, 453–460; Kessler, J. H. (2004). The effect of supraphysiologic levels of iodine on patients with cyclic mastalgia. *Breast J, 10* (4), 328–336.

第五章　激素疗法：个性化选择

1. Writing Group for the Women' s Health Initiative Investigators (2002). Risks and benefits of estrogen plus progestin in healthy postmenopausal women: Principal result from the Women' s Health Initiative randomized controlled trial. *JAMA*, 288, 327–333.

2. Lacey, J. V., et al. (2002). Menopausal hormone replacement therapy and risk of ovarian cancer. *JAMA*, 288, 334–341.

3. Grodstein, F., Manson, J. E., & Stampfer, M. J. (2006). Hormone therapy and coronary heart disease: The role of time since menopause and age at hormone initiation. *J Womens Health (Larchmt), 15* (1), 35–44.

4. Toh, S., et al. (2010). Coronary heart disease in postmenopausal recipients of estrogen plus progestin therapy: Does the increased risk ever disappear? A randomized trial. *Ann Intern Med, 152* (4), 211–217.

5. North American Menopause Society. (2010). Estrogen and progestogen use in postmenopausal women: 2010 position statement of the North American Menopause Society. *Menopause, 17*, 242–255.

6. Shen, L., Qiu, S., Chen, Y., Zhang, F., van Breemen, R. B., Nikolic, D., & Bolton, J. L. (1998). Alkylation of 2'–deoxynucleosides and DNA by the Premarin metabolite 4-hydroxyequilenin semiquinone radical. *Chem Res Toxicol, 11*, 94–101; Bhavnani, B. (1998). Pharmacokinetics and pharmacodynamics of conjugated equine estrogens: Chemistry and metabolism. *Proc Soc Biol Med, 217* (1), 6–16; Zhang, F., et al. (1999). The major metabolite of equilin, 4-hydroxyequilin, autoxidizes to an σ-quinone which isomerizes to the potent cytotoxin 4–hydroxyequilenin-σ-quinone. *Chem Res Toxicol, 12*, 204–213.

7. Cole, W., et al. (June 26, 1995). The estrogen dilemma. *Time*, 46–53 (cover story).

8. Brody, J. (Sept. 3, 2002). Sorting through the confusion about hormone replacement therapy. *New York Times.*

9. Loucks, T. L., & Berga, S. L. (2009). Does postmenopausal estrogen use confer neuroprotection? *Semin Reprod Med*, 27 (3), 260–274.

10. Fournier, A., Berrino, F., & Clavel-Chapelon, F. (2008). Unequal risks for breast cancer associated with different hormone replacement therapies: Results from the E3N Cohort Study. *Breast Cancer Res Treat, 107*, 103–111.

11. Ninth Annual American Association for Cancer Research Frontiers in Cancer Prevention Research Conference, Philadelphia, Nov. 7–10, 2010.

12. Shaak, C.（我与 Shaak 博士的私人交流，关于一个持续 15 年的临床研究，该研究通过经皮应用孕酮、雌二醇和睾酮恢复更年期女性早期黄体期激素水平。Shaak 博士建议，女性使用激素的确切剂量应根据其症状、身体检查和实验室测试等综合条件来确定。）Hargrove,

J., et al. (1998). Absorption of estradiol and progesterone delivered via Jergens lotion used as hormone replacement therapy. Poster session presented at the annual meeting of the North American Menopause Society, Philadelphia.

13. Follingstad, A. (1978). Estriol, the forgotten hormone. *JAMA, 239* (1), 29–39; Lemon, H. (1977). Clinical and experimental aspects of the antimammary carcinogenic activity of estriol. *Front Horm Res*, 5 (1), 155–173; Lemon, H. (1975). Estriol prevention of mammary carcinoma induced by 7, 12-dimethylbenzathracene and procarbazine. *Cancer Res, 35*, 1341–1353; Lemon, H. (1973). Oestriol and prevention of breast cancer. *Lancet, 1* (802), 546–547; Lemon, H. (1980). Pathophysiologic considerations in the treatment of menopausal patients with oestrogens: The role of oestriol in the prevention of mammary cancer. *Acta Endocrinol Suppl (Copenh), 233*, 17–27; Lemon, H., Wotiz, H., Parsons, L., et al. (1966). Reduced estriol excretion in patients with breast cancer prior to endocrine therapy. *JAMA, 196*, 1128–1136.

14. Carroll, N., et al. (May 2009). Postmenopausal restoration of the estradiol/estrone ratio reduces severity of vasomotor symptoms. Paper presented at the annual meeting of the American College of Obstetricians and Gynecologists, Chicago, IL; Heimer, G. M., & Englund, D. E. (1992). Effects of vaginally administered oestriol on postmenopausal urogenital disorders: A cytohormonal study. *Maturitas, 3*, 171–179; Iosif, C. S. (1992). Effects of protracted administration of estriol on the lower urinary tract in post-menopausal women. *Arch Gynecol Obstet, 3* (251), 115–120; Kirkengen, A. L., Andersen, P., Gjersoe, E., et al. (June 1992). Oestriol in the prophylactic treatment of recurrent urinary tract infections in postmenopausal women. *Scand J Prim Health Care*, 139–142; Raz, K., & Stamm, W. (1993). A controlled trial of intravaginal estriol in postmenopausal women with recurrent urinary tract infections. *N Engl J Med, 329*, 753–756.

15. American College of Obstetricians and Gynecologists (2004). Cognition and dementia. *Obstet Gynecol, 104* (suppl. 4), 25S–40S.

16. Speroff, L., et al. (1999). *Clinical Gynecologic Endocrinology and Infertility* (6th ed.), 56–64. Philadelphia: Lippincott, Williams & Wilkins.

17. Speroff, L. (Sept. 1999). Commentary: Postmenopausal therapy reduces the risk of colorectal cancer. *OB/GYN Alert*, 35.

18. Love, R. R., Cameron, L., & Connell, B. L. (1991). Symptoms associated with tamoxifen treatment in postmenopausal women. *Arch Intern Med 151*, 1842–1847.

19. Li, C. I., et al. (2009). Adjuvant hormonal therapy for breast cancer and risk of hormone receptor-specific subtypes of contralateral breast cancer. *Cancer Res*, 69, 6865–6870.

20. Koenig, H., et al. (1995). Progesterone synthesis and myelin formation by Schwann cells. *Science*, 268, 1500–1503.

21. 20 世纪 70 年代中期，当我还是波士顿圣玛格丽特医院妇产科住院医生时，我经常看到有好几个孩子的三四十岁女性继续年复一年地怀孕，直到她们接受子宫切除术来避免进一步的怀孕。她们的生活、信念和生理效应与今天 36 岁的职业女性形成鲜明对比。今天的职业女性一到 35 岁就开始担心自己可能无法怀孕。我们的信念对我们的生理效应有着微妙而有力的影响，这一点已被研究证实。贝斯以色列女执事医疗中心和身心医学研究所的 Alice Domar 博士认为，当参加以团体支持、深度放松、注意自我照顾为特征的项目时，之前不孕的女性其怀孕率增加了 50%，她们中的大多数是 30 多岁和 40 多岁的专业人士。她怀孕之所以成为可能，是因为大脑和信念能够影响激素水平，从而更好地影响受孕。

22. Beral, V., et al. (2011). Breast cancer risk in relation to the interval between menopause and starting hormone therapy. *J Nat Cancer Inst, 103*, 296–305.

23. Fournier, A., Berrino, F., & Clavel-Chapelon, F. (2008). Unequal risks for breast cancer associated with different hormone replacement therapies: Results from the E3N Cohort Study. *Breast Cancer Res Treat, 107*, 103–111.

24. Fournier, A., et al. (2009). Estrogen–progestogen menopausal hormone therapy and breast cancer: Does delay from menopause onset to treatment initiation influence risks? *J Clin Oncol*, 27, 5138–5143.

25. Hermsmeyer, K., et al. (2008). Cardiovascular effects of medroxyprogesterone acetate and progesterone: A case of mistaken identity? *Nat Clin Prac Cardiovasc Med*, 5, 387–395.

26. Stanczyk, F. Z., Paulson, R. J., & Roy, S. (2005). Percutaneous administration of progesterone: Blood levels and endometrial protection. *Menopause, 12* (2), 232–237.

27. Hully, S., et al. (1998). Randomized trial of estrogen plus progestin for secondary prevention of coronary heart disease in postmenopausal women. *JAMA*, 280, 605–618; Sullivan, J. M., et al. (1995). Progestin enhances vasoconstrictor responses in postmenopausal women receiving estrogen replacement therapy. *Menopause, 4*, 193–197; Williame, J. K., et al. (1994). Effects of hormone replacement therapy on reactivity of atherosclerotic coronary arteries in cynomologous monkeys. *J Am Coll Cardiol, 24*, 1757–1761; Sarrel, P. (1999). The differential effects of oestrogens and progestins on vascular tone. *Human Reproduction Update, 5* (3), 205–209.

28. Toh, S., et al. (2010). Coronary heart disease in postmenopausal recipients of estrogen plus progestin therapy: Does the increased risk ever disappear? A randomized trial. *Ann Intern Med, 152* (4), 211–217.

29. Tang, G. W. K. (1994). The climacteric of Chinese factory workers. *Maturitas, 19*, 177–182.

30. Hammond, C. B. (1994). Women's concerns with hormone replacement therapy—compliance issues. *Fertil Steril*, 62 (suppl. 2), 157S–160S.

31. Hermsmeyer, R. K., Thompson, T. L., Pohost, G. M., & Kaski, J. C. (2008). Cardiovascular effects of medroxyprogesterone acetate and progesterone: A case of mistaken identity? *Nat Clin Prac Cardiovasc Med*, 5, 387–395.

32. Postmenopausal Estrogen/Progestin Intervention (PEPI) Trial (1995). Effects of estrogen or estrogen/progestin regimens on heart disease risk factors in postmenopausal women. *JAMA, 273*, 199–206.

33. American College of Obstetricians and Gynecologists (2004). Coronary heart disease. *Obstet Gynecol, 104* (suppl. 4), 415–485.

34. Yaffe, K., Lui, L.-Y., Grady, D., Cauley, J., Kramer, J., & Cummings, S. R. (2000). Cognitive decline in women in relation to non-protein-bound estradiol concentrations. *Lancet, 356* (9231), 708–712.

35. Grodstein, F., Newcomb, P. A., & Stampfer, M. J. (1999). Postmenopausal hormone therapy and the risk of colorectal cancer: A review and meta-analysis. *Am J Med, 106* (5), 574–582.

36. Kolata, G. (July 9, 2002). Citing risks, U.S. will halt study of drugs for hormones. *New York Times*.

第六章 食疗和保健品

1. Hudson, T. (1994). A pilot study using botanical medicine in the treatment of menopausal symptoms. Portland, Oregon, National College of Naturopathic Medicine and the Bastyr University of Natural Health Sciences.

2. Tyler, V. E. (1993). *The Honest Herbal: A Sensible Guide to the Use of Herbs and Related Remedies* (3rd ed.). Binghamton, NY: Haworth Press.

3. Elghamry, M. I., & Shihata, I. M. (1965). Biological activity of phytoestrogens. *Planta Med, 13*, 352–357.

4. Knight, D., & Eden, J. (1996). A review of the clinical effects of phytoestrogens. Part 2. *Obstet Gynecol, 87* (5), 897–904; Kaldas, R. S., & Hughes, C. L. (1989). Reproductive and general metabolic effects of phytoestrogens in mammals. *Reprod Toxicol*, 3, 81–89.

5. Rose, D. P. (1992). Dietary fiber, phytoestrogens, and breast cancer. *Nutrition, 8*, 47–51.

6. Tamaya, T., et al. (1986). Inhibition by plant herb extracts of steroid bindings in uterus, liver, and serum of the rabbit. *Acta Obstet Gynecol Scand, 65*, 839–842.

7. Yoshiro, K. (1985). The physiological actions of tankwei and cnidium. *Bull Oriental Healing Arts Institute USA, 10*, 269–278; Harada, M., Suzuki, M., & Ozaki, Y. (1984). Effects of Japanese *Angelica* root and peony root on uterine contraction in the rabbit *in situ. J Pharmacol Dynam*, 7, 304–311; Zhu, D. P. O. (1987). Dong quai. *Am J Chinese Med, 15*, 117–125.

8. Bohnert, K.-J. (Spring 1997). The use of *Vitex agnuscastus* for hyperprolactinemia. *Q Rev Natural Med*, 19–20; American Botanical Council (1992). *Kommission E monograph: Agnus casti fructus (chaste tree fruits)*. Fort Worth, TX.

9. Duker, E. M., et al. (1991). Effects of extracts from *Cimicifuga racemosa* on gonadotropin release in menopausal women and ovariectomized rats. *Planta Med, 57*, 420–424, 1991.

10. Geller, S. E., et al. (2009). Safety and efficacy of black cohosh and red clover for the management of vasomotor symptoms: A randomized controlled trial. *Menopause, 16* (6), 1156–1166.

11. Hudson, T. (2008–2009). Maca: New insights on an ancient plant. *Integr Med, 7* (6), 54–57.

12. Garcia, J. T., Gonzaga, F., Tan, D., Ng, T. Y., Oei, P. L., & Chan, C. W. B. (Nov. 19, 2009; epub ahead of print). Use of a multibotanical (Nutrafem) for the relief of menopausal vasomotor symptoms: A double-blind, placebo-controlled study. *Menopause.*

13. Maevsky, E. I., et al. (2008). A succinate-based composition reverses menopausal symptoms without sex hormone replacement therapy. *Advances in Gerontology, 21,* 298–305.

14. Manonai, J., et al. (2008). Effects and safety of *Pueraria mirifica* on lipid profiles and biochemical markers of bone turnover rates in healthy postmenopausal women. *Menopause, 15* (3), 530–535; Urasopon, N., et al. (2007). *Pueraria mirifica*, a phytoestrogen-rich herb, prevents bone loss in orchidectomized rats. *Maturitas, 56,* 3, 322–331.

15. Chandeying, V., & Sangthawan, M. (2007). Efficacy comparison of *Pueraria mirifica* (PM) against conjugated equine estrogen (CEE) with/without medroxyprogesterone acetate (MPA) in the treatment of climacteric symptoms in perimenopausal women: Phase III study. *J Med Assoc Thai, 90,* 9, 1720–1726.

16. 与泰国诗纳卡宁威洛大学生理学系 C. Deachapunya 的私人交流; Poonyachoti, S. et al. (2008). Effects of *Pueraria mirifica*, phystoestrogens and 17β-estradiol on growth and expression of ERA in primary culture of porcine endometrial epithelial cells. *Acta Horticulturae (ISHS)* 786, 67–72.

17. Ramnarine, S., MacCallum, J., & Ritchie, M. (2009). Phyto-oestrogens: Do they have a role in breast cancer therapy? *Proc Nutr Soc, 68,* E93.

18. Cassidy, A., Bingham, S., & Setchell, K. (1994). Biological effects of a diet of soy protein rich in isoflavones on the menstrual cycle of premenopausal women. *Am J Clin Nutr, 60,* 333–340; Anderson, J. W., et al. (1998). Effects of soy protein on renal function and proteinuria in patients with type 2 diabetes. *Am J Clin Nutr, 68* (suppl. 6), 1347S–1353S.

19. Wong, W. W., Heird, W. C., & Smith, E. O. (Apr. 2000). Potential health benefits of soy in postmenopausal women. Data presented at the Experimental Biology Meeting, San Diego, CA.

20. Foth, D., & Cline, J. M. (1998). Effects of mammalian and plant estrogens on mammary glands and uteri of macaques. *Am J Clin Nutr, 68* (suppl.), 1413S–1471S.

21. Scheiber, M., & Setchell, K. (June 1999). Dietary soy isoflavones favorably influence lipids and bone turnover in healthy postmenopausal women. Endocrine Society's 81st Annual Meeting Synopsis.

22. Taku, K., et al. (2007). Soy isoflavones lower serum total and LDL cholesterol in humans: A meta-analysis of 11 randomized controlled trials. *Am J Clin Nutr, 85* (4), 1148–1156; Zhuo, X. G., Melby, M. K., & Watanabe, S. (2004). Soy isoflavone intake lowers serum LDL cholesterol: A meta-analysis of 8 randomized controlled trials in humans. *J Nutr, 134,* 2395–2400.

23. Anderson, J. W., Johnstone, B. M., & Cook-Newell, M. E. (1995). Meta-analysis of the effects of soy protein intake on serum lipids. *N Engl J Med, 333* (5), 276–282.

24. Hall, W. L., et al. (2005). Soy-isoflavone-enriched foods and inflammatory biomarkers of cardiovascular disease risk in postmenopausal women: Interactions with genotype and equol production. *Am J Clin Nutr, 82* (6), 1260–1268.

25. Desrochesm, S., et al. (2004). Soy protein favorably affects LDL size independently of isoflavones in hypercholesterolemic men and women. *J Nutr, 134* (3), 574–579; Nagata, C., et al. (2003). Soy product intake is inversely associated with serum homocysteine level in premenopausal Japanese women. *J Nutr, 133* (3), 797–800.

26. Food & Drug Administration, U.S. Department of Health and Human Services (1999). FDA talk paper: FDA approves new health claim for soy protein and coronary heart disease (T99–48).

27. William, K. (Nov. 1997). Interactive effects of soy protein and estradiol on arterial pathobiology. American Heart Association annual scientific sessions, Orlando, FL.

28. Shao-Hua, L., et al. (2010). Effect of oral isoflavone supplementation on vascular endothelial function in postmenopausal women: A meta-analysis of randomized placebo-controlled trials. *Am J Clin Nutr, 91* (2), 480–486.

注 释

29. Alexandersen, P., et al. (2001). Ipriflavone in the treatment of postmenopausal osteoporosis: A randomized controlled trial. *JAMA*, *285* (11), 1482–1488.

30. Roudsari, A. H., et al. (2005). Assessment of soy phytoestrogens' effects on bone turnover indicators in menopausal women with osteopenia in Iran: A before and after clinical trial. *J Nutr*, *4*, 30.

31. Cotterchio, M., et al. (2006). Dietary phytoestrogens intake is associated with reduced colorectal cancer risk. *J Nutr*, *136* (12), 3046–3053.

32. Bennink, M. R., Thiagarajan, L. D., et al. (Sept. 1999). Dietary soy is asso-ciated with decreased cell proliferation rate and zone in the colon mucosa of subjects at risk for colon cancer. Presented at the American Institute for Cancer Research Meeting, as reported on Reuters Health News Service.

33. Ward, H. A., et al. (2010). Breast, colorectal, and prostate cancer risk in the European Prospective Investigation into Cancer and Nutrition—Norfolk in relation to phytoestrogen intake derived from an improved database. *Am J Clin Nutr*, *91* (2), 440–448.

34. Bruce, B., Spiller, G. A., & Holloway, L. (Apr. 15–18, 2000). Soy isoflavones do not have an anti-thyroid effect in postmenopausal women over 64 years of age. Experimental Biology, San Diego, CA. Health Research and Studies Center, Los Altos, CA 94022; Palo Alto VA Health Care System, Palo Alto, CA 94034; Duncan, A. M., et al. (1999). Soy isoflavones exert modest hormonal effects in premenopausal women. *J Clin Endocrinol Metab*, *84* (1), 192–197; Duncan, A. M., et al. (1999). Modest hormonal effects of soy isoflavones in postmenopausal women. *J Clin Endocrinol Metab*, *84* (10), 3479–3484.

35. Albertazzi, P., et al. (1998). The effect of dietary soy supplementation on hot flashes. *Obstet Gynecol*, *91*, 6–11.

36. Doerge, D. R., & Sheehan, D. M. (2002). Goitrogenic and estrogenic activity of soy isoflavones. *Environ Health Perspect*, *110* (suppl.), 349–353; Bruce, B., Messina, M., & Spiller, G. A. (2003). Isoflavone supplements do not affect thyroid function in iodinereplete postmenopausal women. *J Med Food*, *6*, 309–316; Messina, M., & Redmond, G. (2006). Effects of soy protein and soybean isoflavones on thyroid function in healthy adults and hypothyroid patients: A review of the relevant literature, *Thyroid*, *16*, 249–258.

37. Council for Responsible Nutrition (June 17, 2009). International researchers convene meeting on isoflavones. Press release, available online at www.npicenter.com/anm/anmviewer.asp?a= 24304&print=yes.

38. Margaret Ritchie, Ph.D. (June 2009). *Personal communication*.

39. Albertazzi, P., et al (1998). Op. cit.

40. Basaria, S., et al. (2009). Effect of high-dose isoflavones on cognition, quality of life, androgens, and lipoprotein in postmenopausal women. *J Endocrinol Invest*, *32* (2), 150–155.

41. Handayani, R., et al. (2006). Soy isoflavones alter expression of genes associated with cancer progression, including interleukin-8, in androgen-independent pc-3 human prostate cancer cells. *J Nutr*, *136* (1), 75–82; Thelen, P., et al. (Oct. 20, 2005). Pharmacological potential of phytoestrogens in the treatment of prostate cancer. *Urologe A* [epub ahead of print; German]; Sonn, G. A., Aronson, W., & Litwin, M. S. (2005). Impact of diet on prostate cancer: A review. *Prostate Cancer Prostatic Dis*, *8* (4), 304–310.

42. Aldercreutz, H., et al. (1986). Determination of urinary lignans and phytoestrogen metabolites, potential antiestrogens and anticarcinogens in urine of women on various habitual diets. *J Steroid Biochem*, *25* (5B), 791–797.

43. Aldercreutz, H. (1984). Does fiber-rich food containing animal lignan precursors protect against both colon and breast cancer? An extension of the "fiber hypothesis." *Gastroenterology*, *86* (4), 761–764; Jenab, M., et al. (1996). The influence of flaxseed and lignans on colon carcinogenesis and beta-glucuronidase activity. *Carcinogenesis*, *17* (6), 1343–1348; Johnstone, P. V. (1995). Flaxseed oil and cancer: Alpha-linolenic acid and carcinogenesis. In S. C. Cunnane & L. U. Thompson (eds.), *Flaxseed in Human Nutrition*. Champaign, IL: AOCS Press; Serraino, M., et al. (1991). The effect of flaxseed supplementation on early risk markers for mammary carcinogenesis. *Cancer Lett*, *60*, 135–142; Serraino, M., et al. (1992). The effect of flaxseed supplementation on the initiation and promotional

stages of mammary tumorigenesis. *Nutr Cancer*, *17*, 153–159.

44. Lampe, J. W., et al. (1994). Urinary lignan and isoflavonoid excretion in premenopausal women consuming flaxseed powder. *Am J Clin Nutr*, *60*, 122–128; Mousavi, Y., et al. (1992). Enterolactone and estradiol inhibit each other's proliferative effect on MCF and breast cancer cells in culture. *J Steroid Biochem Mol Biol*, *41*, 615–619.

45. Bierenbaum, M. L., et al. (1993). Reducing atherogenic risk in hyperlipemic humans with flaxseed supplementation: A preliminary report. *J Am College Nutr*, *12* (5), 501–504.

46. Micallef, M., et al. (2009). Plasma η–3 polyunsaturated fatty acids are negatively associated with obesity. *Br J Nutr*, *102* (9), 1370–1374.

47. Parra, D., et al. (2008). A diet rich in long chain omega–3 fatty acids modulates satiety in overweight and obese volunteers during weight loss. *Appetite*, *51* (3), 676–680.

48. Maes, M., et al. (2000). In humans, serum polyunsaturated fatty acid levels predict the response of proinflammatory cytokines to psychologic stress. *Biol Psychiatry*, *47* (10), 910–920.

49. Bougnoux, P., et al. (2009). Improving outcome of chemotherapy of metastatic breast cancer by docosahexaenoic acid: A phase II trial. *Br J Cancer*, *101* (12), 1978–1985.

50. Middleton, E., & Kandaswami, C. (Nov. 1994). Potential health-promoting properties of citrus bioflavonoids. *Food Technology*, 115–119.

51. 我很感激 Maureen Tsao，她的母亲 Fern Tsao 帮助她准备了这一节关于中医和更年期的内容。

52. Vernejoul, P., et al. (1985). Étude des meridiens d'acupuncture par les traceurs radioactifs [The study of acupuncture meridians using radioactive tracers]. *Bull Acad Natl Méd*, *169* (7), 1071–1075.

第七章　更年期饮食计划：平衡激素与预防中年发福

1. Fine, J. T., Colditz, G. A., Coakley, E. H., Moseley, G., Manson, J. E., Willett, W. C., & Kawachi, I. (1999). A prospective study of weight change and health-related quality of life in women. *JAMA*, *282*, 2136–2142.

2. Atkins 博士的 *New Diet Revolution* 这本书，是 20 世纪 90 年代末最畅销的饮食书。支持这本书的研究是可靠的，尽管存在争议。

3. 北卡罗莱纳州杜克大学医学助理教授、首席研究员 Eric Westman 博士在 1999 年新奥尔良南方普通内科学会（Southern Society of General Internal Medicine）上发表了关于阿特金斯饮食法的临床研究。在 41 名轻度肥胖的受试者中，研究结果没有显示出这种饮食法对肾脏和肝脏功能有任何不良影响。这些受试者每天的碳水化合物摄入量限制在 20 克以下。他们还补充多种维生素矿物质和鱼油，每周锻炼三次。达勒姆研究持续了四个月，受试者平均每人体重下降了 21 磅，胆固醇水平下降了 6.1%，甘油三酯水平下降了 40%，而保护性高密度脂蛋白胆固醇水平上升了约 7%。血压和身体成分也发生了向好的变化。在纽约市阿特金斯补充医学中心进行的第二项更大规模的研究支持上述研究结果，该研究对 319 名超重或肥胖患者进行了为期一年的研究。研究结果相似，显示没有任何安全问题。然而，女性在许多更年期情况下，采用阿特金斯饮食法可能不如在其他生命阶段有效，也不如男性有效。

4. Fukagawa, N. K., et al. (1990). Effect of age on body composition and resting metabolic rate. *Am J Physiol*, *259*, E233; Ganesan, R. (1995). Aversive and hypophagic effects of estradiol. *Physiol Behav*, *55* (2), 279–285.

5. Sieri, S., et al. (2010). Dietary glycemic load and index and risk of coronary heart disease in a large Italian cohort: The EPICOR study. *Arch Intern Med*, *170*, 640–647.

6. Welsh, J. A., et al. (2010). Caloric sweetener consumption and dyslipidemia among US adults. *JAMA*, *303*, 1490–1497.

7. Groff, J. L., & Gropper, S. (2000). *Advanced Nutrition and Human Metabolism*, 147, 252, 447. Belmont, CA: Wadsworth.

8. Reaven, G. M. (2000). *Syndrome X: Overcoming the Silent Killer That Can Give You a Heart Attack*. New York: Simon & Schuster.

9. Eriksson, J., et al. (1989). Early metabolic defects in persons at increased risk for non-insulin-dependent diabetes mellitus. *N Engl J Med*, *321*, 337–343; Lillioja, S., et al. (1993). Insulin resistance and insulin secretory dysfunction as precursors of non-insulin-dependent diabetes mellitus: Prospective

studies of the Pima Indians. *N Engl J Med, 329*, 1988–1992.

10. Reaven, G. M. (1988). Role of insulin resistance in human disease. *Diabetes, 37*, 1595–1607; Zavaroni, I., et al. (1989). Risk factors for coronary artery disease in healthy persons with hyperinsulinemia and normal glucose tolerance. *N Engl J Med, 320*, 702–706.

11. Fuh, M. M., et al. (1987). Abnormalities of carbohydrate and lipid metabolism in patients with hypertension. *Arch Intern Med, 147*, 1035–1038; Zavaroni, I., et al. (1987). Evidence that multiple risk factors for coronary artery disease exist in persons with abnormal glucose tolerance. *Am J Med, 83*, 609–612.

12. Nestler, J., et al. (1999). Ovulatory and metabolic effects of D-chiro-inositol in the polycystic ovary syndrome. *N Engl J Med, 340*, 1314–1320.

13. Kazer, R. (1995). Insulin resistance, insulin-like growth factor 1 and breast cancer: A hypothesis. *Int J Cancer, 62* (4), 403–406.

14. Bruning, P. F., Bonfrer, J. M., van Noord, P. A., Hart, A. A., de Jong-Bakker, M., & Nooijen, W. J. (1992). Insulin resistance and breast–cancer risk. *Int J Cancer, 52* (4), 511–516; Seely, S. (1983). Diet and breast cancer: The possible connection with sugar consumption. *Med Hypotheses, 11*, 319–327.

15. Bruning, P. F., et al. (1992). Op. cit.

16. Kazer, R. (1995). Op. cit.

17. Micha, R., et al. (2010). Red and processed meat consumption and risk of incident coronary heart disease, stroke, and diabetes mellitus: A systematic review and meta-analysis. *Circulation, 121*, 2271–2283.

18. Huang, Z., Willett, W. C., Colditz, G. A., Hunter, D. J., Manson, J. E., Rosner,B., Speizer, F. E., & Hankinson, S. E. (1999). Waist circumference,waist:hip ratio, and risk of breast cancer in the Nurses' Health Study. *Am J Epidemiol*, 150 (12), 1316–1324. 哈佛大学公共卫生学院的 Zhi-ping Huang 博士和他的同事研究了腰围和腰臀比与乳腺癌风险之间的关系。腰围在 32~35.9 英寸之间的人患乳腺癌的风险是正常人的 1.5 倍，而腰围在 36~55 英寸之间的人患乳腺癌的风险几乎是腰围为 15~27.9 英寸女性的两倍。腹部肥胖、雄激素过量与脂肪组织中雄激素向雌激素转化增加有关。研究还得出结论："所有绝经后使用激素的人患乳腺癌的风险都会增加，与中心性肥胖无关。"

19. Wild, R. D., et al. (1985). Lipoprotein lipid concentrations and cardiovascular risk in women with polycystic ovarian syndrome. *J Clin Endocrinol Metab, 61*, 946; Rexrode, K., et al. (1998). Abdominal adiposity and coronary heart disease in women. *JAMA, 280*, 1843–1848; Gillespie, L. (1999). *The Menopause Diet: Lose Weight and Boost Your Energy, 18*. Beverly Hills, CA: Healthy Life Publications.

20. Adams, K. F., et al. (2006). Overweight, obesity, and mortality in a large prospective cohort of persons age 50 to 71 years old. *N Engl J Med, 355* (8), 763–778.

21. Jia, H., & Lubetkin, E. I. (2010). Trends in quality-adjusted life-years lost contributed by smoking and obesity. *Am J Prev Med, 38*, 138–144.

22. Huang, Z., et al. (1999). Op. cit.

23. Moriyama, C. K., et al. (2008). A randomized, placebo-controlled trial of the effects of physical exercises and estrogen therapy on health-related quality of life in postmenopausal women. *Menopause, 15*, 613–618.

24. Physical Activity Guidelines Advisory Committee (2008). *Physical Activity Guidelines Advisory Committee Report*, 2008. Washington, D.C.: U.S. Department of Health and Human Services, 2008. Available online at www.health.gov/paguidelines/Report/pdf/CommitteeReport.pdf.

25. Lee, I. M., et al. (2010). Physical activity and weight gain prevention. *JAMA, 303*, 1173–1179.

26. P. T. Campbell et al. (2009). A yearlong exercise intervention decreases CRP among obese postmenopausal women. *Med Sci Sports Exerc, 41* (8), 1533–1539.

27. Hackney, M. E., et al. (2007). Effects of tango on functional mobility in Parkinson's disease: A preliminary study. *J Neurol Phys Ther, 31*, 173–179.

28. Hackney, M. E., et al. (2009). Health-related quality of life and alternative forms of exercise in Parkinson disease. *Parkinsonism Relat Disord, 15*, 644–648.

29. Belluscio, D. O., & Ripamonte, L. E. (2004). Utility of an oral formulation of hCG for obesity treatment: A double-blind study. Oral hCG Research Clinic; available online at http:www.indexmedico.com/obesity/hcg.htm; Belluscio, D. O., Ripamonte, L. E., & Wolansky, M. (2009). Utility of an oral presentation of hCG (human choriogonadotropin) for the management of obesity: A double-blind study. Oral hCG Research Clinic; available online at http://hcgobesity.org/hcg_obesity_study.htm.

30. Gillespie, L. (1999). *The Menopause Diet Mini Meal Cookbook*, 3. Beverly Hills, CA: Healthy Life Productions.

31. Michnobicz, J. (1987). Environmental modulation of estrogen metabolism in humans. *Int Clin Nutr Rev*, 7, 169–173; Anderson, K. E. (1984). The influence of dietary protein and carbohydrate on the principal oxidative biotranformations of estradiol in normal subjects. *J Clin Endocrinol Metab*, 59 (1) 103–107.

32. Larsen, T. M., et al. (2010). Diets with high or low protein content and glycemic index for weight-loss maintenance. *N Engl J Med*, 363, 2101–2113.

33. Ludvigsson, J. F., et al. (2009). Small-intestinal histopathology and mortality risk in celiac disease, *JAMA*, 302, 1171–1178.

34. Cutler, R. G. (1984). Carotenoids and retinol: Their possible importance in determining longevity of primate species. *Proc Natl Acad Sci*, 81, 7627–7631.

35. Murakoshi, M., et al. (1992). Potent preventive action of alpha-carotene against carcinogenesis. *Cancer Res*, 52, 6583–6587.

36. Franceschi, S., et al. (1994). Tomatoes and risk of digestive-tract cancers. *Int J Cancer*, 59, 181–184.

37. Opara, E. C., et al. (1996). L-glutamine supplementation of a high fat diet reduces body weight and attenuates hyperglycemia and hyperinsulinemia in C57BL/6J mice. *J Nutr*, 126 (1), 273–279; Rogers, L. L., et al. (1955). Voluntary alcohol consumption by rats following administration of glutamine. *J Biol Chem*, 214, 503–507.

38. Park, J. E., et al. (2010). Stevia rebaudiana Bertoni extract supplementation improves lipid and carnitine profiles in C57BL/6J mice fed a high-fat diet. *J Sci Food Agric*, 90, 1099–1105.

39. Mozaffarian, D., et al. (2010). Effects on coronary heart disease of increasing polyunsaturated fat in place of saturated fat: A systematic review and meta-analysis of randomized controlled trials. PLos Med, 7, e1000252.

40. Hornstra, G. (2000). Essential fatty acids in mothers and their neonates. *Am J Clin Nutr*, 71 (suppl.), 1262S–1269S.

41. *Protein Power*（1996）一书的作者 Mary Dan Eades 和 Michael Eades 博士向我介绍了这个概念，我发现这是真的。然而，请记住，过量进食任何东西都有可能产生过多的胰岛素，在压力时期即使没有摄入任何碳水化合物也会这样。

42. Christie, D. R., et al. (Apr. 30, 2010; epub ahead of print). Metabolic effects of soy supplementation in postmenopausal Caucasian and African American women: A randomized, placebo-controlled trial. *Am J Obstet Gynecol*.

43. Hwang, J. H., et al. (2010). Dietary supplements reduce the risk of cervical intraepithelial neoplasia. *Int J Gynecol Cancer*, 20, 398–403.

44. Ianoli, P., et al. (1998). Glucocorticoids upregulate intestinal nutrient transport in a time-dependent substrate-specific fashion. *J Gastrointest Surg*, 2(5), 449–457.

45. McGuigan, J. E. (1994). Peptic ulcer and gastritis. In K. Isselbacher et al. (eds.), *Harrison's Principles of Internal Medicine, vol. 2* (13th ed.), 1369. New York: McGraw-Hill.

46. Murray, M., & Pizzorno, J. (1998). *Encyclopedia of Natural Medicine*, 134–137. Rocklin, CA: Prima Publishing; van Marle, J., et al. (1981). Deglycyrrhizinised licorice (DGL) and renewal of the rat stomach epithelium. *Eur J Pharmacol*, 72, 219–275.

第八章　助力盆腔健康

1. Lukes, A. S., et al. (2010). Tranexamic acid treatment for heavy menstrual bleeding: A randomized controlled trial. *Obstet Gynecol*, 116 865–875.

2. Lepine, L. A., et al. (1997). Hysterectomy surveillance—United States, 1980–1993. *MMWR*, 46, 1–15.

3. Bradley, L., & Newman, J. (2000). Uterine artery embolization for treatment of fibroids: From scalpel to catheter. *The Female Patient, 25,* 71–78.

4. West, S. (1994). *The Hysterectomy Hoax.* New York: Doubleday.

5. Garcia, C. R., & Cutler, W. B. (1984). Preservation of the ovary: A reevaluation. *Fertil Steril, 42* (4), 510–514.

6. Cutler, W. B. (1999). Human sex-attractant pheromones: Discovery, research, development, and application in sex therapy. *Psychiat Ann, 29,* 54–59.

7. Hasson, H. (1993). Cervical removal at hysterectomy for benign disease: Risks and benefits. *J Reprod Med, 58* (10), 781–789.

8. Parker, W. H. (2010). Bilateral oophorectomy versus ovarian conservation: Effects on long-term women's health. *J Minim Invasive Gynecol, 17,* 161–166.

9. Parker, W. H., et al. (2009). Ovarian conservation at the time of hysterectomy and long-term health outcomes in the Nurses' Health Study. *Obstet Gynecol, 113,* 1027–1037.

10. Koushik, A., et al. (2009). Characteristics of menstruation and pregnancy and the risk of lung cancer in women. *Int J Cancer, 125,* 2428–2433.

11. Parker, W. H., et al. (2009). Op. cit.

12. Ibid.

13. Rivera, C. M., et al. (2009). Increased mortality for neurological and mental diseases following early bilateral oophorectomy. *Neuroepidemiology, 33,* 32–40.

14. Parker, W. H. (2010). Bilateral oophorectomy versus ovarian conservation: Effects on long-term women's health. *J Minim Invasive Gynecol, 17,* 161–166.

15. Ibid.

16. Ibid.

17. Ibid.

18. Speroff, T., et al. (1991). A risk–benefit analysis of elective bilateral oophorectomy: Effect of changes in compliance with estrogen therapy on outcome. *Am J Obstet Gynecol, 164,* 65–174.

19. Carlson, K., Miller, B., & Fowler, F. (1994). The Maine Women's Health Study. I. Outcomes of hysterectomy. *Obstet Gynecol, 83,* 556–565.

20. Badalian, S. S., & Rosenbaum, P. F. (2010). Vitamin D and pelvic floor disorders in women: Results from the National Health and Nutrition Examination Survey. *Obstet Gynecol, 115,* 795–803.

21. Martinez, R. C., et al. (2009). Effect of Lactobacillus rhamnosus GR-1 and Lactobacillus reuteri RC-14 on the ability of Candida albicans to infect cells and induce inflammation. *Microbiol Immunol, 53,* 4874–4895; Martinez, R. C., et al. (2009). Improved treatment of vulvovaginal candidiasis with fluconazole plus probiotic Lactobacillus rhamnosus GR-1 and Lacto-bacillus reuteri RC-14. *Lett Appl Microbiol, 48,* 269–274; Anukam, K., et al. (2006). Augmentation of antimicrobial metronidazole therapy of bacterial vaginosis with oral probiotic Lactobacillus rhamnosus GR-1 and Lactobacillus reuteri RC-14: Randomized, double-blind, placebo controlled trial. *Microbes Infect, 8,* 1450–1454; Morelli, L., et al. (2004). Utilization of the intestinal tract as a delivery system for urogenital probiotics. *J Clini Gastroenterol, 38,* S107–S110; Reid, G., et al. (2004). Nucleic acid-based diagnosis of bacterial vaginosis and improved management using probiotic lactobacilli. *J Med Food, 7,* 223–228; Reid, G., et al. (2003). Oral use of Lactobacillus rhamnosus GR-1 and L. fermentum RC-14 significantly alters vaginal flora: Randomized, placebo-controlled trial in 64 healthy women. *FEMS Immunol Med Microbiol, 35,* 131–134; Reid, G., et al. (2003). Effect of lactobacilli oral supplement on the vaginal mi-croflora of antibiotic treated patients: Randomized, placebo-controlled study. *Nutraceuticals & Food, 8,* 145–148; Gardiner, G., et al. (2002). Oral administration of the probiotic combination Lactobacillus rhamnosus GR-1 and L. fermentum RC-14 for human intestinal applications. *Int Dairy J , 12,* 191–196; Reid, G., et al. (2001). Probiotic lactobacillus dose required to restore and maintain a normal vaginal flora. *FEMS Immunol Med Microbiol, 32,* 37–41; Reid, G., et al. (2001). Oral probiotics can resolve urogenital infections. FEMS *Immunol Med Microbiol, 30,* 49–52.

22. Helms, J. M. (1987). Acupuncture for the management of primary dysmen-orrhea. *Obstet Gynecol, 69* (1), 51–56.

23. Bhatia, N., Tchou, D. C. H., et al. (1988). Pelvic floor musculature exercises in treatment of anatomical urinary stress incontinence. *Phys Ther*, *68*, 652–655; Diokno, A. (1996). The benefits of conservative management in SUI. *Contemp Urol*, *8*, 36–48.

24. Singla, A. (2000). An update on the management of SUI. *Contemp Ob/Gyn*, *45* (1), 68–85.

25. Wu, J. M., et al. (2009). Forecasting the prevalence of pelvic floor disorders in U.S. women: 2010 to 2050. *Obstet Gynecol*, *114*, 278–283.

26. Rohner T. J., Jr., & Rohner. J. F. (1997). Urinary incontinence in America: The social significance. In P. D. O' Donnel (ed.), *Urinary Incontinence*. St. Louis, MO: Mosby-Yearbook, Inc.

27. Resnick, N. (1998). Improving treatment of urinary incontinence. *JAMA*, *280* (23), 2034–2035.

28. Pandit, M., et al. (2000). Quantification of intramuscular nerves within the female striated urogenital sphincter muscles. *Obstet Gynecol*, *95*, 797–800.

29. Burgio, K., et al. (1998). Behavioral vs. drug treatment for urge incontinence in older women: A randomized trial. *JAMA*, *280* (23), 1995–2000.

30. Bergman, A., & Elia, G. (1995). Three surgical procedures for genuine stress incontinence. Five-year follow-up of a prospective randomized study. *Am J Obstet Gynecol*, *173*, 66–71.

31. Singla, A. Op. cit., 77.

32. Glazener, C. M., & Cooper, K. (2004). Bladder neck needle suspension for urinary incontinence in women. Cochrane Database Syst. Rev., CD003636.

33. Santarosa, R. P., & Blaivas, J. G. (1994). Periurethral injection of autologous fat for the treatment of sphincteric incontinence. *J Urol*, *151*, 607–611; Bard, C. R. (1990). PMAA submission to U.S. Food & Drug Ad-ministration for IDE #G850010.

34. Vidart, A., & Cour, F. (2010). Guidelines for the treatment of non-neurological urinary incontinence in women using periurethral balloons. *Prog Urol*, *20*, S150–S154.

35. Carr, L. K., et al. (2008). One-year follow-up of autologous muscle-derived stem cell injection pilot study to treat stress urinary incontinence. *Int Uro-gynecol J Pelvic Floor Dysfunct*, *19*, 881–883.

36. Ridout, A. E., & Yoong, W. (2010). Tibial nerve stimulation for overactive bladder syndrome unresponsive to medical therapy. *J Obstet Gynaecol*, *30*, 111–114.

37. Anger, J. T., et al. (2010). Outcomes of intravesical botulinum toxin for idiopathic overactive bladder symptoms: A systematic review of the literature. *J Urol*, *183*, 2258–2264.

38. Petrou, S. P., et al. (2009). Botulinum A toxin/dimethyl sulfoxide bladder instillations for women with refractory idiopathic detrusor overactivity: A phase 1/2 study. *Mayo Clin Proc*, *84*, 702–706.

39. Burgio, K., et al. (1998). Op. cit.

40. Freedman, M., et al. (2009). Twice-weekly synthetic conjugated estrogens vaginal cream for the treatment of vaginal atrophy. *Menopause*, *16*, 735–741.

第九章 性和绝经：传闻和事实

1. Gavrilov, L. A., & Gavrilova, N. S. (Nov. 19, 2007). New findings on human longevity predictors. Paper presented at the annual meeting of the Gerontological Society of America, San Francisco, CA.

2. Lindau, S. T., et al. (2007). A study of sexuality and health among older adults in the United States. *N Engl J Med*, *357*, 762–774.

3. Hartmann, U., et al. (2004). Low sexual desire in midlife and older women: Personality factors, psychosocial development, present sexuality. *Menopause*, *11* (6, part 2), 726–740.

4. Basson, R. (2004). Recent advances in women's sexual function and dysfunction. *Menopause*, *11* (6, part 2), 714–725.

5. *NAMS Supplement—Update on Sexuality at Menopause and Beyond: Normative, Adaptive, Problematic, Dysfunctional*. North American Menopause Society, vol. 11, no. 6 (Nov. 2004), 708–786.

6. Bancroft, J., Loftus, J., & Long, J. S. (2003). Distress about sex: A national survey of women in heterosexual relationships. *Arch Sex Behav*, *32* (3), 193–208.

7. Shifren, J., et al. (2008). Sexual problems and distress in United States women: Prevalence and correlates. *Obstet Gynecol*, *112*, 970–978.

8. Wilson, D. (June 19, 2010). Drug for sexual desire disorder opposed by panel. *New York Times*, B3;

available online at www.nytimes.com/2010/ 06/19/business/19sexpill.html.

9. Sarrel, P., & Whitehead, M. I. (1985). Sex and menopause: Defining the issues. *Maturitas*, *7*, 217–224.

10. Van Lunsen, R. H., & Laan, E. (2004). Genital vascular responsiveness and sexual feelings in midlife women: Psychophysiologic, brain, and genital imaging studies. *Menopause*, *11* (6, part 2), 741–748.

11. Avis, N., et al. (2005). Correlates of sexual function among multi-ethnic middle-aged women: Results from the Study of Women's Health Across the Nation (SWAN). *Menopause*, *12 (4)*, 385–398; Dennerstein, L., & Lehert, P. (2004). Women's sexual functioning, lifestyle, midage, and menopause in 12 European countries. *Menopause*, *11* (6, part 2), 778–785.

12. Diamond, L. M. (2008). *Sexual Fluidity: Understanding Women's Love and Desire*. Cambridge, MA: Harvard University Press.

13. Brody, S. (2006). Blood pressure reactivity to stress is better for people who recently had penile-vaginal intercourse than for people who had other or no sexual activity. *Biol Psychol, 71*, 214–222.

14. Jankowski, M., et al. (2010). Anti–inflammatory effect of oxytocin in rat myocardial infarction. *Basic Res Cardiol*, *105*, 205–218.

15. Raghunandan, C., et al. (Jan. 19, 2010; epub ahead of print). A comparative study of the effects of local estrogen with or without local testosterone on vulvovaginal and sexual dysfunction in postmenopausal women. *J Sex Med*.

16. Bergmark, K., et al. (1999). Vaginal changes and sexuality in women with a history of cervical cancer. *N Engl J Med*, *340*, 1383–1389.

17. Savage, L. (1999). *Reclaiming Goddess Sexuality*, *23*. Carlsbad, CA: Hay House.

18. Bodansky, S., & Bodansky, V. (2000). *Extended Massive Orgasm: How You Can Give and Receive Intense Sexual Pleasure*. Alameda, CA: Hunter House.

19. Love, P., & Robinson, J. (1994). *Hot Monogamy: Essential Steps to More Passionate, Intimate Lovemaking*, 371. New York: Dutton.

20. Hurlburth, D. F. (1991). The role of assertiveness in female sexuality: A comparative study between sexually assertive and sexually non-assertive women. *J Sex Marital Ther*, *12*, 183–190; Hoch, Z., et al. (1981). An evaluation of sexual performance comparison between sexually dysfunctional couples. *J Sex Marital Ther*, *17*, 90–102.

21. Zussman L., et al. (1981). Sexual responses after hysterectomy-oophorectomy: Recent studies and reconsideration of psychogenesis. *Am J Obstet Gynecol*, *40* (7), 725–729.

22. Bachman, G. A. (1985). Correlates of sexual desire in postmenopausal women. *Maturitas*, *3*, 211.

23. Graziottin, A., & Basson, R. (2004). Sexual dysfunction in women with premature menopause. *Menopause*, *11* (6, part 2), 766–777.

24. Alexander, J. L., et al. (2004). The effects of postmenopausal hormone therapies on female sexual functioning: A review of double-blind, randomized controlled trials. *Menopause*, *11* (6, part 2), 749–765.

25. Sarrel, P. (1990). Sexuality and menopause. *Obstet Gynecol*, *75* (suppl. 4), 26S–35S; Sarrel, P. (1982). Sex problems after menopause: A study of 50 married couples treated in a sex counseling programme. *Maturitas*, *4* (4), 231–239.

26. Van Lunsen, R. H., & Laan, E. Op. cit.

27. Sarrel, P. (1990). Op. cit.

28. Sarrel, P., et al. (1998). Estrogen and estrogen-androgen replacement in postmenopausal women dissatisfied with estrogen-only therapy. *J Reprod Med*, *43* (10), 847–856; Sherwin, B., et al. (1985). Differential symptom response to parenteral estrogen and/or androgen administration in the surgical menopause. *Am J Obstet Gynecol*, *151*, 153–160.

29. Davis, S. R., et al. (2008). Testosterone for low libido in postmenopausal women not taking estrogen. *N Engl J Med*, *359*, 2005–2017.

30. Love, P., & Robinson, J. (1994). Op. cit. (73–76), commenting on the study of Schreiner-Engel, P. (1981). Sexual arousability and the menstrual cycle. *Psychosom Med*, 43, 1999–2212.

31. Collins, G. (2000). Safe sex: Important at any age. *The Female Patient*, 20, 4–8.

32. Idso, C. (2009). Sexually transmitted infection prevention in newly single older women: A forgotten

health promotion need. *J Nurse Practitioners*, *5*, 440–446.

33. Love, P., & Robinson, J. (1994). Op. cit., 234–235.

第十章 养护你的大脑：睡眠、情绪和记忆

1. Bliwise, D. L., et al. (1992). Prevalence of self-reported poor sleep in a healthy population age *50–65*. *Soc Sci Med*, *34* (49), 49.

2. Walsh, J. K., et al. (1992). Insomnia. In S. Chokroverty (ed.), *Sleep Disorders Medicine: A Comprehensive Textbook* (100). Stoneham, MA: Butter-worth.

3. Knutson, K. L., et al. (2009). Association between sleep and blood pressure in midlife: The CARDIA sleep study. *Arch Intern Med*, *169*, 1055–1061.

4. Gangwisch, J. E., et al. (2005). Inadequate sleep as a risk ractor for obesity: Analyses of the NHANES I. *Sleep*, *28*, 1289–1296.

5. Rapkin, A., et al. (1997). Progesterone metabolite allopregnenolone in women with premenstrual syndrome. *Obstet Gynecol*, *90* (5), 709–714.

6. Cowden, W. L., Saenz, A., & Icaza, J. (Sept. 4-Oct. 21, 2005). The treatment of insomnia in patients of 4 hospitals in Guayaquil, Ecuador, using two novel herbal extracts: A double-blind, randomized, multiple crossover, placebo controlled, multicenter study. Unpublished study sponsored by Nutramedix LLC and Bionatus S. A. in Guayaquil, Ecuador; available online at www.bionatus.com/nutramedix/pages/moreinfo_babuna.html.

7. Leathwood, P. D., et al. (1985). Aqueous extract of valerian root (*Valeriana officinalis L.*) reduces latency to fall asleep in man. *Planta Med*, *54*, 144–148.

8. Holm, E., Staedt, U., Heep, J., Kortsik, C., Behne, F., Kaske, A., & Mennicke, I. (1991). *Untersuchungen zum Wirkungsprofil von D, L-Kavain: Zerebrale Angriffsorte und Schlaf-Wach-Rhythmus im Tier-experiment*. [The action profile of D, L-kavain: Cerebral sites and sleep-wakefulness rhythm in animals.] *Arzneimittelforschung*, *41* (7), 673–683; ANPA Committee on Research (2000). The use of herbal alternative medicines in neuropsychiatry: A report of the ANPA Committee on Research. *J Neuropsychiatry Clin Neurosci*, *12*, 177–192.

9. McKinlay, J. B., et al. (1987). The relative contribution of endocrine changes and social circumstances to depression in mid-aged women. *J Health Soc Behav*, *28*, 345–363; Woods, N. F., & Mitchell, E. S. (1996). Patterns of depressed mood in midlife women: Observations from the Seattle Midlife Women's Health Study. *Res Nurs Health*, *19* (2), 111–123; Martinsen, E. W. (1990). Benefits of exercise for the treatment of depression. *Sports Med*, *9* (6), 380–389; Morgan, J., et al. (1970). Psychological effects of chronic physical activity. *Med Sci Sports*, *2* (4), 213–217; Kessler, R. C., et al. (1993). Sex and depression in the National Comorbidity Survey. I: Lifetime prevalence, chronicity and recurrence. *J Affect Disord*, 29, 85.

10. Pratt, L. (1996). Depression, psychotropic medication and risk of myocardial infarction. *Circulation*, 94 (12), 3123–3129; Michelson, D., et al. (1996). Bone mineral density in women with depression. *N Engl J Med*, 335, 1176–1181; Denollet, J., et al. (1996). Personality as independent predictor of long-term mortality in patients with coronary heart disease. *Lancet,* *347*, 417–421; Frasure-Smith, N., Lesperance, F., & Talajic, M. (1995). Depression and 18-month prognosis after myocardial infarction. *Circulation*, *91* (4), 999–1005.

11. Sarno, J. (1991). *Healing Back Pain: The Mind-Body Connection*, 26–27. New York: Warner Books; Shealy, N. (1995). Miracles Do Happen (250). Rockport, MA: Element Books.

12. Woods, N. F., Mitchell, E. S., & Adams, C. (2000). Memory functioning among midlife women: Observations from the Seattle Midlife Women's Health Study. *Menopause*, *7* (4), 257–265.

13. Denollet, J., et al. (2009). Anxiety predicted premature all-cause and cardiovascular death in a 10-year follow-up of middle-aged women. *J Clin Epidemiol*, *62*, 452–456.

14. Aleem, F. A. (1985). Menopausal syndrome: Plasma levels of beta-endorphin in postmenopausal women measured by a specific radioimmunoassay. *Maturitas*, *7*, 329–334; Genazzani, A. R., et al. (1988). Steroid replacement treatment increases beta-endorphin and beta-lipotropin plasma levels in postmenopausal women. *Gynecol Obstet Invest*, *26*, 153–159.

15. Roca, C. A., et al. (1999). Gonadal steroids and affective illness. *Neurosci-entist*, *5* (4), 227–237; Halbreich, U. (1997). Role of estrogen in postmenopausal depression. *Neurology*, *48* (5, suppl. 7), S16–S20.

16. Garcia–Segura, L. M., et al. (1996). Effect of sex steroids on brain cells. In B. G. Wren (ed.), *Progress in the Management of the Menopause. The Proceedings of the 9th International Congress on the Menopause, Sydney, Australia*, 278–285. New York: Parthenon Publishing.

17. Smoller, J. W., et al. (2009). Antidepressant use and risk of incident cardiovascular morbidity and mortality among postmenopausal women in the women's health initiative study. *Arch Intern Med*, *169*, 2128–2139.

18. Turner, E. H., et al. (2008). Selective publication of antidepressant trials and its influence on apparent efficacy. *N Engl J Med*, *358*, 252–260.

19. Fournier, J. C., et al. (2010). Antidepressant drug effects and depression severity: A patient-level meta-analysis. *JAMA*, *303*, 47–53.

20. Pert, C. B. (Oct. 20, 1997). Letter to the editor. Time, 150 (16).

21. Doogan, D. P., & Caillard, V. (1992). Sertraline in the prevention of depression. *Br J Psychiatry*, *160*, 217–222; Eric, L. (1991). A prospective, double-blind, comparative, multicenter study of paroxitine and placebo preventing recurrent major depressive episodes. *Biol Psychiatry*, *29* (suppl. 1), 254S–255S.

22. Young, R. J. (1979). Effect of regular exercise on cognitive functioning and personality. *Br J Sports Med*, *13* (3), 110–117; Gutin, B. (1966). Effect of increase in physical fitness on mental ability following physical and mental stress. *Res Q*, *37* (2), 211–220.

23. Hamer, M., Stamatakis, E., & Steptoe, A. (2009). Dose response relationship between physical activity and mental health: The Scottish Health Sur-vey. *Br J Sports Med*, *43*, 14, 1111–1114.

24. Lesperance, F., et al. (2009). The efficacy of eicosapentaenoic acid for major depression: Results of the OMEGA-3D trial, 9th World Congress of Biological Psychiatry, Abstract FC-25-005. Presented July 1, 2009, in Paris, France; available at www. wfsbp-congress.org/fileadmin/user_upload/ WFSBP_Final_ Programme_090625.pdf.

25. Coppen, A. (1967). The biochemistry of affective disorders. *Br J Psychiatry*, *113*, 1237–1264; Stewart, J. W., et al. (1984). Low B6 levels in depressed outpatients. *Biol Psychiatry*, *19* (4), 613–616; Hall, R. C. W., & Joffe, J. R. (1973). Hypomagnesemia: Physical and psychiatric symptoms. *JAMA*, *224* (13), 1749–1751; Lieb, J., Karmali, R., & Horrobin, D. (1983). Elevated levels of prostaglandin E2 and thromboxane B2 in depression. *Prostaglandins Leukot Med*, *10* (4), 361–367.

26. Fux, M., Levine, J., Aviv, A., & Belmaker, R. H. (1996). Inositol treatment of obsessive-compulsive disorder. *Am J Psychiatry*, *153* (9), 1219–1221; Levine, J., et al. (1995). Double-blind, controlled trial of inositol treatment of depression. *Am J Psychiatry*, *152*, 792–794.

27. DeVenna, M., & Rigamoni, R. (1992). Oral S-adenosyl-L-methionine in depression. *Curr Ther Res*, *52*, 478–485; Di Benedetto, P., et al. (1993). Clinical evaluation of S-adenosyl-L-methionine versus transcutaneous electrical nerve stimulation in primary fibromyalgia. *Curr Ther Res*, *53*, 222–229; Muskin, P. R., ed. (2000). *Complementary and Alternative Medicine and Psychiatry (Review of Psychiatry)*. (Vol. 19, 8–18). Washington, D.C.: American Psychiatric Association Press; Shehin, V. O., et al. (1990). SAM-e in adult ADHD. *Psychopharmacol Bull*, *25*, 249–253.

28. Greendale, G. A., et al. (2009). Effects of the menopause transition and hormone use on cognitive performance in midlife women. *Neurology*, *72*, 1850–1857.

29. Gould, E., et al. (1999). Learning enhances adult neurogenesis in the hippocampal formation. *Nature Neurosci*, *2*, 260–265.

30. Evans, P. H. (1991). Cephaloconiosis: A free radical perspective on the proposed particulate-induced etiopathogenesis of Alzheimer's dementia and related disorders. *Med Hypotheses*, *34* (3), 209–219.

31. Freedman, M., et al. (1984). Computerized axial tomography in aging. In M. L. L. Albert (ed.), *Clinical Neurology of Aging*. New York: Oxford University Press; Lehr, J., & Schmitz-Scherzer, R. (1976). Survivors and non-survivors: Two fundamental patterns of aging. In H. Thomae (ed.), *Patterns of Aging: Findings from the Bonn Longitudinal Study of Aging*. Basel: S. Karger; Benton, M. L., et al. (1981).

Normative observations on neuropsy-chological test performance in old age. *J Clin Neuropsychiatry*, 3, 33–42.

32. Boyle, P. A., et al. (2010). Effect of a purpose in life on risk of incident Alzheimer disease and mild cognitive impairment in community-dwelling older persons. *Arch Gen Psychiatry*, *67* (3), 304–310.

33. De Meyer, G., et al. (2010). Diagnosis-independent Alzheimer disease biomarker signature in cognitively normal elderly people. *Arch Neurol*, *67*, 949–956.

34. Alzheimer's Association (2010). 2010 Alzheimer's Disease Facts and Figures. *Alzheimer's & Dementia*, 6; also available at www.alz.org/ documents_custom/report_alzfactsfigures 2010.pdf.

35. Plassman, B. L., et al. (2007). Prevalence of dementia in the United States: The aging, demographics and memory study. *Neuroepidemiology*, *29*, 125–132.

36. Nash, J. M. (July 24, 2000). The new science of Alzheimer's. *Time*, 156 (4), 51.

37. Snowdon, D., et al. (1996). Linguistic ability in early life and cognitive function and Alzheimer's disease in late life: Findings from the Nun Study. *JAMA, 275* (7), 528–532; Snowdon, D., et al. (1997). Brain infarction and the clinical expression of Alzheimer's disease: The Nun Study. *JAMA, 277* (10), 813–817.

38. Wilson, R. S., et al. (2010). Cognitive activity and the cognitive morbidity of Alzheimer disease. *Neurology*, *75*, 990–996.

39. Jefferson, A. L. (2010). Cardiac index is associated with brain aging: The Framingham heart study. *Circulation*, *122*, 690–697; Jefferson, A. L.(2010). Cardiac output as a potential risk factor for abnormal brain aging. *Journal of Alzheimer's Disease*, *20*, 813–821.

40. Baldereschi, M., et al. (1998). Estrogen replacement therapy and Alzheimer's disease in the Italian Longitudinal Study on Aging. *Neurology*, *50*, 996–1002; Kawas, C., et al. (1997). A prospective study of estrogen replacement therapy and the risk of developing Alzheimer's disease: The Baltimore Longitudinal Study of Aging. *Neurology*, 48, 1517–1521; Paganini-Hill, A., & Henderson, V. W. (1996). Estrogen replacement therapy and risk of Alzheimer's disease. *Arch Intern Med*, *156* (19), 2213–2217; Tang, M. X., et al. (1996). Effect of oestrogen during menopause on risk and age at onset of Alzheimer's disease. *Lancet*, *358*, 429–432; Ohkura, V., et al. (1994). Evaluation of estrogen treatment in female patients with dementia of Alzheimer's type. *Endocrinol J*, *41*, 361–371; Henderson, V., et al. (1994). Estrogen replacement therapy in older women: Comparisons between Alzheimer's disease cases and nondemented control subjects. *Arch Neurol*, *51*, 896–900; Paganini-Hill, A., et al. (1994). Estrogen deficiency and risk of Alzheimer's disease in women. *Am J Epidemiol*, *140*, 256–261; Brenner, D. E., et al. (1994). Postmenopausal estrogen replacement therapy on the risk of Alzheimer's disease: A population-based case control study. *Am J Epidemiol*, 140, 262–267; Honjo, H., et al. (1993). An effect of conjugated estrogen to cognitive impairment in women with senile dementia, Alzheimer's type: A placebo-controlled double-blind study. *J Jpn Menopause Soc*, *1*, 167–171; Kantor, H., et al. (1973). Estrogen for older women. *Am J Obstet Gynecol, 116*, 115–118; Caldwell, B. M. (1954). An evaluation of psychological effects of sex hormone administration in aged women. *J Gerontol*, *9*, 168–174.

41. McEwen, B. S., et al. (1999). Inhibition of dendritic spine induction on hippocampal ca-1 pyramidal neurons by nonsteroidal estrogen antagonists in female rats. *Endocrinology*, *140*, 1044–1047.

42. Manly, J. J., et al. (2000). Endogenous estrogen levels and Alzheimer's dis-ease among postmenopausal women. *Neurology*, *54*, 833–837.

43. Baldereschi, M., et al. (1998). Op. cit.; Schneider, L. S., et al. (1996). Effects of estrogen replacement therapy on response to tacrine in patients with Alzheimer's disease. *Neurology*, 46, 1580–1584; Brinton, R. D., et al. (1997). 17-beta-estradiol increases the growth and survival of cultured cortical neurons. *Neurochem Res*, *22*, 1339–1351; Brinton, R. D., et al. (1997). Equilin, a principal component of the estrogen replacement therapy Premarin, increases the growth of cortical neurons via an NMDA receptor-dependent mechanism. *Exp Neurol*, *147*, 211–220; Matsumoto, A., et al. (1985). Estrogen stimulates neuronal plasticity in the deafferented hypothalamic arculate nucleus in aged female rats. *Neurosci Res*, *2*, 412–418; Okhura, T., et al. (1995). Estrogen increases cerebral and cerebellar blood flow in postmenopausal women. *Menopause*, *2*, 13–18; Singh, M., et al. (1994).

Ovarian steroid deprivation results in a reversible learning impair-ment and compromised cholinergic function in female Sprague-Dawley rats. *Brain Res*, *644*, 305–312; Singh, M., et al. (1996). The effect of ovariectomy and estradiol replacement on brain derived neurotrophic factor messenger hippocampal brain expression in cortical and hippocampal brain regions of female Sprague-Dawley rats. *Endocrinology*, *136*, 2320–2324.

44. Rivera, C. M., et al. (2009). Increased mortality for neurological and mental diseases following early bilateral oophorectomy. *Neuroepidemiology*, *33*, 32–40.

45. Sherwin, B. (1997). Estrogen effects of cognition in menopausal women. *Neurology*, *48* (suppl. 7), S21–S26.

46. McEwen, B. S., & Wooley, C. S. (1994). Estradiol and progesterone regulate neuronal structure and synaptic connectivity in adult as well as developing brain. *Exp Gerontol*, *29*, 431–436; Wooley, C. S., & McEwen, B. S. (1993). Roles of estradiol and progesterone in regulation of hippocampal dendritic spine density during the estrous cycle in the rat. *J Comp Neurol*, *336*, 293–306.

47. Loucks, T. L., & Berga, S. L. (2009). Does postmenopausal estrogen use confer neuroprotection? *Semin Reprod Med*, *27*, 260–274.

48. McLaughlin, I. J., et al. (1990). Zinc in depressive disorder. *Acta Psychiatr Scand*, *82*, 451–453.

49. Shaw, D. M., et al. (1988). Senile dementia and nutrition [letter]. *BMJ*, *288*, 792–793.

50. Gibson, Q. E., et al. (1988). Reduced activities of thiamine dependent enzymes in the brains and peripheral tissues of patients with Alzheimer's disease. *Arch Neurol*, *45*, 836–840.

51. Strachan, R. N., & Henderson, J. G. (1967). Dementia and folate deficiency. *Q J Med*, *36*, 189–204; Perkins. A. J., et al. (1999). Association of antioxidants and memory in multiethnic elderly sample using the Third National Health and Nutrition Examination Study. *Am J Epidemiol*, *150*, 37–44.

52. Knekt, P., et al. (2010). Serum vitamin D and the risk of Parkinson disease. *Arch Neurol*, *67*, 808–811.

53. Rovio, S., et al. (2005). Leisure-time physical activity at midlife and the risk of dementia and Alzheimer's disease. *Lancet Neurol*, *4* (11), 705–711.

54. Erickson, K. I., & Kramer, A. F. (2009). Aerobic exercise effects on cognitive and neural plasticity in older adults. *Br J Sports Med*, *43*, 22–24; Liu-Ambrose, T., et al. (2008). Otago home-based strength and balance retraining improves executive functioning in older fallers: A randomized controlled trial. *J Am Geriatr Soc*, *56*, 1821–1830; M. Angevaren et al. (July 16, 2008). Physical activity and enhanced fitness to improve cognitive function in older people without known cognitive impairment. *Cochrane Database of System Reviews*, *2*, CD005381.

55. Petrovitch, H., & White, L. (2005). Exercise and cognitive function. *Lancet Neurol*, *4* (11), 690–691.

56. Hoffman and Herbert (1990). Beware of cold remedies in the elderly. *Courtlandt Forum*, 28–41.

57. Lim, S. Y., & Suzuki, H. (2000). Intakes of dietary docosahexaenoic acid ethyl ester and egg phosphatidylcholine improve maze-learning ability in young and old mice. *J Nutr*, *130* (6), 1629–1632; Gamoh, S., et al. (1999). Chronic administration of docosahexaenoic acid improves reference memory–related learning ability in young rats. *Neuroscience*, *93* (1), 237–241; Calon, F., et al. (2004). Docosahexaenoic acid protects from dendritic pathology in an Alzheimer's disease mouse model. *Neuron*, *43* (5), 633–645.

58. Kalmijn, S., et al. (2004). Dietary intake of fatty acids and fish in relation to cognitive performance at middle age. *Neurology*, *62* (2), 275–280.

59. He, F. J., et al. (2006). Fruit and vegetable consumption and stroke: Meta-analysis of cohort studies. *Lancet*, *367*, 320–326.

60. Pan, Y., et al. (2000). Soy phytoestrogens improve radial arm maze perfor-mance in ovariectomized retired breeder rats and do not attenuate benefits of 17-beta-estradiol treatment. *Menopause*, *7* (4), 230–235; Kim, H., et al. (2000). Attenuation of neurodegeneration-relevant modifications of brain proteins by dietary soy. *Biofactors*, *12* (1–4), 243–250. Review.

61. Pan, Y., et al. (1999). Effect of estradiol and soy phytoestrogens on choline acetyltransferase and nerve growth factor mRNAs in the frontal cortex and hippocampus of female rats. *Proc Soc Exp Biol Med*, *221* (2), 118–125.

62. Zeng, H., Chen, Q., & Zhao, B. (2004). Genistein ameliorates beta-amyloid peptide (25–35)-induced

hippocampal neuronal apoptosis. *Free Radic Biol Med*, *36* (2), 180–188; Sonee, M., Sum, T., Wang, C., & Mukherjee, S. K. (2004). The soy isoflavone, genistein, protects human cortical neuronal cells from oxidative stress. *Neurotoxicology*, *25* (5), 885–891.

63. File, S. E., et al. (2001). Eating soya improves human memory. *Psychophar-macology (Berl)*, *157* (4), 430–436.

64. File, S. E., et al. (2005). Cognitive improvement after 6 weeks of soy supplements in postmenopausal women is limited to frontal lobe function. *Menopause*, *12* (2), 193–201.

65. Kritz-Silverstein, D., Von Muhlen, D., Barrett-Connor, E., & Bressel, M. A. (2003). Isoflavones and cognitive function in older women: The Soy and Postmenopausal Health In Aging (SOPHIA) Study. *Menopause*, *10* (3), 196–202.

66. Refat, S. L., et al. (1990). Effect of exposure of miners to aluminum powder. *Lancet*, 336, 1162–1165.

67. Council on Scientific Affairs (1985). Aspartame: Review on safety issues. *JAMA*, 254 (3), 400–402; U.S. Department of Health and Human Services (1980). *Decision of the Public Board of Inquiry* (DHHS docket 75F–0335). Rockville, MD: Food & Drug Administration; Wurtman, R. J. (1983). Neurochemical changes following high-dose aspartame with dietary carbohydrates. *N Engl J Med*, *309*, 429–430; Yokogoshi, H., et al. (1984). Effects of aspartame and glucose administration on brain and plasma levels of large neutral amino acids and brain 5-hydroxyindoles. *Am J Clin Nutr*, *40* (1), 1–7; Aspartame Consumer Safety Network, P.O. Box 780634, Dal-las, TX 75378. Tel: 214–352–4268.

68. McEwen, B. S., et al. (1999). Op. cit.

69. Levy, B. R., Slade, M. D., Kunkel, S. R., & Kasl, S. V. (2002). Longevity increased by positive self-perceptions of aging. *J Pers Soc Psychol*, *83* (2), 261–270.

70. Connor, J. R., Melone, J. H., & Yuen, A. R. (1981). Dendritic length in aged rats' occipital cortex: An environmentally induced response. *Experimental Neurology*, *73* (3), 827–830; Connor, J. R., Diamond, M. C., & Johnson, R. E. (1980). Aging and environmental influences on two types of dendritic spines in the rat occipital cortex. *Exp Neurol*, *70* (2), 371–379.

71. Eriksson, P., et al. (1998). Neurogenesis in the adult human hippocampus. *Nature Med*, *4* (11), 1313–1317.

72. Diamond, M., et al. (1985). Plasticity in the 904-day male rat cerebral cortex. *Exp Neurol*, *87*, 309–317.

73. Yaffe, K., et al. (2010). Posttraumatic stress disorder and risk of dementia among US veterans. *Arch Gen Psychiatry*, *67*, 608–613.

74. Hausdorff, J., et al. (1999). The power of ageism on physical function of older persons: Reversibility of age-related gait changes. *J Am Geriatric Soc*, *47*, 1346–1349.

75. Langer, E. (1989). *Mindfulness*, 113. Reading, MA: Addison-Wesley.

第十一章　从花蕾到果实：培养中年魅力

1. Fisher, G. J., et al. (1997). Pathophysiology of premature skin aging induced by ultraviolet light. *N Engl J Med*, *337* (20), 1419–1428.

2. Mosher, C. E., & Danoff-Burg, S. (2010). Addiction to indoor tanning: Relation to anxiety, depression, and substance use. *Arch Dermatol*, *146*, 412–417.

3. Cosgrove, M. C., et al. (2007). Dietary nutrient intakes and skin-aging appearance among middle-aged American women. *Am J Clin Nutr*, *86*, 1225–1231.

4. Van Scott, E. J., & Yu, R. J. (1989). Alpha hydroxy acids: Procedures for use in clinical practice. *Cutis*, *43* (3), 222–228.

5. Van Scott, E. J., & Yu, R. J. (1984). Hyperkeratinization, corneocyte cohesion, and alpha hydroxy acids. *J Am Acad Dermatol*, *11* (5 pt. 1), 867–879; Stiller, M. J., et al. (1996). Topical 8% glycolic acid and 8% L-lactic acid creams for the treatment of photodamaged skin: A double-blind vehicle-controlled clinical trial. *Arch Dermatol*, *132* (6), 631–636.

6. Steenvoorden, D. P., & van Henegouwen, G. M. (1997). The use of endogenous antioxidants to improve photoprotection. *J Photochem Photobiol B*, *41* (1–2), 1–10.

7. Fuchs, J., & Kern, H. (1998). Modulation of UV-light-induced skin inflammation by D-alpha-tocopherol

and L-ascorbic acid: A clinical study using solar simulated radiation. *Free Radic Biol Med*, 25 (9), 1006–1012; Steenvoorden, D. P., & Beijersbergen van Henegouwen, G. (1999). Protection against UV-induced systemic immunosuppression in mice by a single topical application of the antioxidant vitamins C and E. *Int J Radiat Biol*, 75 (6), 747–755.

8. Cosgrove, M. C., et al. (2007). Op. cit.

9. Serbinova, E., et al. (1991). Free radical recycling and intermembrane mobility in the antioxidant properties of alpha-tocopherol and alphato-cotrienol. *Free Radic Biol Med*, *10*, 263–275.

10. Traber, M. G., et al. (1998). Penetration and distribution of alpha-tocopherol, alphaor gamma-tocotrienols applied individually onto murine skin. *Lipids*, *33* (1), 87–91.

11. Hoppe, U., et al. (1999). Coenzyme Q_{10}, a cutaneous antioxidant and energizer. *Biofactors*, 9 (2–4), 371–378.

12. Sinatra, S. (1998). *The Coenzyme Q_{10} Phenomenon*. Chicago: Keats Pub-lishing.

13. Swanson, C. L., et al. (Mar. 8, 2010). Biomarker analysis confirms the antioxidant and anti-inflammatory activity of a colorless turmeric extract, in vitro. Presented at the annual meeting of the American Academy of Derma-tology, Miami, FL.

14. Bangha, E., Elsner, P., Kistler, G. S. (1996). Suppression of UV-induced erythema by topical treatment with melatonin (N-acetyl-5-methoxytryptamine): A dose response study. *Arch Dermatol Res*, 288 (9), 522–526.

15. Zhao, J., Wang, J., Chen, Y., & Agarwal, R. (1999). Anti-tumor-promoting activity of a polyphenolic fraction isolated from grape seeds in the mouse skin two-stage initiation-promotion protocol and identification of procyanidin B5-3'-gallate as the most effective antioxidant constituent. *Carcinogenesis*, 20 (9), 1737–1745; Kanda, T., et al. (1998). Inhibitory effects of apple polyphenol on induced histamine release from RBL-2H3 cells and rat mast cells. *Biosci Biotechnol Biochem*, *62* (7), 1284–1289; Tomen, Inc. (1994–1999). Unpublished data.

16. Owen, D. R., et al. (Feb. 1999). Anti-aging technology for skincare' 99. *Global Cosmetic Industry*, 38–43.

17. Katayama, K., et al. (1993). A pentapeptide from type I procollagen promotes extracellular matrix production. *J Biol Chem*, 268 (14), 9941–9944.

18. Ibid.

19. Sederma, Inc. Unpublished data.

20. Wilkinson, R. E. Photoaging: The role of UV radiation in premature skin aging and a review of effective defense strategies. Article published on the Trienelle website at www.trienelle.com/research-monograph.aspx.

21. Schmidt, J., et al. (1998). Treatment of skin aging with topical estrogens. *Int J Pharm Compounding*, *2* (4), 270–274.

22. Draelos, Z. (Nov. 2005). The effect of Revival soy on the health and appearance of the skin, hair, and nails in postmenopausal women. Results of unpublished study available online at www.revivalsoy.com/home/ newsletter/v08n01/art2.html?flash6=yes.

23. Kim, S. Y., et al. (2004). Protective effects of dietary soy isoflavones against UV-induced skin-aging in hairless mouse model. *J Am Coll Nutr*, 23 (2), 157–162; Miyazaki, K., Hanamizu, T., Iizuka, R., & Chiba, K. (2002). Genistein and daidzein stimulate hyaluronic acid production in transformed human keratinocyte culture and hairless mouse skin. *Skin Pharmacol Appl Skin Physiol*, *15* (3), 175–183; DiSilvestro, R. (Sept. 2003). A diversity of soy antioxidant effects. Presented at the fifth annual Interna-tional Symposium on the Role of Soy in Preventing and Treating Chronic Disease, Orlando, FL; Djuric, Z., Chen, G., Doerge, D. R., Heilbrun, L. K., & Kucuk, O. (2001). Effect of soy isoflavone supplementation on markers of oxidative stress in men and women. *Cancer Lett*, *172* (1), 1–6.

24. Saliou, C., et al. (1999). French *Pinus maritima* bark extract prevents ultraviolet-induced NF-KB-dependent gene expression in a human keratinocyte cell line. Abstract of a poster presentation at the Oxygen Club of California, 1999 World Congress.

25. Eberlein-Konig, B., et al. (1998). Protective effect against sunburn of combined systemic ascorbic acid and vitamin E. *J Am Acad Dermatol*, *38*, 45–48.

26. Engels, W. D. (1982). Dermatological disorders: Psychosomatic illness review (No. 4 in the series). *Psychosomatics*, 23 (12), 1209–1219; Bick, E. (1968). Experience of the skin in early object relations. *Int J Psychoanal*, *49*, 484–486.

27. Strauss, J. S., & Pochi, P. E. (1963). The human sebaceous gland: Its regulation by steroidal hormones, and its use as an end organ for assaying androgenicity *in vivo*. *Recent Prog Horm Res*, *19*, 385–444.

28. Peck, G. L., et al. (1979). Prolonged remissions of cystic and conglobate acne with 13-retinoic acid. *N Engl J Med*, 300, 329–333.

29. Engels, W. D. (1982). Op. cit.; Bick, E. (1968). Op. cit.; Kaplan, H. I., & Sadock, B. J. (eds.) (1989). *Comprehensive Textbook of Psychiatry* (5th ed.), 1221. Philadelphia, PA: Lippincott, Williams & Wilkins.

30. DeVille, R. L., et al. (1994). Androgenic alopecia in women: Treatment with 2% topical minoxidil solution. *Arch Dermatol*, *130* (3), 303–307.

31. Lewenberg, A. (1996). Minoxidil–tretinoin combination for hair regrowth: Effects of frequency, dosage, and mode of application. *Advances in Therapy*, *13* (5), 274–283.

32. Halsner, U. E., & Lucas, M. W. (1995). New aspects in hair transplantation for women. *Dermatol Surg*, *21* (7), 605–610.

33. Burkitt, D. P., et al. (1974). Dietary fiber and disease. *JAMA*, 229 (8), 1068–1074; Braunwald, E. (ed.) (1987). *Harrison's Principles of Internal Medicine* (11th ed.). New York: McGraw-Hill.

34. Grismond, G. L. (1981). Treatment of pregnancy-induced phlebopathies. *Minerva Ginecol*, 33, 221–230.

35. Ries, W. (1976). Prevention of venous disease from nutritional-physio-logic aspect. ZFA, 31 (4), 383–388; Braunwald, E. (ed.) (1987). Op. cit.

36. Ako, H., et al. (1981). Isolation of fibrinolysis enzyme activator from commercial bromelain. *Arch Int Pharmacodyn*, *254*, 157–167.

第十二章　昂首站立：增强骨骼健康

1. NIH Consensus Development Panel on Osteoporosis Prevention, Diagnosis, and Therapy. (Feb. 14, 2001). Osteoporosis prevention, diagnosis, and therapy. *JAMA*, 285 (6), 785–795.

2. Cummings, S., et al. (1985). Epidemiology of osteoporosis and osteoporotic fractures. *Epidemiology Review*, 7, 178–208.

3. Lindsay, R. (1995). The burden of osteoporosis: Cost. *Am J Med*, 98 (2A), 9S–11S.

4. Shipman, P., et al. (1985). *The Human Skeleton*. Cambridge, MA: Harvard University Press; Brown, J. (1990). *The Science of Human Nutrition*. New York: Harcourt Brace Jovanovich.

5. Lanyon, L. E. (1993). Skeletal responses to physical loading. In G. Mundy & J. T. Martin (eds.), *Physiology & Pharmacology of Bone*, 107, 485–505. Berlin: Springer-Verlag.

6. Travis, J. (2000). Boning up: Turning on cells that build bone and turning off ones that destroy it. *Science News*, 157, 41–42.

7. Manolagas, S. C. (1995). Sex steroids, cytokines, and the bone marrow: New concepts on the pathogenesis of osteoporosis. *Ciba Foundation Symposium*, *191*, 187–202.

8. Riggs, B., et al. (1986). In women dietary calcium intake and rates of bone loss from midradius and lumbar spine are not related. *J Bone Miner Res*, 1 (suppl.), 167; Genant, H. K., et al. (1985). Osteoporosis: Assessment by quantitative computed tomography. *Orthop Clin North Am*, *16* (3), 557–568.

9. Trotter, M., et al. (1974). Sequential changes in weight, density, and percentage weight of human skeletons from an early fetal period through old age. *Anat Rec*, *179*, 1–8.

10. Adams, P., et al. (1970). Osteoporosis and the effects of aging on bone mass in elderly men and women. *J Medical News Series*, *39*, 601–615.

11. Harris, S., et al. (1992). Rates of change in bone mineral density of the spine, heel, femoral neck and radius in healthy postmenopausal women. *J Bone Miner Res*, 17 (1), 87–95; Riggs, B., et al. (1985). Rates of bone loss in the appendicular and axial skeletons of women: Evidence of substantial vertebral bone loss before menopause. *J Clin Invest*, 77, 1487–1491.

12. Fujita, T., et al. (1992). Comparison of osteoporosis and calcium intake between Japan and the United States. *Proc Soc Exp Biol Med*, *200* (2), 149–152.

13. Frost, H. (1985). The pathomechanics of osteoporosis. *Clin Orthop*, *200*, 198–225.

14. Chappard, D., et al. (1988). Spatial distribution of trabeculae in iliac bones from 145 osteoporotic females. *Maturitas*, *10*, 353–360; Biewener, A. A. (1993). Safety factors in bone strength. *Calcif Tissue Int*, 53 (suppl. 1), S68–S74.

15. Brown, S. (1996). *Better Bones, Better Body: Beyond Estrogen and Calcium*. Los Angeles: Keats Publishing.

16. Lees, B., et al. (1993). Differences in proximal femur bone density over two centuries. *Lancet*, *341*, 673–675; Eaton, S., et al. (1991). Calcium in evolutionary perspective. *Am J Clin Nutr*, 54 (suppl.), 281S–287S.

17. Bauer, D. C., et al. (1993). Factors associated with appendicular bone mass in older women. *Ann Intern Med*, *118* (9), 647–665.

18. Rigotti, N. A., et al. (1984). Osteoporosis in women with anorexia nervosa. *N Engl J Med*, 311 (25), 1601–1605.

19. Prior, J., et al. (1990). Spinal bone loss and ovulatory disturbances. *N Engl J Med*, *323* (18), 1221–1227; Cann, C., et al. (1984). Decreased spinal mineral content in amenorrheic women. *JAMA*, *251* (5), 626–629.

20. Schuckit, M. (1994). Section 5: Alcohol and alcoholism. In K. Isselbacher, et al. (eds.), *Harrison's Principles of Internal Medicine, vol. 2* (13th ed.), 2420. New York: McGraw-Hill.

21. Diamond, T., et al. (1989). Ethanol reduces bone formation and may cause osteoporosis. *Am J Med*, 86, 282–288; Bikler, D. D., et al. (1985). Bone disease in alcohol abuse. *Ann Intern Med*, *103*, 42–48.

22. Gold, P. W., et al. (1986). Responses to corticotropin-releasing hormone in the hypercortisolism of depression and Cushing's disease: Pathophysiology and diagnostic implications. *N Engl J Med*, *314*, 1329–1335; Michelson, D., et al. (1996). Bone mineral density in women with depression. *N Engl J Med*, *335* (16), 1176–1181.

23. Tatemi, S., et al. (1991). Effect of experimental human magnesium depletion on parathyroid hormone secretion and 1, 25-dihydroxyvitamin D metabolism. *J Clin Endocrinol Metab*, *73* (5), 1067–1072; Gaby, A., & Wright, J. (1988). *Nutrients and Bone Health*. Seattle, WA: Wright/Gaby Nutrition Institute.

24. Adinoff, A. D., & Hollister, J. R. (1983). Steroid-induced fracture and bone loss in patients with asthma. *N Engl J Med*, *309* (5), 265–268.

25. Hahn, T. J., et al. (1988). Altered mineral metabolism in glycocorticoidin-duced osteopaenia: Effect of 25-hydroxyvitamin D administration. *J Clin Invest*, *64*, 655–665.

26. Crilly, R. G., et al. (1981). Steroid hormones, ageing and bone. *Clin Endocrinol Metab*, *10* (1), 115–139.

27. Johnell, O., et al. (1979). Bone morphology in epileptics. *Calcif Tissue Int*, *28* (2), 93–97.

28. Briot, K., et al. (2010). Accuracy of patient-reported height loss and risk factors for height loss among postmenopausal women. *Can Med Assoc J*, *182*, 558–562.

29. Franklin, J. A., et al. (1992). Long-term thyroxine treatment and bone mineral density. *Lancet*, *340*, 9–13; Paul, T. L., et al. (1988). Long-term L-thyroxine therapy is associated with decreased hip bone density in pre-menopausal women. *JAMA*, 259, 3137–3141; Coindre, J. M., et al. (1986). Bone loss in hypothyroidism with hormone replacement: A histomorphometric study. *Arch Intern Med*, *146*, 48–53.

30. Brincat, M. P., et al. (1996). A screening model for osteoporosis using dermal skin thickness and bone densitometry. In B. G. Wren (ed.), *Progress in the Management of the Menopause: The Proceedings of the 8th Interna-tional Congress on the Menopause*, 175–178. Sydney: Parthenon Publishing Group.

31. Robins, S. P. (1995). Collagen crosslinks in metabolic bone disease. *Acta Orthopedica Scandinavia*, 66 (266, suppl.), S171–S175; Garnero, P., et al. (1994). Comparison of new biochemical markers of bone turnover in late postmenopausal osteoporotic women in response to alendronate treatment. *J Clin Endocrinol Metab*, 79, 1693–1700; Chesnut, C., et al. (1997). Hormone replacement therapy

in postmenopausal women: Urinary N-telopeptide of type I collagen monitors therapeutic effect and predicts response of bone mineral density. *Am J Med, 102,* 29–37.

32. Cummings, S. R., et al. (in press). Regression to mean in clinical practice: Women who seem to lose bone density during treatment for osteoporosis usually gain if treatment is continued. *JAMA.* Cited in B. Ettinger (2000). Sequential osteoporosis treatment for women with postmenopausal osteo-porosis. *Menopausal Medicine, Newsletter of the American Society for Reproductive Medicine, 8* (2), 3.

33. Watts, N. B., et al. (1995). Comparison of oral estrogens and estrogens plus androgen on bone mineral density, menopausal symptoms, and lipid-lipoprotein profiles in surgical menopause. *Obstet Gynecol, 85,* 529–537.

34. Cummings, S., et al. (1998). Endogenous hormones and the risk of hip and vertebral fractures among older women. *N Engl J Med, 339,* 733–738.

35. Riggs, B., & Melton, L. (1986). Involutional osteoporosis. *N Engl J Med, 26,* 1676–1686. Buchanan, J. R., et al. (1988). Early vertebral trabecular bone loss in normal premenopausal women. *J Bone Miner Res, 3* (5), 583–587.

36. Carter, M. D., et al. (1991). Bone mineral content at three sites in normal perimenopausal women. *Clin Orthop, 266,* 295–300; Harris, S., & Dawson-Hughes, B. (1992). Op. cit.

37. Heaney, R. P. (1990). Estrogen-calcium interactions in the postmenopause: A quantitative description. *J Bone Miner Res, 11* (1), 67–84.

38. Speroff, L. (Oct. 1999). Treatment options for the prevention of osteoporosis. *Ob/Gyn Clinical Alert, 46.*

39. Lee, J. (1991). Is natural progesterone the missing link in osteoporosis prevention and treatment? *Med Hypotheses, 35,* 316–318; Prior, J. (1991). Progesterone and the prevention of osteoporosis. *Can J Ob-Gyn Women's Healthcare, 3* (4), 178–183; Lee, J. (1990). Osteoporosis reversal: The role of progesterone. *Clin Nutr Rev, 10,* 884–889; Prior, M. C., et al. (1994). Cyclic medroxyprogesterone increases bone density: A controlled trial in active women with menstrual cycle disturbances. *Am J Med, 96,* 521–530; Adachi, J. D., et al. (1997). A double-blind randomized controlled trial of the effects of medroxyprogesterone acetate on bone density of women taking oestrogen replacement therapy. *Br J Obstet Gynaecol, 104,* 64–70; Prior, J. C., et al. (1997). Premenopausal ovariectomy-related bone loss: A randomized, double-blind, one-year trial of conjugated estrogen or medroxyprogesterone acetate. *J Bone Miner Res, 12* (11), 1851–1863.

40. Rossouw, J. E., et al. (2002). Risks and benefits of estrogen plus progestin in healthy postmenopausal women: Principal results from the Women's Health Initiative randomized controlled trial. *JAMA, 288* (3), 321–333.

41. Lindsay, R., Gallagher, J. C., Kleerekoper, M., & Pickar, J. H. (2002). Effect of lower doses of conjugated equine estrogens with and without medroxy-progesterone acetate on bone in early postmenopausal women. *JAMA,* 287 (20), 2668–2676.

42. Tremollieres, F. A., Strong, D. D., Baylink, D. J., & Mohan, S. (1992). Progesterone and promegestone stimulate human bone cell proliferation and insulin-like growth factor-2 production. *Acta Endocrinol (Copenh), 26* (4), 329–337.

43. Dawson–Hughes, G., et al. (1990). A controlled trial of the effects of calcium supplementation on bone density in postmenopausal women. *N Engl J Med, 323,* 878–883.

44. Feskanich, D., et al. (2003). Calcium, vitamin D, milk consumption, and hip fractures: A prospective study among postmenopausal women. *Am J Clin Nutr, 77,* 504–511.

45. Bischoff-Ferrari, H. A., et al. (2007). Calcium intake and hip fracture risk in men and women: A meta-analysis of prospective cohort studies and randomized controlled trials. *Am J Clin Nutr, 86,* 1780–1790.

46. Castleman, M. (2009). The calcium myth. *Natural Solutions,* 57–62; available online at www.naturalsolutionsmag.com/articles-display/15403/ The-Calcium-Myth.

47. Aiello, L., & Wheeler, P. (1995). The expensive tissue hypothesis: The brain and the digestive system in human and primate evolution. *Current Anthro-pology, 36* (2), 199–221; Lorenz, K., & Lee, V. A. (1997). The nutritional and physiological impact of cereal products in human nutrition. *Crit Rev*

Food Sci Nutr, *8*, 383–456; Cassiday, C. M. (1980). Nutrition and health in agriculturalists and hunter-gatherers: A case study of two prehistoric populations. In R. F. Kandel, G. H. Pelto, & N. W. Jerome (eds.), *Nutritional Anthropology: Contemporary Approaches to Diet and Culture*, 117–145. Pleasantville, NY: Redgrave Publishing Company; Eaton, S. B., & Nelson, D. A. (1991). Calcium in evolutionary perspective. *Am J Clin Nutr*, *54* (suppl.), 281S–287S; Goodman, A. H., Dufour, D., & Pelto, G. H. (2000). *Nutritional Anthropology: Biocultural Perspectives on Food and Nutrition*. Mountain View, CA: Mayfield Publishing. See also *The Paleopathology Newsletter*, published by the Paleopathology Association. Contact: Ms. Eve Cockburn, 18655 Parkside, Detroit, MI 48221–2208.

48. McGuigan, J. (1994). Peptic ulcer and gastritis. In K. Isselbacher, et al. (eds.), *Harrison's Principles of Internal Medicine*, *vol. 2* (13th ed.), 1369. New York: McGraw-Hill.

49. Odvina, C. V., et al. (2005). Severely suppressed bone turnover: A potential complication of alendronate therapy. *J Clin Endocrinol Metab*, *90*, 1294–1301.

50. Bauer, D. C., et al. (2004). Change in bone turnover and hip, nonspine, and vertebral fracture in alendronate-treated women: The fracture intervention trial, *J Bone Miner Res*, *19*, 1250–1258; Kwek, E. B., et al. (2008). An emerging pattern of subtrochanteric stress fractures: A long-term complication of alendronate therapy? *Injury*, *39*, 224–231; Neviaser, A. S., et al. (2008). Low-energy femoral shaft fractures associated with alendronate use. *J Orthop Trauma*, 22, 346–350; Parker-Pope, T. (July 15, 2008). Drugs to build bones may weaken them. *New York Times*, available online at www.nytimes.com/2008/07/15/health/15well.html?partner=rssnyt&emc =rss; Cheung, R. K., et al. (2007). Sequential non-traumatic femoral shaft fractures in a patient on long–term alendronate. *Hong Kong Med J*, *13*, 485–489; American Association of Orthopaedic Surgeons (AAOS) 2010 Annual Meeting: Abstract 241, presented Mar. 10, 2010; Abstract 339, presented Mar. 11, 2010.

51. Guyatt, G. H., et al. (2002). Summary of meta-analyses of therapies for postmenopausal osteoporosis and the relationship between bone density and fractures. *Endocrinol Metab Clin North Am*, *31* (3), 659–679, xii; Cranney, A., et al. (2002). Meta-analyses of therapies for postmenopausal osteoporosis. IX: Summary of meta-analyses of therapies for postmenopausal osteoporosis. *Endocr Rev*, *23* (4), 570–578; Black, D. M., et al. (1996). Randomised trial of effect of alendronate on risk of fracture in women with existing vertebral fractures. Fracture Intervention Trial Research Group. *Lancet*, *348* (9041), 1535–1541; McClung, M. R., et al. (Feb. 1, 2001). Effect of risedronate on the risk of hip fracture in elderly women. Hip Intervention Program Study Group. *N Engl J Med*, *344* (5), 333–340; Harris, S. T., et al. (1999). Effects of risedronate treatment on vertebral and nonvertebral fractures in women with postmenopausal osteoporosis: A randomized controlled trial. Vertebral Efficacy with Risedronate Therapy (VERT) Study Group. *JAMA*, *282* (14), 1344–1352.

52. Alonso-Coello, P., et al. (2008). Drugs for pre-osteoporosis: Prevention or disease mongering? *BMJ*, *336*, 126–129.

53. DeGroen, P. C. (1996). Esophagitis associated with the use of alendronate. *N Engl J Med*, *335*, 1016–1021.

54. Ruggiero, S. L., et al. (2004). Osteonecrosis of the jaws associated with the use of bisphosphonates: A review of 63 cases. *J Oral Maxillofacial Surg*, *62*, 527–534.

55. Watts, N. B., & Diab, D. L. (2010). Long-term use of bisphosphonates in osteoporosis. *J Clin Endocrinol Metab*, 95, 1555–1565; Speroff, L. (2005). Is long–term alendronate treatment a problem? *Ob/Gyn Clinical Alert*, 22, 9–10.

56. Delmas, P., et al. (1997). Effects of raloxifene on bone mineral density, serum cholesterol concentrations, and uterine endometrium in postmenopausal women. *N Engl J Med*, *337*, 1641–1647; Ettinger, B., et al. (1999). Reduction of vertebral fracture risk in postmenopausal women with osteoporosis treated with raloxifene: Results from a 3-year randomized clinical trial. Multiple Outcomes of Raloxifene Evaluation (MORE) Investigators. *JAMA*, *282* (7), 637–645.

57. Silverman, S. L., & Azria, M. (2002). The analgesic role of calcitonin fol-lowing osteoporotic fracture. *Osteoporos Int*, 13 (11), 858–867.

58. Phoosuwan, M., et al. (2009). The effects of weight bearing yoga training on the bone resorption markers of the postmenopausal woman. *J Med Assoc Thai*, *92* (suppl. 5), S102–S108.

59. Nelson, M., et al. (1994). Effects of high-intensity strength training on multiple risk factors for osteoporotic fractures: A randomized controlled trial. *JAMA, 272* (24), 1909–1914.

60. Nelson, M. (2000). *Strong Women Stay Young*. New York: Bantam.

61. Fiatarone, M., et al. (1994). Exercise training and nutritional supplementa-tion for physical frailty in very elderly people. *N Engl J Med, 330* (25), 1769–1775.

62. Bischoff-Ferrari, H. (2009). Effect of extended physiotherapy and high-dose vitamin D on rate of falls and hospital readmission after acute hip fracture: A randomized controlled trial. Presented at the 31st annual meet-ing of the American Society for Bone and Mineral Research (ASBMR), Denver, CO.

63. Sinaki, M., & Mikkelsen, B. A. (1984). Postmenopausal spinal osteoporosis: Flexion vs. extension. *Arch Phys Med Rehab, 65*, 593–596.

64. Rosen, C., et al. (1994). The effects of sunlight and diet on bone loss in elderly women from rural Maine. *Maine J Health Issue*s, *1* (2), 35–48. (Study done by Michael Holick in Bangor, Maine.)

65. Vieth, R. (1999). Vitamin D supplementation, 25-hydroxyvitamin D concentrations, and safety. *Am J Clin Nutr*, 69, 842–856. (Anyone who is serious about gathering more information on vitamin D and sunlight should read this impressive review article on the subject.)

66. Ibid.

67. Dobnig, H., et al. (2008). Independent association of low serum 25-hydroxyvitamin D and 1, 25-dihydroxyvitamin D levels with all-cause and cardiovascular mortality. *Arch Intern Med, 168*, 1340–1349.

68. Neer, R. M., et al. (1971). Stimulation by artificial lighting of calcium ab-sorption in elderly human subjects. *Nature*, 229, 255.

69. Holick, M. F. (1995). Environmental factors that influence the cutaneous production of vitamin D. *Am J Clin Nutr*, *61* (suppl. 3), 638S–645S.

70. Dawson–Hughes, B., et al. (1991). Effect of vitamin D supplementation on wintertime and overall bone loss in healthy postmenopausal women. *Ann Intern Med, 115* (7), 505–511.

71. Ibid.

72. Sanders, K. M., et al. (2010). Annual high–dose oral vitamin D and falls and fractures in older women: a randomized controlled trial. *JAMA, 303*, 1815–1822.

73. McNeil, T. (Spring 1998). The vitamin D guru: School of medicine professor sees the light and spreads the news. *Bostonia*, 34–35.

74. Veith, R. (1999). Op. cit.

75. Berger, J. (1998), 64–72. *Herbal Rituals*. New York: St. Martin's Press.

76. Weed, S. (1989). *Healing Wise: Wise Woman's Herbal* (262). Woodstock, NY: Ashtree Publications.

77. Munger, R. G. (1999). Prospective study of dietary protein intake and risk of hip fracture in postmenopausal women. *Am J Clin Nutr, 69* (1), 147–152.

78. Abraham, G. (1991). The importance of magnesium in the management of primary postmenopausal osteoporosis: A review. *J Nutr Med, 2*, 165–178; Gaby, A., & Wright, J. (1990). Nutrients and osteoporosis: A review article. *J Nutr Med, 1*, 63–72.

79. Buckley, L. M., et al. (1996). Calcium and vitamin D3 supplementation prevents bone loss in the spine secondary to low-dose corticosteroids in patients with rheumatoid arthritis. A randomized, double-blind, placebo-controlled trial. *Ann Intern Med, 125* (12), 961–968.

80. Nielson, B. E., et al. (1987). Effects of dietary boron on mineral, estrogen, and testosterone metabolism in postmenopausal women. *FASEB, 1*, 394–397.

81. Cauley, J. A., et al. (2008). Serum 25–hydroxyvitamin D concentrations and risk for hip fractures. *Ann Intern Med, 149*, 242–250.

82. Koshihara, Y., et al. (2003). Vitamin K stimulates osteoblastogenesis and inhibits osteoclastogenesis in human bone marrow cell culture. *J Endocrinol*, 176, 339–348; Hidaka, T., et al. (2002). Treatment for patients with postmenopausal osteoporosis who have been placed on HRT and show a decrease in bone mineral density: Effects of concomitant administration of vitamin K_2. *J Bone Miner Metab*, *20*, 235–239; Hirano, J., & Ishii, Y. (2002). Effects of vitamin K_2, vitamin D, and calcium on the bone metabolism of rats in the growth phase. *J Orthop Sci*, *7*, 364–369; Shiraki, M., et al. (2000).

Vitamin K$_2$ (menatetrenone) effectively prevents fractures and sustains lumbar bone mineral density in osteoporosis. *J Bone Miner Res*, 15, 515–521; Iwamoto, J., et al. (2000). Effect of combined administration of vitamin D$_3$ and vitamin K$_2$ on bone mineral density of the lumbar spine in postmenopausal women with osteoporosis. *J Orthop Sci*, 5, 546–551.

83. Iwamoto, J., et al. (2003). Treatment with vitamin D$_3$ and/or vitamin K$_2$ for postmenopausal osteoporosis. *Keio J Med*, 52, 147–150; Iwamoto, J., et al. (2000). Op. cit.

84. Booth, S. L., et al. (2003). Dietary phylloquinone depletion and repletion in older women. *J Nutr*, 133, 2565–2569; Binkley, N. C., et al. (2002). A high phylloquinone intake is required to achieve maximal osteocalcin gammacarboxylation. *Am J Clin Nutr*, 76, 1055–1060.

85. Manonai, J., et al. (2008). Effects and safety of *Pueraria mirifica* on lipid profiles and biochemical markers of bone turnover rates in healthy postmenopausal women. *Menopause*, 15, 530–535; Urasopon, N., et al. (2007). *Pueraria mirifica*, a phytoestrogen-rich herb, prevents bone loss in orchidectomized rats. *Maturitas*, 56, 322–331; Urasopon, N., et al. (2008). Preventive effects of *Pueraria mirifica* on bone loss in ovariectomized rats. *Maturitas*, 59, 137–148.

86. Li, Y., et al. (2010). Bone mineral content is positively correlated to η-3 fatty acids in the femur of growing rats. *Br J Nutr*, 104 (5), 674–685; Griel, A. E., et al. (2007). An increase in dietary n-3 fatty acids decreases a marker of bone resorption in humans. *Nutr J*, 6, 2.

87. Potter, S. M., Baum, J. A., Teng, H., Stillman, R. J., Shay, N. F., & Erdman, J. W. (1998). Soy protein and isoflavones: Their effects on blood lipids and bone density in postmenopausal women. *Am J Clin Nutr*, 68 (6, suppl.), 1375S–1379S.

88. Zhang, X., et al. (2005). Prospective cohort study of soy food consumption and risk of bone fracture among postmenopausal women. *Arch Intern Med*, 165 (16), 1890–1895.

89. Lydeking-Olsen, E., et al. (2004). Soymilk or progesterone for prevention of bone loss——a 2-year randomized, placebo-controlled trial. *Eur J Nutr*, 43 (4), 246–257. Epub Apr. 14, 2004.

90. Bonfield, T. (June 15, 1999). Research backs benefits of soy—postmenopausal women take note. *Cincinnati Enquirer*. 这项研究由辛辛那提大学妇产科的 Michael Scheiber 博士和儿童医院医学中心的质谱分析处主任 Kenneth Setchell 博士进行。研究表明，每天吃三份大约含有 70 毫克大豆异黄酮的大豆食品，有一定促进骨质形成的作用，可能和雌激素的作用一样好。

91. Urassopon, N., et al. (2008). Preventive effects of *Pueraria mirifica* on bone loss in ovariectomized rats. *Maturitas*, 59, 137–148; Urassopon, N., et al. (2007). *Pueraria mirifica*, a phytoestrogen-rich herb, prevents bone loss in orchidectomized rats. *Maturitas*, 56, 322–331.

92. Hegarty, V., et al. (2000). Tea drinking and bone mineral density in older women. *Am J Clin Nutr*, 71, 1003–1007.

第十三章　乳房健康

1. Toikkanene, S., et al. (1991). Factors predicting late mortality from breast cancer. *Eur J Cancer*, 27 (5), 586–591.

2. Chen, C. C., et al. (1995). Adverse life events and breast cancer: Casecontrol study. *BMJ*, 311, 1527–1530.

3. Dreher, Henry. (Oct. 12, 2005). *Personal communication*.

4. Levy, S., et al. (1987). Correlation of stress factors with sustained depres-sion of natural killer cell activity and predicted prognosis in patients with breast cancer. *J Clin Oncol*, 5, 348–353.

5. Spiegel, D., et al. (1989). The effect of psychosocial treatment on survival of patients with metastatic breast cancer. *Lancet*, 2 (8668), 888–891.

6. Prior, J. (1992). Critique of estrogen treatment for heart attack prevention: The Nurses' Health Study. *A Friend Indeed*, 8 (8), 3–4; Schairer, C., et al. (2000). Menopausal estrogen and estrogen–progestin replacement therapy and breast cancer risk. *JAMA*, 283 (4), 485–491.

7. Bulbrook, P. D., Swain, M. C., Wang, D. Y., et al. (1976). Breast cancer in Britain and Japan: Plasma oestradiol-17β, oestrone, and progesterone, and their urinary metabolites in normal British and Japanese women. *Eur J Cancer*, 12, 725–735.

8. Seely, S., et al. (1983). Diet and breast cancer: The possible connection with sugar consumption. *Med*

Hypotheses, *11*, 319–327; Kazer, R. (1995). Insulin resistance, insulin-like growth factor I and breast cancer: A hypothesis. *Int J Cancer*, *62*, 403–406; Bruning, P., et al. (1992). Insulin resistance and breast-cancer risk. *Int J Cancer*, *52*, 511–516.

9. Tavani, A., et al. (Oct. 25, 2005; epub ahead of print). Consumption of sweet foods and breast cancer risk in Italy, *Ann Oncol*.

10. Coleman, B. C. (Mar. 10, 1999). Fatty diet and breast cancer: No link? *Portland Press Herald*.

11. Adlercreutz, H., et al. (1982). Excretion of the lignans enterolactone and enterodiol and of equol in omnivorous and vegetarian postmenopausal women and in women with breast cancer. *Lancet*, *2* (8311), 1295–1299.

12. Goldin, B. R., Adlercreutz, H., et al. (1982). Estrogen excretion patterns and plasma levels in vegetarian and omnivorous women. *N Engl J Med*, *307*, 1542–1547.

13. Percival, M. (1997). Phytonutrients and detoxification. *Clinical Nutrition Insights*, 1–4. Published by the Foundation for the Advancement of Nutritional Education. Available from Metagenics North East, P.O. Box 848, Kingston, NH 03848.

14. Zava, D., & Duwe, G. (1997). Estrogenic and antiproliferative properties of genistein and other flavonoids in human breast cancer cells *in vitro*. *Nutr Cancer*, *27* (1), 31–40.

15. Shu, X. O., et al. (2009). Soy food intake and breast cancer survival. *JAMA*, *302*, 2437–2443.

16. Kang, X., et al. (Oct. 18, 2010). Effect of soy isoflavones on breast cancer recurrence and death for patients receiving adjuvant endocrine therapy. *Can Med Assoc J*, *182* (17), 1857–1862.

17. Ramnarine, S., et al. (2009). Phyto-oestrogens: Do they have a role in breast cancer therapy? *Proc Nutr Soc*, *68* (OCE), E93.

18. Thomsen, A. R., et al. (2005). Influence of Prevastein, an isoflavone–rich soy product, on mammary gland development and tumorigenesis in Tg.NK (MMTV/c-neu) mice. *Nutr Cancer*, *52* (2), 176–188; Allred, C. D., et al. (2004). Soy processing influences growth of estrogen–dependent breast cancer tumors. *Carcinogenesis*, *25* (9), 1649–1657.

19. Allred, C. D., et al. (2004). Op. cit.

20. Nagata, C., et al. (1997). Decreased serum estradiol concentration associated with high dietary intake of soy products in premenopausal Japanese women. *Nutr Cancer*, *29* (3), 228–233; Lu, L. J., et al. (2000). Increased urinary excretion of 2–hydroxyestrone but not 16alpha–hydroxyestrone in premenopausal women during a soya diet containing isoflavones. *Cancer Res*, *60* (5), 1299–1305; Cassidy, A., Bingham, S., & Setchell, K. D. (1994). Biological effects of a diet of soy protein rich in isoflavones on the menstrual cycle of premenopausal women. *Am J Clin Nutr*, *60* (3), 333–340.

21. Council for Responsible Nutrition. (June 17, 2009). International researchers convene meeting on isoflavones. Press release. Available online at www.npicenter.com/anm/anmviewer. asp?a=24304&print=yes.

22. Ritchie, M. (June 2009). *Personal communication*.

23. Xu, X., et al. (1998). Effects of soy isoflavones on estrogen and phytoestrogen metabolism in premenopausal women. *Cancer Epidemiol Biomarkers Prev*, *7* (12), 1101–1108.

24. Wood, C. E., et al. (2004). Breast and uterine effects of soy isoflavones and conjugated equine estrogens in postmenopausal female monkeys. *J Clin Endocrinol Metab*, *89* (7), 3462–3468.

25. Bagga, D., et al. (1997). Dietary modulation of omega-3/omega-6 polyunsaturated fatty acid ratios in patients with breast cancer. *J Nat Cancer Inst*, *89* (15), 1123–1131.

26. Brasky, T. M., et al. (2010). Specialty supplements and breast cancer risk in the Vitamins and Lifestyle (VITAL) Cohort. *Cancer Epidemiol Biomarkers Prev*, *19*, 1696–1708.

27. Bougnoux, P., et al. (2009). Improving outcome of chemotherapy of metastatic breast cancer by docosahexaenoic acid: A phase II trial. *Br J Cancer*, *101* (12), 1978–1985.

28. Garland, C. F., et al. (2009). Vitamin D for cancer prevention: Global perspective. *Ann Epidemiol*, 19, 468–483.

29. Garland, C. F., et al. (2007). Vitamin D and prevention of breast cancer: Pooled analysis. *J Steroid Biochem Mol Biol*, *103*, 708–711.

30. Anderson, L. N., et al. (2010). Vitamin D and calcium intakes and breast cancer risk in pre-and

postmenopausal women. *Am J Clin Nutr*, *91*, 1699–1707.

31. American Society of Clinical Oncology 2008 Annual Meeting: Abstract 511. Preview presscast, May 15, 2008.

32. Goodwin, P. J., et al. (2009). Prognostic effects of 25-hydroxyvitamin D levels in early breast cancer. *J Clin Oncol*, *27*, 3757–3763.

33. Kessler, J. H. (2004). The effect of supraphysiologic levels of iodine on patients with cyclic mastalgia. *Breast J*, *10*, 328–336.

34. Ghent, W. R., et al. (1993). Iodine replacement in fibrocystic disease of the breast. *Can J Surg*, *35*, 453–460.

35. Fitzgibbons, P. L., et al. (1998). Benign breast changes and the risk for subsequent breast cancer: An update of the 1985 consensus statement. Cancer Committee of the College of American Pathologists. *Arch Pathol Lab Med*, *122*, 1053–1055; Hartmann, L. C., et al. (2005). Benign breast disease and the risk of breast cancer. *N Engl J Med*, *353*, 229–237.

36. Garcia–Solis, P., et al. (2005). Inhibition of N-methyl-N-nitrosourea-induced mammary carcinogenesis by molecular iodine (I2) but not by iodide (I-) treatment. Evidence that I2 prevents cancer promotion. *Mol Cell Endocrinol*, *236*, 49–57.

37. Shrivastava, A. (2006). Molecular iodine induces caspase-independent apoptosis in human breast carcinoma cells involving the mitochondria-mediated pathway. *J Biol Chem*, *281*, 19762–19771.

38. Aceves, C., et al. (2005). Is iodine a gatekeeper of the integrity of the mammary gland? *J Mammary Gland Biol Neoplasia*, *10*, 189–196.

39. Eskin, B. A., et al. (1967). Mammary gland dysplasia in iodine deficiency. *JAMA*, *200*, 115–119.

40. Lockwood, K., et al. (1994). Partial and complete regression of breast can-cer in patients in relation to dosage of coenzyme Q_{10}. *Biochem Biophys Res Comm*, *199* (3), 1504–1508.

41. Ye, S. F., et al. (2003). Suppressive effects of Active Hexose Correlated Compound on the increased activity of hepatic and renal ornithine decarboxylase induced by oxidative stress. *Life Sci*, *74*, 593–602.

42. Ikeda, T., et al. (2003). Prophylactic efficacy of a basidiomycetes prepara-tion AHCC against lethal *Candida albicans* infection in experimental granulocytopenic mice. *Nippon Ishinkin Gakkai Zasshi*, *44*, 127–131; Aviles, H., et al. (2003). Active hexose correlated compound enhances resistance to *Klebsiella pneumoniae* infection in mice in the hindlimb-unloading model of spaceflight conditions. *J Appl Physiol*, *95*, 491–496; Wang, S., et al. (2009). Oral administration of active hexose correlated compound enhances host resistance to West Nile encephalitis in mice. *J Nutr 139*, 598–602.

43. Matsui, Y., et al. (2002). Improved prognosis of postoperative hepatocellular carcinoma patients when treated with functional foods: a prospective cohort study. *J Hepatol*, *37*, 78–86.

44. Larsson, S. C., et al. (2010). Multivitamin use and breast cancer incidence in a prospective cohort of Swedish women. *Am J Clin Nutr*, *91*, 1268–1272.

45. Meulepas, J. M., et al. (2010). Multivitamin supplement use and risk of invasive breast cancer. *Public Health Nutr*, *13* (10), 1540–1545; Ishitani, K., et al. (2008). A prospective study of multivitamin supplement use and risk of breast cancer. *Am J Epidemiol*, *167*, 1197–1206; Zhang, S., et al. (1999). A prospective study of folate intake and the risk of breast cancer. *JAMA*, *281*, 1632–1637.

46. Pierce, B. L., et al. (2009). Elevated biomarkers of inflammation are associated with reduced survival among breast cancer patients. *J Clin Oncol*, *27*, 3437–3444.

47. Li, C. I., et al. (2010). Alcohol consumption risk of postmenopausal breast cancer by subtype: The women's health initiative observational study. *J Natl Cancer Inst*, *102*, 1422–1431.

48. Willett, W. C., et al. (1987). Moderate alcohol consumption and the risk of breast cancer. *N Engl J Med*, *316*, 1174–1180.

49. Li, C. I., et al. (2009). Relationship between potentially modifiable lifestyle factors and risk of second primary contralateral breast cancer among women diagnosed with estrogen receptor-positive invasive breast cancer. *J Clin Oncol*, *27*, 5312–5318.

50. Ginsburg, E. (1996). Effects of alcohol ingestion on estrogens in postmenopausal women. *JAMA*, *276* (21), 1747–1751.

51. Zhang, S., et al. (1989). A prospective study of folate intake and the risk of breast cancer. *JAMA, 281* (17), 1632–1637.

52. Ambrosone, C., et al. (1996). Cigarette smoking, N-acetyltransferase 2 genetic polymorphisms, and breast cancer risk. *JAMA*, 276 (18), 1494–1501.

53. Bernstein, L., et al. (2005). Lifetime recreational exercise activity and breast cancer risk among black women and white women. *J Natl Cancer Inst.*, 97 (22), 1671–1679.

54. Thune, I., et al. (1997). Physical activity and the risk of breast cancer. *N Engl J Med, 336*, 1269–1275.

55. Peters, T. M., et al. (2009). Intensity and timing of physical activity in relation to postmenopausal breast cancer risk: The prospective NIH-AARP diet and health study. *BMC Cancer*, 9, 349.

56. Verkasalo, P. K., et al. (2005). Sleep duration and breast cancer: A prospective cohort study. *Cancer Res, 65* (20), 9595–9600.

57. Blask, D. E., et al. (2005). Melatonin-depleted blood from premenopausal women exposed to light at night stimulates growth of human breast cancer xenografts in nude rats. *Cancer Res, 65* (23), 11174–11184.

58. Schernhammer, E. S., & Hankinson, S. E. (2005). Urinary melatonin levels and breast cancer risk. *J Natl Cancer Inst, 97* (14), 1084–1087.

59. Schernhammer, E. S., et al. (2001). Rotating night shifts and risk of breast cancer in women participating in the Nurses' Health Study. *J Natl Cancer Inst, 93* (20), 1563–1568.

60. Welch, H. G., & Black, W. C. (1997). Using autopsy series to estimate the disease "reservoir" for ductal carcinoma in situ of the breast: How much more breast cancer can we find? *Ann Intern Med*, 127 (11), 1023–1028; Nielsen, M., et al. (1987). Breast cancer and atypia among young and middle-aged women: A study of 110 medicolegal autopsies. *Br J Cancer, 56* (6), 814–819.

61. Welch, H. G., & Black, W. C. (1997). Op. cit., 1023.

62. Zahl, P., Maehlen, J., & Welch, H. G. (2008). The natural history of invasive breast cancers detected by screening mammography. *Arch Intern Med, 168*, 21, 2311–2316.

63. Parker-Pope, T. (Oct. 22, 2009). Benefits and risks of cancer screening are not always clear, experts say. *New York Times*, A26 (also available online at http://www.nytimes.com/2009/10/22/ health/22screen.html#); Esserman, L., et al. (2009). Rethinking screening for breast cancer and prostate cancer. *JAMA*, 302, 1685–1692; Kolata, G. (Oct. 21, 2009). Cancer society, in shift, has concerns on screenings. *New York Times*, A1 (also available on-line at www.nytimes.com/2009/10/21/ health/21cancer.html#).

64. Parker–Pope, T. (Oct. 22, 2009). Op. cit.

65. Moody-Ayers, S., et al. (2000). "Benign" tumors and "early detection" in mammography-screened patients of a natural cohort with breast cancer. *Arch Intern Med, 160* (8), 1109–1115.

66. National Institutes of Health Consensus Development Panel. (1997). National Institutes of Health Consensus Development Conference Statement: Breast cancer screening for women ages 40–49. *J Natl Cancer Inst, 89* (14), 1015–1026.

67. Prager, K. (1996). Outrage over mammogram screening unwarranted. *Medical Tribune*. Quoted by Gina Kolata in the *New York Times* (Jan. 28, 1997).

68. Baines, C. (2005). Rethinking breast screening——again. *BMJ, 331*, 1031.

69. Van Netten, J. P., et al. (1994). Physical trauma and breast cancer. *Lancet, 343* (8903), 978–979.

70. Christiansen, C. L., et al. (2000). Predicting the cumulative risk of false-positive mammograms. *J Natl Cancer Inst, 92* (20), 1657–1666.

71. Elmore, J. G., et al. (1998). Ten-year risk of false positive screening mammograms and clinical breast exams. *N Engl J Med, 338* (16), 1089–1096.

72. Gotzsche, P. C., & Olsen, O. (2001). Is screening for breast cancer with mammography justifiable? *Lancet*, 355, 129–134; Gotzsche, P. C., & Olsen, O. (2001). Cochrane review on screening for breast cancer with mammography. *Lancet, 358*, 1340–1342.

73. Miller, A. B., et al. (2000). Canadian National Breast Screening Study-2: 13-year results of a randomized trial in women aged 50–59 years. *J Natl Cancer Inst, 92*, 18, 1490–1499.

74. Kerlikowske, K., et al. (1999). Continuing screening mammography in women aged 70 to 79 years:

Impact on life expectancy and cost-effectiveness. *JAMA*, *282*, 22, 2156–2163.

75. Bleicher, R. J., et al. (2009). Association of routine pretreatment magnetic resonance imaging with time to surgery, mastectomy rate, and margin status. *J Am Coll Surg*, *209*, 180–187.

76. Parisky, Y. R., et al. (2003). Efficacy of computerized infrared imaging analysis to evaluate mammographically suspicious lesions. *Am J Roentgenol*, *180*, 263–269.

77. Bronzino, J. D. (ed.) (2006). *Medical Devices and Systems (The Biomedical Engineering Handbook)*. Boca Raton: CRC Press/Taylor & Francis Group.

78. Gautherie, M., & Gros, C. M. (1980). Breast thermography and cancer risk prediction. *Cancer*, *45*, 51–56.

79. Arora, N., et al. (2008). Effectiveness of a noninvasive digital infrared thermal imaging system in the detection of breast cancer. *Am J Surg*, *196*, 523–526.

80. Moore, F. (1978). Breast self-examination. *N Engl J Med*, *299* (6), 304–305.

81. Thomas, D. B., et al. (2002). Randomized trial of breast self-examination in Shanghai: Final results. *J Natl Cancer Inst*, *94*, 1445–1457.

82. Semiglazov, V. F., et al. (1999). Interim results of a prospective randomized study of self-examination for early detection of breast cancer (Russia/St.Petersburg/WHO). *Voprosy Onkologii*, *45* (3), 265–271.

83. U.S. Preventive Services Task Force (Nov. 17, 2009). Screening for breast cancer: U.S. Preventive Services Task Force recommendation statement. *Ann Intern Med*, *151*, 716–726; also available online at www.annals.org/ content/151/10/716.full.

84. U.S. Preventive Services Task Force (Nov. 17, 2009). Op. cit.

85. Mandelblatt, J. S., et al. (2009). Effects of mammography screening under different screening schedules: Model estimates of potential benefits and harms. *Ann Intern Med*, *151* (10), 738–747; also available online at www.annals.org/content/151/10/738.full.

86. Kerlikowske, K., et al. (1993). Positive predictive value of screening mammography by age and family history of breast cancer. *JAMA*, *270* (2), 444.

87. National Council on Aging (1997). *Myths and Perceptions About Aging and Women's Health*. Washington, D.C. (1997). Assessing the odds. *Lancet*, *350* (9091), 1563.

88. Love, S. (2005). *Dr. Susan Love's Breast Book* (145). Cambridge, MA: Da Capo Lifelong Books.

89. Ries, L. A. G., Eisner, M. P., Kosary, C. L., Hankey, B. F., Miller, B. A., Kleg, L., & Edwards, B. K. (eds.) (2000). *SEER Cancer Statistics Review*, 1973—1993. Bethesda, MD: National Cancer Institute; Black, W. C., et al. (1995). Perceptions of breast cancer risk and screening effectiveness in women younger than 50 years old. *J Nat Cancer Inst*, *87*, 720–731.

90. Phillips, K. A. (1999). Putting the risk of breast cancer in perspective. *N Engl J Med*, *340* (2), 141–144.

91. Hirshaut, Y., & Pressman, P. (2000). *Breast Cancer: The Complete Guide* (256). New York: Bantam.

92. American College of Obstetrics & Gynecology, Committee on Genetics (Oct. 1996). *Breast–Ovarian Cancer Screening* (Committee Opinion no. 176). Washington, D.C.

93. Collins, F. S. (1986). BRCA1—lots of mutations, lots of dilemmas. *N Engl J Med*, *334* (3), 186–188.

94. Weisberg, T. (Oct. 1996). Genetic testing for breast cancer. *Maine Cancer Perspectives*, *2* (4), 3.

95. Kesaniemi, Y. A. (unpublished data). Cited in A. Viitanen (1996), A new estrogen gel: Clinical benefits. In B. G. Wren (ed.), *Progress in the Management of the Menopause: The Proceedings of the 8th International Congress on the Menopause* (168). Sydney, Australia: Parthenon.

96. LaVecchia, C., Negri, E., Franceschi, S., et al. (1995). Hormone replacement therapy and breast cancer risk: A cooperative Italian study. *Br J Cancer*, *72*, 244–248.

97. Beral, V., et al. (2010). Breast cancer risk in relation to the interval between menopause and starting hormone therapy. *J Nat Cancer Inst*. *103*, 296–305.

98. Campagnoli, C., et al. (1999). HRT and breast cancer risk: A clue for interpreting the available data. *Maturitas*, *33*, 185–190; Collaborative Group on Hormonal Factors in Breast Cancer (1997). Breast cancer and hormone replacement therapy: Collaborative reanalysis of data from 51 epidemiological studies of 52,705 women with breast cancer and 108,411 without breast cancer. *Lancet*, *350*, 1047–1059.

99. Chlebowski, R. T., et al. (2010). Estrogen plus progestin and breast cancer incidence and mortality in postmenopausal women. *JAMA, 304*, 1684–1692.

100. Bhavani, B. R., et al. (1994). Pharmacokinetics of 17 beta-dihydroequilin sulfate and 17 beta-dihydroequilin in normal postmenopausal women. *J Clin Endocrinol Metab, 78*, 197–204.

101. Hargrove, J., & Eisenberg, E. (1995). Menopause. *Med Clin North Am, 79* (6), 1337–1363.

102. Campagnoli, C. (1999). Op. cit.; Collaborative Group on Hormonal Factors in Breast Cancer (1997). Op. cit.

103. Beral V., Million Women Study Collaborators (2003). Breast cancer and hormone-replacement therapy in the Million Women Study. *Lancet, 362* (9382), 419–427.

104. Coombs, N. J., et al. (2005). Hormone replacement therapy and breast cancer: Estimate of risk. *BMJ, 331* (7512), 347–349.

105. Coombs, N. J., et al. (2005). Hormone replacement therapy and breast cancer risk in California. *Breast J, 11* (6), 410–415.

106. Campagnoli, C. (1999). Op. cit. Given the results of the WHI study on Prempro and the financial losses suffered by Wyeth Ayerst as a result, it's doubtful that we'll ever have the data needed to prove this!

107. Fournier, A., et al. (2008). Unequal risks for breast cancer associated with different hormone replacement therapies: Results from the e3n cohort study. *Breast Cancer Res Treat, 107*, 103–111.

108. Fournier, A., et al. (2009). Estrogen–progestogen menopausal hormone therapy and breast cancer; does delay from menopause onset to treatment initiation influence risks? *Journal of Clinical Oncology*, 27, 5138–5143.

109. Huang, Z., Willett, W. C., Colditz, G. A., Hunter, D. J., Manson, J. E.,Rosner, B., Speizer, F. E., & Hankinson, S. E. (1999). Waist circumference, waist: hip ratio, and risk of breast cancer in the Nurses' Health Study. *Am J Epidemiol*, 150 (12) 1316–1324. "此外，"他们写道，"有人提出腹部肥胖与雄激素过量和脂肪组织中雄激素向雌激素转化增加有关。"他们还指出，绝经后女性使用激素可能会提高她们的激素水平。他们解释道："因此，所有绝经后使用激素的人患乳腺癌的风险都会增加，与中心性肥胖无关。"

110. Melamed, M., et al. (1997). Molecular and kinetic basis for the mixed agonist/antagonist activity of estriol. *Mol Endocrinol, 11*, 12, 1868–1878.

111. Rajkumar, L., et al. (2004). Prevention of mammary carcinogenesis by short-term estrogen and progestin treatments. *Breast Cancer Res, 6*, 1, R31–7.

112. Chlebowski, R., et al. (2009). Breast cancer after use of estrogen plus progestin in postmenopausal women. *N Engl J Med, 360* (6), 573–587.

113. Henrich, J. B. (1992). The postmenopausal estrogen/breast cancer controversy. *JAMA, 268*, 1900–1902; Wotiz, H. H., Beebe, D. R., & Muller, E. (1984). Effect of estrogen on DMBA–induced breast tumors. *J Steroid Biochem, 20*, 1067–1075.

114. Drife, J. O. (1986). Breast development in puberty. *Ann N Y Acad Sci*, 464, 58–65; Dulbecco, R., et al. (1982). Cell types and morphogenesis in the mammary gland. *Proc Natl Acad Sci U S A*, 79, 7346–7350; Long-acre, T., & Bartow, S. (1986). A correlative morphologic study of human breast and endometrium in the menstrual cycle. *Am J Surgical Path, 10* (6), 382–393; Weinberg, R. A. (Sept. 1996). How cancer arises. *Scientific American*, 62–70.

115. Lemon, H. (1973). Oestriol and prevention of breast cancer. *Lancet, 1* (802), 546; Lemon, H. (1975). Estriol prevention of mammary carcinoma induced by 7,12-dimethyl-benzanthracene and procarbazine. *Cancer Res, 35*, 1341–1353; Lemon, H. (1980). Pathophysiologic considerations in the treatment of menopausal patients with oestrogens: The role of oestriol in the prevention of mammary cancer. *Acta Endocrinol, 1*, 17–27; Lemon, H., Wotiz, H., Parsons, L., et al. (1966). Reduced estriol excretion in patients with breast cancer prior to endocrine therapy. *JAMA, 196*, 1128–1136.

116. Bu, S. Z., et al. (1997). Progesterone induces apoptosis and upregulation of p53 expression in human ovarian carcinoma cell lines. *Cancer, 79* (10), 1944–1950.

117. Zava, D. T., & Duwe, G. (1997). Estrogen and antiproliferative properties of genistein and other flavonoids in human breast cancer cells *in vivo*. *Nutr Cancer, 27* (1), 31–40.

118. Cowan, A. D., et al. (1961). Breast cancer incidence in women with a his-tory of progesterone deficiency. *Am J Epidemiol, 114* (2), 209.

119. Chang, K. J., et al. (1995). Influences of percutaneous administration of estradiol and progesterone on human breast epithelial cell cycle *in vivo. Fertil Steril, 63*, 785–791.

120. Badwe, R. A., et al. (1991). Timing of surgery during menstrual cycle and survival of premenopausal women with operable breast cancer. *Lancet, 337*, 1261–1264.

121. Hrushesky, W. (1996). Breast cancer, timing of surgery, and the menstrual cycle: Call for prospective trial. *J Womens Health, 5* (6), 555–566.

122. Wren, B., & Eden, J. A. (1996). Do progestogens reduce the risk of breast cancer? A review of the evidence. *Menopause, 3* (1), 4–12.

123. Ibid.

124. McEwen, B. S., et al. (1999). Inhibition of dendritic spine induction on hippocampal ca-1 pyramidal neurons by nonsteroidal estrogen antagonist in female rats. *Endocrinology, 140*, 1044–1047; McEwen, B. S., & Wooley, C. S. (1994). Estradiol and progesterone regulate neuronal structure and synaptic connectivity in adult as well as developing brain. *Exper Gerontol, 29*, 431–436; Wooley, C. S., & McEwen, B. S. (1993). Roles of estradiol and progesterone in regulation of hippocampal dendritic spine density during the estrous cycle in the rat. *J Comp Neurol, 336*, 293–306.

125. Timmerman, D., et al. (1998). A randomized trial on the use of ultra-sonography or office hysteroscopy for endometrial assessment in postmenopausal patients with breast cancer who were treated with tamoxifen. *Am J Obstet Gynecol, 179*, 62–70; Franchi, M., et al. (1999). Endometrial thickness in tamoxifen-treated patients: An independent predictor of endometrial disease. *Obstet Gynecol, 93*, 1004–1008; Ramonetta, L. M., et al. (1999). Endometrial cancer in polyps associated with tamoxifen use. *Am J Obstet Gynecol, 180*, 340–341.

126. Osborne, C. K. (1999). Questions and answers about tamoxifen. *In Tamoxifen for the Treatment and Prevention of Breast Cancer.* V. Craig, (ed.). Melville, NY. (1995). NSABP halts B-14 trial: No benefit seen beyond 5 years of tamoxifen use. *J Nat Cancer Inst, 87*, 1829.

127. Fisher, B. (1998). Tamoxifen for prevention of breast cancer: Report of the National Surgical Adjuvant Breast and Bowel Project P-1 Study. *J Nat Cancer Inst, 90* (18), 1371–1388.

128. Gail, M. H., et al. (1989). Projecting individualized probabilities of developing breast cancer for white females who are being examined annually. *J Nat Cancer Inst, 81* (24), 1879–1886.

129. Melnikow, J., et al. (July 24, 2006; epub ahead of print). Chemoprevention: Drug pricing and mortality: The case of tamoxifen. *Cancer.*

130. Gandey, A. (2006). Tamoxifen fails to reduce breast cancer risk in most women. *Medscape Medical News*, July 26, 2006; http://www.medscape.com/viewarticle/54157.

131. Li, C. I., et al. (2009). Adjuvant hormonal therapy for breast cancer and risk of hormone receptor-specific subtypes of contralateral breast cancer. *Cancer Res, 69*, 6865–6870.

132. Ninth Annual American Association for Cancer Research (AACR) Inter-national Conference on Frontiers in Cancer Prevention Research: Abstract B10. Presented Nov. 11, 2010.

133. Cuzick, J., et al. (2008). Treatment-emergent endocrine symptoms and the risk of breast cancer recurrence: A retrospective analysis of the ATAC trial. *Lancet Oncol, 9*, 1143–1148.

第十四章　用心生活，呵护心脏

1. Jefferson, A. L., et al. (2010). Cardiac index is associated with brain aging. The Framingham Heart Study. *Circulation, 122*, 690–697.

2. Svendsen, N. A. (Oct. 1999). Personal letter, excerpted in *Health Wisdom for Women, 6* (10), 8. Used here with permission from the author.

3. Tremollieres, F. A., et al. (1999). Coronary heart disease risk factors and menopause: A study in 1,684 French women. *Atherosclerosis, 142* (2), 415–423.

4. Ridker, P. M., et al. (2002). Comparison of C-reactive protein and low-density lipoprotein cholesterol levels in the prediction of first cardiovascular events. *N Engl J Med, 347*, 1557–1565.

5. Agin, D. (2010). *More Than Genes, 87.* New York: Oxford University Press; Barker, D. J. (1981).

Geographical variations in disease in Britain. BMJ *(Clin Res Ed)*, *283*, 398–400; Barker, D. J., et al. (June 1982). Incidence of diabetes amongst people aged 18–50 years in nine British towns: A collaborative study. *Diabetologia*, *22*, 421–425; Barker, D. J., & Osmond, C. (1987). Inequalities in health in Britain: Specific explanations in three Lancashire towns. *BMJ (Clin Res Ed)*, 294, 749–752; Bateson, P., et al. (2004). Developmental plasticity and human health. *Nature*, *430*, 419–421.

6. Webber, L. S., et al. (1979). Occurrence in children of multiple risk factors for coronary artery disease: The Bogalusa Heart Study. *Prev Med*, *8*, 407–418; Khoury, P., et al. (1980). Clustering and interrelationships of coronary heart disease risk factors in schoolchildren, ages 6–19. *Am J Epi-demiol*, *112*, 524–538.

7. Clow, B. H. (1996). *Liquid Light of Sex: Kundalini Rising at Mid-Life Crisis* (103–104). Santa Fe, NM: Bear & Co.

8. National Center for Health Statistics (1999–2006). Health Data Interactive; Centers for Disease Control and Prevention. WISQARS leading causes of death reports.

9. American Heart Association (1997). *Heart and Stroke Statistical Update*. Dallas, TX; Centers for Disease Control and Prevention, National Center for Health Statistics (1996). *Health, United States*, 1995 (PHS Publication 96–1232). Hyattsville, MD: U.S. Dept. of Health and Human Services, Public Health Service; Leiman, J. M., Meyer, J. E., Rothschild, N., & Simon, L. J. (1997). *Selected Facts on U.S. Women's Health: A Chart Book*. New York: The Commonwealth Fund; Maynard, C., et al. (1992). Gender differences in the treatment and outcome of acute myocardial infarction. Results from the Myocardial Infarction Triage and Intervention Registry. *Arch Intern Med*, *152* (5), 972–976.

10. National Center for Health Statistics (1999–2006). Health Data Interactive; Centers for Disease Control and Prevention. WISQARS leading causes of death reports.

11. Childre, D., & Martin, H. (1999). *The HeartMath Solution* (foreword). San Francisco: Harper SanFrancisco.

12. Skinner, J. (1993). Neurocardiology: Brain mechanisms underlying fatal cardiac arrhythmias. *Neurologic Clinics*, *11* (2), 325–351.

13. HeartMath LLC (May 2009). Return on investment. White paper.

14. McCraty, R., et al. (1998). The impact of a new emotional self-management program on stress, emotions, heart rate variability, DHEA and cortisol. *Integr Physiol Behav Sci*, *33*, 151–170.

15. Kudenchuk, P. J., et al. (1996). Comparison of presentation, treatment and outcome of acute myocardial infarction in men vs. women (The Myocardial Infarction Triage and Intervention Registry). *Am J Cardiology*, *78* (1), 9–14.

16. Mackay, M. H., et al. (2009). Gender differences in reported symptoms of acute coronary syndromes. *Can J Cardiol*, *25*, 115b.

17. Cooper, G. S. (1999). Menstrual and reproductive risk factors for ischemic heart disease. *Epidemiology*, 10 (3), 255–259; Hazeltine, F. P., & Jacobson, B. (1997). *Women's Health Research: A Medical and Policy Primer* (173). Washington, D.C.: APA Press.

18. Iribarren, C., et al. (2000). Association of hostility with coronary artery cal-cification in young adults: The CARDIA Study. *JAMA*, *283* (19), 2546–2551.

19. Friedman, M., & Rosenman, R. (1974). *Type A Behavior and Your Heart*. New York: Alfred A. Knopf.

20. Stampfer, M., et al. (2000). Primary prevention of coronary heart disease in women through diet and lifestyle. *N Engl J Med*, *343*, 16–22.

21. Arsenault, B. J., et al. (July 2010; epub ahead of print). The hypertriglyceridemic-waist phenotype and the risk of coronary artery disease: Results from the EPIC-Norfolk Prospective Population Study. *Can Med Assoc J*.

22. Mo-Suwan, L., & Lebel, L. (1996). Risk factors for cardiovascular disease in obese and normal school-age children: Association of insulin with other cardiovascular risk factors. *Biomed Environ Sci*, *9* (2–3), 269–275; Wing, R. R., & Jeffery, R. W. (1995). Effect of modest weight loss on changes in cardiovascular risk factors: Are there differences between men and women between weight loss and maintenance? *Int J Obes Relat Metab Disord*, *19* (1), 67–73.

23. Manson, J. E., et al. (1992). The primary prevention of myocardial infarction. *N Engl J Med*, *326* (21),

1406–1416; Mosca, L., et al. (1999). Guide to preventive cardiology for women. AHA/ACC Scientific Statement Con-sensus panel statement. *Circulation, 99* (18), 2480–2484.

24. Brunzell, J. D., et al. (2008). Lipoprotein management in patients with cardiometabolic risk: Consensus statement from the American Diabetes Association and the American College of Cardiology Foundation. *Diabetes Care, 31*, 811–822.

25. Kones, R. (2009). The Jupiter study, CRP screening, and aggressive statin therapy—implications for the primary prevention of cardiovascular disease. *Ther Adv Cardiovasc Dis, 3*, 309–315.

26. Grundy, S. M., et al. (2004). Implications of recent clinical trials for the National Cholesterol Education Program Adult Treatment Panel III guidelines. *Circulation, 110* (2), 227–239.

27. ALLHAT Officers and Coordinators for the ALLHAT Collaborative Research Group (2002). Major outcomes in moderately hypercholesterolemic, hypertensive patients randomized to pravastatin vs. usual care: The Antihy-pertensive and Lipid-Lowering Treatment to Prevent Heart Attack Trial (ALLHAT-LLT). *JAMA, 288* (23), 2998–3007.

28. Heart Protection Study Collaborative Group (2002), MRC/BHF Heart Protection Study of cholesterol lowering with simvastatin in 20,536 high–risk individuals: A randomised placebo-controlled trial. *Lancet, 360* (9326), 7–22.

29. Matsuzaki, M., et al. (2002). Large-scale cohort study of the relationship between serum cholesterol concentration and coronary events with low-dose simvastatin therapy in Japanese patients with hypercholesterolemia. *Circ J, 66* (12), 1087–1095.

30. Newman, C. B., et al. (2003). Safety of atorvastatin derived from analysis of 44 completed trials in 9,416 patients. *Am J Cardio, 92* (6), 670–676.

31. Sever, P. S., et al. (2003). Prevention of coronary and stroke events with atorvastatin in hypertensive patients who have average or lower-than-average cholesterol concentrations, in the Anglo-Scandinavian Cardiac Outcomes Trial—Lipid Lowering Arm (ASCOT-LLA): A multicentre ran-domised controlled trial. *Lancet, 361* (9364), 1149–1158.

32. Jenkins, A. J. (2003). Might money spent on statins be better spent? *BMJ, 327* (7420), 933.

33. Manuel, D. G., et al. (2006). Effectiveness and efficiency of different guidelines on statin treatment for preventing deaths from coronary heart disease: Modelling study. *BMJ, 332*, 1419.

34. Randomised trial of cholesterol lowering in 4,444 patients with coronary heart disease: The Scandinavian Simvastatin Survival Study (4S). (1994). *Lancet, 344*, 1383–1389; Prevention of cardiovascular events and death with pravastatin in patients with coronary heart disease and a broad range of initial cholesterol levels: The Long-Term Intervention with Pravastatin in Ischaemic Disease (LIPID) Study Group (1998). *N Engl J Med, 339*, 1349–1357; Downs, J. R., et al. (1998). Primary prevention of acute coronary events with lovastatin in men and women with average cholesterol levels: Results of AFCAPS/TexCAPS. Air Force/Texas Coronary Atherosclerosis Prevention Study. *JAMA, 279*, 1615–1622; Dale, K. M., et al. (2007). Impact of gender on statin efficacy. *Curr Med Res Opin, 23*, 565–574.

35. Walsh, J. M., & Pignone, M. (2004). Drug treatment of hyperlipidemia in women. *JAMA, 291*, 2243–2252.

36. Ulmer, H., et al. (2004). Why Eve is not Adam: Prospective follow-up in 149,650 women and men of cholesterol and other risk factors related to cardiovascular and all-cause mortality. *J Womens Health, 13*, 41–53.

37. Tikhonoff, V., et al. (2005). Low-density lipoprotein cholesterol and mortality in older people. *J Am Geriatr Soc, 53*, 2159–2164.

38. Harris, J. I., et al. (2004). Statin treatment alters serum η-3 and η-6 fatty acids in hypercholesterolemic patients. *Prostaglandins Leukot Essent Fatty Acids, 71*, 263–269.

39. Maki, K. C., et al. (2010). Baseline lipoprotein lipids and low-density lipoprotein cholesterol response to prescription omega-3 acid ethyl ester added to simvastatin therapy. *Am J Cardiol, 105*, 1409–1412; Bays, H. E., et al. (2010). Long–term up to 24-month efficacy and safety of concomitant prescription omega-3-acid ethyl esters and simvastatin in hypertriglyceridemic patients. *Curr Med Res Opin, 26*, 907–915; Bays, H. E., et al. (2010). Effects of prescription omega-3-acid ethyl esters on non-

high-density lipoprotein cholesterol when coadministered with escalating doses of atorvastatin. *Mayo Clin Proc*, 85, 122–128; Maki, K. C., et al. (2008); Effects of adding prescription omega-3 acid ethyl esters to simvastatin (20 mg/day) on lipids and lipoprotein particles in men and women with mixed dyslipidemia. *Am J Cardiol*, 102, 429–433; Davidson, M. H., et al. (2007). Efficacy and tolerability of adding prescription omega-3 fatty acids 4 g/d to simvastatin 40 mg/d in hypertriglyceridemic patients: An 8-week, randomized, double-blind, placebo-controlled study. *Clin Ther*, 29, 1354–1367; Hong, H., et al. (2004). Effects of simvastatin combined with omega-3 fatty acids on high sensitive C-reactive protein, lipidemia, and fibrinolysis in patients with mixed dyslipidemia. *Chin Med Sci J*, 19, 145–149; Durrington, P. N., et al. (2001). An omega–3 polyunsaturated fatty acid concentrate administered for one year decreased triglycerides in simvastatin treated patients with coronary heart disease and persisting hypertriglyceridaemia. *Heart*, 85, 544–548.

40. Scott, R. S., et al. (1991). Simvastatin and side effects. *N Z Med J*, 104, 493–495; Wierzbicki, A. S., et al. (1999). Atorvastatin compared with simvastatin-based therapies in the management of severe familial hyperlip-idaemias. *QJM*, 92, 387–394.

41. Laise, E. (Nov. 2003). The Lipitor dilemma. *Smart Money: The Wall Street Journal Magazine of Personal Business*, 12 (11), 90–96.

42. Golomb, B. A., et al. (2007). Physician response to patient reports of adverse drug effects: Implications for patient-targeted adverse effect surveil-lance. *Drug Safety*, 30, 669–675.

43. Gaist, D., et al. (2002). Statins and risk of polyneuropathy: A case-control study. *Neurology*, 58 (9), 1333–1337.

44. Schwartz, G. G., et al. (2001). Effects of atorvastatin on early recurrent ischemic events in acute coronary syndromes: The MIRACL study: A randomized controlled trial. *JAMA*, 285 (13), 1711–1718.

45. King, D. S., et al. (2003). Cognitive impairment associated with atorvastatin and simvastatin. *Pharmacotherapy*, 23, 1663–1667.

46. Evans, M. A., & Golomb, B. A. (2009). Statin–associated adverse cognitive effects: Survey results from 171 patients. *Pharmacotherapy*, 29, 800–811.

47. Langsjoen, P. H., & Langsjoen, A. M. (2003). The clinical use of HMG CoA-reductase inhibitors and the associated depletion of coenzyme Q_{10}. A review of animal and human publications. *Biofactors*, 18 (1–4), 101–111.

48. Tatley, M., & Savage, R. (2007). Psychiatric adverse reactions with statins, fibrates and ezetimibe: Implications for the use of lipid-lowering agents. *Drug Safety*, 30, 195–201.

49. Buajordet, I., et al. (1997). Statins—the pattern of adverse effects with emphasis on mental reactions: Data from a national and an international data-base. *Tidsskr Nor Laegeforen*, 117, 3210–3213.

50. Golomb, B. A., et al. (2004). Severe irritability associated with statin cholesterol-lowering drugs. *QJM*, 97, 229–235.

51. Suarez, E. C. (1999). Relations of trait depression and anxiety to low lipid and lipoprotein concentrations in healthy young adult women. *Psychosom Med*, 61 (3), 273–279.

52. Newman, T. B., & Hulley, S. B. (1996). Carcinogenicity of lipid-lowering drugs. *JAMA*, 275 (1), 55–60.

53. Folkers, K., et al. (1997). Activities of vitamin Q_{10} in animal models and a serious deficiency in patients with cancer. *Biochem Biophys Res Commun*, 234 (2), 296–299; Lockwood, K., et al. (1995). Progress on therapy of breast cancer with vitamin Q_{10} and the regression of metastases. *Biochem Biophys Res Commun*, 212 (1), 172–177.

54. Sinatra, S. (2000). *Heart Sense for Women*, 108. Washington, D.C.: Life-line.

55. Sacks, F. M., et al. (1996). The effect of pravastatin on coronary events after myocardial infarction in patients with average cholesterol levels. Cholesterol and Recurrent Events Trial investigators. *N Engl J Med*, 335 (14), 1001–1009.

56. Boudreau, D. M., et al. (2004). The association between 3-hydroxy-3-methylglutaryl coenzyme A inhibitor use and breast carcinoma risk among postmenopausal women: A case–control study. *Cancer*, 100 (11), 2308–2316.

57. Manson, J. E., et al. (1990). A prospective study of obesity and risk of coronary heart disease in

women. *N Engl J Med*, 332 (13), 882–889.

58. Wu, T., et al. (2000). Periodontal disease and risk of cerebrovascular disease: The first national health and nutrition examination survey and its follow-up study. *Arch Intern Med*, *160* (18), 2749–2755; Hujoel, P. P., et al. (2000). Periodontal disease and coronary heart disease risk. *JAMA*, *284* (11), 1406–1410.

59. American Cancer Society (1997). *Cancer Facts and Figures*, 5008. Atlanta.

60. Hollenbach, K. A., et al. (1993). Cigarette smoking and bone mineral density in older men and women. *Am J Public Health*, *83*, 1265–1270.

61. Berenson, G. S., et al. (1998). Association between multiple cardiovascular risk factors and atherosclerosis in children and young adults. *N Engl J Med*, 338, 1650–1656.

62. Mann, D. (May 2, 1996). Job stress can cause fatal MI. *Medical Tribune*, *Primary Care Edition*, 21; Suadicani, P., Hein, H. O., & Gyntelberg, F. (1993). Are social inequalities as associated with the risk of ischaemic heart disease a result of psychosocial working conditions? *Atherosclerosis*, *101* (2), 165–175; Legault, S. E., et al. (1995). Pathophysiology and time course of silent myocardial ischemia during mental stress: Clinical, anatomical, and physiological correlates. *Br Heart J*, 73, 242–249; Kaplan, G. A., & Keil, J. E. (1993). Socioeconomic factors and cardiovascular disease: A review of the literature. *Circulation*, *88*, 1973–1998.

63. Castelli, W. P. (1988). Cardiovascular disease in women. *Am J Obstet Gynecol*, *158* (6), 1553–1560, 1566–1567; Lacroix, A. Z. (1994). Psychosocial factors in risk of coronary heart disease in women: An epidemiologic perspective. *Fertil Steril*, 62 (suppl. 2), 133S–139S; Mahoney, L. T., et al. (1996). Coronary risk factors measured in childhood and young adult life are associated with coronary artery calcification in young adults: The Muscatine Study. *J Am Coll Cardiol*, 27 (2), 277–284; Schaefer, E. J., et al. (1994). Factors associated with low and elevated plasma HDL cholesterol and apolipoprotein A-I levels in the Framingham Offspring Study. *J Lipid Research*, *35* (5), 871–872; Garrison, R. J., et al. (1993). Educational attainment and coronary heart disease risk: The Framingham Offspring Study. *Prev Med*, 22 (1), 54–64.

64. Mann, S. J. (1999). *Healing Hypertension: A Revolutionary New Ap-proach* (2). New York: John Wiley.

65. Ferketich, A. K., et al. (2000). Depression as an antecedent to heart disease among women and men in the NHANES I Study. *Arch Intern Med*, *160*, 1261–1268.

66. Sinatra, S. (Aug. 26, 2010). Heart failure in women: a serious and insidious condition. Guest author on www.drnorthrup.com.

67. Jeppesen, J. (1997). Effects of low-fat high-carbohydrate diets on risk for ischemic heart disease in postmenopausal women. *Am J Clin Nutr*, *65* (4), 1027–1033.

68. Kearney, M. T., et al. (1997). William Heberden revisited: Postprandial angina—interval between food and exercise and meal composition are important determinants of time to onset of ischemia and maximal exercise tol-erance. *J Am Coll Cardiol*, *29* (2), 302–307.

69. To read this book online, see www.seleneriverpress.com/media/pdf_docs/0_ How_to_Prevent_Heart_ Attacks_BEN_SANDLER_MD_1958.pdf.

70. Sieri, S., et al. (2010). Dietary glycemic load and index and risk of coronary heart disease in a large Italian cohort: The EPICOR study. *Arch Intern Med*, *170*, 640–647.

71. Crapo, P. A., et al. (1976). Plasma glucose and insulin responses to orally administered simple and complex carbohydrates. *Diabetes*, *25* (9), 741–747; Crapo, P. A. (1977). Postprandial plasma-glucose and-insulin responses to different complex carbohydrates. *Diabetes*, *26* (12), 1178–1183.

72. Modan, M., et al. (1985). Hyperinsulinemia: A link between hypertension, obesity and glucose intolerance. *J Clin Invest*, *75*, 809–817.

73. Ridker, P. M., et al. (2000). C-reactive protein and other markers of inflammation in the prediction of cardiovascular disease in women. *N Engl J Med*, *342* (12), 836–843; Black, H. R. (1990). Coronary artery disease paradox: The role of hyperinsulinemia and insulin resistance and its implications for therapy. *J Cardiovasc Pharmacol*, *15* (suppl. 5), 26S–38S; Brindley, D. M., & Rolland, Y. (1989). Possible connections between stress, diabetes, obe-sity, hypertension, and altered lipoprotein

metabolism that may result in arteriosclerosis. *Clin Sci*, *77* (5), 453–461; DeFronzo, R., & Ferrannini, E. (1991). Insulin resistance: A multifaceted syndrome responsible for NIDDM, obesity, hypertension, dyslipidemia, and atherosclerotic cardio–vascular disease. *Diabetes Care*, *14* (3), 173–194; Eades, M., & Eades, M. D. (1996). *Protein Power*. New York: Bantam; Kazer, R. (1995). Insulin resistance, insulin-like growth factor I and breast cancer: A hypothesis. *Int J Cancer*, 62, 403–406; Lehninger, A. L. (1993). *Principles of Biochemistry*. New York: Worth; Jeppesen, J. (1997). Op. cit.

74. Tribble, D. L. (1999). AHA science advisory. Antioxidant consumption and risk of coronary heart disease: Emphasis on vitamin C, vitamin E, and beta-carotene: A statement for health care professionals from the American Heart Association. *Circulation*, 99 (4), 591–595.

75. Anderson, J. W., et al. (1995). Meta-analysis of the effects of soy protein intake on serum lipids. *N Engl J Med*, *333* (5), 276–282.

76. Nelson, G. J., & Chamberlain, J. G. (1995). The effects of dietary alpha-linolenic acid on blood lipids and lipoproteins in humans. In Cunnane, S. C., & Thompson, L. U. (eds.). *Flaxseed in Human Nutrition*. Champaign, IL: AOCS Press; Nestel, P. J., Pomeroy, S. E., Sasahard, T., et al. (1997). Arterial compliance in obese subjects is improved with dietary plant η-3 fatty acid from flaxseed oil despite increased LDL oxidizability. *Arte-rioscler Throm Vasc Biol*, *17*, 1163–1170.

77. Li, S. H., et al. (2010). Effect of oral isoflavone supplementation on vascular endothelial function in postmenopausal women: A meta-analysis of randomized placebo-controlled trials. *Am J Clin Nutr*, *91*, 480–486.

78. Witteman, J. C., et al. (1994). Reduction of blood pressure with oral magnesium supplementation in women with mild to moderate hypertension. *Am J Clin Nutr*, *60* (1), 129–135.

79. Eisenberg, M. J. (1992). Magnesium deficiency and sudden death. *Am Heart J*, *124*, 2, 544–549; Turlapaty, P. D., & Altura, B. M. (1980). Magnesium deficiency produces spasms in coronary arteries: Relationship to etiology of sudden death ischemic heart disease. *Science*, *208* (4440), 198–200; Altura, B. M. (1979). Sudden death ischemic heart disease and dietary magnesium intake: Is the target site coronary vascular smooth muscle? *Med Hypotheses*, 5, 8, 843–848.

80. Altura, B. M., et al. (1991). Cardiovascular risk factors and magensium: Relationships to atherosclerosis, ischemic heart disease, and hypertension. *Magnes Trace Elem*, *10*, 182–192; Bostick, R. M. (1999). Relation of Ca+, vitamin D, and dairy food intake to ischemic heart disease mortality among postmenopausal women. *Am J Epidemiol*, *149* (2), 151–161; Morrison, H., et al. (1996). Serum folate and risk of fatal coronary heart disease. *JAMA*, 275 (24), 1893–1896; Stampfer, M. J., et al. (1993). Vitamin E consumption and the risk of coronary disease in women. *N Engl J Med*, *328*, 1444–1449; Yochum, L., et al. (1999). Dietary flavonoid intake and risk of cardiovascular disease in postmenopausal women. *Am J Epidemiol*, *149* (10), 943–949; Kushi, L. H., et al. (1996). Dietary antioxidant vitamins and death from coronary heart disease in postmenopausal women. *N Engl J Med*, *334*, 1156–1162.

81. Digiesi, V., et al. (1990). Effect of coenzyme Q_{10} on essential hypertension. *Curr Ther Res*, *47*, 841–845.

82. Ghirlanda, G., et al. (1993). Evidence of plasma CoQ_{10}-lowering effects by HMG-CoA reductase inhibitors: A double-blind, placebo-controlled study. *J Clin Pharmacol*, *33*, 226–229.

83. Singh, R. B., et al. (1999). Effect of hydrosoluble coenzyme Q_{10} on blood pressures and insulin resistance in hypertensive patients with coronary artery disease. *J Human Hypertension*, *13* (3), 203–208.

84. Yamagami, T., et al. (1977). Study of coenzyme Q_{10} in essential hypertension. In K. Folkers & Y. Yamamura (eds.), *Biochemical and Clinical As-pects of Coenzyme Q_{10}*, *vol. 1* (231–242). Amsterdam: Elsevier.

85. Singh, R. B., et al. (2003). Effect of coenzyme Q_{10} on risk of atherosclero-sis in patients with recent myocardial infarction. *Mol Cell Biochem*, *246* (1–2), 75–82.

86. Howard, A. N., et al. (1996). Do hydroxycarotenoids prevent coronary heart disease? A comparison between Belfast and Toulouse. *Int J Vitamin Nutr Res*, *66*, 113–118.

87. Stampfer, M. J., et al. (1993). Vitamin E consumption and the risk of coronary disease in women. *N*

Engl J Med, 328 (20), 1444–1449.

88. Stephens, N. G., et al. (1996). Randomized controlled trial of vitamin E in patients with coronary disease. Cambridge Heart Antioxidant Study (CHAOS). *Lancet, 347,* 781–786.

89. Pocobelli, G., et al. (2009). Use of supplements of multivitamins, vitamin C, and vitamin E in relation to mortality. *Am J Epidemiol, 170,* 472–483.

90. Miller, E. R. (2005). Meta-analysis: High-dosage vitamin E supplementation may increase all-cause mortality. *Ann Intern Med, 142* (1), 37–46.

91. Bostick, R. M., et al. (1993). Reduced risk of colon cancer with high intakes of vitamin E: The Iowa women's health study. *Cancer Res, 53* (18), 4230–4237.

92. Zandi, P. P. (2004). Reduced risk of Alzheimer disease in users of antioxidant vitamin supplements: The Cache County study. *Arch Neurol, 61* (1), 82–88.

93. Lu, M. (2005). Prospective study of dietary fat and risk of cataract extraction among US women. *Am J Epidemiol, 161* (10), 948–959.

94. Newaz, M. A., & Nawal, N. N. (1999). Effect of gamma-tocotrienol on blood pressure, lipid peroxidation and total antioxidant status in spontaneously hypertensive rats (SHR). *Clin Exp Hyperens, 21* (8), 1297–1313; Qureshi, A. A., & Peterson, D. M. (2001). The combined effects of novel tocotrienols and lovastatin on lipid metabolism in chickens. *Atherosclero-sis, 156* (1), 39–47; Sen, C. K., Khanna, S., Roy, S., & Packer, L. (2000). Molecular basis of vitamin E action. Tocotrienol potently inhibits glutamate-induced pp60(c-Src) kinase activation and death of HT4 neuronal cells. *J Biol Chem, 275* (17), 13049–13055; Theriault, A., et al. (1999). Tocotrienol: A review of its therapeutic potential. *Clin Biochem, 32* (5), 309–319.

95. Janson, M. (1997). Drug free management of hypertension. *Am J Nat Med, 4* (8), 14–17.

96. Nemerovski, C. W., et al. (2009). Vitamin D and cardiovascular disease. *Pharmacotherapy, 29,* 691–708.

97. Anderson, J. L., et al. (2010). Relation of vitamin D deficiency to cardiovascular risk factors, disease status, and incident events in a general healthcare population. *Am J Cardiol, 106,* 963–968.

98. Gaziano, J. M. (1994). Antioxidant vitamins and coronary artery disease risk. *Am J Med,* 97 (suppl.), 3S–18S, 3S–21S; Nenseter, M. S., Volden, V., Berg, T., et al. (1995). No effect of beta-carotene supplementation on the susceptibility of low-density lipoprotein to *in vitro* oxidation among hyper-cholesterolaemic postmenopausal women. *Scan J Clin Lab Invest, 55,* 477–485; Riemersma, R. A., et al. (1991). Risk of angina pectoris and plasma concentrations of vitamin A, E, C, and carotene. *Lancet, 337* (8732), 1–5; Stampfer, M. J., Hennekens, C. H., Manson, J. E., et al. (1993). Vitamin E consumption and the risk of coronary disease in women. *N Engl J Med, 328* (20), 1444–1449; Steinberg, E., et al. (1992). Antioxidants in the prevention of human atherosclerosis. *Circulation, 85* (6), 2238–2343; Street, D. A., Comstock, G. W., Salkeld, R. M., Schuep, W., & Klag, M. J. (1994). Serum antioxidants and myocardial infarction. Are low levels of carotenoids and alpha-tocopherol risk factors for myocardial infarction? *Circulation, 90* (3), 1154–1161.

99. Rimm, E. B. (1998). Folate and vitamin B_6 from diet and supplements in relation to risk of coronary heart disease among women. *JAMA, 279,* 359–364.

100. Zhang, L. H., et al. (2008). Niacin inhibits surface expression of ATP synthase beta chain in HepG2 cells: Implications for raising HDL. *J Lipid Res, 49,* 1195–1201.

101. Becker D. J., et al. (2009). Red yeast rice for dyslipidemia in statinintolerant patients: A randomized trial. *Ann Intern Med, 150,* 830–839, W147–149.

102. Heber, D., et al. (1999). Cholesterol-lowering effects of a proprietary Chi-nese red-yeast-rice dietary supplement. *Am J Clin Nutr, 69,* 231–236.

103. Lin, C. C., et al. (2005). Efficacy and safety of Monascus purpureus Went rice in subjects with hyperlipidemia. *Eur J Endocrinol, 153,* 679–686.

104. Lu, Z., et al. (June 15, 2008). Chinese Coronary Secondary Prevention Study Group. Effect of Xuezhikang, an extract from red yeast rice, on coronary events in a Chinese population with previous myocardial infarc-tion. *Am J Cardiol, 101,* 1689–1693.

105. Becker, D. J., et al. (2008). Simvastatin vs. therapeutic lifestyle changes and supplements:

Randomized primary prevention trial. *Mayo Clin Proc*, *83*, 758–764.

106. Iso, H., et al. (2001). Intake of fish and omega-3 fatty acids and risk of stroke in women. *JAMA*, *285*, 304–312.

107. Leaf, A., et al. (1988). Cardiovascular effect of n-3 fatty acids. *N Engl J Med*, *318* (9), 549–557; von Schaky, C., et al. (1999). The effect of dietary omega-3 fatty acids in coronary atherosclerosis: A randomized, double-blind, placebo-controlled trial. *Ann Intern Med*, *130* (7), 554–562.

108. Vanschoonbeek, K., et al. (2007). Plasma triacylglycerol and coagulation factor concentrations predict the anticoagulant effect of dietary fish oil in overweight subjects. *J Nutr*, *137*, 7–13; Schwellenbach, L. J., et al. (2006). The triglyceride-lowering effects of a modest dose of docosahexaenoic acid alone versus in combination with low dose eicosapentaenoic acid in patients with coronary artery disease and elevated triglycerides. *J Am Coll Nutr*, 25, 480–485; Moore, C. S., et al. (2006). Oily fish reduces plasma triacylglycerols: A primary prevention study in overweight men and women. *Nutrition*, 22, 1012–1024; Vanschoonbeek, K., et al. (2004). Variable hypocoagulant effect of fish oil intake in humans: Modulation of fibrinogen level and thrombin generation. *Arterioscler Thromb Vasc Biol*, 24, 1734–1740.

109. Hertog, M. G., et al. (1997). Antioxidant flavonols and coronary heart disease. *Lancet*, *349* (9053), 699.

110. Jain, A. K., et al. (1993). Can garlic reduce levels of serum lipids? A controlled clinical study. *Am J Med*, *94*, 632–635; Kleijnen, J., et al. (1989). Garlic, onions, and cardiovascular risk factors: A review of the evidence from human experiments with emphasis on commercially available preparations. *Br J Clin Pharmacol*, *28*, 535–544; Mader, F. H. (1990). Treatment of hyperlipidemia with garlic powder tablets. *Arzneim-Forsch*, *40*, 1111–1116; McMahon, F. G., & Vargas, R. (1993). Can garlic lower blood pressure? A pilot study. *Pharmacotherapy*, *13* (4), 406–407.

111. Berger, J. (1998). *Herbal Rituals* (132–138). New York: St. Martin's Press.

112. Anderson, J. W., Johnstone, B. M., & Cook-Newell, M. E. (1995). Op. cit.; Zhuo, X. G., Melby, M. K., & Watanabe, S. (2004). Soy isoflavone intake lowers serum LDL cholesterol: A meta-analysis of 8 randomized con-trolled trials in humans. *J Nutr*, *134* (9), 2395–2400.

113. Hall, W. L., et al. (2005). Soy-isoflavone-enriched foods and inflammatory biomarkers of cardiovascular disease risk in postmenopausal women: Interactions with genotype and equol production. *Am J Clin Nutr*, *82* (6), 1260–1268.

114. Desroches, S., et al. (2004). Soy protein favorably affects LDL size inde-pendently of isoflavones in hypercholesterolemic men and women. *J Nutr*, *134* (3), 574–579; Nagata, C., et al. (2003). Soy product intake is inversely associated with serum homocysteine level in premenopausal Japa-nese women. *J Nutr*, *133* (3), 797–800.

115. Anderson, J. J., et al. (1999). Health potential of soy isoflavones for menopausal women. *Public Health Nutr*, 2 (4), 489–504.

116. Jenkins, D. J., et al. (2002). Effects of high-and low-isoflavone soyfoods on blood lipids, oxidized LDL, homocysteine, and blood pressure in hyperlipidemic men and women. *Am J Clin Nutr*, *76* (2), 365–372.

117. Food & Drug Administration, U.S. Department of Health and Human Services (1999). FDA talk paper: FDA approves new health claim for soy protein and coronary heart disease (T99–48).

118. Anderson, J. W., & Hoie, L. H. (2005). Weight loss and lipid changes with low-energy diets: Comparator study of milk-based versus soy-based liquid meal replacement interventions. *J Am Coll Nutr*, *24* (3), 210–216.

119. Skrabal, F. (1981). Low sodium/high potassium diet for the prevention of hypertension: Probable mechanisms of action. *Lancet*, 2 (8252), 895–900.

120. Alpers, G. W., et al. (1999). Antiplatelet therapy: New foundations for optimal treatment decisions. *Neurology*, *53* (7, suppl. 4), 25S–31S; Antiplatelet Trialists' Collaboration (1994). Collaborative overview of randomised trials of antiplatelet therapy—1: Prevention of death, myocardial infarction, and stroke by prolonged antiplatelet therapy in various categories of patients. *BMJ*, *308*, 81–106; DeAbago, F. J., et al. (1999). Association between SSRIs and upper GI bleeding. *BMJ*, *319*, 1106–

1109; Easton, J. D., et al. (1999). Antiplatelet therapy: Views from the experts. *Neurology*, *53* (7, suppl. 4), 32S–37S; Rong, Y., et al. (1994). Pycnogenol protects vascular endothelial cells from induced oxidant injury. *Biotechnol Ther*, *5* (3–4), 117–126.

121. Ridker, P. M., et al. (2005). A randomized trial of low-dose aspirin in the primary prevention of cardiovascular disease in women. *N Engl J Med*, *352* (13), 1293–1304.

122. Joshipura, K. J., et al. (1999). Fruit and vegetable intake in relation to risk of ischemic stroke. *JAMA*, *282* (13), 1233–1239.

123. Osganian, S. K., et al. (2003). Dietary carotenoids and risk of coronary artery disease in women. *Am J Clin Nutr*, *77* (6), 1390–1399.

124. Duffy, S. J., et al. (2001). Short-and long-term black tea consumption reverses endothelial dysfunction in patients with coronary artery disease. *Circulation*, *104* (2), 151–156.

125. Keli, S. O., et al. (1996). Dietary flavonoids, antioxidant vitamins, and incidence of stroke: The Zutphen study. *Arch Intern Med*, *156* (6), 637–642.

126. Quereshi, A. A., & Quereshi, N. (1993). Tocotrienols: Novel hypocholes-terolemic agents with antioxidant properties. In Packer, L., & Fuchs, J. (eds.), *Vitamin E in Health and Disease*. New York: Marcel Dekker.

127. Oh, R. (2005). Practical applications of fish oil (omega-3 fatty acids) in primary care. *J Am Board Fam Pract*, *18* (1), 28–36; Mozaffarian, D., et al. (2005). Fish consumption and stroke risk in elderly individuals: The cardiovascular health study. *Arch Intern Med*, *165* (2), 200–206; Iso, H., et al. (2001). Intake of fish and omega-3 fatty acids and risk of stroke in women. *JAMA*, *285* (3), 304–312.

128. Hermsmeyer, R. K., et al. (2008). Cardiovascular effects of medroxy-progesterone acetate and progesterone: A case of mistaken identity? *Nat Clin Pract Cardiovasc Med*, *5*, 387–395.

129. Nusselder, W. J., et al. (2009). Living healthier for longer: Comparative ef-fects of three heart-healthy behaviors on life expectancy with and without cardiovascular disease. *BMC Public Health*, *9*, 487.

130. Kvaavik, E., et al. (2010). Influence of individual and combined health behaviors on total and cause-specific mortality in men and women: The United Kingdom health and lifestyle survey. *Arch Intern Med*, *170*, 711–718.

131. Hambrecht, R., et al. (2000). Effect of exercise on coronary endothelial function in patients with coronary artery disease. *N Engl J Med*, *342*, 454–460; Goldman, E. (Nov. 1, 1999). Exercise equals estrogen for lowering heart risk. *Int Med News*, *16*.

132. Belardinelli, R., et al. (1998). Effects of moderate exercise training on thallium uptake and contractile response to low-dose dobutamine of dysfunctional myocardium in patients with ischemic cardiomyopathy. *Circulation*, 97, 553–561.

133. Sattelmair, J. R., et al. (2010). Physical activity and risk of stroke in women. *Stroke*, *41*, 1243–1250.

134. Lemole, J. (Feb. 1999). Personal interview for *Health Wisdom for Women*.

135. Artinian, N. T., et al. (2010). Interventions to promote physical activity and dietary lifestyle changes for cardiovascular risk factor reduction in adults: A scientific statement from the American Heart Association. *Circu-lation*, *122*, 406–441.

136. Herrington, D., et al. (2000). Effects of estrogen replacement on the pro-gression of coronary artery atherosclerosis. *N Engl J Med*, *343*, 522–529; Hulley, S., et al., for the Heart and Estrogen/Progestin Replacement Study (HERS) Research Group (1998). Randomized trial of estrogen plus progestin for secondary prevention of coronary heart disease in postmenopausal women. *JAMA*, *280*, 605–613; No authors listed (Mar. 13, 2000). Estrogen replacement and atherosclerosis (ERA). Presented at the 49th annual meeting of the American College of Cardiology, Anaheim, CA.

137. Grodstein, F., Manson, J. E., & Stampfer, M. J. (2006). Hormone therapy and coronary heart disease: The role of time since menopause and age at hormone initiation. *J Womens Health (Larchmt)*, *15* (1), 35–44.

138. Koh, K. K., Mincemoyer, R., Bui, M. N., et al. (1997). Effects of hormone replacement therapy on fibrinolysis in postmenopausal women. *N Engl J Med*, *336*, 683–690; Nasr, A., & Breckwoldt, M. (1998). Estrogen re-placement therapy and cardiovascular protection: Lipid mechanisms are the tip of an iceberg. *Gynecol Endocrinol*, *12*, 43–59; Oparil, S. (1999). Arthur C. Corcoran Memorial

Lecture: Hormones and vasoprotection. *Hypertension*, *33*, 170–176; Pines, A., Mijatovic, V., van der Mooren, M. J., et al. (1997). Hormone replacement therapy and cardioprotection: Basic concepts and clinical considerations. *Eur J Gynecol Reprod Biol*, *71*, 193–197; van der Mooren, M. J., Mijatovic, V., & van Baal, W. M. (1998). Hormone replacement therapy in postmenopausal women with specific risk factors for coronary artery disease. *Maturitas*, *30*, 27–36; Rosano, G. (1996). 17-β-estradiol therapy lessens angina in postmenopausal women with syndrome X. *J Am Coll Cardiol*, *28*, 1500–1505.

139. Clarkson, T. B., & Anthony, M. S. (1997). Effects on the cardiovascular system: Basic aspects. In Lindsay, R., Dempster, D. W., & Jordan, V. C. (eds.). *Estrogens and Antiestrogens* (89–118). Philadelphia: Lippincott-Raven; Gerhard, M., & Ganz, P. (1995). How do we explain the clinical benefits of estrogen? From bedside to bench. *Circulation*, *92*, 5–8; Reis, S. E., Gloth, S. T., Blumenthal, R. S., et al. (1994). Ethinyl estradiol acutely attenuates abnormal coronary vasomotor responses to acetylcholine in postmenopausal women. *Circulation*, *89* (1), 52–60; Sullivan, J. M. (1996). Hormone replacement therapy in cardiovascular disease: The human model. *Br J Obstet Gynaecol*, *103* (suppl. 13), 50S–67S.

140. Darling, G. M., Johns, J. A., McCloud, P. L., et al. (1997). Estrogen and progestin compared with simvastatin for hypercholesterolemia in postmenopausal women. *N Engl J Med*, 337, 595–601; Davidson, M. H., Testolin, L. M., Maki, K. C., et al. (1997). A comparison of estrogen replacement, pravastatin, and combined treatment for the management of hypercholesterolemia in postmenopausal women. *Arch Intern Med*, *157*, 1186–1192; Koh, K. K., Cardillo, C., Bui, M. N., et al. (1997). Vascular effects of estrogen and cholesterol-lowering therapies in hypercholes-terolemic postmenopausal women. *Circulation*, *99*, 354–360.

141. Harman, S. M., et al. (2005). KEEPS: The Kronos Early Estrogen Prevention Study. *Climacteric*, 8, 3–12.

142. Fitzgerald, F. T. (1986). The therapeutic value of pets. *West J Med*, *144*, 103–105.

143. Ibid.

144. Friedmann, E., Katcher, A., Lunch, J. J., & Thomas, S. A. (1980). Animal companions and the one-year survival of patients after discharge from a coronary care unit. *Public Health Reports*, *95*, 307–312.

145. Beck, A., & Katcher, A. (1983). *Between Pets and People: The Importance of Animal Companionship*. New York: Putnam; Katcher, A., & Beck, A. (1983). *New Perspectives on Our Lives with Companion Animals*. Philadelphia: University of Pennsylvania Press.